新 编
捏筋拍打疗法

李鸿江　编　著

李建荣　李健平
孟博洋　闫心钰
黄名斐　李奕霏
协助整理

U0308108

全国百佳图书出版单位
中国中医药出版社
·北 京·

图书在版编目（CIP）数据

新编捏筋拍打疗法 / 李鸿江编著 . — 北京：中国
中医药出版社，2022.10
ISBN 978-7-5132-7666-5

Ⅰ . ①新… Ⅱ . ①李… Ⅲ . ①捏脊疗法
Ⅳ . ① R244.1

中国版本图书馆 CIP 数据核字（2022）第 103390 号

中国中医药出版社出版

北京经济技术开发区科创十三街 31 号院二区 8 号楼
邮政编码 100176
传真 010-64405721
廊坊市祥丰印刷有限公司印刷
各地新华书店经销

开本 787×1092 1/16 印张 34 字数 630 千字
2022 年 10 月第 1 版 2022 年 10 月第 1 次印刷
书号 ISBN 978-7-5132-7666-5

定价 118.00 元
网址 www.cptcm.com

服 务 热 线 010-64405510
购 书 热 线 010-89535836
维 权 打 假 010-64405753

微信服务号 **zgzyycbs**
微商城网址 **https://kdt.im/LIdUGr**
官 方 微 博 **http://e.weibo.com/cptcm**
天猫旗舰店网址 **https://zgzyycbs.tmall.com**

内容提要 ⋯⋯⋯⋯⋯⋯⋯⋯⋯⋯⋯⋯⋯⋯⋯⋯

　　本书共十三章，分为上下两篇。上篇基础理论为第 1～11 章，主要包括捏筋拍打疗法历史沿革、作用机制、手法分类、辨证施术规律、注意事项等，分别论述了捏筋疗法及拍打疗法的手法、治疗部位等内容，从中西医基本理论方面对捏筋拍打疗法进行了探讨。下篇治疗各论为第 12～13 章，重点介绍了 90 余种软组织伤病和 60 余种其他科疾病的捏筋拍打疗法，主要包括头颈、躯干、四肢软组织伤病及内、妇、儿及五官科疾病。

　　全书 60 余万字，1200 余幅插图，堪称文图并茂，易学易懂，便于操作，实用性强。主要供从事推拿按摩的基层医务人员参考，也可供广大的中医爱好者学习运用。

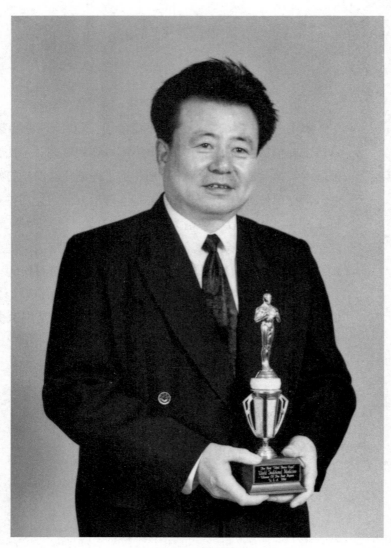

作者　李鸿江

作者介绍 ···

    李鸿江，字永年，号大方，1939年2月出生于河北省沧州市，20世纪50年代师承北京著名四代祖传御医"金针李"李桐华先生，至今行医60余年。现为世界中医药学会联合会会员，国际中华名医协会会员，世界华人交流协会名誉理事，东方名人研究院院士。历任铁道部北京铁路总医院中医科、针灸科、骨伤科副主任医师。兼任中国肩周炎学术研讨会理事，中国腰椎间盘突出症学术研究会副理事长，中国按摩与导引学术研究会秘书长，中国气功武术名家联谊会荣誉会长。

    熟悉中西医理论，擅长治疗中医内科、眼科、外科、五官科，以及针灸推拿科、正骨按摩科疾病，既能上台手术又可切脉开方，尤其擅长运用手法治疗各种病证。对防治颈椎病、寰枢椎半脱位、肩周炎、腰椎间盘突出症等中老年常见病及多发病颇有研究，造诣较深，发现"高位节段神经损伤性综合征"与顽固性头痛、阵发性眩晕、癔症、抑郁症、梅尼埃病、神经衰弱、神经官能症等多种疾病关系密切。总结出各种疾病的治疗手法和手法套路及手法常规，并结合历代武功、气功和导引吐纳，著有《颈肩腰痛保健功法》一书，拍摄的"颈肩腰痛防治导引功法"录像带（三辑100分钟）（人民卫生出版社出版）荣获1995年首届国际人体科学大会"国际二等奖"，第二届世界传统医学大会"优秀成果著作奖"，本人获"民族医药之星"称号。编著了《中华手法医学（推拿按摩）大全》（1997年，农村读物出版社），《推拿按摩治疗常见病》（2001年，人民卫生出版社），《捏筋拍打疗法》（1986年，北京科学技术出版社，本书1989年译成日文，由日本嵩书房出版），《中医正骨手法》（1988年，北京科学技术出版社），《推拿按摩手法图表解》（2019 年，中国中医药出版社），《中医整骨手法图解》（2021 年，中国中医药出版社），校译《白话少林易筋经》（1994 年，农村读物出版社）。参编了《中华推拿医学志——手法源流》《中华医学论文集》《中国推拿妙法荟萃》《华夏医学论文集》《现代临床基础医学研究与实践》和《中西医结合治疗腰椎间盘突出症》等书。发表学术论文 50 多篇，1 篇获"国际金杯奖"，2 篇获"中华华佗杯一等奖"，3 篇获"全国优秀论文奖"，11 篇获"医院优秀论文奖"，科技成果和论文也拍摄成录像，多次在中央和地方电视台播放，并多次举办全国推拿专业培训班。1984 年荣获"医院先进工作者"称号，1991 年和 1992 年连续两年被评为"医院科技先进个人"。1993 年 5 ~ 10 月应邀赴俄罗斯讲学，并主持"中国专家门诊"的医疗和带教工作，治愈了不少疑难病证，被誉为"一双金手"。2011 年应邀赴新加坡讲学，受到广大学者和患者的好评。多次参加全国和国际学术会议，并被载入《中国大百科专家人物传集》和《世界名人录》等书，在国内外同行中享有较高的声誉。

自　序

　　《捏筋拍打疗法》一书，是我 1975 年应邀主笔编著的，经过反复修改，不断补充完善，多次内部印刷，历经 10 余年，终于在 1986 年得以正式出版，堪称"十年磨一剑"。然初试锋芒，即获成功，赢得广大读者的广泛好评和热烈欢迎，在国内多次印刷，至 1992 年第 5 次印刷时，发行量已高达 44000 册，并被日本学者翻译成日文，于 1989 年在日本出版发行。

　　溯本求源，我们对"捏筋拍打疗法"的历史渊源，进行了深入的探讨、研究与求证。有说"捏筋拍打疗法"源于"易筋经"，于是我便找到了《易筋经》和相关的资料文献，反复地研究，写出《〈易筋经〉初考》一文，发表在 1987 年第 3 期《按摩与引导》杂志上，并校译了《白话少林易筋经》一书，于 1994 年由农村读物出版社正式出版，以恢复其《易筋经》的本来面目。

　　吾虽已步入耄耋之年，仍在坚持上班工作，推拿正骨，针药并举，治病疗伤，悬壶济世。应广大读者的需要，利用业余时间对《捏筋拍打疗法》一书，重新进行了必要的加工整理和补充修订再创作，在总结近年医学成果的基础上，融入个人临床经验完善本书，以《新编捏筋拍打疗法》之名重新出版，正如那凤凰涅槃，浴火重生，得到再次升华。我把它奉献给人民，奉献给社会，奉献给国家，奉献给祖国的医药卫生事业，为人类的健康事业奉献出自己的一份力量。

　　四十多年前，我编著了《捏筋拍打疗法》一书，四十多年后的今天，再次整理创作的《新编捏筋拍打疗法》问世，本书不仅增加了中西医理论阐述的捏筋拍打疗法的作用机理和辨证施术规律，更是将治疗病种从 49 种增加到 152 种，配入千余幅插图，直观易懂，便于学习。但鉴于水平所限，不足之处在所难免，欢迎批评指正，以便修订再版。

> 青山千古在，日日夕阳红。
>
> 功名及利禄，过目转头空。
>
> 是非有公论，功过后人评。
>
> 吾老亦何惧，留书益众生。

任何事物都有其两重性，水可载舟，亦可覆舟。任何疗法（包括各种大小手术疗法），都是双刃剑。用之得当，可以治疗病伤，挽救生命；用之不当，轻可引起新的损伤，重则伤害人的性命。例如：拔火罐不慎引起皮肤烫伤；针灸胸部不慎刺伤肺脏，从而引起气胸；推拿按摩用力过猛，从而引起病情加重。手术后遗症和手术之意外，甚至伤及人命，也可能时有发生。

捏筋拍打疗法也不例外，如在20世纪70年代中期，某医生曾用捏筋拍打疗法，由于用力过猛，致使某肝癌患者肿瘤破裂，内脏出血而死亡（已解剖得到证实）。

可见任何方法都不可能是万能的，更不可能包治百病。"有利必有一弊"，不可不知也。任何疗法都要设立其操作规程和注意事项，用以充分发挥其有利的作用，控制其不利的弊端。所以，中医学一贯强调"辨证治疗"，作为医生，必须慎之又慎！切不可粗心大意，医本善事，更不可图财害命，否则无异于盗贼。

八十翁 李鸿江

2022 年 6 月于北京

目 录 ∙∙

上篇　基础理论

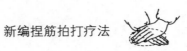

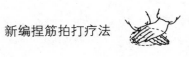

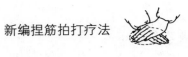
下篇 治疗各论

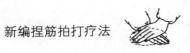

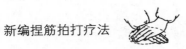

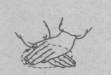

上篇

基础理论

第一章　捏筋拍打疗法历史沿革

捏筋拍打疗法包括捏筋疗法和拍打疗法，两者之间，相辅相成，相互为用，而发挥出更好的医疗作用。此疗法相传源于《易筋经》，系由我国练武术者所掌握。近百年来，流传在我国山东、河北、河南、东北一带，世代相传，缺乏文字记载，均凭口传心授。据传说《易筋经》历史悠久，究竟本疗法由谁发明，创始于何年代，现已无法考证。关于本疗法的起源有两种传说，一说由华佗创始，另一说是起源于达摩。我们查证了一些有关华佗的历史传记，并未发现华佗用捏筋疗法或拍打疗法治疗疾病的记载。过去本疗法中有所谓的华佗十二象（又名金钟十二术，即象形、虎形、蛇形、猿形、燕形、熊形、鸡形、龙形、鹿形、蜈蚣形、龟形、胎形）的说法，只是指拍打时的姿势和顺序，与华佗的五禽戏①并无直接关系。华佗的《中藏经》（有人考证并非华佗所著）也没有用捏筋、拍打疗法治病的记载。由此可见，本疗法起自华佗的说法有待再考。

另一传说是创自达摩。过去我国武术家常推崇达摩。相传达摩著有《易筋经》，并创立了"少林派"的拳术法。达摩指的是印度僧侣菩提达摩，在北魏孝明帝正光年间（520—525），来我国传讲佛教，为佛教禅宗的创始人。但根据历史考证，达摩本人并不会武术，而《易筋经》也是后人假托达摩所著。所以此两种传说均找不出令人可信的根据来。

马克思主义者认为，人类的生产活动是最基本的实践活动，是决定着其他一切活动的东西。科学的发生和发展，从开始起便是由生产活动所决定的。中国医药学的起源与形成，是与我国劳动人民长期的劳动生活、生产实践密切相连的，也是通过阶级斗争、生产斗争、科学实践三大革命运动而逐渐形成的。

"捏筋疗法"可能与推拿按摩同出于我国古代"导引按蹻"之术②，并结合武术家的"点穴法"相演进而成为一种独特的疗法。该疗法主要是以手捏揉、弹拨经脉筋腱，使人体产生比较强烈的感应，而达到强健筋骨、调和气血、防病治病的目的。

"拍打疗法"，在《医宗金鉴·正骨心法要旨》中载有"振挺，即木棒也，长尺

3

半，圆如钱大，或面杖亦可。盖受伤之处，气血凝结，疼痛肿硬，用此梃微微振击其上下四旁，使气血流通以四散，则疼痛渐减，肿硬渐消也"。在《易筋经》（又名《伏气图说易筋经义》《少林拳术精义》）一书中，打功项下，也有木槌、木杵和石袋的记载（图1-1）。

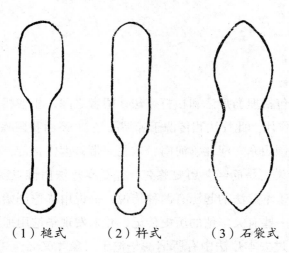

（1）槌式　　　（2）杵式　　　（3）石袋式

图1-1　木槌、木杵及石袋图

打功的目的在于强健筋骨，如说："久久则骨缝之膜皆坚壮矣。"在武术家的练功中还有"金钟罩""铁布衫"等练功方法。即用铁砂口袋拍打身体各部，希望练成"钢筋铁骨善避刀枪"。当然，经过拍打锻炼，使筋骨强健是完全可能的，而练成所谓刀枪不入的"金钟罩""铁布衫"则未免有些夸大事实，并且不是一般人都能练成的。

我们现在所使用的钢丝拍子，就是在这些拍打用具的基础上演变而来的。用这种拍子拍打一定的部位，能够促使肌肉筋腱放松，促使毛细血管扩张，气血畅通，祛风散寒而解除肌肉痉挛、减轻疼痛，从而达到防病治病的目的。

我们认为拍打疗法产生的年代比较久远，是在科学不太发达的古代，我国劳动人民在生产活动和与创伤及疾病做斗争中，所逐步积累起来的治疗经验。开始通过简单的捏揉，或用木棒敲打某些部位，而使病情减轻或治好了某些创伤和疾病，经过多年的反复实践，逐渐地增添了新的内容。出于劳动斗争和防卫的需要，有不少人要去练习武功，而在生产劳动和练习武功的过程中，容易引起各种损伤，因此又把此疗法作为练武人的必修课。

通过练习武功的人们多年反复实践，并且和某些武功锻炼的姿势结合起来，使本疗法的内容更加丰富，使之成为防病健身、治疗损伤和疾病的一种独特的治疗方法。可见这也是本疗法多年来由武术家所掌握和得以流传下来的根本原因。

至于本疗法在其发展过程中，带进了一些封建迷信的糟粕和唯心论、形而上学的东西，这也是不足为奇的。例如把捏筋的部位编成"十二天罡""十八罗汉经""二十四宿脉""上八卦""中八卦""下八卦""三绝六清"等带有封建迷信和唯心主义的色彩。在封建社会，把某种行之有效的疗法，假托为神传鬼授的神圣之作，更是屡见不鲜。今天人们不再迷信神鬼了，而变为相信祖传，于是某些人在名利的驱使之下，便去变着法地鼓吹祖传，我们应该用历史唯物主义和辩证唯物主义观点，一分为二地看待它，剔除其封建性的糟粕，吸收其民主性的精华，更要擦亮眼睛，慧眼识珠，不可轻易相信祖传，以免受骗上当。

我们在整理本疗法时，就将其封建迷信的唯心部分尽量剔除出去，以恢复其本来的真实面目，并结合现代医学知识加以解释。当然在整理后的材料中，仍可能存在某些旧的痕迹。至于运用现代医学解释时，也会出现某些生搬硬套或牵强附会的地方，望能谅解。

由于拍打疗法简单易行，便于掌握，易于操作，又无须特殊设备，而且见效快，疗效明显，符合我国广大人民群众防病治病的需要。因此，我们愿将本疗法贡献出来，进行推广，虽然它在某些方面尚存在一些疏漏和不足，希望通过今后在临床实践中不断地加以修改和补充，更希望广大医务工作者给予批评指正。

📖 词解：

①华佗的五禽戏：华佗在古代"导引按跷"的基础上创立"五禽戏"，即"一曰虎、二曰鹿、三曰熊、四曰猿、五曰鸟"。仿此五种动物之动作姿势，用以锻炼身体、祛病延年。其弟子吴普学会之后，坚持锻炼，结果活到九十多岁，还是耳目聪明，牙齿坚固。

②导引按跷：导引按跷，最早见于《素问·异法方宜论》，其意同"挢引案抓"，见我国第一部历史专著《史记》，是我国古代的气功按摩之类的治疗方法。所以说捏筋拍打与推拿按摩同根同源，并有诸多相同之处。

📋 点评：

第一章全文取自《捏筋拍打正骨学》，1978 年 9 月铁道部北京铁路总医院（今首都医科大学附属北京世纪坛医院）内部铅印版本（图 1-2）。1978 年公布了第二批简化字，如劦=易、沅=源、广=病、已=展、阝=部等，但其中有的字是半个字，或仅是一个部首，所以实行了不久很快就又取消了，此书保留了部分第二批简化字。

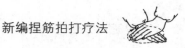

该书是我在 1976 年编写的，有 1976 年的原始手稿和 1977 年在石化部办学习班时的铅印稿可以证明。所以这第一章也非常重要，它也是保留原始证据的主要文献。

第一章 捏筋、拍打疗法的历史沿革

　　《捏筋、拍打、正骨疗法》，过去曾包括在《易筋经疗法》中，系由我国练武术者所掌握。近百年来，流传在我国山东、河北、河南、东北一带，世代相传，缺乏文字记载，均凭口传心授。据传说"易筋经疗法"历史悠久，最初起沅于北魏时代，距今约有一千七百多年的历史。究竟本疗法由谁发明，创始于何年代，现已无法考证。关于本疗法的起沅问题有两种传说，一说由华佗创始；另一说是起沅于达摩。我们查证了一些有关华佗的历史传记，并没有发现华佗用捏筋法或拍打法治疗疾广的记载。过去本疗法中有所谓华佗十二象（又名金钟十二术即：象形、虎形、蛇形、猿形、燕形、熊形、鸡形、龙形、鹿形、蜈蚣形、龟形、胎形）的说法，只是指拍打时的姿势和顺序，与华佗的五禽戏①，并没有多少直接关系。华佗的《中芷经》（有人考证并非华佗所著）也没有用捏筋、拍打治广的记载。由此可见，本疗法起自华佗的说法是未必可仗的。

　　另一传说是本疗法创自达摩。过去我国的武术家往往推崇达摩。相传达摩著了《易筋经》，并创立了"少林派"的拳术法。达摩指的是印度僧侣瞿昙达摩，在北魏明帝太和年间（公元 227～233 年），来我国传讲佛教，为佛教禅宗的创始人。但根据历史考证，达摩本人并不会练武术，而《易筋经》也是后人假托达摩所著。所以此两种传说均找不出令人可仗的根据来。

　　马克思主义者认为，人类的生产活动是最基本的实践活动，是决定其他一切活动的东西。科学的发生和发巳，从开始起便是由生产活动所决定的。中国医药学的起沅与形成，是与我国劳动人民长期的劳动生活，生产实践密切相连的，也是通过阶级斗争、生产斗争、科学实践三大革命运动而逐渐形成的，绝非一人一时之作。

　　"捏筋疗法"很可能是与按摩同出于我国古代"导引按跷"之术②，以及结合武术家的"点穴法"相演进而成为一种独特的疗法。它捏揉的手法不同于一般的推拿、按摩。而所捏揉的卩位，又不同于针灸的穴位。其主要是以手指捏揉、翅拨经脉筋腱（指神经、血管、肌腱等）、使之产生强烈的感应，而达到强健筋骨、调和气血、防广治广的目的。

图1-2　摘自1978年9月由铁道部北京铁路总医院（今首都医科大学附属北京世纪坛医院）内部铅印版本第一章第1页

第二章　捏筋拍打疗法作用机制

捏筋拍打疗法在《易筋经》即《少林拳术精义》一书中，曾有这样的记载："易者变也，筋者劲也。原夫人体骨髓以外，皮肉以内，四肢百骸，无处非筋，无筋非劲，布络周身①，通行气血、翌卫精神②，提挈运用③。"捏筋拍打的目的，是强壮筋骨，康健身体，祛病延年。如有"筋壮者强，筋舒者长，筋劲者刚，筋和者康"和"今以人功，变弱为强，变挛为长，变柔为刚，变衰为康，易之功也，身之利也，圣之基也"的说法。

《易筋经》中记载："人于形成之初，先天之元气即根于下丹田气穴之中，既生而分半于上丹田④之心，既长而分流于耳、目、口、鼻、四肢百骸；既壮以后，渐为阴阳所耗，而更重以思虑嗜欲之伤，则乾体愈亏矣。故非童体而行功者，必先行观心、洗心二法，故行功必先将散于五官百骸之元气复返于上丹田。"又说："入内之法，须用石袋从心口至两肋稍骨肉之间脏会之处⑤，密密棒之兼用揉法，并用打法，始揉继棒复打，如是久久，则腑气与脏气会合，其新入之气与所积充之气循循入骨矣""督任交通⑥，气充周身""一年通督任，外易筋膜；二年实骨髓，外易皮肉；三年内外合一，而成金刚之体矣"。可见捏筋拍打疗法，对于调节人体的筋骨、气血、脏腑、经络、五官、四肢百骸都有着重要的作用。

历代武术家将《易筋经》中功法的作用概括为"壮丹田和脏腑，脏腑和血自生，血生气自足，气足则百病无"。捏筋拍打疗法也是通过强健筋骨，疏通经络，调和气血，补益脏腑，而达到防病治病的目的，可见我国古代医家非常重视"上工治未病"的防重于治、防治结合的思想。现将我们对于捏筋拍打疗法作用机制的探讨，从以下几个方面试加说明。

📖 **词解：**

①布络周身：布有笼罩遮盖之意，络有网络联系之意。布络周身即指像散布网络一样，笼罩布络于全身各处。

②翌卫精神：翌在此处有辅佐、帮助的意思，卫有保卫、防护之意。翌卫精神指辅助保卫人的精神，使之保持旺盛。

③提挈运用：挈亦意提，提挈运用指全身四肢运用自如的意思。

④下丹田……上丹田：上丹田是指膻中，下丹田系指气海。中医学认为人身之气，上会于膻中，下会于气海，故有膻中是宗气聚会之处，气海是元气会集之所的说法。

⑤脏会之处：即指章门穴。中医学认为五脏之气会集于章门穴处，六腑之气会集于中脘穴处，故有"脏会章门，腑会中脘"之说。此处所讲"从心口至两肋稍骨肉之间脏会之处"，即指从中脘穴至章门穴，进行拍打揉按，亦即沟通脏腑之气的意思。

⑥督任交通：督指督脉，起于小腹下会阴处，沿脊柱正中线上至头绕至上唇，止于两目；任指任脉，起于会阴，沿胸腹正中线上头面绕口唇，止于两目。练武术或练气功者，都提及经过长久锻炼之后，即有气样感觉沿督任二脉循行，谓之督任交通，又称"打通小周天"。

第一节　捏筋拍打疗法与经络系统的关系

经络系统是中医学理论的主要组成部分，是我国劳动人民在长期与疾病做斗争中发现的人体的一种生理体系。早在汉代马王堆出土文物中，就有关于经络系统的记载。关于它的实质机制和原理，到目前为止，虽有各种各样的论述，但仍不十分明了。经络系统的内容也很复杂，概括来讲，有十二经脉、奇经八脉、十五络脉、十二经别、十二经筋、十二皮部，以及 362 个经穴和难以计数的血络、浮络、孙络和经外奇穴。

捏筋拍打疗法的作用机制，无疑是通过经络体系来完成的。如《易筋经》中载："大都病在脏腑者，服药可以治疗，病在筋络者，服药不可旁通，欲使筋络贯舒，气血无滞，非行此不为功。"此句明确说明了捏筋拍打疗法对于治疗经络系统的病证具有独特之处。

一、捏筋疗法与经络系统的关系

我们认为，捏揉某些特定部位或穴位处的筋腱使之舒展畅通，可以达到治疗疾病的目的。所以将它定名为捏筋。它不同于一般的按摩。这里所讲的"筋"，是指广义的"筋"，它包括筋腱、经络（结合西医学知识，即与肌腱、韧带、筋膜、滑囊、神经、血管等有关），特别是与经络系统的经筋，有着直接的关系。

十二经筋，是十二经脉之气结、聚、散、络于体内关节的体系。我们所捏揉的部位，正是这些经筋之气聚集、转输、散布、维络的枢纽之处。如躯干部的颈、项、背、腰、骶，上肢部的肩、腋、臂、肘、腕，下肢部的髀、胯、臀、股、膝、踝等处的穴位。这些正是经筋的交叉汇合之地。经筋是连缀人体四肢百骸，维络周身皮肉筋骨的一个体系。

在正常的情况下，这些经筋是舒展且畅通的，经气输布正常，故能令四肢百骸、各部关节屈伸便利，转动灵活，运用自如。即能维持正常的功能运动，使人体有劲。如一旦遭受损伤，致经筋肿胀、瘀血、挛缩，甚则僵硬或断裂，则经气阻滞、凝结，必然会出现疼痛、肿胀、麻木、举止不利，甚则偏废，痿不得伸。故古人有"不通则痛，痛则不通"之说。所以我们通过不同的捏揉手法，使瘀血肿胀者，肿消瘀散；使挛缩者，舒解伸展；使僵硬者，疏松柔软；使断裂者，重新修复。总之，促使经筋舒展通畅，使经气得以正常输布运行。这就是捏筋疗法对于软组织损伤具有较好疗效的基本道理。

经脉与经筋在人体内的分布，是相互并行、相互为用的。经脉内运行的是"血"，经筋内运行的是"气"。故古人有"气行脉外，血行脉内"之说，同时又有"气行则血行，气滞则血凝"之说。这就说明在经气阻滞的情况下，必然会使"血"凝结在经脉之内，而使经脉阻塞不通。我们应用捏筋手法，不但可促使经筋复通，经气运行，同时也可以促使经脉通畅，使"血"流旺盛。经筋、经脉畅通，气血运行旺盛，则痛消肿散，患处复健。

所以说捏筋疗法与经络系统的关系是非常密切的。某些内科杂病之所以能用捏筋疗法治疗，也是通过这种经络的畅通、气血循行旺盛和经络的传导作用来完成的。

二、拍打疗法与经络系统的关系

拍打疗法与经络系统关系更为密切。虽然拍打疗法从表面上看来，只是作用在皮表，但实际上，也可通过皮肉而作用于经筋和经脉。拍打时首先作用于经络系统的最表层——十二皮部。十二皮部是十二经脉、经筋的气血，通过络脉而散布在人体最表层的部位。它以十二经脉为纲纪，是人身机体卫外的屏障。在病理变化时，外邪侵入人体，首先侵入皮部，通过经络，传导至内脏。如风寒侵袭，首先侵入皮部，通过经络传导至肺，而令人打喷嚏，流鼻涕，进而咳嗽吐痰。同时，内脏有病，也可以通过经络反映在皮部。如肝胆病，有时会出现黄疸，皮肤发黄。拍打疗法促使皮部上的气血循行旺盛，也可通过经络的传导作用而影响相关的内脏，还可使经脉经筋受到震动和颤抖，促使痉挛缓解，阻滞消散，壅塞复通，从而止痉止痛。所

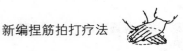

以说拍打疗法也具有疏通经络、调和气血的作用，促使整个经络系统通畅无阻，加速循行，从而达到防病治病的目的。

第二节　捏筋拍打疗法与脏腑学说的关系

捏筋拍打疗法虽然作用在体表和四肢，但是它可以通过气血经络的运行和传导作用而影响相关的内脏。脏腑的某些疾病，可以在某些特定部位产生异常变化。因此，在这些特定部位上进行捏揉或拍打，就可治疗某些与之相关的内脏病。如：胃痛点揉背部的膈俞、胃俞和大腿上的足三里等穴，或止胃痛四点脉；又如心悸点揉心俞、肺俞、厥阴俞、平心三点脉等，就可治愈这些脏腑的病证。总之，捏筋拍打疗法通过调和气血，疏通经络，从而达到治疗各个系统和脏腑疾病的目的。

第三节　捏筋拍打疗法与营卫气血的关系

营、卫、气、血，是中医学中用来描述人体内的功能活动与体液代谢的理论。所谓"营"有"营运"和"营养"之意，指营运在人体脉道中的一种具有营养作用的物质。

"卫"乃是捍卫、保护之意，是指具有卫外功能作用的物质。"营"和"卫"同源于水谷精气。如《灵枢·营卫生会》说："人受气于谷，谷入于胃，以传与肺，五脏六腑，皆以受气。其清者为营，浊者为卫，营在脉中，卫在脉外。"

"气"是指人体的真气（也叫正气），它是由天然之气（空气），与水谷之精气，以及先天之精气（元气），在人体内相结合而形成维持人体各种功能活动的物质和力量。

"血"本源于先天之精，其再生则是来源于水谷之精华（即营气化生）。如《灵枢·邪客》说："营气者，泌其津液，注之于脉，化以为血，以荣四末，内注五脏六腑。"

可见，营、卫、气、血是维持人体生命正常生理机能活动的基础物质。它们循行于经络内外，周流全身，运行不息，起着调和五脏，洒陈六腑[①]，濡养筋骨、润利关节，温分肉[②]、充肌肤、肥腠理[③]、司开阖[④]，健身体、抗病邪的作用。

总之，人体的各种功能活动无不需要营、卫、气、血，而营、卫、气、血又必须依靠人体的各种功能活动，才能得以生成和补充。这种相互转化，彼此消长，是在经常保持其相对平衡的过程中进行的，这正是人体不断发育成长的必要条件。

一旦打破这种相对的平衡状态，便会出现营卫不合，气血因此而失调，人体的抗病能力就会下降，于是就会发生许多病理变化，从而产生各种疾病。

通过捏筋拍打疗法，可以疏通经络，调和营卫，宣通气血，促使气血循行旺盛，增强卫外功能，抵御外邪侵袭，祛除病邪，从而达到防病治病的目的。

词解：

①洒陈六腑：洒指将水液之类分散开，陈指陈列分布之意。洒陈六腑即指将津液之类物质，分散陈布于六腑之中的意思。

②温分肉：分肉一解指皮肉近骨之肉与骨相分之处；一解为肌肉之间的细小分理，其内近筋骨、外接腠理。温分肉系指能使分肉之处得到温煦而暖。

③肥腠理：肥指壮而致密，腠理指皮肤毛孔。肥腠理，即指使皮肤毛孔肥壮致密而增强抵抗病邪的能力。

④司开阖：司指管理，开即启开，阖意同于合。司开阖即管理调节、启开闭合的意思。此自然段见《灵枢·本脏》。

第四节　捏筋拍打疗法与大脑皮层反射的关系

人体某一部位的损伤或病变，必然会反映到大脑皮层的相应部位，从而引起一种异常的兴奋灶。我们在损伤或病变的部位上，或其周围进行捏揉或拍打，相当于再给它一种新的刺激信号，使它反映到大脑皮层，引起一种新的兴奋灶。当这种新的兴奋灶足以抑制原来病态的兴奋灶时，从而达到减轻症状、治疗损伤或疾病的目的。

我们在临床实践当中观察到，捏筋拍打手法的轻重程度往往直接影响治疗效果。有时遇到病情轻、病程短的患者，经用较重的手法（即新的兴奋灶足以抑制病态兴奋灶时）多能取得较好的疗效。但一些病情重、病程长，又不能使用较重手法的患者（即新的兴奋灶不能抑制住病态兴奋灶时）往往疗效较差。必须在患者能够接受的范围内，逐渐加重手法力度，或经过反复多次的手法治疗（也就是逐渐加大刺激量）才能取得一些效果。但也不是用力越大疗效越好，力度与效果并不成正比，还有其他诸多因素的影响。值得注意的是，过重的手法也会引起新的创伤，而使症状加重，甚至发生意外，欲速则不达。

第五节　捏筋拍打疗法与神经血管的关系

捏筋拍打疗法与中医学理论体系的经络学说关系极为密切。经络学说是捏筋拍打疗法作用机制的纽带。到目前为止，经络学说的实质尚不十分明了。但是它与西医学理论的神经血管肯定存在密切关系。在整理捏筋拍打疗法过程中，发现捏筋部位（或穴位）和拍打部位，往往都是一些主要的神经干和大血管经过之处，这些神经和血管就是捏筋拍打作用的直接承受者。可见，捏筋拍打疗法和神经、血管有着非常密切的关系。

一、捏筋拍打疗法与神经系统的关系

人体全身各部无不受到神经的支配，神经系统分布在人体全身各部。当人体某一部位发生损伤或疾病后，必然会刺激该部位的神经，产生异常的兴奋变化（如损伤之后，产生物理、化学及生物电位的变化等）。临床表现为局部疼痛、发热等现象。如果这种刺激持续不断，经久不愈（或长期慢性的刺激），就会使该部位的神经由最初的兴奋状态转化为抑制状态，临床多表现为局部麻木，功能衰退或丧失，温度下降，局部发凉等现象。由于损伤所致的水肿、出血被吸收以后发生机化，促使神经周围结缔组织发生增生、挛缩、粘连、僵硬等现象，压迫局部的神经（大多可于神经周围扪及硬性痉挛结节或条索状改变），更加重了神经的抑制状态。

捏筋拍打疗法就是在这些神经部位上使用适当的手法，促使其处于异常兴奋状态的神经转化为抑制，也可使长期处于抑制状态的神经再重新兴奋起来，同时也使压迫于神经周围的挛缩、结节、粘连等现象逐渐解除，从而达到缓解症状、治疗疾病的目的。

二、捏筋拍打疗法与血管的关系

一般动脉血管与神经干线都是相伴而行的，分布于全身各部，以供给各部组织的营养，使人体维持正常的功能活动。当人体某一部位发生损伤或疾患时，势必影响该处的血管，破坏人体血液的正常循行，影响血液营养的供应。局部损伤后，由于出血和组织液渗出，造成局部的水肿或血肿，压迫或阻塞血管，影响血液循环。血管周围水肿或血肿吸收后的机化物，促使结缔组织增生、挛缩、结节、粘连，也会影响血管和血液循环。通过捏筋拍打可以解除压迫或阻塞血管的各种致病原因，促使血管扩张，增加毛细血管的通透性，加速血液循环，促使血液运行畅通旺盛，营养供给丰富，促进了局部损伤后水肿瘀血的吸收，起到活血化瘀的作用。可见捏筋拍打疗法与血管系统，也有着极其密切的关系。

第六节　捏筋拍打疗法与血液、淋巴液等体液的关系

捏筋拍打疗法可以加速血液循环，促进血液、淋巴液等体液的新陈代谢过程。人体各部的生理功能、运动功能和抗病能力，无不依靠血液和淋巴液等体液的循环代谢。当这种代谢过程缓慢或发生障碍时，就会发生疾病。同时某一部位的损伤或疾病也可使该部的这种代谢过程减缓或受到障碍，我们使用捏筋拍打疗法，可以促使毛细血管扩张，促进血液、淋巴液等体液循环旺盛，促使组织细胞运动活跃，增进血液及淋巴液等体液的通透能力，从而加速体液的新陈代谢过程，治疗某些损伤和疾病。

捏筋拍打疗法对于体液的代谢作用机制，虽然尚不十分明了，但临床的某些事实也确实给了我们极大的启发。如高血压患者，经过拍打疗法治疗后，血压下降，我们认为这是通过拍打后背及四肢，促使外周小血管及毛细血管扩张、充血，增加了微循环的血流量，从而降低了外周小血管的阻力，所以促使血压下降。

又如膝关节积液的患者，通过捏筋拍打疗法治疗后，促使其积液逐渐吸收。我们认为这正是由于捏筋拍打疗法能够促进血液及淋巴液循环代谢旺盛。在人体中，体液大约占70%，这些体液的循行代谢是维持人体正常内环境的稳定性和生命活动的基础物质。因此，人体体液的循环代谢过程旺盛与否，将会直接影响人体健康情况。捏筋拍打疗法也是通过调节人体体液代谢功能，增强其通透能力，从而达到防病治病的目的。

第七节　捏筋拍打疗法与运动系统的关系

人体的运动系统是以骨骼为支架，以关节为枢纽，通过肌肉、肌腱、韧带有条不紊且有节奏地收缩或舒张，促使人体做出各种灵活而有次序动作的整个系统。而这种活动量的强弱，各关节活动范围的大小，即运动系统的功能好坏，与该系统的生理状态、营养状况是分不开的。人体长时期的运动锻炼，对该系统的生理状态、营养状况又会产生很大的影响（这种影响在青少年时期尤其明显）。如长期坚持运动锻炼的人，骨骼肌肉等整个运动系统就较为发达。又如单双杠及吊环运动员的上肢就比一般人发达；右利手者往往右手比左手略大，左利手者常常左手比右手略大；

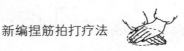

按摩医生的拇指比较粗短有力。这些都是长期使用它的缘故，亦即长期锻炼的结果。所谓"用则兴，不用则废"就是这个道理。

捏筋拍打疗法作用的直接承受者是运动系统，捏筋拍打疗法不但刺激了神经、血管系统，加速血液循环，改善其营养状况，而且使用此疗法也是一种被动的活动锻炼过程。它能增强肌肉、肌腱、韧带的张力和弹力，提高它们的收缩、舒张能力，因此捏筋拍打疗法可用于治疗和防止肌肉萎缩。由于肌肉、肌腱、韧带的收缩能力加强和活动量的增加，促进了关节部滑液的分泌、吸收代谢过程的活跃，从而对于解除关节疼痛，消除关节积液，扩大关节的活动范围都具有较好的作用。由于肌肉、肌腱、韧带的张力、弹力和收缩能力增强，对其所附着之骨骼也将产生一种刺激性的内应力，促使其相应地进行调整和加强。可见捏筋拍打疗法的通行气血、濡养筋骨、润利关节、提挈运用的作用，也是通过"今以人功，变弱为强，变挛为长，变柔为刚，变衰为康"的治疗过程而达到的。因此，捏筋拍打疗法与运动系统的关系是最直接、最密切的，对于治疗运动系统的损伤和疾患，其疗效也是比较满意的。

总之，捏筋拍打疗法是一种全身性、综合性的治疗方法，也可以说是一种体育运动疗法，又是一种刺激神经疗法。它是通过人体的神经、精神的反射作用，调动医患之间及主观和客观之间的双重积极性而发挥其治疗效能的。它的作用主要表现在调节神经的兴奋抑制过程，增强和活跃人体组织的运动能力，从而起到镇静、解痉、止痛、消肿、活血、化瘀的作用，促进脏腑和组织功能的恢复。对于神经系统、运动系统、循环系统、消化系统，以及内分泌系统等各种慢性功能性的综合疾患，采用捏筋拍打疗法治疗，疗效尤其明显。

第三章 捏筋拍打疗法分类

捏筋拍打疗法的分类与推拿按摩各种手法的分类方法一样，古往今来，各家有各家的分类方法，可谓众说纷纭，五花八门，但总结归纳起来，不外乎阴阳动静分类法、五行五脏分类法和功能作用分类法三大分类方法。前两种分类方法，于中医临床辨证施术时运用方便，易于结合阴阳五行和脏腑辨证理论，从而方便在实际运用；第三种分类方法，用于研究手法学时，便于各种手法的归类和叙述。现将三大分类方法分述于下。

第一节 阴阳动静分类法

自古以来就有将各种捏筋拍打疗法，归纳为阴阳、动静两大类的分类方法。近代据其轻重刺激程度，而将其分为轻重或刚柔两大类。其实质均为二分法，这是非常重要、非常实用的分类方法，它符合中医学理论的"万变不离其宗，宗于阴阳"的辨证方法，是依据阴静、阳动、阴柔、阳刚的理论，根据操作手法中动静、刚柔、刺激轻重程度之差异而划分的。

动、刚、剧烈、重刺激类手法属阳，

静、柔、缓和、轻刺激类手法属阴。

捏筋拍打疗法和推拿按摩手法一样，都是以一动一静相配合的两种手法来命名的。例如《厘正按摩要术》载："周于蕃谓：按而留之者，以按之不动也。按字，从手从安，以手探穴而安于其上也……按而留之，摩以去之。"《素问》载有"按而收之""按而止之""摩之切之""摩之浴之"。《石室秘录》载："摩法不宜急，不宜缓，不宜轻，不宜重，以中和之义施之。其后掐法属按，揉法、推、运、搓、摇等法，均从摩法出也。"可见按、收、止、留、不动为静属阴，摩、切、浴、去为动属阳。按摩为一动一静之法也。

再如《灵枢·刺节真邪》载："卷而切推，下至缺盆中……推而散之者也。"《医宗金鉴》载："推者，谓之以手推之，使还旧处也；拿者，两手或一手捏定患处。"《厘正按摩要术》载："凡推动向前者，必期如线之直……俗称推拿，拿持也，按即拿之说也。"可见推为动，拿为静，推拿也为一动一静也。一动一静，则阴阳之纲也。所有各种手法，都可以归为阴阳动静两大类之中。

况且，捏筋为静，拍打为动。捏筋与拍打，也为一静一动，则阴阳之序成也。因此捏筋拍打手法也分属于阴阳两大类之中，而且阴中有阳，阳中有阴。如：点法、按法、捏法、拿法、压法……为静属阴，阴中之阴；而推法、揉法、摩法、摇法、搓法……为动属阳，阴中之阳。而且，拍打手法也有虚实、轻重之分，虚轻者属阳，阳中之阳，实重者属阴，阳中之阴。

另外，阴中有阳，阳中有阴。同一种手法之中，又有补泻两种作用。如《幼科铁镜》载："往上推为清，往下推为补。"《厘正按摩要术》载"左旋推（逆时针方向）属补，右旋推（顺时针方向）为泻""急摩为泻，缓摩为补"。凡有温经补气养血作用者，为补法；凡有行气化瘀、消肿清热、散风祛湿作用者，为泻法。也有人将"调理气血，舒筋活络"的平补平泻手法，称为"调法"。这在手法治疗的临床辨证实践中，也是比较常用的。

第二节　五行五脏分类法

五行五脏分类法，是依据捏筋拍打疗法所用力度和用力方向，以及达到的不同层次和产生不同的作用，与五脏五行的配属所进行分类的方法。各种手法都是以力引气，调其气机，升降浮沉，开达抑遏，疏通经络，理筋正骨，调理气血，调和脏腑。所有的手法都要用力，而力度（所用力量的大小程度）各有不同。不同的力度，可达于人体的不同层次即五体（皮、脉、肌、筋、骨）。五体分属于五脏，五脏配属于五行。各种手法的用力方向，尽管千变万化，但总结起来分析，不外乎升提（向上）、按压（向下）、向心、离心、环形旋转五个不同的作用方向。依此五种用力方向，结合其作用功能，划分为五类，以配合五脏，而分属于五行。

一、以手法的力度分类

根据各种捏筋拍打疗法用力的轻重大小，划分为以下五个模糊等级（图3-1）：

手法力度→	轻度手法→	较轻手法→	中度手法→	重度手法→	特重手法
	↓	↓	↓	↓	↓
可达五体	皮毛	血脉	肌肉	筋腱	骨髓
	↓	↓	↓	↓	↓
配合五脏	肺	心	脾	肝	肾
	↓	↓	↓	↓	↓
分属五行	金	火	土	木	水

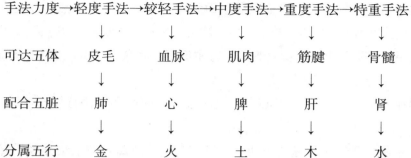

图3–1　据各种手法力度分类

1. 轻度手法　即轻度用力的手法，只达于皮毛。肺主皮毛，故有宣肺作用。所以轻度手法，分属于肺金。如“擦法”“捋法”“按法”“摩法”。

2. 较轻手法　较轻手法的用力，比轻度手法略重，比中度手法略轻。用力可达于皮下血脉，有活血通脉的作用。心主血脉，故此手法分属于心火。如“点法”“搓法”“捻法”。

3. 中度手法　中等程度用力的手法，其用力可达于肌肉层，能缓解肌肉痉挛、疼痛等症状。脾主肌肉，故中度手法分属于脾土。如“捏法”“揉法”“推法”“拿法”。

4. 重度手法　重度用力的手法，其用力可达于筋腱，具有舒筋理筋、调理筋腱韧带的作用。肝主筋，故重度手法分属于肝木。如“抠法”“拨法”“刮法”“掐法”等。

5. 特重手法　其手法用力比较剧烈，可深达于骨，具有松动关节、活动骨骸、改变骨关节的间隙位置等作用。肾主骨，故特重手法分属于肾水。如“扳法”“折法”“捶法”“牵法”“抖法”“压法”。

二、以手法的用力方向分类

根据各种捏筋拍打疗法的用力方向，结合其功能作用，划分为以下五种（图3–2）：

用力方向	升提	按压	向心	离心	环形旋转
	↓	↓	↓	↓	↓
五脏所喜	宣通布散	润下封藏	心主收敛	肝喜条达	脾主运化
	↓	↓	↓	↓	↓
配合五脏	肺	肾	心	肝	脾
	↓	↓	↓	↓	↓
分属五行	金	水	火	木	土

图3–2　据各种手法用力方向分类

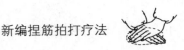

1. 升提类手法　引气上升，升而复降，而致宣通布散。肺居上焦，肺主宣降，喜宣通布散，故升提类手法分属于肺金。如"端法""提法""抓法""抖法"。

2. 按压类手法　引气下行，抑气封藏，肾主润下、封藏，故按压类手法分属于肾水。如"压法""按法""捏法""掐法"。

3. 向心类手法　引气血而归于心。心主收敛，故向心类手法分属于心火。如"逆推法"。

4. 离心类手法　引气血而通达于四末。肝喜条达，故离心类手法分属于肝木。如"顺推法""拔法""捋法"。

5. 环形旋转类手法　引气血以运行，调气机以流畅，以营运化。脾主运化，故环形旋转类手法分属于脾土。如"揉法""摩法"。

第三节　功能作用分类法

根据各种捏筋拍打疗法不同的功能作用，大致可分为以下几类手法。

一、点穴类手法

点穴类手法是指通过刺激穴位而发挥其治疗作用的各种手法。它的治疗效果，是以手法和穴位的互相结合，而产生出来的治疗作用。它具有解痉镇静，消肿止痛，清醒大脑，兴奋神经，疏通经络，调和气血，改善血液循环等作用。如常用的"点法""按法""揉法""压法""捏法""掐法""抠法""拿法"，都可用于刺激穴位。但其中有些手法，又可兼用于放松肌肉，故同时又是放松类手法。

二、放松类手法

放松类手法是指能促使皮肤肌肉、筋膜、肌腱等软组织放松的手法。其作用面积比较大，有时是一条线，有时是一大片，甚至是整个肢体。它具有以下作用：温润皮肤，放松肌肉，舒筋活络，缓解肌肉痉挛；调和气血，养荣生津，改善血液循环，清头目，醒五官，调节神经兴奋抑制过程；润肌肤，和脏腑，益寿延年等。常用的有"推法""搓法""捻法""弹法""荡法""搋法""抖法"。

三、拍打类手法

拍打类手法是指用手指手掌或握拳，在患部进行有节奏的捶击、敲打、弹叩、拍打手法。此法具有刺激神经末梢和毛细血管，使毛细血管扩张，局部充血，改善体表血液循环的作用。常用的手法有"叩打法""弹打法""敲打法""拍打法""击打法""捶打法"。

四、活动关节类手法

活动关节类手法是指用于活动患者肢体关节，令其在正常关节活动范围内，进行被动活动的手法。它具有促进关节活动功能，改善关节间隙，恢复肌肉韧带拉力，促进关节润滑液的新陈代谢，解除关节强直僵硬及活动受限，恢复关节正常结构和正常活动范围及其活动功能的作用。常用的手法有"牵法""抖法""引法""伸法""屈法""折法""拔法""扳法""旋法""摇法""摆法"等。

五、正骨手法

正骨手法是指用于整复治疗骨折移位和关节脱位的手法。这类手法大部分包括在活动关节类手法中。如"牵引法""屈折法""拔伸法""旋摇法"。因中医整复骨折要求筋骨并治，所以先用一些放松肌肉类的手法，再使用专门用于整复骨折移位脱臼的某些特定手法。如整复骨折重叠移位的"折顶复位法"、整复肩关节脱位的"蹬腋牵腕法"。

六、其他特定手法和特殊方法

特定手法是指采用某些特定姿势或手法，作用于某些特定部位和穴位上，具有某种特殊疗效，或特为治疗某种病伤而制定的手法。如"捏脊法""拧挤法""擒拿法""二龙戏珠法""三阳开泰法"。

特殊方法是指常用手法之外的治疗方法。如"刮痧疗法""干火疗法""膏摩疗法""踩跷法"，以及其他配合药物和器械的治疗方法。

第四章 捏筋拍打疗法的三大基本要素及注意事项

捏筋拍打疗法医疗作用的强弱好坏，取决于对手法的熟练程度、手法的作用力、手法的着力点三大基本要素。

第一节 捏筋拍打疗法的三大基本要素

一、捏筋拍打疗法的熟练程度

捏筋拍打疗法的熟练程度包括施术者的功底及对手法的灵活运用、施术技巧和熟练程度。捏筋拍打疗法千变万化，施术者必须广记博识，熟练掌握各种手法，并经常进行演练和使用，达到运用纯熟，配伍熟练，熟能生巧，心领神会，而法从手出，应用自如的程度。正如《医宗金鉴》所说"一旦临证，机触于外，巧生于内，手随心转，法从手出"的程度，掌握手法的灵活技巧和随机应变，才能熟练地运用于临床治疗，得心应手。

因此，对各种捏筋拍打疗法的演练，是每个从事手法治疗专业医生的基本功。此外，适当选用一些练功方法，如托砖、抓坛、拧棒、打沙袋、俯卧撑、壮掌增力拳、壮臂发力掌、太极拳、练气功、站桩、导引功等，可任选一两种进行长期锻炼，以增强指力、掌力、腕力和臂力，这些练功方法是做好各种手法的基本力量和功底，尤其对于初学者更为必要。打铁必先本身硬。

二、捏筋拍打疗法的作用力

各种捏筋拍打疗法都要用力，都会产生一定的作用力。其包括手法用力的作用形式、手法用力的大小程度、手法用力的作用方向、手法用力的持续时间和作用频率五个方面。

（一）捏筋拍打疗法用力的作用形式

捏筋拍打疗法的用力，一般可归纳为直接用力、间接用力和混合用力三种作用形式。

捏筋拍打疗法用力的直接承受之处，称为着力点；而其传导或反射的感应之处，称为感应部位。即手法的用力，作用于着力点，而产生各种变化（生理、病理反射或解剖位置、形态、功能的改变等），直接或间接地传导反射到感应部位上，从而达到治疗病伤的目的。

1. 直接用力　直接用力即手法用力的着力点，与其作用的传导或反射的感应部位，在同一位置上。如在腹部施用捏筋手法，从而促使胃肠蠕动加快，即属直接用力。

2. 间接用力　间接用力即手法用力的着力点，与其作用的传导或反射的感应部位，并不在同一位置上。间接用力又可分为作用力的传导和刺激作用的反射两种形式。

（1）作用力的传导　手法的用力，作用在着力点上，其作用力沿着肢体传导至远离着力点的感应部位上，称为作用力的传导。如施术者握住患者腕部，用力摇动其上肢，可带动肩关节产生旋摇活动。即作用力在着力点手腕上，则传导至感应部位的肩关节上而促使其发生摇动，即为作用力的传导。

（2）刺激作用的反射　手法的用力，刺激到着力点，通过神经或经络的传导反射作用，而反射到远离着力点的感应部位上，称为刺激作用的反射。如用手指用力按压患者着力点——足三里，通过经络的反射作用，反射到感应部位——胃肠部，从而治疗胃肠部的疾患。

3. 混合用力　混合用力指在直接用力的同时，又存在着间接用力的作用传导或反射。如对胃痛患者按摩中脘、梁门等穴，其手法用力既可直接作用于胃腑本身，又可通过经络穴位的传导反射作用，调节胃的功能活动而止痛，即属混合用力。

（二）捏筋拍打疗法用力的程度

捏筋拍打疗法用力的大小程度，简称"力度"。各种手法都需要一定的力量，这是人所共知的，但并不是用力越大疗效越好（即手法用力与治疗效果不成正比），必须根据病情之轻重缓急，病变之所在深浅，患者的性别年龄、体质的强弱胖瘦、承受能力的大小差异，选用适当的"力度"，才能收到较好的效果。否则不但徒劳无益，甚至还会出现不良后果。一般将手法的用力程度划分为轻度手法、较轻手法、中度手法、重度手法、特重手法五个力度的模糊等级。在这五种力度等级之间，存在着一定的差距，与施术者功底的深浅、患者对手法用力耐受程度的强弱、病情之久暂轻重、治疗之初诊复诊等情况，都有一定关系。每个施术者，对这五个力度等级的划分，也会存在一定的差异。初学者往往觉得已经使尽平生之力，而患者（尤其是经过反复治疗的久病患者）可能还觉得仍不够"劲"。而耐受性差的患者，稍一用力就觉得力大难忍。特别是功底较深的施术者，似未用力，患者便已觉得无法忍受。

近些年来，虽然已经有了测量手法用力的仪器，可以测量出较为准确的手法力度，但也只能作为手法研究单位的参考之用。在临床实践当中，很难以多少千克重的力，来作为手法轻重的标准力度。

1. 轻度手法　手法的用力很轻，一般仅达于患者体表的皮毛。患者有一种柔和舒适之感。故在手法治疗的开始或结束之前，都用一些轻度手法，使患者解除精神紧张，促使皮肤肌肉放松，具有镇静解痉、缓解疼痛的效果。故多用于头面部或外伤局部周围（一般急性损伤的局部不宜使用手法，以免引起出血过多。在其不致引起过多出血的情况下，可在周围用轻手法，有一定的止痛作用）。对于年老体弱及小儿患者，均宜施用轻度手法。

2. 较轻手法　在轻度手法的用力基础上，稍加用力，但比中度手法又轻，可使其用力深入皮下，而达于血脉。此法具有行气活血通脉之功效，调经活络之作用。患者也多有舒适柔和之感，或有较轻的酸麻胀感。

3. 中度手法　手法的用力适中，可达于肢体的肌肉组织之中。患者有一定的紧张压抑之感，或某种程度的酸麻胀沉痛之感，但完全可以忍受，且手法治疗之后便感轻松。中度手法具有解痉镇痛、清除堆积在肌肉组织中的代谢产物等作用。此是一种比较常用的手法力度。

4. 重度手法　手法的用力较大，可达于深层组织，甚至到达筋骨之间，或渗透到脏腑组织之中。患者有明显的酸麻胀痛感、压迫感、电击感或放射感等。此法具有刺激神经，疏通经络，解除筋膜肌腱之粘连，以及促进内脏功能活动的作用。

5. 特重手法　手法的用力特大，或使用突然的爆发力，使骨骼或骨关节的位置发生改变，促使骨关节的错缝或嵌顿恢复到原来正常位置。如治疗胸椎、腰椎小关节紊乱症的侧扳法、斜扳法、旋转复位法，以及纠正骨折移位和整复关节脱位的手法。特重手法均较为猛烈，使用不当，每易引起不良反应，甚至造成新的创伤，故于临床使用之时，必须慎重从事。

（三）捏筋拍打手法用力的作用方向

捏筋拍打疗法用力的作用方向，在临床实际运用当中是非常复杂的，尤其是各种复合性手法的配合运用，更增加了作用方向的复杂多变性，甚至达到无规律可循的地步。现在分析手法用力方向的规律，只有从简单基本手法的直接用力方向入手，进行剖析。

1. 垂直向下的用力方向　这是最基本、最单纯的一种用力方向。如点法、按法、压法等，都是垂直向下的用力方向。这也是各种手法（除端提类手法外）中，最基本的用力方向之一，即大多在此种用力方向的基础上，再改变其他方向。如推法、揉法、摩法、搓法等，都是在垂直向下用力的基础上，再改变其他用力方向的。

2. 水平方向的直线用力方向　即手法的用力沿水平方向的直线进行。如以施术者为坐标，可分为水平向前进行的用力方向和水平向后进行的用力方向；若以患者为坐标，又可分为向心性水平用力方向和离心性水平用力方向（在实际操作过程中，水平方向的用力，都结合了垂直向下的用力，其真正的用力方向需视这两种方向的用力大小比例变化而定）。

3. 水平向前进行的用力方向　即以施术者为坐标，其手法的用力沿水平向前行进的方向，实际上是垂直向下和水平向前两种用力方向的结合用力。如以推法为代表，推法的用力比较中等而沉实，速度均匀而适中，若两种方向的用力大小比例发生变化，如垂直向下的用力加大，则水平向前的用力减小，使推的力量愈加沉重，而推的速度则变得缓慢；反之，垂直向下的用力减小，则水平向前的用力加大，而变得手法轻柔，速度加快，甚至演变为擦法。这便是推法与擦法，在用力大小比例变化上的根本区别。

4. 水平向后进行的用力方向　即以施术者为坐标，其手法的用力沿水平向后行进的方向。实际为水平结合其他方向的结合用力。如抠法、拔法、捋法等。

5. 水平向心性用力方向　这是以患者为坐标，其手法用力从患者肢体远端，沿水平方向向中心行进的，即引气血以归原。如逆推法等。

6. 水平离心性用力方向　这是以患者为坐标，其手法用力由近心端，沿水平方向向远心端行进的，即引气血以营四末。如顺推法、捋法等。

7. 回旋形状的旋转用力方向　手法的用力方向呈漩涡状的运行方向。实际上是水平方向的旋转用力，与垂直向下用力的结合力。按其旋转方向，可分为右旋（顺时针方向旋转）和左旋（逆时针方向旋转）两种。如摩法与揉法，即在水平旋转的同时，加上一些垂直向下的用力，这两种方向用力大小比例的变化，是摩法与揉法的主要区别。

摩法是施术者手掌皮肤与患者治疗部位皮肤之间，不断地改变其接触位置，而进行螺旋形滑动，其活动半径大，可由几厘米至十几厘米，其垂直向下的用力小，而水平回旋用力较大，故摩擦力小，可做滑行运动，其作用力仅达于皮肤或皮下组织。

若加大其垂直向下的用力，则缩小旋转半径，其作用力可下沉于肌肉深层，而施术者手掌皮肤与患者治疗部位皮肤的接触不再改变其位置，而其旋转滑动则在肌肉深层进行，此时即成为揉法了。这就是摩法与揉法的根本性区别。

8. 多个方向的混合用力

两个以上用力方向的交叉混合用力，以及复杂多变的多个方向的混合交叉用力在临床实际当中是非常多见且常用的，也是较难以用文字描述的。现择其简要者分析归纳为"分力""合力""剪力""扭转力"，以及"其他混合用力"。

（1）分力　即指向相反两个方向的用力，如"牵引法""拔伸法""分法"。

（2）合力　即指从两侧向相对一个方向的用力，如"捏法""拿法""挤法""合法"。

（3）剪力　即由两个交叉纵轴，向一起夹合的剪刀形用力，如"屈法""折法""夹法"。

（4）扭转力　即在同一纵轴上的两个相反方向的旋转用力，如"侧扳法""斜扳法"。

（5）其他混合用力　即多种复杂多方向的混合用力。如捻法是合力与扭转力的配合，而且方向多变；斜扳法是剪力与扭转力的配合；提法是合力与垂直向上方向用力的配合（单纯垂直向上的用力较少）；侧扳法是分力与扭转力的混合用力。这些在实际临床中是非常多见的。

（四）捏筋拍打疗法用力的持续时间

捏筋拍打疗法用力的持续时间、长短久暂，对人体组织将产生不同的刺激反应，一般时间短暂的手法刺激起兴奋作用，而时间长久、持续的手法刺激起抑制作用。在长久持续的手法用力中，又可分为均匀持续用力、不均匀持续用力和间断持续用力三种情况。

1. 均匀持续用力　即施术者的手法用力，持续而均匀。如点法、按法、压法等，都可采用均匀持续的用力。

2. 不均匀持续用力　即施术者的手法用力，持续而不均匀。如使用振颤法、推荡法、捋荡法等，都是采用的不均匀持续用力。另外，还有由轻逐渐加重的持续用力，或由重逐渐减轻的持续用力，或时轻时重的持续用力，均属于不均匀持续用力。

3. 间断性持续用力　即施术者的手法用力，持续而中间有间断，依据间断时间的久暂和间断频率的不同，又可分为有规律的间断持续用力和无规律的间断持续用力两种。如叩击法、敲打法、捶击法、拍打法等，均属于间断性持续用力。

（五）捏筋拍打疗法用力的作用频率

捏筋拍打手法用力的作用频率变化，主要表现在不均匀或间断性持续用力的手法上。如摩法、揉法、颤法、抖法、振法、荡法、捶击法、拍打法等手法间断节奏的作用频率。其作用频率的快慢及其振幅的大小，将对人体组织产生不同的刺激反应，而使手法表现出补泻作用。如有"慢摩为补、急摩为泻""缓慢振颤为补，快速振颤为泻"等说法。某些手法的快速频率有时可达 240 次 / 分。而能否控制好手法的作用频率的快慢、振幅的大小，与施术者的发力部位（如指、掌、腕、臂等），及其力量的大小、功底的深浅、手法的灵活程度等都有着一定关系。除了先天的因素之外，与后天的练功和对手法的熟练程度，也有很大的关系。

三、捏筋拍打疗法的着力点

捏筋拍打疗法，都是通过人体的感受器官而达到医疗效能。各种手法作用于人体，首先接触人之体表，由皮脉肌筋骨逐步深入，刺激人体内的神经血管、经络穴位，以及内脏气血，以上这些都是手法刺激作用的感受器，即手法的着力点。不同的手法，刺激不同的着力点，从而产生不同的医疗效能。

（一）皮脉肌筋骨

皮脉肌筋骨、人之五体，是手法作用力的直接承受者，即最直接的着力点。由于手法用力的大小及用力方向的不同，而作用于皮、脉、肌、筋、骨五个不同层次，达到治疗不同层次疾病和损伤之目的。

1. 皮　人体的皮肤，是神经末梢极其丰富和非常敏感的感受器官，也是各种手法首先直接接触的最体表的部位。轻度手法，如抹法、擦法、抚法、摸法、拂法等，都是作用于皮肤的手法。这些手法具有温润皮肤、刺激神经末梢、改善微循环的作用。从西医学角度讲，不同节段的神经，支配着不同部位的皮肤；从中医学角度讲，有十二皮部，受十二经络的支配，与十二经络在体表的走行部位大致相符合。

2. 脉　脉，指血脉、经脉等。相当于西医学所讲的神经、血管等。脉居皮里肉外，是气血流通的通道。较轻手法，如摩法、搓法、按法、拍法等，都是作用于血脉的手法，可起到疏通经络、调理血脉、加速血液循环的作用。

3. 肌　肌，指肌肉，居皮肤血脉之内，附于筋骨之上。肌肉有条不紊地收缩放松，使人体得以运动。肌肉发生痉挛僵硬而疼痛，或松弛萎缩而麻木废用，都会影响人体的运动功能。中度手法，可透过皮肤血脉而达到肌肉层。如点法、揉法、捏法、推法、拿法、打法等，均可作用到肌肉之层。这些手法具有解痉镇痛、缓解痉挛、改善血液循环、促使肌力恢复的作用。

4. 筋　筋，指筋腱。筋膜、滑液囊、肌腱、韧带，皆筋之属也。骨骼以筋之联结而形成关节，关节之病多与筋有关。重度手法才可深达于筋和关节。如扳法、压法、摇法、抠法、掐法、拨法、刮法等，作用于筋腱和活动关节的手法，具有解除筋腱结节、拨离筋膜粘连、缓解关节僵硬或强直的作用。经络系统中的十二经筋，即连缀人体全身的经筋体系，其分布情况与十二经络基本相同。

5. 骨　骨，指骨骼，骨骼是人体的支架，全身共有206块骨。骨居人体最里层，故需特重手法，才可深达于骨，使骨骼产生反应，或发生位置改变等。如治疗骨错缝、关节脱位、半脱位，或整复骨折移位的正骨手法，均需使用很大的力量和配合手法技巧，才能使其复位。

在各种手法中，不同的用力，可达于皮脉肌筋骨的不同层次，详见下图（图4-1）：

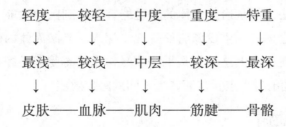

　轻度——较轻——中度——重度——特重

　　↓　　　↓　　　↓　　　↓　　　↓

　最浅——较浅——中层——较深——最深

　　↓　　　↓　　　↓　　　↓　　　↓

　皮肤——血脉——肌肉——筋腱——骨骼

图4-1　手法用力可达层次示意图

（二）穴位、经络、脏腑、气血

捏筋拍打手法均可直接或间接起到刺激穴位、疏通经络、调和脏腑、理气活血的作用，从而达到治疗疾病和损伤，恢复其正常功能的效果。所以，穴位、经络、脏腑、气血也是手法作用的着力点。

1. 穴位　人体全身分布着有名称的经穴362穴，还有密布于全身各处的经外奇穴（1000多个）和不计其数的阿是穴等，都是各种手法的直接着力点。手法刺激穴位，通过经络的传导与反射调和气血，而影响脏腑，从而达到治疗病伤之目的。

2.经络　经络是人体中运行气血、输送营养、排出废物、传送信息的通道。它包括十二经脉、十五络脉、奇经八脉、十二经别、十二经筋、十二皮部等。各种手法既可直接刺激经络，也可间接通过刺激穴位而作用于经络，促使经络畅通，气血运行旺盛。

3.脏腑　脏腑，即五脏（心、肝、脾、肺、肾）和六腑（胆、胃、大肠、小肠、膀胱、三焦），以及奇恒之腑的总称。某些手法可以通过刺激经络穴位，而间接作用于脏腑。有些手法也可直接透过皮肉，作用于脏腑。如按压胃脘部治疗胃痛，按压小腹部刺激膀胱而治疗尿闭等。再如急救时的胸外心肺复苏是直接作用于脏腑的治疗手法。

4.气血　人体内的气血是维持人体生命的基本物质。人体内气血运行旺盛，则人体各部组织及脏腑功能均可正常，人体的生命力就旺盛。否则气滞血瘀，或气血不足，就会出现疾病。各种手法就是通过调理气血，使其运行旺盛，而使人体各部组织和脏腑功能恢复、保持正常，促使新的气血不断生成，废旧的代谢产物不断排出体外，从而治愈各种病伤。因此，气血也是手法作用的着力点。

总之，从各种捏筋拍打疗法的用力形式、用力方向、用力大小、作用持续时间及其作用频率，综合分析来看，各种手法的共性是都要用力，只是力度的大小不同而已。在力的作用下，手法的运动形式符合物质运动规律中的平动、转动、振动三种基本运动形式。其运动方向不外乎上提（浮）、下按（沉）、向心、离心和旋转五个基本方向。手法的熟练程度、手法的作用力和手法的着力点，是组成各种捏筋拍打疗法的三大基本因素。

第二节　捏筋拍打疗法的注意事项

一、捏筋拍打疗法治疗前注意事项

1.让患者解除精神紧张，全身放松。如远路而来的患者，应让其先休息20～30分钟。

2.让患者事先排净大小便，脱去外衣，端坐于治疗凳上，或卧于治疗床上。要根据手法治疗的需要，而采取俯卧位、仰卧位或侧卧位。

二、捏筋拍打疗法治疗时注意事项

1. 先从轻柔的放松类手法开始，然后再依据病情，适当加大手法力度，但不可用力过猛，以免造成新的损伤或不良后果。拍打手法，先轻后中，特殊部位适当加重。

2. 年老体弱者及儿童应采用比较轻柔的手法。对于身体强壮者和病程较长或知觉麻木迟钝的患者，也应探明情况之后，适当加大手法的力度。不可盲目使用爆发猛劲，以免造成新的损伤。

3. 捏揉肌肉菲薄之处的穴位时，手法宜轻，切不可搓伤皮肤。对肌肉丰厚之处可以适当加大手法力度。

4. 采用促进关节活动功能恢复的手法时，不可超出该关节的正常功能活动范围。对粘连强直的关节，不可用力过猛，不可企图一两次就使其达到正常功能活动范围，应该循序渐进，使其关节活动幅度逐渐恢复到正常范围，欲速则不达。

5. 对痹证、痿证，或感觉功能迟钝者，拍打手法的用力应适当加重。肩背腰部拍打手法开始宜从轻拍，逐渐酌情加大用力，骶部可以重拍 3～5 次。四肢肌肉丰满处拍打手法可适当加重，对关节部及肌肉较薄弱处拍打宜轻不宜重。对 60 岁以上老人及 10 岁以下儿童慎用拍打疗法。

三、捏筋拍打疗法禁忌证

1. 妇女妊娠初期禁止捏揉胸、腹、腰、背部，禁止捏揉刺激重要穴位。妊娠中后期禁止使用一切捏筋拍打疗法。

2. 有出血性疾患者，禁用捏筋手法，如咯血、吐血、衄血、尿血、便血、皮下出血和外伤性大出血。妇女月经期或流产后及生产后等时期禁用捏筋疗法。

3. 急性传染病或重度心脏病患者，禁用一切捏筋拍打疗法。

4. 各种皮肤病患者，如疖肿、疮疡等患者，禁用捏筋拍打疗法，以免引起传染和病情扩散。

5. 各种内脏肿瘤、骨瘤、梅毒、结核、类风湿、强直性脊柱炎等患者禁用捏筋拍打疗法。

6. 对于各种骨折，在其未经整复固定之前，禁用捏筋拍打疗法。在经整复固定之后，可在其远离骨折处，采用一些比较轻柔的手法，用以改善血液循环。在其骨折愈合后，加强活动功能锻炼时期，便可选用一些有利于关节活动功能恢复的手法，促进其活动功能的恢复。

为加强对禁忌证的记忆，特编出了"八不打歌诀"：

八不打歌诀

疮疖红肿者不打，全身发热者不打，
急性炎症者不打，癫痫发作者不打，
结核肿瘤者不打，出血疾患者不打，
心悸严重者不打，妇女妊娠者不打。

第五章　捏筋拍打疗法辨证施术规律

捏筋拍打疗法的手法，各有不同，犹如各种不同的单味中草药，既可单独运用，又可相互配合施用。药物的配伍规律，有君臣佐使；手法的配合规律，有刚柔缓急。药物依据对疾病的辨证用药规律，而形成配方；手法依据对病伤的辨证施术规律，而形成"手法套路"。药物配方经过长期反复使用，选其显效者而形成协定处方；手法套路经过反复使用，选其显效者而形成"手法常规"。这些都是在中医学"辨证施治"理论的指导下，经过反复的临床实践，而逐渐形成、逐步完善起来的。手法套路的设计是否合理有效，这与施术者的医学知识水平、临床辨证能力和对手法的掌握程度、施术水平，以及施术者的手法功底、手法穴位的熟练程度、手法力度的控制掌握能力，都有一定的关系。

捏筋拍打疗法常用的辨证方法，主要有"阴阳八纲辨证""脏腑经络辨证""皮脉肌筋骨辨证"。当然每个具体手法套路之中，都有其独特的指导思想和辨证依据。

第一节　阴阳八纲辨证施术方法

阴阳八纲辨证施术方法，是依据阴阳八纲（阴阳、表里、寒热、虚实）的辨证结果，来选用各种适当的手法和穴位，进行有机配合，组合成治疗该种病伤的手法套路，从而达到治愈该证的目的。

一、阴阳辨证施术法

阴阳辨证，主要是依据患者的阴阳偏盛偏衰，选用与其相对应的手法和穴位，来进行调节其阴阳盛衰，促使其达到相对的阴阳平衡，从而治愈各种疾病和损伤。如阴胜阳虚之证，多选用一些阳刚性手法，配合助阳的治疗部位或穴位，组合成手法套路，进行治疗，用以助其阳而抑其阴。而对阳胜阴虚之证，则应选用一些阴柔性手法，配合养阴制阳的治疗部位或穴位，组合成手法套路，进行治疗，用以制其阳而济其阴。正如《内经》所载："谨调阴阳，以平为期。"调节阴阳，以期达到相对平衡的状态。这就是辨证治疗的总纲，有着很重要的指导意义。阴阳两纲是指导临床各种辨证治疗的总纲，起着总的大方向的指导意义。

二、表里辨证施术法

表里辨证，主要是依据病伤之证的部位，是在表或在里，或处于表里之间，而选用其或浮或沉或中和的手法，配合成手法套路进行治疗。或取其由里出表，或取其由表达里，或取其和解表里的手法，组合成手法套路，来进行治疗的辨证施术方法。

三、寒热辨证施术法

寒热辨证，主要依据"寒则热之""热则寒之"的治疗原则，进行辨证治疗。对寒证选用一些能促使其温暖发热的手法和穴位；对热证则选用一些能促使其泻火清热的手法和穴位，相配合而组成手法套路，来进行治疗的辨证方法。如过去曾有"烧山火与透天凉"的手法，即"寒则热之""热则寒之"的手法实用典范。

四、虚实辨证施术法

虚实辨证，依据"补虚泻实，补不足损有余"的治疗原则进行辨证治疗。对正虚采用扶正的手法，对邪实采用祛邪的手法，相配合而组成手法套路进行治疗的辨证方法。对于虚证，多选用一些具有补益作用的手法和穴位，相配合而组成手法套路进行治疗。还要分清阴虚养阴，阳虚助阳；血虚养血，气虚补气；心虚养心，肾虚补肾等原则。对于实证，多选用一些具有清热泻火、祛除病邪的手法和穴位，相配合而组成手法套路进行治疗。同时也要分清热盛清热、寒实祛寒、风盛散风、水盛利水、血实活血、气实行气等原则。

第二节 脏腑经络辨证施术方法

脏腑经络辨证施术方法，是依据辨证之病在何脏何腑，通向何条经络，而选用某些治疗部位或脏腑经络穴位，作为施术部位，并据依病情之寒热虚实之不同，而选用一些与其相适应的手法，相配合而组成手法套路。有针对性的辨证施术方法，要求达到以下三应：治疗手法与病伤症状相应，手法套路与施术部位相应，施术部位与脏腑经络穴位相应。如：肾阳虚者搓命门，以温其肾阳；肾阴虚者揉肾俞，以养其肾精。

以上说明其手法部位之不同，其治疗效果各异。心、肝、脾、肺、肾，胆、胃、大肠、小肠、膀胱、三焦，五脏六腑配合十二经、十五络、奇经八脉、三百六十二穴，再与数百种手法的相互配合，便形成了各式各样的手法套路，治疗各种复杂多变的各种疾病和损伤，只要进行认真辨证，细心组合而成的手法套路，便可取得预期的效果。脏腑经络配合五行生克制化作用，也是脏腑经络辨证施术的主要内容。如用培土生金法，使用强健脾胃之手法，来治疗肺虚之病的例子，本属于五行辨证施术的方法。由于五行辨证在某些主要内容上，还是属于脏腑经络辨证的范畴，故对五行辨证不再专题介绍。

以上所讲的八纲辨证与脏腑经络辨证，均与中医内科的辨证方法相同，其内容详见《中医内科学》的有关辨证章节，此处仅就有关捏筋拍打手法的辨证治疗作一概括介绍。中医用草药，针灸用针艾，捏筋拍打用手法，但其基础理论和辨证治疗方法都是统一的，也是相通的。

第三节　皮脉肌筋骨辨证施术方法

皮脉肌筋骨辨证施术方法，也是根据捏筋拍打手法治疗专业的特点而提出来的一种辨证方法。它是在表里辨证的基础上，将人体划分为皮、脉、肌、筋、骨五个不同层次。它贯穿于捏筋拍打手法诊治过程的始终，更适合于捏筋拍打和各种推拿按摩手法的实际临床应用。各种疾病或损伤，存在于人体组织的不同层次之中，或在表或在里，或深或浅或处于表里之间。从捏筋拍打角度认为，运用皮脉肌筋骨五体，来划分为由浅入深的五个层次，比较确切实用。疾病或损伤，或在皮毛，在血脉，在肌肉，在筋腱，在骨髓。手法之用力也划分为五等，轻度手法达于皮毛，较轻手法至血脉，中度手法至肌肉，重度手法至筋腱，特重手法至骨髓。依据五体分属五脏的理论，肺主皮毛，心主血脉，脾主肌肉，肝主筋，肾主骨的相互关系，辨清病伤之所在深浅，选用可达于相应层次的手法，用以治疗五脏五体之病伤。五体分属五脏，五脏分属于五行，因此运用皮脉肌筋骨辨证，既合于五行辨证，也合于五脏辨证。

一、皮毛

皮毛在人体的最表层，是人体之外卫，轻轻用力即可触及皮毛，故皮毛之病，可用轻度用力的手法治疗。再者，肺主皮毛，作用于皮毛的手法，也有宣肺作用，可治疗肺脏的疾病，并可诱邪外出，由里出表。

二、血脉

血脉在人体的皮里肉外，故用较轻度用力的手法（比轻略重、比中又轻），可触及血脉，治疗血脉之病。心主血脉，故较轻度手法作用于血脉，也有调理心脏功能的作用。

三、肌肉

肌肉居于人体之中层，中度用力，触及肌肉，故可治疗肌肉之病伤。脾主肌肉，故作用于肌肉的手法，也有调理脾胃功能的作用。

四、筋腱

筋腱在人体骨肉之间，连接骨肉，筋劲而韧，其居较深，故需重度用力手法，才可作用于筋腱。治疗筋腱之病伤，则需重度用力之手法，才可直达病伤之所在。肝主筋、喜条达，故作用于筋的手法，也有调理肝脏功能的作用。

五、骨髓

骨在人体的最深层，组成人体的支架，髓在骨内，故需特重用力的手法，才可作用于骨髓。如整复骨折脱位、骨错缝等，均需特重用力手法才可达到成功。肾主骨，肾藏精，特重用力的手法，也有调理肾脏功能的作用。

皮脉肌筋骨辨证，在某种意义上讲，也属于五行五脏辨证方法，即五行分属五脏，五脏所主五体。根据五行生克制化关系，来调理五脏之功能。捏筋拍打手法也可以通过作用于五体，而调理五脏，从而达到治疗脏腑病证的医疗作用。其辨证配属关系如图 5-1 所示：

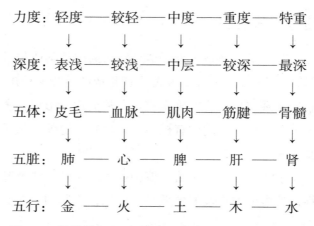

力度：轻度——较轻——中度——重度——特重

深度：表浅——较浅——中层——较深——最深

五体：皮毛——血脉——肌肉——筋腱——骨髓

五脏：肺——心——脾——肝——肾

五行：金——火——土——木——水

图5-1　捏筋拍打手法力度深度与五体五脏五行关系

第四节　一般捏筋拍打疗法的施术规律

一般捏筋拍打疗法辨证施术规律，都是先以比较轻柔的手法，如点、按、抚、摩等轻手法，刺激施术部位，使其产生一种舒适柔和之感，促使患者有良好的思想准备，解除其精神紧张，缓解其皮肤血脉之痉挛，使其气血疏通流畅。然后，再用某些直达病所、祛除病邪的捏筋拍打手法，以解决病伤之根本。最后用一些轻柔的手法，以调和其气血，使其平复。

这就是一般捏筋拍打疗法施术套路的常用配伍规律，即两头轻，中间采用轻、中、重不同的手法，以解除病伤之根本的辨证施术规律（图5-2）。

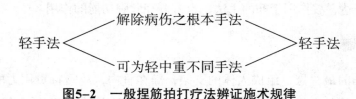

图5-2　一般捏筋拍打疗法辨证施术规律

至于用于医疗保健的手法，则基本上使用轻柔舒适的手法，中度手法也只用于清脑醒目，放松肌肉，解除疲劳，理气活血，使其产生轻松舒适柔和安逸之感。

第五节　捏筋拍打手法套路与手法常规

一、捏筋拍打手法套路

捏筋拍打手法套路，是依据临床辨证结果，而选用的某些与辨证结果相适应的治疗手法，作用其治疗部位或穴位上，相配合而组成的治疗某种疾病或损伤的配方。经过反复多次的临床实践应用，证实确实有效，从而逐渐形成。各种手法之间，以及手法与治疗部位（或穴位）之间的有机结合，具有一定熟练技巧程度的手法配合规律，称为"手法套路"。

某种疾病的治疗手法套路，对于治疗该种疾病，从其手法及其治疗部位或穴位都有较强的针对性，故多能取得较好的效果。所以，不同的手法套路，治疗不同的疾病或损伤。

对于某种疾病或损伤，每个捏筋拍打医生，都有自己编制的手法套路。由于每个医生所选用的手法不同，手法的力度大小不同，作用方向的不同，手法的熟练程度和应用技巧的不同，作用部位和刺激程度的不同，手法配合规律的不同，其所组成的手法套路，也各不相同。所以，治疗效果各异。即使手法套路相同，不同的医生使用，也存在着个体差异，也会产生不同的效果。我们用于临床治疗中，逐渐形成了比较常用的"十五种疾病的治疗手法套路"：头痛治疗手法套路、牙痛治疗手法套路、眼病治疗手法套路、鼻炎治疗手法套路、耳病治疗手法套路、颈椎病治疗手法套路、肩周炎治疗手法套路、肘部治疗手法套路、腕部治疗手法套路、胸部治疗手法套路、腹部治疗手法套路、背部治疗手法套路、腰部治疗手法套路、膝部治疗手法套路、足踝部治疗手法套路。

二、捏筋拍打手法常规

捏筋拍打手法常规，是在捏筋拍打手法套路的基础上，经过反复的实践运用而发展总结整理出来的。捏筋拍打手法套路经过临床反复运用、实践验证，取其具有广泛治疗作用，可治疗多种病证，而且疗效比较显著的手法，进行合理筛选，有机组合，重新组成具有一定规律性的手法套路，再经临床反复验证，不断完善改进，最后确定下来确实行之有效的手法套路，作为某一部位的"捏筋拍打手法常规"。

捏筋拍打手法常规是治疗某部位病伤的常规性手法套路，对某些特殊变化的病情，再加用某些相应的特殊手法，临证加减，辨证施治，其变化又是多样性的。既有常规手法套路，又有临证加减配伍，疗效更佳。每位医生都可以设计出自己的手法常规。

我们根据临床手法治疗经验，将各种捏筋拍打手法套路，经过整理归纳为"八大手法常规"，即头面部手法常规、颈肩部手法常规、上肢部手法常规、胸腹部手法常规、腰背部手法常规、下肢部手法常规、足踝部手法常规、全身保健手法常规。

第六章　捏筋疗法的练功法

捏筋疗法是凭着医者的双手，在患者身体的一定部位（在一定的穴位、脉位或肌肉筋腱上）进行捏、揉、抠、拿，点、拨、刮、划，搓、压、搽、掐，推、扳、抖、抓，按、摩、弹、颤，捋、捻、提、擦，摇、摆、挤、挟，引、拔、折、打等各种不同形式的手法，使患者在被施行手法的部位产生酸、麻、胀、沉、电击感、发热感、放射感、舒适感等各种不同的感应，从而达到治疗疾病和损伤的目的。

使用不同的手法，作用在不同的部位（脉位或穴位上），其感应也各不相同。基本手法相互配合又可演变成多种不同的手法。各种手法可以根据病情的具体情况单独使用，或相互配合使用。选择不同的穴位、脉位，也要根据具体病情，灵活选择和配伍使用。

为了达到灵活运用捏筋方法治疗疾病和损伤的目的，施术者必须要经常锻炼自己双手的指力、腕力和臂力，打铁必先自身硬，只有练好自己的指力、腕力和臂力，以及熟练掌握各种基本手法和熟记穴位和脉位，临床上方可得心应手，运用自如，以期达到治愈病伤的预期效果。这对于初学者来说，尤为必要。

第一节　捏筋疗法的简易练功法

由于捏筋手法只是医者用双手进行操作，而且手法的轻重程度、力量的大小，以及发力方式，都将对治疗效果产生直接影响。因此，若要熟练掌握本疗法，必须经常锻炼基本功。首先是对指力、掌力、腕力和臂力的锻炼。锻炼的方法很多，如拧棒、抓坛、托砖、指撑势，俯卧撑、抓空拳、打沙袋、增力拳，发力掌、太极拳、八段锦等。现将经常使用且能达到练功目的的简易方法介绍于下。

一、拧棒势

选用长约 30cm、直径 4cm 的圆木棍一根，在中间 1/2 处，刻削一环状沟（图

6-1）。用 1m 长的绳索，一端系在环状沟内，并使之能够灵活转动，在绳的下端系几斤重的物体。练功时双腿叉开半步，两足距离与肩同宽，两足平行。挺胸收腹，下颌微收，两腿屈曲半蹲。双臂向前平伸，双手分别握住木棍环状沟的两边。反复进行由内向外、由外向内的反复拧转各 50 转（图 6-2）。绳系物体可以逐渐加重到 4～6kg。坚持用此方法经常锻炼，即可逐渐增加指力、掌力、腕力和臂力。

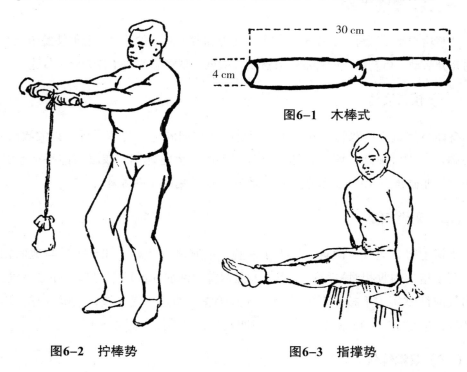

图6-1 木棒式

图6-2 拧棒势

图6-3 指撑势

二、指撑势

练功之时人体端坐于长凳上（床边上也可），双手五指分开，呈爪形手，以十指端接触凳面支撑，将全身重量支起（图 6-3），支撑之手指可逐渐减少至用拇、食指二指支撑。主要用以锻炼指力和臂力，锻炼中要循序渐进。也可采用俯卧撑的锻炼方法，只是用手指着地撑起，次数可酌情逐渐增加，着地的手指可逐渐减少，最后可练至拇、食指二指着地撑起（也称二指禅）。锻炼中不可操之过急，应注意避免扭伤手指。

第二节　捏筋疗法的拳掌练功法

捏筋疗法的拳掌练功法，是根据锻炼加强和提高施术者的指力、拳力、掌力、腕力和臂力的需要，运用武术家练掌打拳的某些动作姿势，结合气功、吐纳等练功方法，而创作编排出来的两套练功方法。练劲才能长劲，坚持锻炼才有效果。日久见功夫，百炼成钢。锻炼此种功法，不但对练功者的指力、掌力、拳力、腕力和臂力有所增益，而且对其身体健康也有很大的保健作用。所以也可作为业余爱好者锻炼身体的保健功法。

一、壮掌增力拳

壮掌增力拳是锻炼上肢指力、掌力、腕力和臂力的一种拳术，能促使整个上肢肌肉得到充分活动。可与以上两种锻炼方法配合锻炼。现将分解动作各势分别叙述于下。

（一）预备姿势

身体自然直立，双腿叉开半步，两足距离与肩同宽，两脚平行，脚尖微向内收，足心腾空、脚趾抓地。两臂自然下垂，两手放于大腿外侧。双眼向前平视远方，头正项直（龙睛虎颈），下颌微收，挺胸收腹，精神集中（图6-4）。

（二）垂臂按掌

承接上势，运气于两臂，发力于两腕，使其尽力背屈上翘至手掌与地面相对平行，两手指尖内收相对平行；再用力上提两臂，两肘屈曲两掌提起，随之吸气扩胸；呼出气时两掌用力下按，形如按物，状似伏虎。如是一提一按，一吸一呼，均用胸式呼吸，反复16～32次（即二八呼或四八呼，以下同，图6-5）。

（三）双掌练气

承接上势，两臂用力上提，两肘屈曲，两手提至胸前方，两掌心相对，两拇指尖向上，其余手指尖向前，形如抱球之状；两掌同时向一起用力推按接近，但不接触，随之呼出胸中之气。然后双掌用力向两侧拉开，随之吸气在胸。如此一推一拉，一呼一吸（均用胸式呼吸），反复16～32次（图6-6）。

（四）垂臂握拳

承接上势，两臂下垂，两肘微屈，两手四指屈曲握拳，两拇指尖相向分别对着两侧裤缝线。然后上提两臂屈肘，两拳拇指在大腿两侧上下滑动，上提之时吸气，用腹式呼吸，使吸入之气与胸中之气会合，下沉于丹田，下垂之时呼气，要尽量呼出胸腹之中的浊气，如此上提下垂，一吸一呼，反复16～32次（图6-7）。

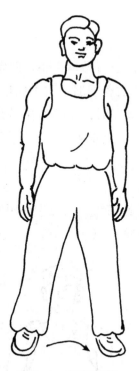

图6-4　预备姿势

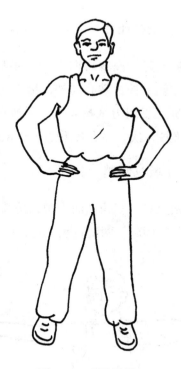

图6-5　垂臂按掌

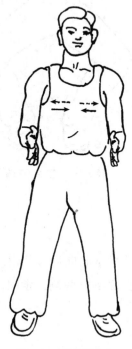

图6-6　双掌练气

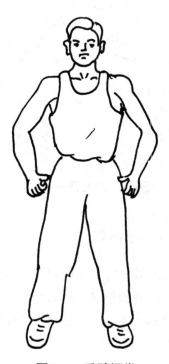

图6-7　垂臂握拳

（五）左右开弓

承接上势，左腿再向左跨出半步，两腿屈曲半蹲，呈骑马蹲裆步，两臂抬起，左臂向左侧平伸，掌心向外，指尖向上，如推物之状；右臂屈肘，右手如拉弓弦之状；如是反复用力推拉4次。再换右臂向右平伸，左臂屈肘，左手如拉弓弦之状，也用力推拉4次，左右各重复4～8遍。采用自然呼吸。（图6-8）

（六）骑马蹲裆

承接上势，双腿屈曲半蹲，呈骑马蹲裆之势，两足跟着地，两足尖要用力抓地，使足心腾空而起。两臂自然下垂，放于臀部两侧，调匀呼吸。（图6-9）

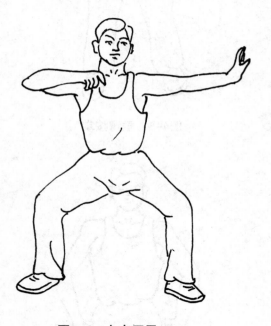

图6-8　左右开弓

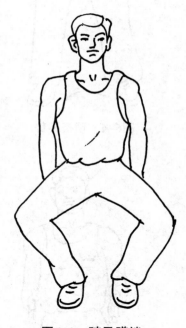

图6-9　骑马蹲裆

（七）双手握拳

承接上势，将双手由臀后部两侧，绕经外后方翻转呈掌心向后，并由小指至拇指顺序逐个屈曲握拳，同时经外后方绕至双腿前方、少腹下方两侧，拳眼向前（图6-10、图6-11）。以下均采用自然呼吸。

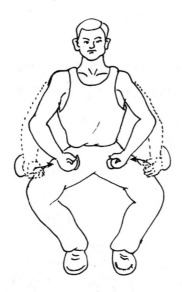

图6-10　双手握拳（正面）

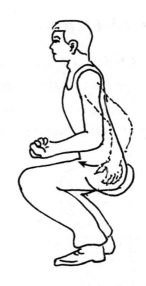

图6-11　双手握拳（侧面）

（八）右手穿掌翻掌

　　承接上势（以右侧为例），右拳伸开，呈柳叶掌（五指伸直并拢），掌心向上，然后右手掌及右臂向左前上方伸出，穿向左肩前方，与肩平齐，同时双眼注视右手掌（图6-12）。然后再翻转右臂，使右手掌心向下（图6-13）。

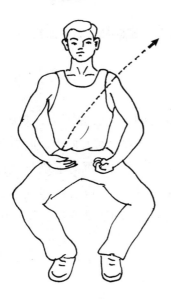

图6-12　右手穿掌

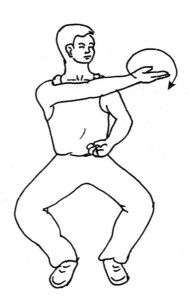

图6-13　右手翻掌

（九）右手旋臂抓空

　　承接上势，右臂在右掌心向下状态下，呈水平势向右外侧平行旋转手臂至外展平伸位（图6-14）。同时，双眼时刻跟踪注视旋转之右手掌。然后在右臂外展位绕向右后下方屈肘下落，使手掌回到臀部外侧大腿后面，当右手掌旋转绕动至大腿后面、臀外侧之时，即从小指开始至拇指逐个屈曲握拳抓空（图6-15）。

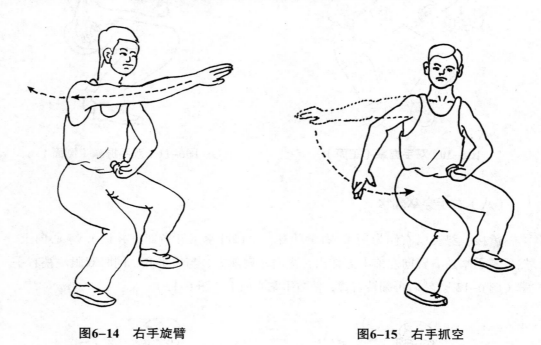

图6-14　右手旋臂　　　　　　　　　图6-15　右手抓空

（十）握拳还原

　　承接上势，右手抓空握拳之后，仍绕回到大腿前侧、少腹右下方，拳眼向前，呈双手握拳势（图6-16）。然后，换成左拳伸开，呈柳叶掌，掌心向上，向右前上方伸出，与肩平齐，翻转掌心向下，向左侧平行旋转到外展位，再向下绕至左臀外侧抓空握拳，回至少腹左下方。如此左右各反复做16～32次。也可根据身体强弱之不同，或增加或减少。双腿可能出现发热或疲劳等反应。功法结束后，可自由活动1～2分钟。

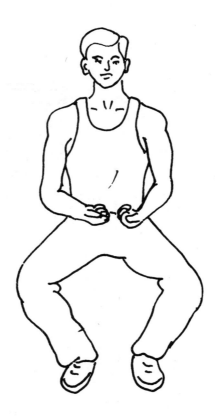

图6-16　握拳还原

二、壮臂发力掌

（一）预备姿势

身体自然直立，两腿叉开，两足距离与肩同宽。两足平行，脚尖微向内收。两臂自然下垂，两手放于大腿外侧。双眼平视前方，头正颈直，下颌微收，挺胸收腹，精神集中（图6-17）。

（二）抬臂平伸势

承接上势，运气于两上肢，两臂缓慢向前方抬起平伸，至与肩头平齐，两手掌心相对，双眼注视两手掌，同时配合吸气在胸（图6-18）。

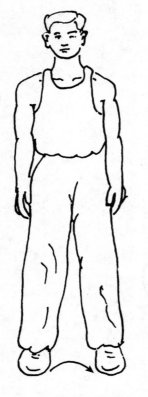

图6-17 预备姿势

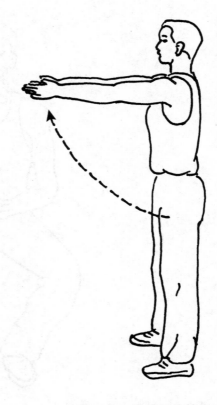

图6-18 抬臂平伸势

（三）展臂绕掌势

承接上势，两臂同时向左右两侧平行展开，同时呼出胸中所吸入之气，如欲飞翔之势。

然后，两手掌翻转掌心向下，至左右两侧之外后方时向下绕经两腋下，再翻转掌心向上，由后向前绕至两侧季胁下方，两手指尖相对应，同时配合吸气在胸（图6-19）。

（四）双开扇门势

承接上势，翻转两手掌心向前，两手指尖朝上，同时运气于两臂及两手掌向正前方用力推出，势如用力推开双扇门之意，同时配合呼出胸中之气，双眼注视两手掌（图6-20）。

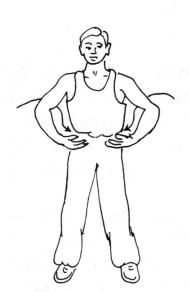

图6-19　展臂绕掌势

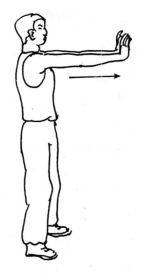

图6-20　双开扉门势

（五）展臂扩胸势

承接上势，双手掌握拳，拳眼朝上，同时左腿向前方迈出半步。两臂同时向左右两侧平行外展扩胸，上身随之向前，同时配合吸气在胸（图6-21）。

然后双臂合拢，同时收回左腿，上身随之退回，并呼出胸中所吸入之气。再将右腿向前方迈出半步，展臂扩胸，上身随之向前，并同时吸气在胸（图6-22）。双臂合拢，收回右腿，上身随之退回，并同时呼出胸中之气，如此各反复10余遍，或二八呼至四八呼。

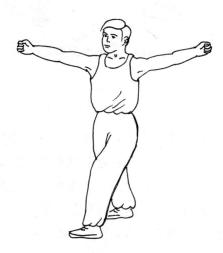

图6-21　展臂扩胸势①

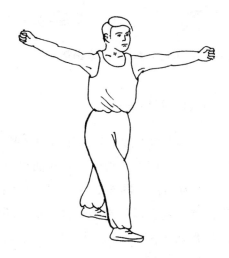

图6-22　展臂扩胸势②

（六）力推华山势

承接上势，左足再向左跨出半步，呈骑马蹲裆势，两拳伸开变掌，掌心向下，仍从左右两侧外后下方绕经两腋下，绕至双侧季胁下方，掌心向上，两手指尖相对应配合吸气在胸，如图6-19之势。再将上身转向左侧，双掌翻转掌心向前，两手指尖朝上，向左前方平行用力推出，同时左腿向左前屈曲弓出，右腿用力挺直，上半身随之向左前方挺出，同时配合呼出胸中之气，双眼注视双手（图6-23）。全身都要用力，比双开扉门用力要大些。

然后收回双臂及手掌绕至两季胁下方，掌心向上，两手指尖相对应，同时配合吸气在胸，再辗转身体向右，转换成右膝屈曲弓出、左腿挺直的姿势，上半身随之向右前方挺出，同时双手再向右前方向用力推出，同时呼出胸中之气（图6-24）。如此左右反复各10余遍，或二八呼至四八呼。此势又称"横推八匹马"之势。

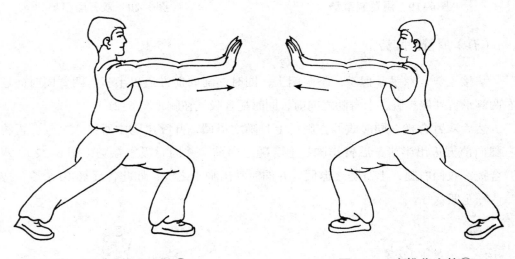

图6-23 力推华山势①   图6-24 力推华山势②

（七）强拉硬弓势

承接上势（以下均采用自由式呼吸），将两手掌举向头顶上方，先用右手握住左手食、中、环指三指，左膝屈曲弓出，右腿挺直，右手用力向右侧牵拉左臂，反复用力牵动数次（图6-25），状如拉弓射箭之势。然后转身，反转呈右膝屈曲弓出，左腿挺直，左手握住右手的食、中、环指三指，左手用力向左侧牵拉右臂，反复用力牵拉数次（图6-26），状如拉弓射箭之势。如此左右各反复10余遍，或二八呼至四八呼。

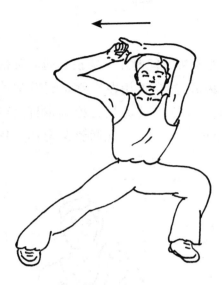

图6-25 强拉硬弓势①

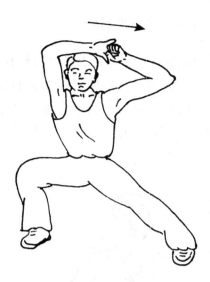

图6-26 强拉硬弓势②

（八）春风摆柳势

承接上势，左腿收回至预备姿势之两腿叉开，双上肢自然放松，然后反复进行左右摆动上身，并同时带动缓慢摆动两臂，摆动幅度逐渐加大，摆动速度逐渐加快，直至双手虎口可以拍打到对侧肩头部，再逐渐减慢摆动速度和逐渐缩小摆动幅度（图6-27、图6-28）。反复10余遍。也可量力而行。

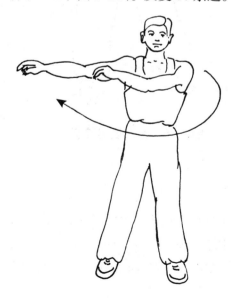

图6-27 春风摆柳势①

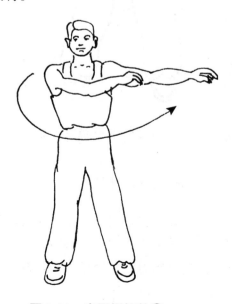

图6-28 春风摆柳势②

（九）抡臂摸肩势

承接上势，用右手掌抡起经胸前向左拍打左肩头，同时左手背抡起向后背拍打右肩胛部，并均用力抡起拍打出声（图6-29）。然后再用左手掌抡起经胸前向右拍打右肩头，同时右手背抡起向后背拍打左肩胛部，并用力抡起拍打出声（图6-30）。左右各反复10余遍，或二八呼至四八呼。八、九两势又合称"货郎摇鼓势"。

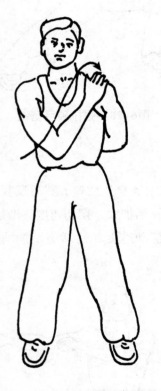

图6-29　抡臂摸肩势①

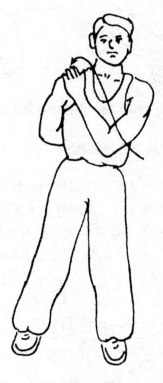

图6-30　抡臂摸肩势②

（十）倒背纤板势

承接上势，将两手臂伸向后背，用左手握住右手的食、中、环指三指，反复用力向左侧尽力牵拉数次（图6-31）。再用右手握住左手的食、中、环指三指，反复用力向右侧尽力牵拉数次（图6-32）。左右反复各10余遍，或二八呼至四八呼。

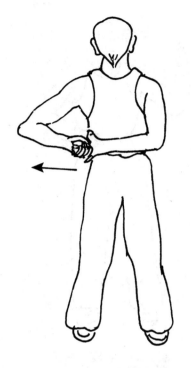
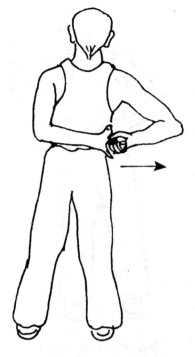

图6-31　倒背纤板势①　　　　　　图6-32　倒背纤板势②

（十一）左右观天书势

承接上势，先用右手叉腰，将左臂屈肘抬起，手掌朝上，举至手掌与头平齐，指尖向上，扭头向左侧，观看左手掌纹，手掌纹是天生的，故称看手掌纹为观天书（图6-33）。

然后，交换成左手叉腰，将右臂屈肘抬起，手掌朝上，举至手掌与头平齐，指尖向上，扭转头向右侧，观看右手掌纹（图6-34）。左右各反复10余遍，或二八呼至四八呼。

（十二）手摇纺车势

承接上势，左手叉腰，右臂屈肘，用右前臂及手先向内再向外，反复用力旋转摇动数圈，势如纺棉花之状（图6-35）。然后，换成右手叉腰，左臂屈肘，用左前臂及手先向内再向外，反复用力旋转摇动数圈（图6-36）。左右各反复旋转摇动10余遍，或二八呼至四八呼。

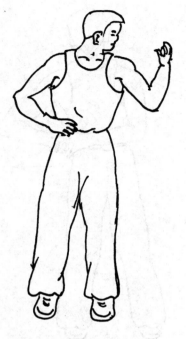

图6-33　左观天书势

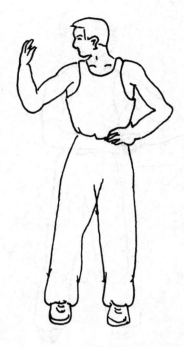

图6-34　右观天书势

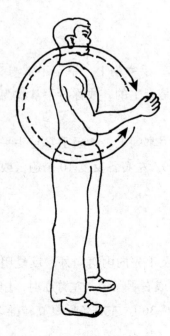

图6-35　手摇纺车势①

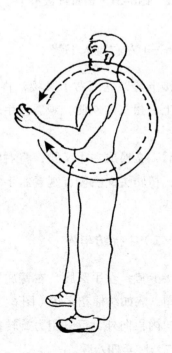

图6-36　手摇纺车势②

（十三）双臂旋摇势

　　承接上势，将双臂屈肘外展，伸向左右两侧，同时做向前旋转摇动数圈，再做向后旋转摇动数圈，各 20 余次（图 6-37），或二八呼至四八呼。

（十四）抡臂摇肩势

　　承接上势，将左手叉腰，右臂伸直，先做向前大幅度旋转摇肩活动数圈（图 6-38）。然后换右手叉腰，左臂伸直，先做向前，再做向后大幅度旋转摇肩活动数圈（图 6-39）。左右各反复做 10 余遍，或二八呼至四八呼。

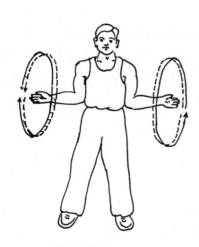

图6-37　双臂旋摇势

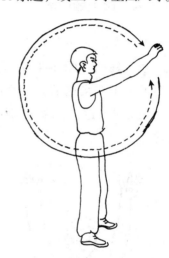

图6-38　抡臂摇肩势①

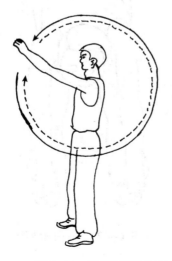

图6-39　抡臂摇肩势②

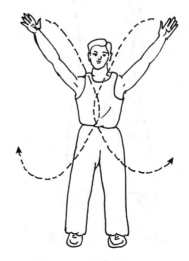

图6-40　大鹏展翅势

（十五）大鹏展翅势

承接上势，先将右臂伸直，由后向前旋转抡摇，再将左臂伸直，随右臂之后交替进行，当右臂抡摇至最低位时，左臂则抡摇至最高峰，如此一上一下交替进行，并逐渐加大速度快速转动，20余圈后，更改为交替由前向后反向旋转抡摇活动，也做20余圈后，再改变为双臂同时由后向前旋转抡摇活动，亦做20余圈后，再更改为双臂由前向后反向旋转抡摇活动，亦做20余圈（图6-40）。然后再逐渐减速至停止。

（十六）摩天触地势

承接上势，将双臂伸直上举至180°，掌心向前手指朝上，呈双手摩天之势，同时配合吸气在胸（图6-41），称为"摩天"。然后，上身向前屈弯腰，两臂、双手随之落下，至双足之前方，尽量以手指触地，同时配合呼出胸中之气（图6-42），称为"触地"。达不到者也不必勉强，以尽力为度。反复10余次，或二八呼至四八呼。

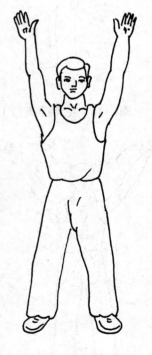

图6-41　双手摩天势

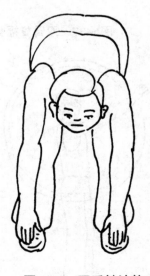

图6-42　双手触地势

（十七）双手捞月势

承接上势，翻转触地之双手，掌心向上，指尖相对，势如海底捞月之状（图6-43）。

然后抬起上身，伸腰立直，同时，双臂屈肘，将捞月之双手托起提至胸前，同时吸气在胸，双眼注视两手，势如观赏捞起之月（图6-44）。然后再弯腰、双臂双手由左右两侧展开绕至足前捞月，同时呼出胸中之气，再将捞月之手提至胸前。反复10余遍，或二八呼至四八呼。

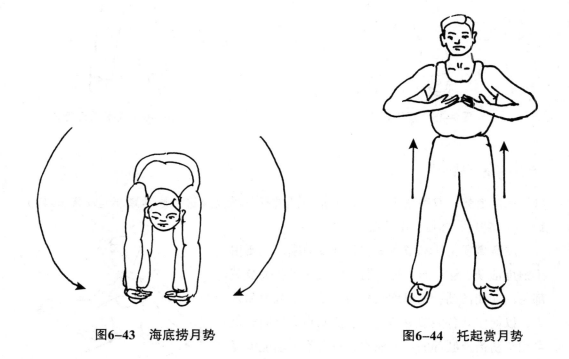

图6-43　海底捞月势　　　　　　　　　图6-44　托起赏月势

（十八）双手托天势

承接上势，双手在胸前手指尖相对，由内向外旋转至指尖朝向左右两侧，两手掌根相对，掌心朝上向天，状如向上托举之势，同时配合吸气（图6-45）。然后双手同时用力向天空推举，同时配合呼气（图6-46）。双臂再向左右两侧分开落下，绕至胸前两手掌根相对，如图6-45之势，再行托举。如此反复10余次，或二八呼至四八呼。本势又称"举火烧天"势。

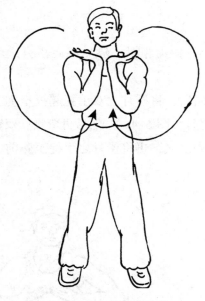

图6-45　双手托天势①

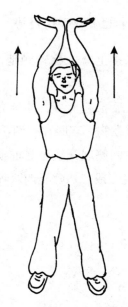

图6-46　双手托天势②

（十九）还原势

承接上势，双手落下，两臂下垂自然放松，再反复进行原地踏步走（图6-47）1～2分钟后，即可自由活动。

注意事项： 壮掌增力拳和壮臂发力掌，主要用于锻炼活动上肢、肩、臂、肘、腕及掌指各关节等部位的功能活动，用以增长指力、掌力、腕力和臂力，以促使其各关节灵活有力、活动自如。同时也可用于防治上肢部的各种病伤，也可作为功能恢复期的活动功能锻炼方法。锻炼之时，应调匀呼吸，运用气机，运气于双肩及两上肢、臂肘腕指。活动之时应缓慢用力，稳准为宜，适度用力，量力而行，不可勉强用力，操之过急，以免过劳伤气。也可量力而行，灵活选用其中几势活动锻炼。

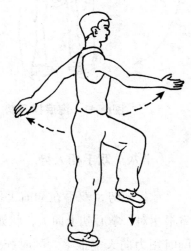

图6-47　踏步还原势

第七章　捏筋疗法的手法

捏筋疗法的手法很多，故有"若尽其所传，不下千余式"之称。我们将常用的基本手法，归纳为三十二种。为了便于记忆，使初学者便于背诵和掌握，现将三十二种捏筋基本手法编成三十二字诀。

捏筋基本手法三十二字诀

捏揉抠拿，点拨刮划，

搓压滚掐，推扳抖抓，

按摩弹颤，捋捻提擦，

摇摆挤挟，引拔折打。

这三十二种基本手法，在实际临床应用时，又可与经络穴位相互配合而演化出多种手法，正如那三十二个象棋子而演化出千变万化的招数。我们将比较常用的手法分别在各项基本手法内加以叙述。

一、捏法

捏法是捏筋疗法的主要手法，施术者运用单手或双手，运用拇指指腹与食指指腹或食指中节桡侧，或与其余四指指腹相对，夹持于患者肢体治疗部位或穴位上，或夹持于经络筋腱之上，用合力捏合，称为"捏法"，可使其产生酸麻胀感，或轻度的刺痛感。从西医学角度看，本法具有镇静解痉、放松肌肉、兴奋神经、改善血液循环的作用；从中医学角度看，本法具有刺激穴位、疏通经络、调理筋腱、醒脑明目、散结聚、活气血、消肿胀的作用。适用部位为颈项、胸腹、腰背及四肢部。

运用一手捏时，称为"单手捏法"；运用双手捏时，称为"双手捏法"。较常用的有"颈部捏法""背部捏法""上肢捏法""下肢捏法"等（图 7–1 ～图 7-9）。

（一）单手捏法

以拇指指腹与食、中指腹相对着力，捏于患处一捏一放，反复捏放，并逐渐向下移动位置，或改变捏放的穴位，称为"单手捏法"。用单手捏放上肢时，称为"上肢单手捏法"（图7-1）。若用单手捏放颈部时，称为"颈部单手捏法"（图7-2）。

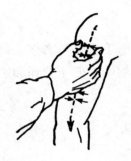

图7-1　上肢单手捏法

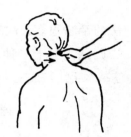

图7-2　颈部单手捏法

（二）双手捏法

用双手拇指与食、中指或其余四指相对，捏持于患者穴位或肌肉上，边捏放边向下方移动或改变所捏穴位，称为"双手捏法"。用双手同时捏放下肢时，称为"双手捏下肢法"。双手交替一捏一放时，称为"双手交替捏法"，如用双手交替捏上肢时，称为"双手交替捏上肢法"（图7-3）。如用双手交替捏放下肢时，称为"双手交替捏下肢法"（图7-4）。

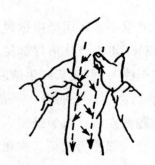

图7-3　双手交替捏上肢法

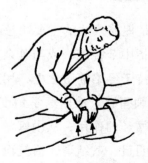

图7-4　双手交替捏下肢法

（三）肩部捏法

用单手拇指与食、中指相对，捏于肩部治疗部位或穴位上，反复一捏一放，逐渐移动所捏的部位，称为"单手捏肩法"（图7-5）。用双手捏于肩部治疗部位或穴位，反复一捏一放，称为"双手捏肩法"（图7-6）。用双手捏于双肩部治疗部位或穴位上，反复一捏一放，称为"双手捏双肩法"（图7-7）。

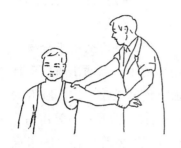 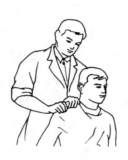 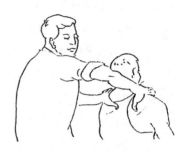

图7-5　单手捏肩法　　　　图7-6　双手捏肩法　　　　图7-7　双手捏双肩法

（四）捏脊法

用双手拇指指腹与食、中指指腹相对，捏住脊柱两侧的皮肤肌肉，双手交替，边捏边提边放边向上方推移，从尾骶处开始，边捏提边放松，直至大椎穴两旁，反复5～6遍，直至脊柱两侧皮肤充血发红，称为"捏脊法"。也可在捏脊之时，进行捏而提弹，促使其发出清脆的弹响，故又称为"捏脊提弹法"。因其经常用于治疗小儿疳积（消化不良），故又称为"捏积法"。

此法也可用于治疗成人的腰背疼痛等症。因其捏中带提也称为"捏提法"或三捏一提。一般常用的是拇指在前法，因其便于用力捏而提之（图7-8），也可用拇指在后的方法，常用于小儿捏脊，便于快速捏而前行推动之（图7-9）。

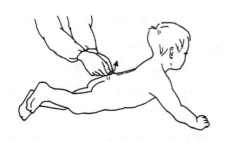 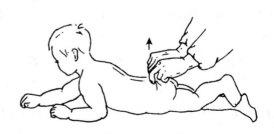

图7-8　捏脊法（拇指在前）　　　　图7-9　捏脊法（拇指在后）

捏法常与揉法相配合，称为"捏揉法"，有"颈部捏揉法""上肢捏揉法""下肢捏揉法"等。捏法与提法相配合，称为"捏提法"，有"背部捏提法""腹部捏提法"等。参看有关章节。

二、揉法

揉法也是主要手法，是指施术者运用手指、手掌、拳尖或肘尖等部位着力，点按于患者肢体治疗部位或穴位上，反复进行顺时针或逆时针方向的环形旋转揉动，称为"揉法"。揉法用力中等，可达于肌层，因其旋转半径小而不伤皮肤。

揉法也是捏筋疗法的基本手法之一，在临床应用比较广泛，并可适用于全身各部。此法也是广大患者都可接受的舒适柔和的手法。其用力适中，渗透于肌层，具有温润肌肤、疏通经络、调理筋腱、润利关节、理气活血、消肿散瘀、调和脏腑的功能，可起到改善血液循环，调节神经兴奋抑制过程，镇静安神、消肿止痛等作用。

揉法的种类较为繁多，运用手指揉时，称为"指揉法"，常用的有"拇指揉法""食指揉法""中指揉法""剑指揉法""骈指揉法""二指揉法""三指揉法""四指揉法""双拇指揉法""拇指叠揉法""跪指揉法"等。运用手掌揉时，称为"掌揉法"，常用的有"平掌揉法""合掌揉法""叠掌揉法""贴掌揉法""掌根揉法""小鱼际揉法""大鱼际揉法"等。运用拳头揉时，称为"拳揉法"，常用的有"单拳揉法""双拳揉法""俯拳揉法""仰拳揉法""横拳揉法""拳尖揉法"等。运用肘部揉时，称为"肘揉法"，常用的有"肘臂揉法""肘尖揉法"等（图7-10～图7-26）。

（一）指揉法

用手指按于患者治疗部位或穴位之上，进行顺时针方向或逆时针方向的环形揉动，揉动之时术者手指皮肤与患处皮肤并不发生摩擦，其揉动之力渗透于皮肉之内穴位之中。

1.用拇指揉时，称为"拇指揉法"（图7-10）；用食指揉时，称为"食指揉法"（图7-11）；用中指揉时，或以食指按于中指指背上，中指指腹着力揉动时，称为"中指揉法"（图7-12）。

2.用食、中指二指相并，按于治疗穴位，反复揉动时，称为"剑指揉法"。用食、中指二指分别按于两个穴位上，反复揉动时，称为"二指揉法"。用食、中、环指三指分别按于三个穴位上，反复揉动时，称为"三指揉法"。

3.用食、环指二指相并按于中指背上，以中指着力按于患处揉动时，称为"骈指揉法"（图7-13）。用四指按于患处揉动时，称为"四指揉法"（图7-14）。用半握拳，以四指中节背侧按于治疗部位或穴位上揉动时，因其手指形式如跪，称为"跪指揉法"（图7-15）。

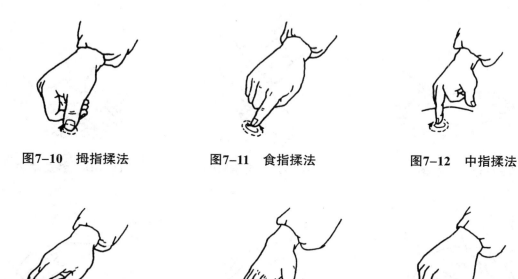

图7-10　拇指揉法　　　图7-11　食指揉法　　　图7-12　中指揉法

图7-13　骈指揉法 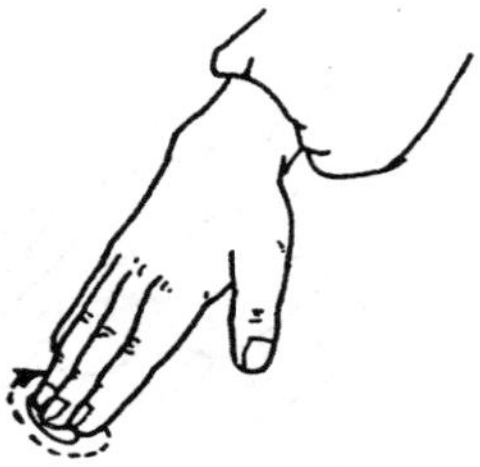　　　图7-14　四指揉法 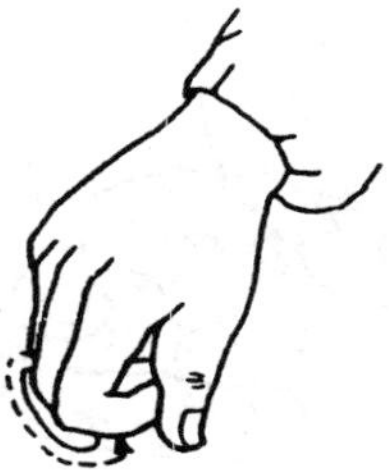　　　图7-15　跪指揉法

（二）掌揉法

用手掌按于治疗部位上，进行顺时针或逆时针方向旋转揉动时，称为"掌揉法"。

1.用平掌按于治疗部位上进行环形揉动时，称为"平掌揉法"（图7-16）。用双手掌相对夹持于患肢内外或前后两侧，进行环形揉动时，称为"合掌揉法"（图7-17）。

2.用左手掌叠按于右手背上，再按于治疗部位上，进行环形揉动时，称为"叠掌揉法"（图7-18）。用掌根按于治疗部位上，进行环形揉动时，称为"掌根揉法"（图7-19）。

3.用手掌大鱼际按于治疗部位上，进行环形揉动时，称为"大鱼际揉法"（图7-20）。用手掌小鱼际按于治疗部位上，进行环形揉动时，称为"小鱼际揉法"（图7-21）。

4.用一手托住患肢，用另一手掌贴按于治疗部位或穴位上，进行环形揉动时，边揉动边向下方移动，称为"贴掌揉法"（图 7-22）。

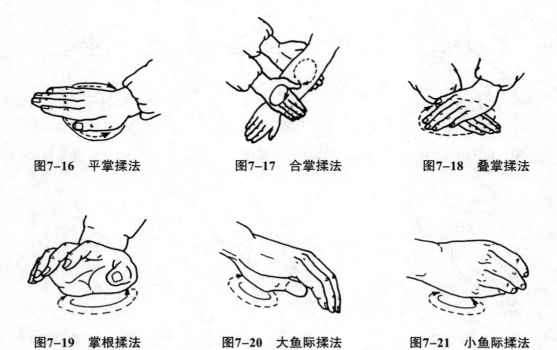

图7-16　平掌揉法　　　　　图7-17　合掌揉法　　　　　图7-18　叠掌揉法

图7-19　掌根揉法　　　　　图7-20　大鱼际揉法　　　　图7-21　小鱼际揉法

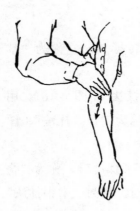

图7-22　贴掌揉法

（三）拳揉法

施术者运用一手或双手握拳，利用拳头的不同侧面着力，按于患者治疗部位或穴位上，反复进行顺时针方向或逆时针方向的环形揉动，称为"拳揉法"。

1.用拳头的掌侧面（即四指末节背面及掌根部）着力，按压于患者治疗部位或穴位上，反复进行环形揉动时，称为"俯拳揉法"（图7-23）。

2.用拳头背面着力，按于患者治疗部位或穴位上，进行环形揉动时，称为"仰拳揉法"，又称"拳背揉法"（图7-24）。

3.用拳头的四指近节背面着力，按于治疗部位或穴位上，进行环形揉动时，则称为"横拳揉法"（图7-25）。

4.若在握拳之后，以中指中间关节背侧突出握呈尖拳，以拳尖按于治疗部位或穴位上，反复进行环形揉动时，称为"拳尖揉法"（图7-26）。

揉法也常与其他手法相配合，因此使揉法名目更加繁多。如与点法相配合，称为"点揉法"；与按法相配合，称为"按揉法"；与捏法相配合，称为"捏揉法"；与拿法相配合，称为"拿揉法"；与抠法相配合，称为"抠揉法"等，详见各有关项下。

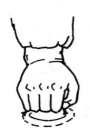 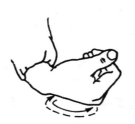 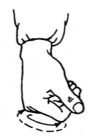 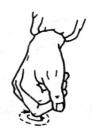

图7-23　俯拳揉法　　　图7-24　仰拳揉法　　　图7-25　横拳揉法　　图7-26　拳尖揉法

三、抠法

抠法，是指施术者运用手指尖着力，抠取患者肢体凹陷处的治疗部位或穴位时，称为"抠法"。一般用拇指抠较浅窝中的穴位；食指抠中等窝中的穴位；中指抠较深窝中的穴位；四指可同时抠多个穴位，或整条筋腱。也要依据当时穴位所处的位置，以及施术者所处的姿势，而灵活选用。抠法是一种比较强烈的手法，能使患者产生强烈的反应，如酸胀感、麻痛感、传导感、放射感、电击感等。抠法具有刺激穴位、疏通经络、清醒头目、兴奋神经的作用。运用拇指抠时，称为"拇指抠法"；运用食指抠时，称为"食指抠法"；运用中指抠时，称为"中指抠法"；运用四个手指抠时，称为"四指抠法"（图7-27～图7-34）。

（一）拇指抠法

运用拇指尖着力，抠取凹陷窝中的穴位，而其余四指仅起辅助作用，常用于抠曲池、肘髎、尺泽、手三里穴，称为"拇指抠法"（图 7–27），又称"拇指抠上肢法"。较常用的有"抠曲池法""抠尺泽法""抠手三里法""抠腕骨法"，可产生较强烈的感觉。

1. 用拇指抠下肢时，常用于抠委中、阳陵泉、足三里、昆仑、太溪、太冲穴，称为"拇指抠下肢法"（图 7–28）。

2. 用拇指抠缺盆穴，使其产生电击感，窜及整个上肢，直至于指尖部，称为"拇指抠缺盆法"（图 7–29）。

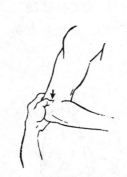 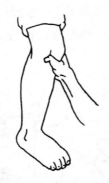 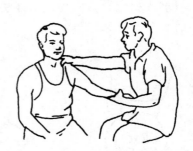

图7–27　拇指抠法　　　图7–28　拇指抠下肢法　　　图7–29　拇指抠缺盆法

（二）食指抠法

用食指尖着力，抠取患肢凹陷窝中的穴位，可产生比较强烈的酸、麻、胀、痛感，或电击感、放射感、传导感。如抠缺盆、风池、腕骨穴，称为"食指抠法"（图 7–30）。

（三）中指抠法

用中指尖抠取凹陷窝较深处的穴位，产生比较强烈的酸麻胀痛感，或电击感、放射感、传导感等。如用中指抠缺盆穴，称为"中指抠缺盆法"（图 7–31）。用中指抠极泉穴，称为"中指抠极泉法"（图 7–32）。

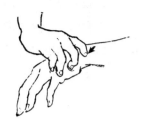 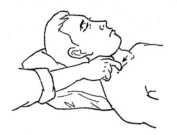 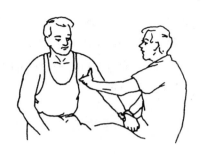

图7-30 食指抠法　　　图7-31 中指抠缺盆法　　　图7-32 中指抠极泉法

抠法常与拨法相配合，称为"抠拨法"；抠法与揉法相配合时，称为"抠揉法"。如有"拇指抠拨法""中指抠拨法""四指抠拨法""拇指抠揉法""食指抠揉法""中指抠揉法""四指抠揉法"等。

（四）抠揉法

在用手指抠住治疗穴位后，再进行环形揉动，即抠法与揉法相配合，称为"抠揉法"（图7-33）。

（五）抠拨法

在抠住治疗穴位后，按其肌肉经络走行方向，进行横向往返弹拨，使其产生强烈的酸、麻、胀、痛感，或电击感、放射感、传导感，称为"抠拨法"（图7-34）。

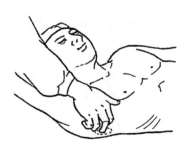 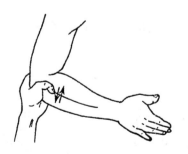

图7-33 抠揉法　　　　　　　图7-34 抠拨法

四、拿法

拿法是用单手或双手，以拇指与其余四指相对着力，将患者肢体或肌肉韧带治疗穴位夹持握固，形如持物，称为"拿法"，或边拿边放边移动位置。拿法具有理气活血、消散结聚、活血化瘀、放松肌肉、调理筋腱、缓解痉挛、解除粘连等作用。

运用单手拿时，称为"单手拿法"，有"颈部拿法""肩部拿法""上肢拿法"。运用双手拿时，称为"双手拿法"，有"双手拿肩法""双肩拿法""下肢拿法""腰部拿法""腹部拿法"。由于拿动的方式不同，还有"辗转拿法""滑动拿法""压缩拿法"（图7-35～图7-52）。

（一）单手拿法

用拇指与其余四指相对，将患肢肌肉韧带穴位夹持握固，或边拿边放边移动位置，称为"单手拿法"。

1.用单手着力，拿患者颈部时，称为"单手拿颈法"（图7-35）。

2.用单手着力，拿患者肩部时，称为"单手拿肩法"（图7-36）。

3.用单手着力，拿患者上肢肌肉穴位时，称为"单手拿上肢法"（图7-37）。

4.用单手着力，拿患者下肢肌肉穴位时，称为"单手拿下肢法"（图7-38）。

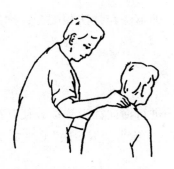

图7-35　单手拿颈法

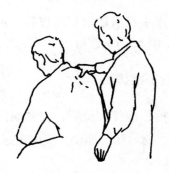

图7-36　单手拿肩法

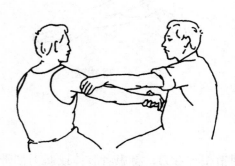

图7-37　单手拿上肢法

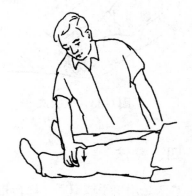

图7-38　单手拿下肢法

（二）双手拿法

用双手拿患肢肌肉穴位时称为"双手拿法"。用双手拿肩部肌肉穴位时，称为"双手拿肩法"（图7-39）。

1.用双手分别拿双肩的肌肉或穴位时，称为"双肩拿法"（图7-40）。

2.用双手拿上肢肌肉穴位时，称为"双手上肢拿法"（图7-41）。

3.用双手拿下肢肌肉穴位时，称为"双手下肢拿法"（图7-42）。

4.用双手拿背部肌肉穴位时，称为"双手背部拿法"（图7-43）。

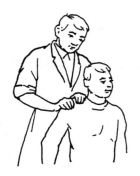

图7-39　双手拿肩法

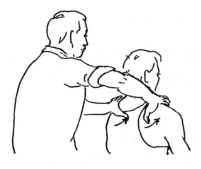

图7-40　双肩拿法

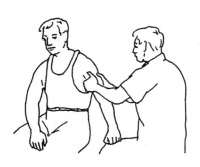

图7-41　双手上肢拿法

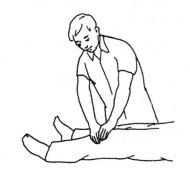

图7-42　双手下肢拿法

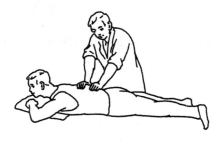

图7-43　双手背部拿法

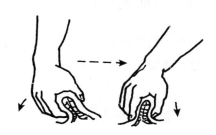

图7-44　辗转拿法

（三）辗转拿法

用双手或单手将患部肌肉拿起后，反复进行前后或左右摆动，以加强刺激力度，称为"辗转拿法"（图7-44）。

（四）滑动拿法

用单手或双手，将治疗部位肌肉拿起后，以手指稍微放松，促使肌肉从手中滑出，称为"滑动拿法"（图7-45）。

（五）压缩拿法

用单手或双手将治疗部位肌肉韧带拿住后，同时用力握紧使其压缩，然后再慢慢放松，称为"压缩拿法"（图7-46）。

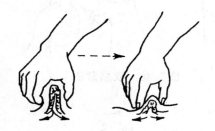

图7-45　滑动拿法

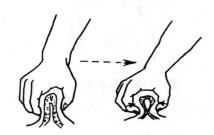

图7-46　压缩拿法

（六）颈部拿揉法

左手按于患者头顶，右手拿住颈部两侧肌肉韧带，进行拿起揉动，用力由轻柔逐渐加重，对其风池、风府、天柱等穴进行重点拿揉，称为"颈部拿揉法"（图7-47）。

（七）腰部拿揉法

用双手将腰部肌肉韧带穴位拿起，并反复进行揉按，对其腰椎两侧肾俞、命门、大肠俞、腰阳关等穴，进行重点拿揉，称为"腰部拿揉法"（图7-48）。

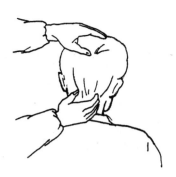

图7-47　颈部拿揉法

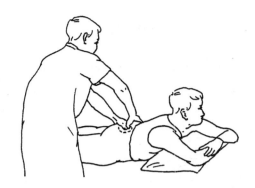

图7-48　腰部拿揉法

（八）腹部拿揉法

用双手或单手，拿持住腹部肌肉穴位，并进行环形揉动，或反复辗转滑动拿揉，或进行压缩拿揉，称为"腹部拿揉法"（图7-49）。

（九）肩部拿揉法

一手握住腕部持定，另一手拿于肩膀部肌肉，反复进行环形揉按，对其穴位进行重点拿揉，称为"肩部拿揉法"（图7-50）。

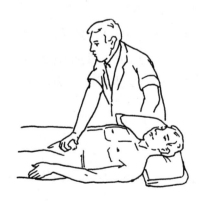

图7-49　腹部拿揉法

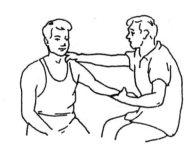

图7-50　肩部拿揉法

（十）上肢拿揉法

用一手握住腕部持定，另一手拿于上肢肌肉穴位上，反复进行环形揉按，并且边拿揉边向下移动，称为"上肢拿揉法"（图7-51）。

（十一）下肢拿揉法

双手拿住患者下肢部肌肉及治疗穴位，反复进行环形揉动，并且边拿揉边向下方移动，称为"下肢拿揉法"（图7-52）。

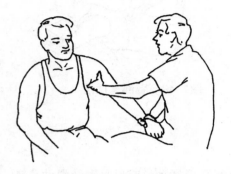

图7-51　上肢拿揉法

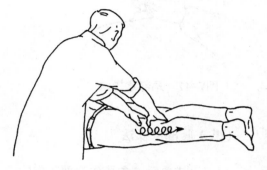

图7-52　下肢拿揉法

五、点法

点法是指施术者运用手指或拳尖、肘尖等部位，点在患者肢体的治疗部位或穴位之上，使其产生酸、麻、胀、沉等感觉，使该处的气血瘀滞结聚等现象得以疏导而消散，促使经络气血畅通无阻，从而起到镇静解痉、消肿止痛的作用。本法也称"点穴法"，是一种常用的基本手法。同时也是其他各种手法的先驱手法。用手指点时，称为"指点法"，有"拇指点法""食指点法""中指点法""剑指点法""骈指点法""四指点法"。用拳尖点时，称为"拳尖点法"。用肘尖点时，称为"肘尖点法"（图 7-53 ～图 7-66 ）。

（一）指点法

用指尖点于治疗穴位上，称为"指点法"。用拇指点时，称为"拇指点法"（图7-53 ）。

1. 以拇指屈曲，以指间关节突点于肢体治疗部位或穴位上，称为"屈拇指点法"。

2. 用食指尖点于治疗部位或穴位之上，称为"食指点法"（图7-54 ）。

3. 以食指屈曲，以第1指间关节突，点于肢体治疗部位或穴位上，称为"屈食指点法"（因屈食指点时，要握拳以加强用力，故属于"食指拳尖点法"，见图7-59 ）。

4. 用中指尖点于治疗部位或穴位之上，称为"中指点法"（图 7-55）。

5. 用中指屈曲，以第 1 指间关节突，点于肢体治疗部位或穴位上，称为"屈中指点法"（因屈中指点时，要握拳以加强用力，故归属于"中指拳尖点法"，见图7-60）。

6. 用食、中指二指相骈，以食、中指二指尖，点于患者治疗部位或穴位之上，称为"剑指点法"（图 7-56）。

7. 用食指与环指尖端相骈按于中指背上，再以中指尖着力，点于患者治疗部位或穴位之上，称为"骈指点法"（图 7-57）。

8. 用食、中、环、小指四个手指相骈，以四指尖着力，点于治疗部位或穴位之上，称为"四指点法"（图 7-58）。

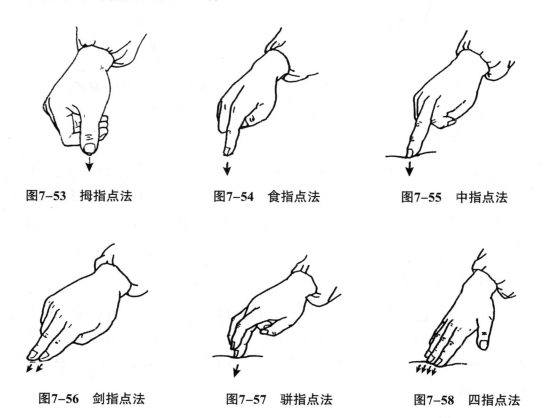

图7-53　拇指点法　　　　图7-54　食指点法　　　　图7-55　中指点法

图7-56　剑指点法　　　　图7-57　骈指点法　　　　图7-58　四指点法

（二）拳尖点法

用手握拳后，以食指或中指的第 1 指间关节突出后形成拳尖着力，点于治疗部位或穴位之上，称为"拳尖点法"。因其所用食指关节突或中指关节突之不同，又可分为"食指拳尖点法"和"中指拳尖点法"。

1. 用手握拳以食指第1指间关节突点于治疗部位或穴位上，称为"食指拳尖点法"（图7-59），也称"屈食指点法"。

2. 用手握拳以中指第1指间关节突点于治疗部位或穴位上，称为"中指拳尖点法"（图7-60），也称"屈中指点法"。

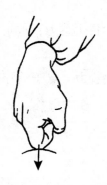 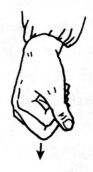

图7-59　食指拳尖点法　　　　　　图7-60　中指拳尖点法

（三）肘尖点法

用肘尖点于治疗部位或穴位上，称为"肘尖点法"（图7-61）。但不要过猛用力点压，以免引起不良后果。用肘尖点而揉之，称为"肘尖点揉法"。用肘尖点而拨之，称为"肘尖点拨法"。用肘尖点后划动之，称为"肘尖划法"。用肘尖点后而压之，称为"肘尖点压法"，见各有关项下。

（四）肘尖点压法

用肘尖点于腰部治疗穴位上，为加大压力用另一手把住对侧床沿，两手协同用力进行点压，以加重刺激力度，称为"肘尖点压法"（图7-62）。此法可纠正腰椎滑脱移位和关节紊乱。但要掌握控制好力度和所点压的位置，尤其对于老年患者，不可用力过猛，以免引起不良后果。

（五）拇指点揉法

用拇指点于治疗部位或穴位之上，同时进行环形揉动，称为"拇指点揉法"（图7-63）。

（六）拇指点拨法

用拇指尖点于治疗部位或穴位之上，并横于经络筋腱的走行方向，进行往返点拨，称为"拇指点拨法"（图7-64）。

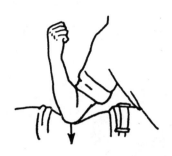

图7-61　肘尖点法

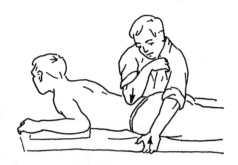

图7-62　肘尖点压法

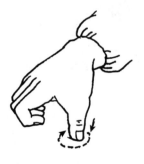

图7-63　拇指点揉法

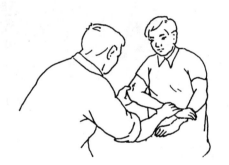

图7-64　拇指点拨法

点法常与按法、压法、揉法、拨法等手法相配合，而成为复合性手法。如与按法相配合，称为"点按法"；与压法相配合，称为"点压法"；与揉法相配合，称为"点揉法"；与拨法相配合，称为"点拨法"等。如"拇指点按法""食指点按法""中指点揉法""拇指点拨法""拳尖点揉法""拳尖点拨法""肘尖点压法"等数十种手法。见各有关章节。

（七）点穴用具

在点穴类手法中，除了应用手指、拳尖、肘尖进行点穴之外，为了加强点穴的力度，以期达到穴位深层，而取得更好的效果，有时也借用一些简单的点穴用具，用以弥补指力之不足。远古时期的"砭石"即是最早的点穴用具。明代的点穴用具有"木杵"，就是点穴用具中的代表，大多选用比较坚硬的木材，如铁力木、花梨、紫檀、黄檀、红木、乌木、檀香木、降香木制作而成。但因以上木材比较名贵而难得，故也有用枣木、梨木、杜木、杏木、柞木、榆木、槐木等木材制作而成。此外，也有用象牙、虎牙、犀角、鹿角、牛角、羊角、羚羊角，近代也有用尼龙、塑料、树脂、有机玻璃、玻璃钢、黄铜、白铝、玉石等材料制作，或用几种材料结合而制成（图7-65）。其形态各异，但均以使用顺手、便于用力而造形，如有"杵形""尜形""手枪形""T形""Y形"等（图7-66）。均以实用为主。

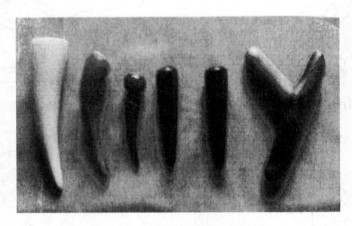

图7-65　各种材质的点穴用具

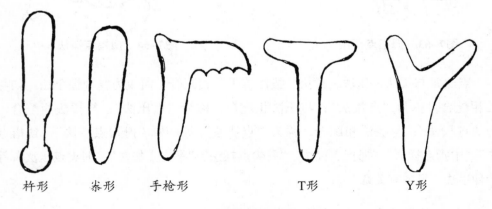

杵形　　　尜形　　　手枪形　　　　　T形　　　　　　Y形

图7-66　各种形式的点穴用具

六、拨法

拨法是指施术者运用手指尖、拳尖或肘尖着力，点按于患者肢体治疗部位或穴位上，并横行于经络或筋腱的走行方向，反复进行往返弹拨，其状如弹拨琴弦，称为"拨法"，俗称"弹筋拨络"，故又称为"弹拨法"。拨法也是一种比较强烈的手法，能促使产生强烈的酸麻胀感、传导感、放射感、电击感等。拨法可刺激穴位，疏通经络，兴奋神经，调理筋腱，缓解痉挛，拨离粘连，放松肌肉，消散结聚，促使移位变形的筋腱恢复正常状态。运用拇指拨时，称为"拇指拨法"；运用食指拨时，称为"食指拨法"；运用中指拨时，称为"中指拨法"；运用四指拨时，称为"四指拨法"，以上统称为"指拨法"。运用拳尖拨时，称为"拳尖拨法"；运用肘尖拨时，称为"肘尖拨法"等（图7-67～图7-72）。

（一）指拨法

用手指尖着力，按于治疗部位或穴位上，依据经络或筋腱的走行方向，横行于其上反复进行往返弹拨，形似拨动琴弦之势，称为"指拨法"。

1.用拇指尖着力，按于治疗部位或穴位之处，进行往返弹拨之，称为"拇指拨法"（图7-67）。

2.用食指按于治疗部位或穴位之处，进行往返弹拨，称为"食指拨法"（图7-68）。

3.用中指尖着力按于治疗部位或穴位之处，进行往返弹拨之，称为"中指拨法"（图7-69）。

4.用四指尖着力按于治疗部位或穴位之处，反复进行往返弹拨，称为"四指拨法"（图7-70）。

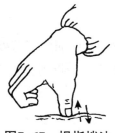

图7-67　拇指拨法

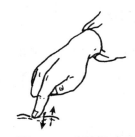

图7-68　食指拨法

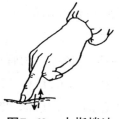

图7-69　中指拨法

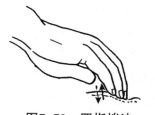

图7-70　四指拨法

（二）拳尖拨法

用拳尖按于治疗部位或穴位之处，进行往返弹拨，称为"拳尖拨法"（图7-71）。

（三）肘尖拨法

用肘尖着力，按于治疗部位或穴位之处，进行往返弹拨时，称为"肘尖拨法"（图7-72）。

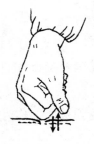

图7-71　拳尖拨法

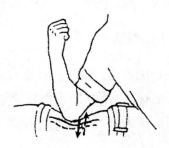

图7-72　肘尖拨法

拨法与点法相配合，称为"点拨法"，如有"拇指点拨法""食指点拨法""中指点拨法""拳尖点拨法""肘尖点拨法"。拨法与揉法相配合，称为"拨揉法"，有"拇指拨揉法""食指拨揉法""中指拨揉法""四指拨揉法""拳尖拨揉法""肘尖拨揉法"等。

七、刮法

刮法是指运用拇指尖或指甲，在治疗部位或穴位上，或筋腱结节处，顺着经络或筋腱走行方向，反复向下刮动，称为"刮法"，也称为"拇指刮法"（图7-73～图7-92）。

（一）拇指刮法

用拇指尖按于治疗部位或穴位上，顺着经络或筋腱走行方向刮动，称为"拇指刮法"。

1. 用拇指尖刮动肩髃穴，称为"刮肩髃法"（图7-73），俗称"刮肩头法"。

2. 用拇指尖刮动肘部尺泽穴，称为"刮尺泽法"（图7-74），俗称"刮肘窝法"。

3. 用拇指尖刮动肘部曲池穴，称为"刮曲池法"（图7-75），俗称"刮肘外法"。

4. 用拇指尖刮动肘部少海穴，称为"刮少海法"（图 7-76），俗称"刮肘内法"。

5. 用拇指尖刮阳溪穴处，称为"刮阳溪法"（图 7-77），又称"刮桡侧腱鞘法"。

6. 用拇指尖刮列缺穴处，称为"刮列缺法"（图 7-78），也称"刮桡侧腱鞘法"。

7. 用拇指尖刮腕骨穴，称为"刮腕骨法"（图 7-79），又称"刮尺侧腱鞘法"。

8. 用拇指尖刮阳池穴，称为"刮阳池法"（图 7-80），也称"刮腕背法"。

9. 用拇指尖刮劳宫穴，称为"刮劳宫法"（图 7-81）。

10. 用拇指尖刮屈指肌腱处，称为"刮屈指肌腱法"（图 7-82）。

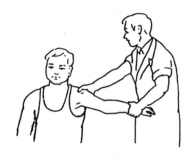

图7-73　刮肩髃法

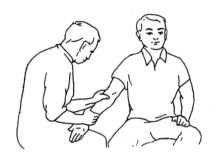

图7-74　刮尺泽法

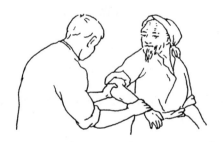

图7-75　刮曲池法

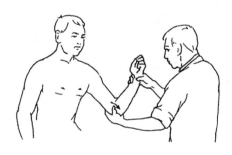

图7-76　刮少海法

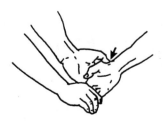

图7-77　刮阳溪法

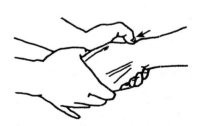

图7-78　刮列缺法

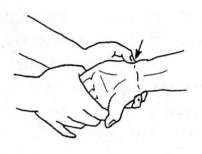

图7-79　刮腕骨法

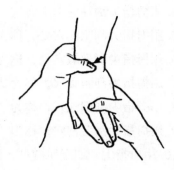

图7-80　刮阳池法

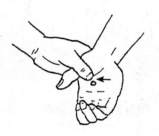

图7-81　刮劳宫法

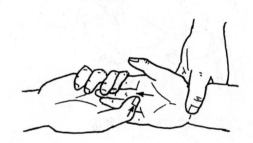

图7-82　刮屈指肌腱法

（二）双拇指分刮法

用双手拇指尖，分别按于两眉头攒竹穴处，沿眉弓向两侧反复分刮数次，称为"分刮双眉弓法"（图 7-83）。简称"刮眉弓法"。

1.用拇、中指二指指尖刮动膝部髌骨周围的八点穴，称为"刮髌八卦法"（图7-84）。

2.用拇、中指二指指尖刮动髌骨下方内外两穴时，称为"刮鬼眼法"。

3.用拇指尖刮髌上滑液囊时，称为"刮鹤顶法"（图 7-85）。

4.用拇指尖刮解溪穴，称为"刮解溪法"（图 7-86），俗称"解鞋带法"。

5.用拇指尖刮昆仑穴，称为"刮昆仑法"（图 7-87）。

6.用拇指尖刮太溪穴，称为"刮太溪法"（图 7-88）。

7.用拇指尖刮足跟结节处，称为"刮足跟法"（图 7-89）。

8.用拇指尖刮足底跟骨跖腱膜附着处，称为"刮足底法"（图 7-90）。

9.用拇指尖刮涌泉穴，称为"刮涌泉法"（图 7-91）。

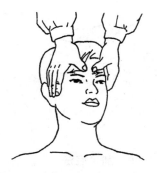

图7-83　分刮双眉弓法

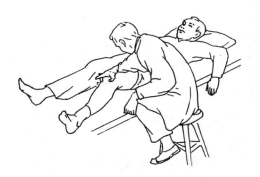

图7-84　刮髌八卦法

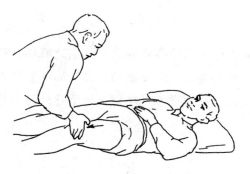

图7-85　刮鹤顶法

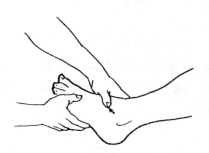

图7-86　刮解溪法

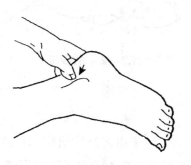

图7-87　刮昆仑法

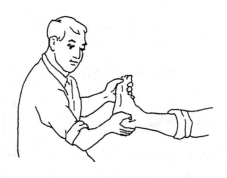

图7-88　刮太溪法

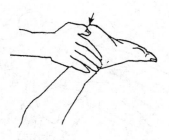

图7-89 刮足跟法

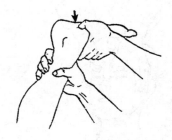

图7-90 刮足底法

刮法是一种比较强烈的手法，可产生比较强烈的酸麻胀痛感，具有刺激穴位、疏通经络、消散结聚、调理筋腱、拨离粘连的作用。

（三）刮痧法

用古铜钱，或玉片、羹匙、牛角板，或边缘光滑的陶瓷器皿，蘸上芝麻油，在患者肢体的前胸后背及肘窝、腘窝、手心、足心等处，反复刮动，直至局部发红充血，称为"刮痧法"（图7-92），具有解表清热、祛风散寒的功效，可治疗外感发热等症。

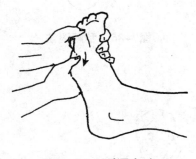

图7-91 刮涌泉法

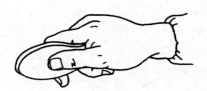

图7-92 刮痧法

八、划法

划法是指施术者运用手指尖、拳尖或肘尖着力，按于患者肢体治疗部位或穴位上，沿着经络走行方向或顺着肌肉纹理，反复进行划动，称为"划法"。划有滑的意思，因此又称为"滑法"。划法具有刺激经络穴位、疏理经络、调理筋腱，兴奋神经、拨离粘连、放松肌肉、缓解痉挛的作用。用手指尖划动时，称为"指划法"，有"拇指划法""十指划法"。用拳尖着力划动时，称为"拳划法"，有"拳尖划法"。按其作用部位，又分为"腰背部划法""下肢划法"。用肘尖划动时，称为"肘划法"，也称"肘尖划法"。按其作用部位，又可分为"腰部划法""臀部划法""下肢划法"等（图7-93～图7-96）。

（一）指划法

用双手指尖，在治疗部位或穴位上，反复交替划动，称为"指划法"。常用于头面部。

1.用双手拇指尖在治疗部位，或经络穴位处交替划动，并边划动，边向下方移动位置，称为"拇指划法"（图7-93）。

2.用双手十指尖在治疗部位上交替边划动边移动，称为"十指划法"（图7-94）。

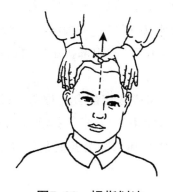

图7-93　拇指划法

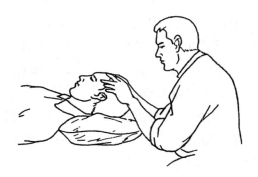

图7-94　十指划法

（二）拳尖划法

用手握呈尖拳，在治疗部位或穴位处划动，称为"拳尖划法"（图7-95）。

（三）肘尖划法

用肘尖按于治疗部位或穴位上，进行划动，称为"肘尖划法"（图7-96）。

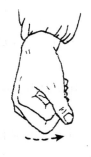

图7-95　拳尖划法

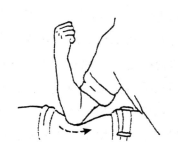

图7-96　肘尖划法

九、搓法

搓法是指运用手指或手掌着力，按于患者肢体治疗部位或穴位上，反复进行快速往返的摩擦搓动，称为"搓法"。此法可刺激皮肤血脉及浅层肌肉，促使其局部充血发红、发热，促使毛细血管扩张，改善末梢血液循环，刺激末梢神经，从而起到解痉止痛消肿、散风祛寒的作用。运用手指搓时，称为"指搓法"。常用的有"拇指搓法""双拇指搓法""食指搓法""中指搓法""骈指搓法""四指搓法"。由于作用部位的不同，又有"额部搓法""眉弓搓法""鼻部搓法""面部搓法""颈部搓法""胸部搓法""腘窝搓法""肘窝搓法""手背搓法""手心搓法""足心搓法"。运用双手虎口张开着力，反复交替搓动时，称为"虎口搓法"，常用于上肢两侧。运用手掌搓时，称为"掌搓法"常用的有"平掌搓法""侧掌搓法""双掌搓法""合掌搓法"。因其作用部位的不同，又有"上肢搓法""下肢搓法""胸腹部搓法""腰背部搓法""脊旁搓法""搓手掌法""搓足底法"。

搓法也是常用基本手法，故其名目繁多。搓法常与揉法相配合，称为"搓揉法"。常用的有"拇指搓揉法""四指搓揉法""平掌搓揉法""双掌搓揉法""合掌搓揉法"等。在各有关章节中分别介绍，此处只对指搓法和掌搓法做重点介绍（图7-97～图7-129）。

（一）指搓法

用手指按于治疗部位或穴位之上，反复进行搓动，称为"指搓法"。

1. 用拇指按于治疗部位或穴位上，往返搓动，称为"拇指搓法"（图7-97）。

2. 用双手拇指在治疗部位或穴位上，往返进行搓动，称为"双拇指搓法"。

3. 用双手拇指按于头顶百会穴处，沿头中线督脉，交替由后向前，搓至额部印堂穴处，各反复10余次，称为"双拇指交替搓头法"（图7-98）。

4. 用双手拇指由前额中线督脉向两侧分搓，自印堂至神庭一线，各反复分搓10余遍，称为"双拇指分搓额头法"（图7-99）。

5. 用双手拇指相对由外向内，由内向外，反复交叉搓前额部，各反复10余遍。称为"双拇指交叉搓额法"（图7-100）。

6. 用双手拇指按于两眉头攒竹穴处，沿眉弓由内向外，由外向内搓两眉弓，各10余遍，称为"搓眉弓法"（图7-101）。

7. 用双手拇指按于鼻翼两侧，反复由上向下，从睛明至迎香。由下向上，从迎香至睛明，反复搓动鼻翼两侧，称为"搓鼻翼法"（图7-102）。

8. 用双手拇指按于手背中央，反复向两侧搓动，由内向外，再由外向内，并边搓边向下移动位置，称为"分搓手背法"（图7–103）。

9. 用双手拇指按于足背中央，反复向两侧搓动，由内向外，再由外向内，并边搓边向下移动位置，称为"分搓足背法"（图7–104）。

10. 用食指按于治疗部位或穴位之上，往返搓动，称为"食指搓法"（图7–105）。

11. 用食、中指二指相并按于治疗部位或穴位上往返搓动，称为"剑指搓法"（图7–106）。

12. 用中指按于治疗部位或穴位上往返搓动，称为"中指搓法"（图7–107）。

13. 用食、环指相并按于中指背上，中指按于治疗部位或穴位上往返搓动，称为"骈指搓法"（图7–108）。

14. 用四指相并按于治疗部位或穴位上，往返搓动，称为"四指搓法"（图7–109）。

15. 用四指相并按于胸窝部上下往返搓动，称为"四指搓胸窝法"（图7–110）。

16. 用四指相并按于肘窝部上下往返搓动，称为"四指搓肘窝法"（图7–111）。

17. 用四指相并按于腘窝部上下往返搓动，称为"四指搓腘窝法"（图7–112）。

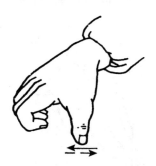

图7-97　拇指搓法

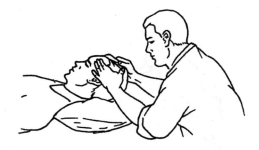

图7-98　双拇指交替搓头法

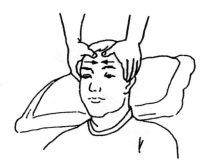

图7-99　双拇指分搓额头法

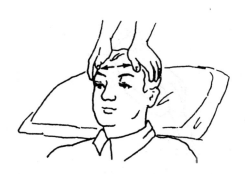

图7-100　双拇指交叉搓额法

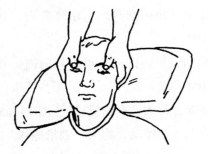

图7-101　搓眉弓法

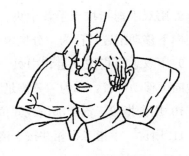

图7-102　搓鼻翼法

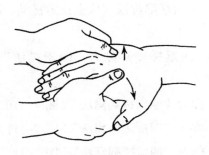

图7-103　分搓手背法

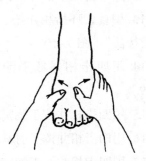

图7-104　分搓足背法

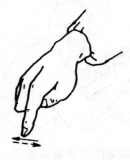

图7-105　食指搓法

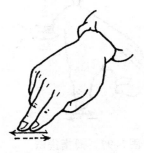

图7-106　剑指搓法

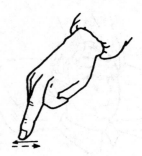

图7-107　中指搓法

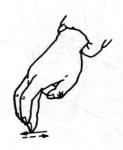

图7-108　骈指搓法

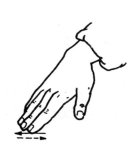

图7-109 四指搓法

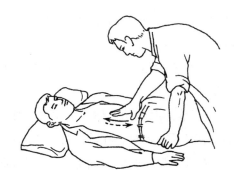

图7-110 四指搓胸窝法

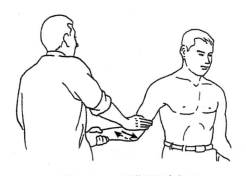

图7-111 四指搓肘窝法

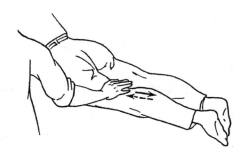

图7-112 四指搓腘窝法

（二）虎口搓法

用双手虎口张开，夹持于治疗部位两侧，交替进行往返上下搓动，边搓边向下移动位置，称为"虎口搓法"（图7-113）。

（三）掌搓法

用单手或双手掌着力，按于治疗部位或穴位上，反复往返搓动，称为"掌搓法"。用单手掌搓时，称为"单掌搓法"，用双手掌搓时，称为"双掌搓法"。

1. 用单手掌搓动上肢治疗部位，称为"单掌搓上肢法"（图7-114）。

2. 用单手掌搓动患者胸部治疗部位，称为"单掌搓胸法"（图7-115）。

3. 用单手掌搓动背部治疗部位，称为"单掌搓背法"（图7-116）。

4. 用单手掌搓动腰骶部治疗部位，称为"单掌搓腰骶法"（图7-117）。

5. 用单手掌搓动下肢治疗部位时，称为"单掌搓下肢法"（图7-118）。

6. 用平掌按于治疗部位进行往返搓动，称为"平掌搓法"（图7-119）。

7. 用单掌往返搓动手掌，称为"单手搓手掌法"，简称"搓手掌法"（图7-120）。

8. 用单掌往返搓动足底，称为"单手搓足底法"，简称"搓足底法"（图7-121）。

9. 用双掌往返搓动，称为"双掌搓法"。用于腰背胸腹及下肢治疗面积较大处。

10. 用双手掌相对，在治疗部位上进行交替搓动时，称为"合掌交替搓法"。

11. 用双手掌往返搓动面部两侧治疗部位，称为"双掌搓面法"（图7-122）。

12. 用双手掌往返搓动两侧肩部治疗部位，称为"双掌搓肩法"（图7-123）。

13. 用双手掌往返进行搓动腰背部，称为"双掌搓腰背法"（图7-124）。

14. 用手掌侧立按于治疗部位上，进行往返搓动，称为"侧掌搓法"（图7-125）。

15. 双掌相对夹持于肢体两侧，往返交替搓动，称为"合掌交替搓法"，简称"合掌搓法"。

16. 用双掌相对夹持于肩部前后两侧治疗部位上，进行往返交替搓动时，称为"合掌搓肩法"（图7-126）。

17. 用双掌相对夹持于上肢内外两侧治疗部位上，进行往返交替搓动，边搓动边向下移动位置，称为"合掌搓上肢法"（图7-127）。

18. 用双掌相对夹持于下肢内外两侧治疗部位上，反复进行往返交替搓动，边搓动边移动位置，称为"合掌搓下肢法"（图7-128）。

19. 用双掌相对夹持于胸部左右两侧治疗部位上，反复进行往返交替搓动，边搓动边向下移动位置，称为"合掌搓胸法"（图7-129）。

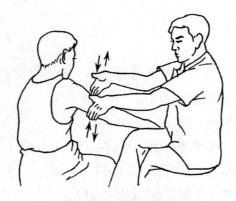

图7-113　虎口搓法

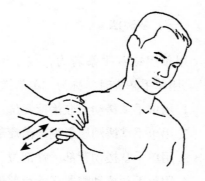

图7-114　单掌搓上肢法

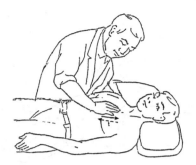

图7-115　单掌搓胸法

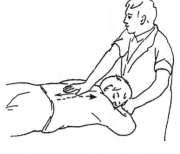

图7-116　单掌搓背法

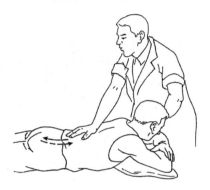

图7-117　单掌搓腰骶法

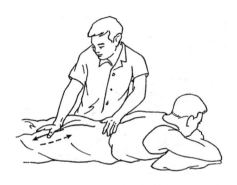

图7-118　单掌搓下肢法

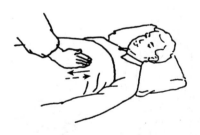

图7-119　平掌搓法

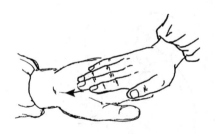

图7-120　搓手掌法

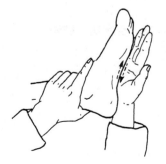

图7-121　搓足底法

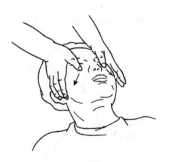

图7-122　双掌搓面法

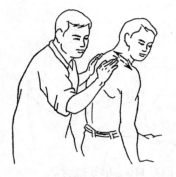

图7-123　双掌搓肩法

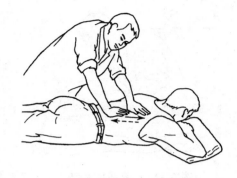

图7-124　双掌搓腰背法

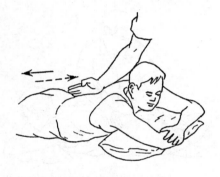

图7-125　侧掌搓法

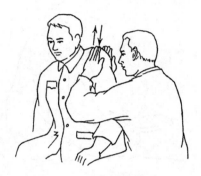

图7-126　合掌搓肩法

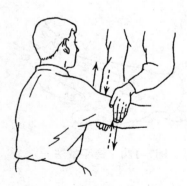

图7-127　合掌搓上肢法

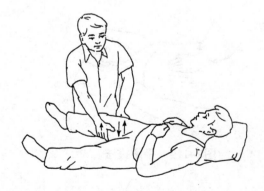

图7-128　合掌搓下肢法

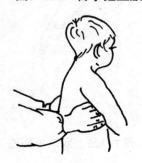

图 7-129　合掌搓胸法

十、压法

压法是指施术者运用手指、手掌、拳头或肘臂等部位，按于患者肢体治疗部位或穴位上，并用力向下持续按压，称为"压法"。用力之时要由轻逐渐加大用力，使其产生酸麻胀沉等感觉，放开之时，或有热流感、放射感传导感。若用于治疗脊柱小关节紊乱，可用爆发寸劲猛力按压（但要考虑患者的耐受能力），当听到或触及弹响，说明已经回复原位。此法可解痉镇静，止痛止血，疏通经络，放松肌肉，纠正筋跳槽、骨错缝、脊柱小关节紊乱。用手指腹着力按压时，称为"指压法"，有"拇指压法""拇指叠压法""骈指压法"。用手掌着力按压时，称为"掌压法"，常用的有"平掌压法""叠掌压法""掌根压法""大鱼际压法""小鱼际压法"。用拳头按压时，称为"拳压法"，有"单拳压法""双拳压法""双拳搓压法"。用肘尖或臂着力按压时，称为"肘压法"，有"肘尖压法""肘臂压法"。

压法本来是与点法或按法配合起来的复合性手法，故有时称为"点压法"或"按压法"，如有"拇指点压法""掌根按压法"等。压法与搓法相配合，称为"搓压法"，常用的有"双拳搓压法"等（图7-130～图7-142）。

（一）指压法

用手指按压于治疗部位或穴位上，并逐渐用力向下按压，称为"指压法"。

1. 用拇指按压于治疗部位或穴位上用力按压，称为"拇指压法"（图7-130）。

2. 用两拇指叠按于一起按压于治疗部位或穴位上，称为"拇指叠压法"（图7-131）。

3. 用食、环指二指相并按于中指背上，中指着力，按压于治疗部位或穴位之上，称为"骈指压法"（图7-132）。

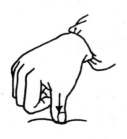 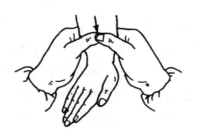 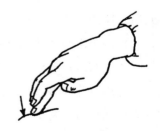

图7-130 拇指压法 　　　图7-131 拇指叠压法 　　　图7-132 骈指压法

（二）掌压法

用手掌按压于治疗部位或穴位之上，并持续用力按压，称为"掌压法"。

1. 用平掌按压于治疗部位或穴位上，称为"平掌压法"（图7-133）。

2. 用双手叠掌按压在治疗部位或穴位上，称为"叠掌压法"（图7-134）。

3. 用掌根按压在治疗部位或穴位上，称为"掌根压法"（图7-135）。

4. 用手掌大鱼际按压在治疗部位或穴位上，称为"大鱼际压法"（图7-136）。

5. 用手掌小鱼际按压在治疗部位或穴位上，称为"小鱼际压法"（图7-137）。

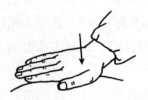

图7-133 平掌压法

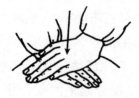

图7-134 叠掌压法

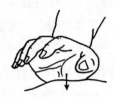

图7-135 掌根压法

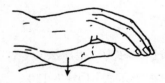

图7-136 大鱼际压法

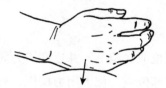

图7-137 小鱼际压法

（三）拳压法

用手握拳，以拳背近节指骨背面，按压于治疗部位或穴位之上，持续用力按压，或边按压边放松，边向下方移动，称为"拳压法"。

1. 用单拳按压于治疗部位或穴位上时，称为"单拳压法"（图7-138）。

2. 用双拳按压于治疗部位或穴位上时，称为"双拳压法"（图7-139）。

3. 用双拳拇指交叉在一起按压于治疗部位或穴位之上，边按压，边放松，边向下方移动位置，称为"骈拳压法"（图7-140）。常用于按压脊柱两侧。

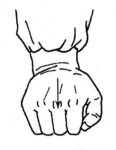
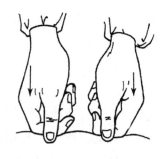
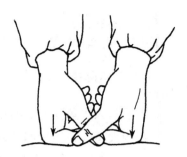

图7-138　单拳压法　　　图7-139　双拳压法　　　图7-140　骈拳压法

（四）肘压法

用肘尖或前臂按压于治疗部位或穴位上，进行用力按压，称为"肘压法"。

1. 用肘尖按压于治疗部位或穴位上，称为"肘尖压法"（图7-141）。

2. 用肘臂按压于治疗部位或穴位上，称为"肘臂压法"（图7-142）。

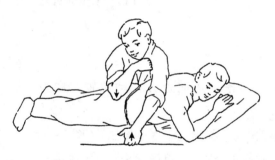
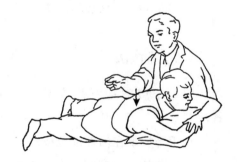

图7-141　肘尖压法　　　　　　　图7-142　肘臂压法

十一、擦法

擦法是指施术者运用手掌的大鱼际、小鱼际，或用拳背（指掌关节突出部）着力，在患者肢体治疗部位或经络穴位上，反复进行前后（或左右）快速不停擦动。用力要快速、持续、均匀，称为"擦法"。此法具有刺激穴位、疏通经络、调和气血，放松肌肉、缓解痉挛、镇静止痛的作用。若运用单手或双手掌大小鱼际擦动时，称为"鱼际擦法"，常用的有"大鱼际擦法"和"小鱼际擦法"。若运用单拳或双拳背着力擦动时，称为"拳擦法"，常用的有"单拳擦法"和"双拳擦法"及"半握拳擦法"等。擦法与揉法相配合，进行擦揉时，称为"擦揉法"，常用的有"大鱼际擦揉法""小鱼际擦揉法""单拳擦揉法""上肢擦揉法""下肢擦揉法""腰背擦揉法"。

擦法与压法相配合，进行擦压时，称为"擦压法"，常用的有"双拳擦压法""骈拳擦压法""指掌擦压法"（图 7-143 ～图 7-154）。

（一）鱼际擦法

用手掌大小鱼际按于治疗部位或穴位上进行擦动，称为"鱼际擦法"。

1.用大鱼际在治疗部位或穴位上进行擦动，称为"大鱼际擦法"（图 7-143）。

2.用小鱼际在治疗部位或穴位上进行擦动，称为"小鱼际擦法"（图 7-144）。

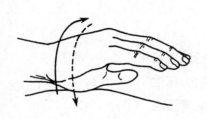 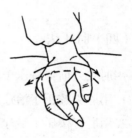

图7-143　大鱼际擦法　　　　　　　　　图7-144　小鱼际擦法

（二）拳擦法

用单拳或双拳背侧按于治疗部位上，边擦动边向上方移动位置，称为"拳擦法"。

1.用半握拳在治疗部位或穴位上，进行擦动，称为"半握拳擦法"（图 7-145）。

2.用单拳在治疗部位或穴位之上，进行擦动，称为"单拳擦法"（图 7-146）。

3.用双拳按于治疗部位或穴位上，进行擦动，称为"双拳擦法"（图 7-147）。

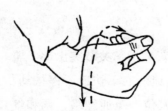 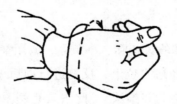 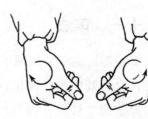

图7-145　半握拳擦法　　　　图7-146　单拳擦法　　　　图7-147　双拳擦法

（三）擦揉法

用擦法与揉法相配合，即在进行擦动的同时，再加上旋转揉动，即称为"擦揉法"。

1. 用双手大鱼际在双肩上，进行滚揉，称为"大鱼际滚揉法"（图 7-148）。

2. 用小鱼际在患者肩上，进行滚揉，称为"小鱼际滚揉法"（图 7-149）。

3. 用半握拳按于治疗部位上，进行滚揉，称为"半握拳滚揉法"（图 7-150）。

4. 用单拳在治疗部位上，进行滚揉，称为"单拳滚揉法"（图 7-151）。

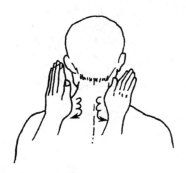

图7-148 大鱼际滚揉法

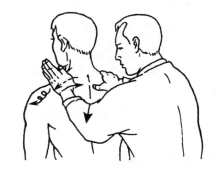

图7-149 小鱼际滚揉法

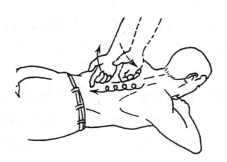

图7-150 半握拳滚揉法

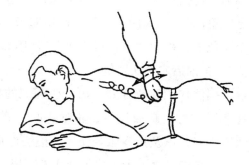

图7-151 单拳滚揉法

（四）滚压法

在进行滚动时加上按压，用双手握拳进行滚压，称为"双拳滚压法"（图 7-152）。

1. 用双拳两拇指相联合呈骈拳，进行滚压，称为"骈拳滚压法"（图 7-153）。

2. 用右手拇指按压在治疗部位或穴位上，再将左手掌按压于右手拇指上，两手协同用力滚压，状如擀饺子皮，边滚压边移动位置，称为"掌指滚压法"（图 7-154）。

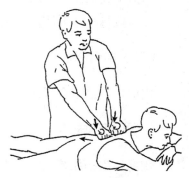

图7-152 双拳滚压法

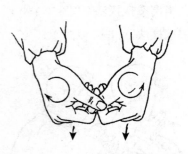

图7-153 骈拳搽压法

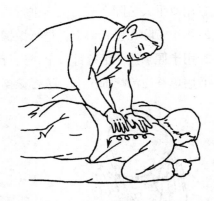

图7-154 掌指搽压法

十二、掐法

掐法，指施术者运用拇指尖或指甲尖着力，掐于患者肢体的治疗部位或穴位上，称为"拇指掐法"。常用的有"掐人中法""掐合谷法""掐内关法""掐外关法""掐足三里法""掐太冲法"等。运用拇指指尖与中指尖或食指尖相对着力，同时掐于两个穴位上，称为"双指对掐法"。常用的有"掐迎香法""掐内外关法""掐内外劳宫法""掐前后肩关法"等。

掐法作用比较强烈，可产生强烈的酸麻胀感，或刺痛感，或传导放射感等，具有刺激穴位、疏通经络、止呕止吐、开鼻窍、明耳目，缓解胃肠痉挛、清醒大脑、兴奋神经，以及抗昏厥等作用。掐法也常与揉法相配合，称为"掐揉法"，但习惯上以掐法概而言之，大多略去揉法而不提，因其以掐为主是也（图7-155～图7-185）。

（一）掐人中法

用拇指尖掐住人中穴持续2～3分钟，称为"掐人中法"，可使昏厥的患者清醒，并应及时拨打急救电话，以免延误抢救时间。此是一时应急之举（图7-155）。

（二）掐合谷法

用拇指尖掐于合谷穴，掐至酸麻胀痛，称为"掐合谷法"（图7-156）。

（三）掐内关法

用拇指尖掐住腕横纹上两寸内关穴，称为"掐内关法"（图7-157）。

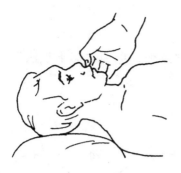

图7-155 掐人中法

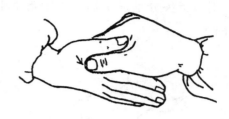

图7-156 掐合谷法

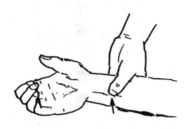

图7-157 掐内关法

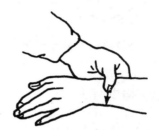

图7-158 掐外关法

（四）掐外关法

用拇指尖掐住腕背横纹上两寸外关穴，称为"掐外关法"（图 7-158）。此法也有镇静止痛的作用。也可用拇、中指指尖相对，同时掐住内外关穴，称为"掐内外关法"（图 7-159）。

（五）掐十宣法

用拇指尖分别逐个掐双手十指尖，称为"掐十宣法"（图 7-160）。

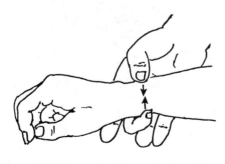

图7-159 掐内外关法

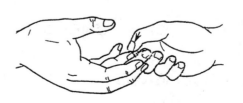

图7-160 掐十宣法

（六）掐十王法

用拇指尖分别逐个掐双手十指爪甲根上方王字纹处，称为"掐十王法"（图7-161）。

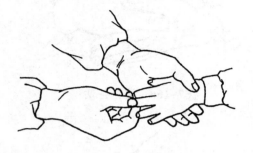

图7-161　掐十王法

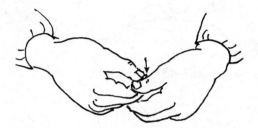

图7-162　掐少商法

（七）掐少商法

用拇指尖掐拇指爪甲外上方一分许之少商穴，称为"掐少商法"（图7-162）。少商穴是手太阴肺经的井穴，掐十二经的井穴时，合称为"掐十二井法"。用拇指尖与食指尖相对，分别掐每个指甲的内外上角处，合称为"喜鹊搭桥法"（图7-163）。

（八）掐八缝法

用拇指尖分别掐双手的食、中、环、小指四指掌面的第1指间关节缝隙处，称为"掐八缝法"（图7-164）。

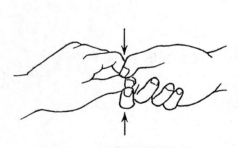

图7-163　喜鹊搭桥法

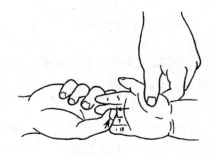

图7-164　掐八缝法

（九）掐八邪法

用拇指尖分别掐双手的背侧指掌关节突之间的缝隙中，两手共八处，故称为

"掐八邪法"（图 7-165 ）。

（十）掐足三里法

用拇指尖掐于足三里处，称为"掐足三里法"（图 7-166 ）。

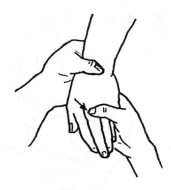

图7-165 掐八邪法

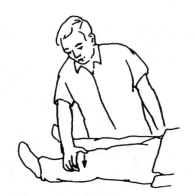

图7-166 掐足三里法

（十一）掐阳陵泉法

用拇指尖掐阳陵泉穴，称为"掐阳陵泉法"（图 7-167 ）。

（十二）掐委中法

用拇指尖掐于委中穴处，称为"掐委中法"（图 7-168 ）。

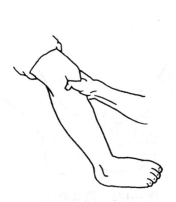

图7-167 掐阳陵泉法

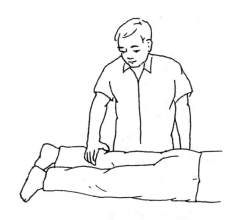

图7-168 掐委中法

（十三）掐承山法

用拇指尖掐于承山穴处，称为"掐承山法"（图7-169）。

（十四）掐三阴交法

用拇指尖掐于三阴交穴处，称为"掐三阴交法"（图7-170）。

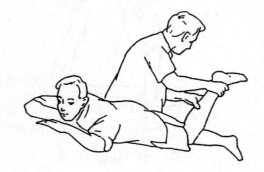

图7-169　掐承山法

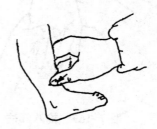

图7-170　掐三阴交法

（十五）掐仆参法

用拇指尖掐于仆参穴处，称为"掐仆参法"（图7-171）。

（十六）掐太冲法

用拇指尖掐于太冲穴处，称为"掐太冲法"（图7-172）。

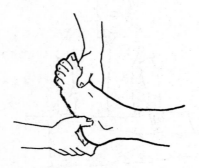

图7-171　掐仆参法

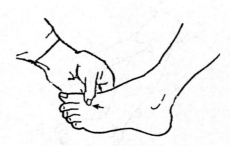

图7-172　掐太冲法

（十七）掐大敦法

用拇指尖掐于大敦穴处，称为"掐大敦法"（图 7-173）。

（十八）掐八风法

用拇指尖掐于足前方跖趾关节之间的缝隙中，两足共八个缝隙（俗称脚咔吧），称为"掐八风法"（图 7-174）。

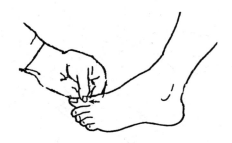

图7-173　掐大敦法

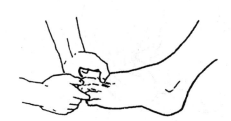

图7-174　掐八风法

（十九）掐足内庭法

用拇指尖掐于足前方第 2、3 趾缝之端内庭穴，称为"掐足内庭法"（图 7-175）。

（二十）掐足至阴法

用拇指尖掐于足小趾端外侧至阴穴处，称为"掐足至阴法"（图 7-176）。

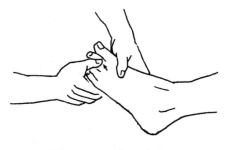

图7-175　掐足内庭法

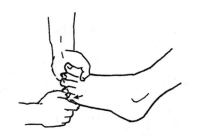

图7-176　掐足至阴法

（二十一）掐风池法

用拇、食指二指尖相对掐于后头下方两风池穴，边掐边向下方移动，至两天柱穴，称为"掐风池法"（图7-177）。治头痛重点掐风池穴，治颈椎病多掐天柱穴。

（二十二）掐百会攒竹法

用双手拇指尖掐于头顶百会穴，同时用右手食、中指二指指尖掐于两眉头之攒竹穴，两手协同用力掐揉10～20次，使患者产生较强的感觉，称为"掐百会攒竹法"（图7-178）。

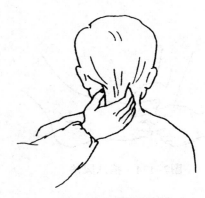

图7-177　掐风池法

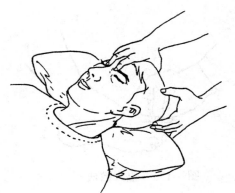

图7-178　掐百会攒竹法

（二十三）掐攒竹迎香法

用右手食、中指二指指尖掐于鼻之两侧迎香穴，同时用左手食、中指二指掐住两眉头之攒竹穴，两手协同用力，反复掐揉10～20次，称为"掐攒竹迎香法"（图7-179）。

（二十四）掐耳垂法

用双手拇、食指二指相对掐于两耳垂之中央（在耳穴上此处属于眼部反射区），反复掐揉10～20次，称为"掐耳垂法"（图7-180）。

（二十五）掐眉弓法

用双手食、中、环、小指四指尖，分别于两眉弓上进行掐动，并且边掐动边向两侧移动位置，称为"掐眉弓法"（图7-181）。

（二十六）掐前后肩关法

用右手拇指与中指尖相对，掐于肩头前后两侧，称为"掐前后肩关法"（图7-182）。

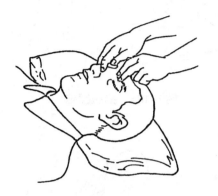

图7-179 掐攒竹迎香法

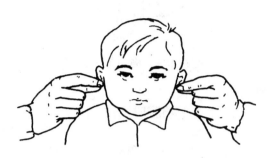

图7-180 掐耳垂法

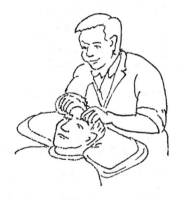

图7-181 掐眉弓法

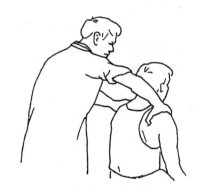

图7-182 掐前后肩关法

（二十七）掐内外劳宫法

用右手拇、中指指尖相对，掐于手部内、外劳宫穴，称为"掐内外劳宫法"（图7-183）。

（二十八）掐腋窝法

用拇、中指指尖相对，以中指伸入腋窝之中，与拇指尖相对应，用力掐腋窝内侧之胸大肌肌腱处，称为"掐腋窝法"（图7-184）。

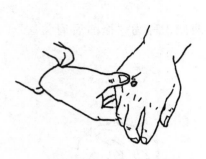

图7-183　掐内外劳宫法

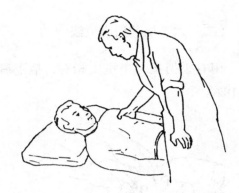

图7-184　掐腋窝法

（二十九）掐腹股沟法

用拇、中指指尖相对，以中指伸入腹股沟内，与拇指尖相对应用力掐腹股沟内侧内收肌腱，称为"掐腹股沟法"（图7-185）。本方法与掐腋窝法合称"勾魂四把钩子"。据说有"起死回生"的抗昏厥之功能。

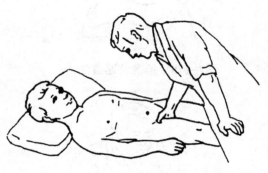

图7-185　掐股腹股沟法

十三、推法

推法是指施术者运用手指、手掌或拳头着力，按在患者肢体治疗部位或经络穴位之上，向前用力推动，称为"推法"。一般由肢体的近端推向远端，或由上方推向下方，称为"顺推法"。特殊情况，也可由肢体远端推向近端，或由下方推向上方，称为"逆推法"。运用手指推时，称为"指推法"，常用的有"拇指推法""食指推法""中指推法""剑指推法""四指推法"。按其推的方向，又可分为"拇指顺推法""拇指逆推法""拇指旋推法""拇指横推法""四指顺推法""四指逆推法""四指横推法"。运用手掌推时，称为"掌推法"，较常用的有"单掌推法""双掌推法""平掌推法""掌根推法"等。按其推动的方向，又可分为"平掌顺推法""平掌逆推法""掌根顺推法""掌根逆推法""腰背顺推法""腰背逆推法""八字分推法""双掌交叉分推法""上肢顺推法""上肢逆推法""下肢顺推法""下肢逆推法"。运用拳头着力，向前推动时，称为"拳推法"。运用单拳推动时，称为"单拳推动法"，有"单拳顺推法""单拳逆推法"。运用双拳推动时，称为"双拳推法"，有

"双拳顺推法""双拳逆推法"等（图 7–186 ～图 7–211）。

（一）拇指推法

用拇指按于治疗部位或穴位上，向前方推动，称为"拇指推法"（图 7–186）。用单手拇指推动，称为"单手拇指推法"，用双手拇指推动，称为"双手拇指推法"。按其推动方向可分为：

1.用拇指从患者肢体上方推向下方，或由近端推向末梢，称为"拇指顺推法"。（图 7–187）。

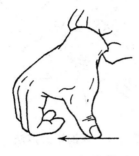

图7–186　拇指推法

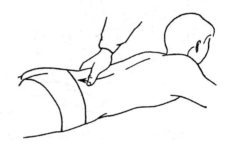

图7–187　拇指顺推法

2.用拇指从患者肢体下方推向上方，即从末梢推向近端，称为"拇指逆推法"（图 7–188）。如果用拇指横向推动时，称为"拇指横推法"。

3.用双手拇指同时推，称为"双手拇指推法"，由上向下推，或由近端推向末梢，称为"双拇指顺推法"（图 7–189）。双拇指一前一后交替顺推时，称为"双拇指交替顺推法"。

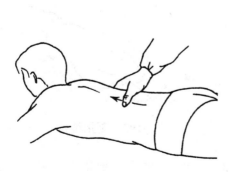

图7–188　拇指逆推法

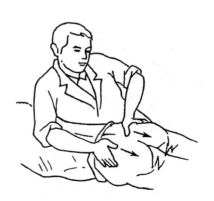

图7–189　双拇指顺推法

4.用双手拇指同时由下方推向上方，或由末梢推向近端，称为"双拇指逆推法"

（图7-190）。如双拇指一前一后交替逆推时，称为"双拇指交替逆推法"。

5.用双手拇指按于治疗部位或穴位上，分别向两侧分推，称为"双拇指分推法"（图7-191）。用双手拇指分别从两侧推向中央合拢，称为"双拇指合推法"。

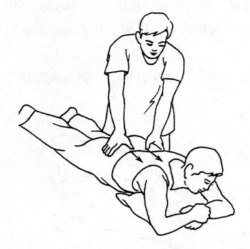

图7-190　双拇指逆推法

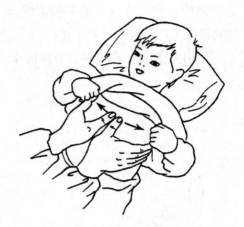

图7-191　双拇指分推法

6.用拇指按于治疗部位或穴位上，在向前推进的同时，并进行旋转揉动，称为"拇指旋推法"（图7-192）。

（二）剑指推法

用食、中指二指相并，按于治疗部位上，向前用力推动，称为"剑指推法"（图7-193）。

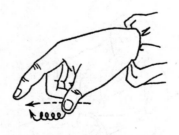

图7-192　拇指旋推法

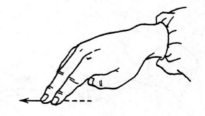

图7-193　剑指推法

1.用剑指由上方推向下方，或从近端推向末梢，称为"剑指顺推法"（图7-194）。

2.用剑指从下方推向上方，或从末梢推向近端，称为"剑指逆推法"（图7-195）。

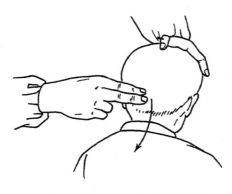 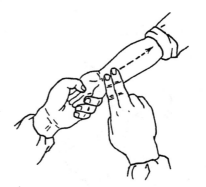

图7-194　剑指顺推法 　　　　　　　图7-195　剑指逆推法

（三）四指推法

用四指按于治疗部位或穴位上向前推动，称为"四指推法"。

1.用四指从上方推向下方，或从近端推向末梢，称为"四指顺推法"（图7-196）。

2.用四指从下方推向上方，或从末梢推向近端，称为"四指逆推法"（图7-197）。

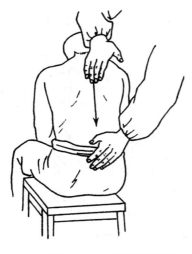 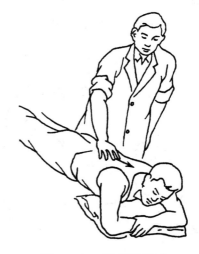

图7-196　四指顺推法 　　　　　　　图7-197　四指逆推法

3.用四指从侧方横推或沿肋间隙横推，称为"四指横推法"（图 7-198）。

（四）平掌推法

用平掌按于治疗部位或穴位上，向前推动，称为"平掌推法"。

1. 用平掌按于治疗部位从上向下推动，称为"平掌顺推法"（图7-199）。

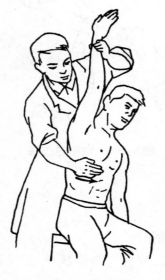

图7-198　四指横推法

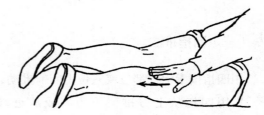

图7-199　平掌顺推法

2. 用平掌从治疗部位由下向上，或从末端推向近端，称为"平掌逆推法"（图7-200）。

3. 用平掌在治疗部位横向或沿肋间隙横推，称为"平掌横推法"（图7-201）。

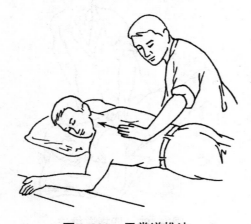

图7-200　平掌逆推法

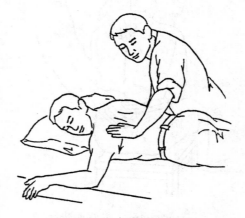

图7-201　平掌横推法

（五）掌根推法

用手掌根按于治疗部位向前推动，称为"掌根推法"。

1. 用掌根从治疗部位由上向下推动，称为"掌根顺推法"（图 7-202）。

2. 用掌根从治疗部位由下向上推动，称为"掌根逆推法"（图 7-203）。

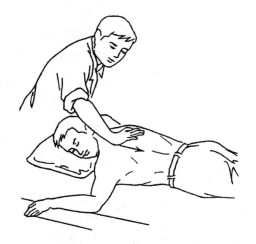

图7-202　掌根顺推法

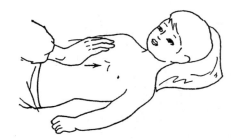

图7-203　掌根逆推法

（六）双掌推法

用双手掌按于治疗部位或穴位上，用力向前推动，称为"双掌推法"。

1. 用双手掌按于治疗部位由上向下顺推，称为"双掌顺推法"（图 7-204）。

2. 用双手掌按于治疗部位由下向上逆推，称为"双掌逆推法"（图 7-205）。

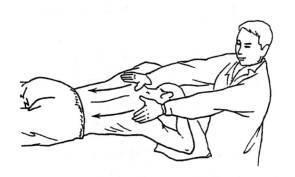

图7-204　双掌顺推法

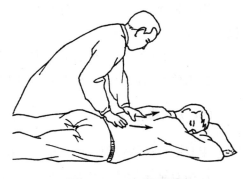

图7-205　双掌逆推法

（七）八字分推法

用双手拇指外展呈八字掌，按于背上方，从脊柱向两旁沿肋间隙分推，边分推边向下移动位置，称为"八字分推法"（图7-206）。

（八）双掌交叉分推法

用双手掌交叉，按于治疗部位或穴位的上下方。同时向上、下两个方向用力分推，以减轻脊柱的局部压力，边分推边移动位置，称为"双掌交叉分推法"（图7-207）。

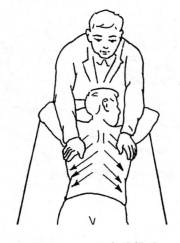

图7-206　八字分推法

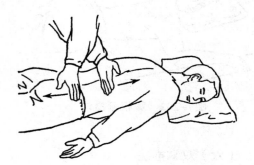

图7-207　双掌交叉分推法

（九）单拳推法

用手握拳按于治疗部位用力推动，称为"拳推法"。用单拳推动，称为"单拳推法"。

1. 用单拳由治疗部位从上方推向下方，称为"单拳顺推法"（图7-208）。

2. 用单拳由治疗部位从下方推向上方，称为"单拳逆推法"（图7-209）。

（十）双拳推法

用双拳按于治疗部位或穴位上，反复用力向前推动，称为"双拳推法"。

1. 用双拳于治疗部位从上向下，或从近端向末梢推动，称为"双拳顺推法"（图7-210）。

2. 用双拳在治疗部位从下向上推动，称为"双拳逆推法"（图7-211）。

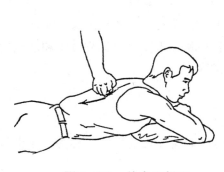

图7-208 单拳顺推法

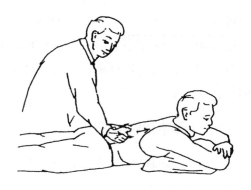

图7-209 单拳逆推法

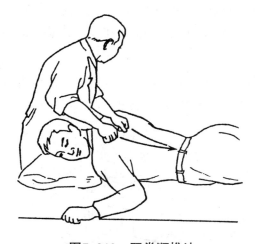

图7-210 双拳顺推法

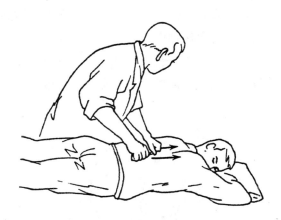

图7-211 双拳逆推法

推法适用于全身各部位，具有以下作用：导气活血，行滞化瘀，改善血液循环；温润皮肤，放松肌肉，缓解皮肤紧张，缓解肌肉痉挛；通经活络，兴奋神经，调节神经的兴奋与抑制过程；调和营卫，促进脏腑功能活动，增强人体抗病能力等。

十四、扳法

扳法，又称扳转法，是指施术者用扳动旋转的手法，促使患者脊柱、椎体各关节产生扳拧旋转活动的方法。运用扳转手法作用于患者颈椎时，称为"颈椎扳转法"，常用的有"扶头托腮扳转法""端提摆动扳转法""牵臂抱头扳转法""牵臂推头扳转法"。运用扳转手法作用于患者胸椎时，称为"胸椎扳转法"，常用的有"扳臂指推法""扳肩指推法""扳肩膝顶法"。运用扳转手法作用于患者腰椎时，称为"腰椎扳转法"。常用的有"扳肩指拨法""侧扳法""斜扳法"等。另外，还有"骶髂扳转法"。扳转法主要用于治疗脊柱的损伤和疾患，如颈椎病、颈部扭伤、落枕、颈椎半脱位、胸椎小关节紊乱、腰椎间盘突出症、滑膜嵌顿、腰肌扭伤、骶髂关节半脱位等。扳法可松动椎间关节，缓解肌肉痉挛，恢复其正常的关节位置和活动功能（图7-212～图7-225）。

（一）颈椎扳转法

用双手协同作用于颈椎各大小关节发生扳转活动而放松的手法，称为"颈椎扳转法"。

1. 一手扶住头部，另一手托住下颌，两手协同用力，进行端提扳转活动数周后，再用爆发寸劲用力扳转颈椎，并可听到或可触及扳转时的弹响声，两手交换位置，再以同样方法做对侧，称为"扶头托腮扳转法"（图7-212）。用此类手法时均应当慎重，以免扭伤颈椎。

2. 用双手合抱于患者头面部两侧颞颌关节处，协同用力向头上方端提，然后进行左右摆动，最后再用爆发寸劲，扳转颈椎，称为"端提摆动扳转法"（图7-213）。

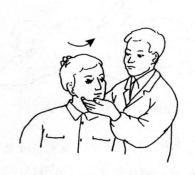

图7-212　扶头托腮扳转法

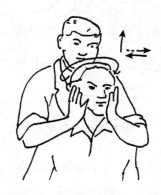

图7-213　端提摆动扳转法

3. 用一手握住腕部，另一手抱住头部，两手协同用力，扳转活动颈椎，称为"牵臂抱头扳转法"（图7-214）。两手交换位置，再以同样方法做对侧。

4. 用一手托住头枕，另一手抱住头部，以肘弯抖住下颌，两手协同用力，用暴发寸劲，扳转颈椎，称为"托枕抱头扳转法"（图7-215）。两手交换位置，以同样方法扳转对侧。

5. 一手托住头枕部，另一手勾住下颌，两手协同用力，先行牵引拉动，再做左右摆动，最后用爆发寸劲，扳转颈椎，可听到或触及弹响声，称为"仰卧颈椎扳转法"（图7-216）。

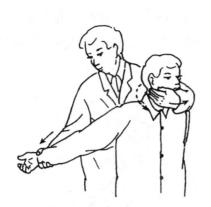

图7-214　牵臂抱头扳转法

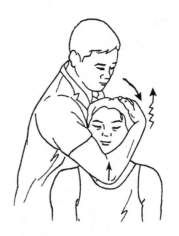

图7-215　托枕抱头扳转法

（二）胸椎扳转法

用双手协同用力，作用于胸椎关节上使其发生扳转活动，促使其移位或错缝的小关节复位的手法，称为"胸椎扳转法"。

1.患者将双臂上举，术者一手抱住患者上举之双臂肘部，另一手拇指顶住向后错缝移位的胸椎棘突，双手协同用爆发寸劲扳顶，称为"扳臂指推扳转法"（图7-217）。

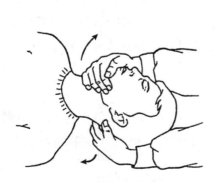

图7-216　仰卧颈椎扳转法

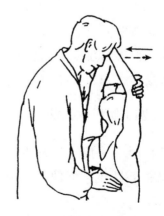

图7-217　扳臂指推扳转法

2.让患者端坐于凳上，术者用一膝关节顶于患者胸椎向后错缝移位之处，两手把住患者两肩头，两手及膝关节协同用力，用爆发寸劲扳转胸椎关节，其用力方向应与错位方向相对应，当其复位时可听到或触及弹响声，称为"膝顶扳转法"（图

7-218）。

3. 患者俯卧于床上，术者用一手拇指顶住患者胸椎侧方错缝移位之处，另一手把住患者的对侧肩头，两手协同用爆发寸劲扳转胸椎，促使其复位，称为"扳肩指顶扳转法"（图 7-219）。

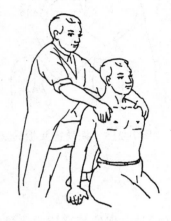

图7-218　膝顶扳转法

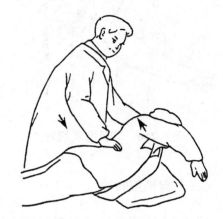

图7-219　扳肩指顶扳转法

（三）腰椎扳转法

用双手协同用力，使用扳转手法作用于患者腰椎关节上，使其产生扳转活动，促使其错缝移位的小关节复位的手法，称为"腰椎扳转法"。

患者端坐于凳上，术者用一手绕过患者前胸抱住患者对侧肩头，用另一手拇指顶住腰椎偏移侧方移位错缝的棘突，两手协同，用爆发寸劲，促使其复位，称为"抱肩指顶扳转法"（图 7-220）。当复位时，可触及关节响动或听到关节复位的弹响声。

（四）腰椎侧扳法

1. 用一手按于肩前部，另一手按于臀后部，双手协同向相反方向，用爆发寸劲扳转腰椎，促使其关节活动放松，缓解局部压力，称为"双手侧扳法"（图 7-221）。

2. 用双肘分别抵于患者的肩前方和臀后方，向相反方向用扭转剪力，进行侧扳时，称为"双肘侧扳法"（图 7-222）。再以同样方法做对侧。

（五）腰椎斜扳法

用拇指按压于腰椎疼痛处，另一手扳住患者对侧膝关节，两手协同用爆发寸劲扳顶，称为"腰椎斜扳法"（图 7-223）。再用同样方法做对侧。

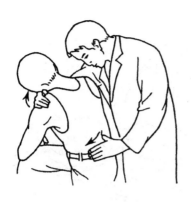

图7-220　抱肩指顶扳转法

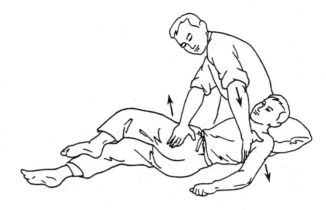

图7-221　双手侧扳法

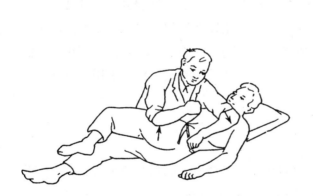

图7-222　双肘侧扳法

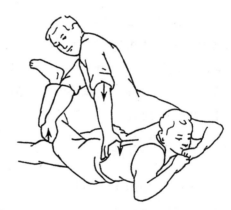

图7-223　腰椎斜扳法

（六）骶髂扳转法

因骶髂关节扭伤，有两大类型，即"前屈型"和"后伸型"，所以其治法也有两种，即前屈型损伤，用"后伸性扳转法"，后伸型损伤，用"前屈性扳转法"，是为正治。

1. 前屈性骶髂扳转法

一手握住踝部，令其屈膝屈髋，另一手按于臀后部，双手协同用爆发寸劲，扳转骶髂关节，使其后伸性扭伤的骶髂关节，向前屈方向复位，称为"前屈性骶髂扳转法"（图 7-224）。

2. 后伸性骶髂扳转法

用一手按于臀后部，另一手握住踝部，两手协同相对用爆发寸劲，向相反方向推拉，使前屈性扭伤的骶髂关节，向后伸方向复位，称为"后伸性骶髂扳转法"（图7-225）。

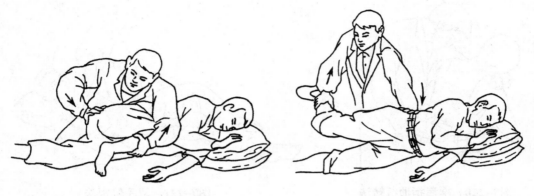

图7-224　前屈性骶髂扳转法　　　　　图7-225　后伸性骶髂扳转法

在做各种扳转手法之前，必须先做轻度按摩放松肌肉，促使其肌肉、筋腱放松，气血平和，才可再应用扳转之法。扳转法是一类比较剧烈的手法，用之得当，手到病除，使用不当或用力过猛也可引起新的再次损伤，故于临床必须慎重使用。凡有脊柱结核、骨瘤、类风湿疾病、强直性脊柱炎、骨质疏松等症均应禁用，以免引起扭伤关节、肌肉、韧带等不良后果。

十五、抖法

抖法是指施术者运用双手抖动患者的肢体或局部肌肉筋腱和关节等，称为"抖法"。抖法分为抖动局部肌肉（放松肌肉类）和抖动整个肢体（活动关节类）两大类。

一类是放松肌肉类的抖法，即在患者肢体不动、肌肉放松的情况下，施术者用双手交替反复抖动患者的肌肉筋腱等软组织。运用抓而抖之时，称为"抓抖法"，有"上肢抓抖法""下肢抓抖法""腹部抓抖法"。运用颤而抖之时，称为"颤抖法"。常用的有"上肢颤抖法"和"下肢颤抖法""腹部颤抖法"等。其作用为放松肌肉，舒展筋腱，调理气血，活血化瘀，缓解痉挛，消肿止痛。另一类是活动关节类的抖法，即在患者全身放松的情况下，施术者握住患者腕踝，或端提头颈，在用力牵拉的同时，进行反复抖动肢体，因其为牵拉抖动，故称为"牵抖法"。抖法包括"颈椎端提牵抖法""上肢牵抖法""下肢牵抖法""腰背牵抖法"。其主要作用为松动关节，扩大关节间隙，增加关节活动幅度，加强关节活动功能，促进关节润滑液的分泌吸收和代谢（图7-226～图7-234）。

（一）上肢抓抖法

用双手交替抓取上肢肌肉、筋腱、韧带等软组织。反复抓而抖之，边抓边抖动边放边向下移动位置，称为"上肢抓抖法"（图 7-226）。

（二）下肢抓抖法

用双手交替抓住下肢肌肉等软组织。边抓边抖动边放松边向下方移动位置，称为"下肢抓抖法"（图 7-227）。

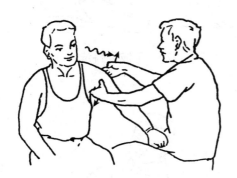

图7-226　上肢抓抖法

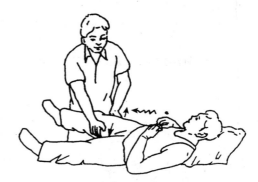

图7-227　下肢抓抖法

（三）上肢颤抖法

用双手交替握持住上肢两侧的肌肉等软组织，边颤抖边放松边向下方移动位置，称为"上肢颤抖法"（图 7-228）。

（四）下肢颤抖法

用双手交替握持住下肢两侧肌肉筋腱，边颤抖边放松边向下方移动位置，称为"下肢颤抖法"（图 7-229）。

（五）颈椎端提牵抖法

用一手托住下颌部，另一手托住头枕部，两手协同用力，先向上端提牵拉，在端提牵拉力下，做左右摆摇和旋转抖动，最后双手协同用爆发寸劲，抖动颈椎，称为"颈椎端提牵抖法"（图 7-230）。

（六）腰椎抖转法

用双手分别握住患者两手腕部，双手交替用力牵拉，左拉右放，右拉左放，促

113

使患者上身向左右转动，如抖空竹状。然后用爆发寸劲猛牵一手，促使其腰椎猛力抖动，使其复位，称为"腰椎抖转法"（图 7-231）。

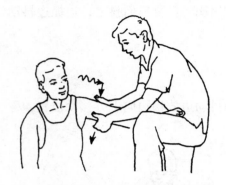

图7-228　上肢颤抖法

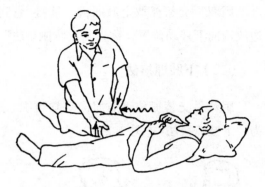

图7-229　下肢颤抖法

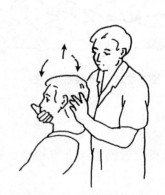

图7-230　颈椎端提牵抖法

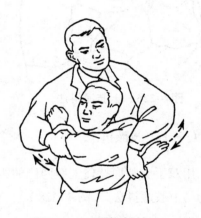

图7-231　腰椎抖转法

（七）上肢牵抖法

一手握住肩部，另一手握住腕部用力牵拉，做上肢的抖动，称为"上肢牵抖法"（图 7-232）。或用双手握住腕部，在牵拉力量下反复牵抖，称为"双手上肢牵抖法"（图 7-233）。

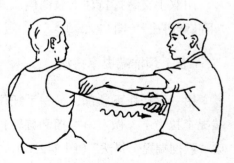

图7-232　上肢牵抖法

（八）下肢牵抖法

双手握住双踝部，将下肢牵拉提起，并进行反复上下抖动，称为"下肢牵抖法"（图 7-234）。牵拉抖动腰背脊柱及下肢大小关节。

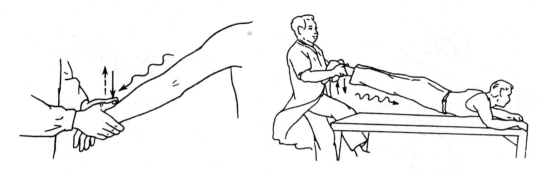

图7-233　双手上肢牵抖法　　　　　　图7-234　下肢牵抖法

十六、抓法

抓法是指施术者运用单手或双手着力，十指散开微屈，呈龙爪掌式，以十指尖着力，在患者肢体的治疗部位或穴位上，反复进行抓动，随抓随放，或移动位置，称为"抓法"。

抓法主要用于刺激皮肤肌肉，使其放松。此法具有调和营卫、疏通脉络、缓解痉挛、理气活血、镇静止痛的作用。常用的抓法有"抓头皮法"和"抓肌肉法"。运用单手着力抓时，称为"单手抓法"，有"单手抓上肢法""单手抓下肢法""单手抓腹部法"。运用双手着力抓时，称为"双手抓法"，有"双手抓头皮法""双手上肢抓法""双手下肢抓法""双手腹部抓法""双手交替抓法"（图 7-235～图 7-242）。抓法与提法相配合，称为"抓提法"，抓法与抖法相配合，称为"抓抖法"等。见提法及抖法项下。

（一）单、双手抓法

用单手五指分开屈曲呈龙爪掌式，抓于患者肢体的治疗部位或穴位上，随抓随放，并逐渐移动位置，称为"单手抓法"（图 7-235）。用双手呈龙爪掌式，同时或交替抓于治疗部位或穴位上，并边抓边放边移动位置，称为"双手抓法"（图 7-236）。

（二）上肢抓法

用手呈龙爪掌，抓住上肢部治疗部位，边抓边放边移动位置，称为"上肢抓法"。

1. 用单手五指尖抓上肢，称为"单手上肢抓法"（图7-237）。

2. 用双手十指尖，同时或交替抓上肢时，称为"双手上肢抓法"（图7-238）。

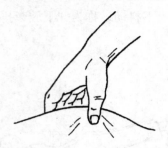

图7-235　单手抓法

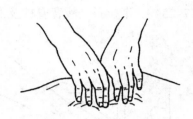

图7-236　双手抓法

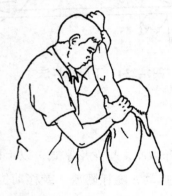

图7-237　单手上肢抓法

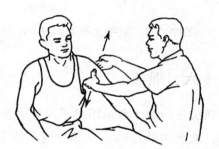

图7-238　双手上肢抓法

（三）下肢抓法

用手呈龙爪掌，抓于下肢治疗部位，边抓边放边移动位置，称为"下肢抓法"。

1. 用单手五指尖抓下肢，称为"单手下肢抓法"（图7-239）。

2. 用双手十指尖抓下肢，称为"双手下肢抓法"（图7-240）。

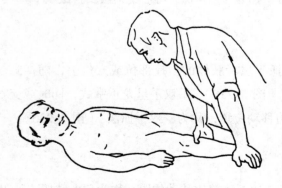

图7-239　单手下肢抓法

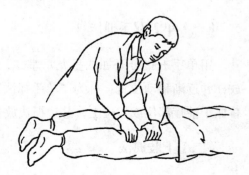

图7-240　双手下肢抓法

（四）腹部抓法

用双手呈龙爪掌，抓于腹部肌肉或穴位上，随抓随放，边移动位置，称为"腹部抓法"。抓而抖之，称为"腹部抓抖法"。

1. 用单手抓腹部，称为"单手腹部抓法"（图 7–241）。
2. 用双手抓腹部，称为"双手腹部抓法"。
3. 用双手交替抓腹部，称为"双手交替腹部抓法"。

（五）抓头皮法

用双手抓于头皮治疗部位，并边抓边放边移动，称为"抓头皮法"（图 7–242）。

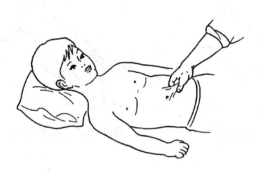

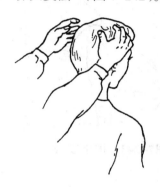

图7–241　单手腹部抓法　　　　　　　　图7–242　抓头皮法

1. 用双手同时抓头皮，称为"双手抓头皮法"。
2. 用双手尖交替抓头皮，称为"双手交替抓头皮法"。

十七、按法

按法是指施术者用手指指腹（指掌罗纹面），或手掌着力，按于患者肢体的治疗部位或穴位之上，使患者产生一种温润柔和、轻松舒适之感。此法具有温润皮肤、理气和血、疏通经络、改善血液循环、放松肌肉、缓解痉挛、镇静止痛、消肿的作用。用手指按时，称为"指按法"，有"拇指按法""食指按法""剑指按法""中指按法""骈指按法""四指按法""跪指按法""跪指按揉法"。用手掌按时，称为"掌按法"，有"平掌按法""叠掌按法""掌根按法""大鱼际按法""小鱼际按法"（图7–243～图7–255）。

（一）拇指按法

用拇指按于治疗穴位上，称为"拇指按法"（图7-243）。

（二）食指按法

用食指按于治疗穴位上，称为"食指按法"（图7-244）。

（三）剑指按法

用剑指按于治疗部位或穴位上，称为"剑指按法"（图7-245）。

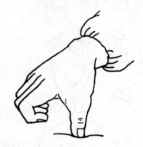

图7-243　拇指按法

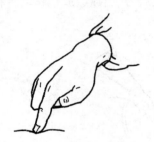

图7-244　食指按法

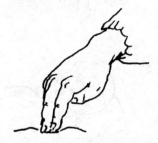

图7-245　剑指按法

（四）中指按法

用中指按于治疗部位或穴位之上，称为"中指按法"（图7-246）。

（五）骈指按法

用食、中、环指并成骈指，按于治疗部位或穴位上，称为"骈指按法"（图7-247）。

（六）四指按法

用食、中、环、小指四指按于治疗部位或穴位上，称为"四指按法"（图7-248）。

（七）跪指按法

用食、中、环、小指四指并拢屈曲半握，用四指的中节背侧面着力，按于治疗部位上或穴位上，因其指形如跪，称为"跪指按法"（图7-249）。

（八）跪指按揉法

用跪指按于治疗部位做环形按揉。即按法与揉法的相互配合，称为"跪指按揉法"（图 7-250）。其他各种指按法也多与揉法相互配合使用：若与压法相配合，称为"按压法"；若与摩法相配合则称为"按摩法"。

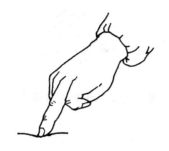

图7-246　中指按法

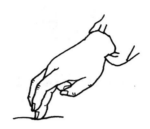

图7-247　骈指按法

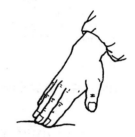

图7-248　四指按法

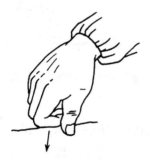

图7-249　跪指按法

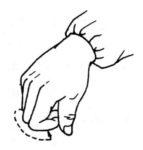

图7-250　跪指按揉法

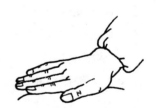

图7-251　平掌按法

（九）平掌按法

用平掌按于治疗部位上，称为"平掌按法"（图 7-251）。

（十）叠掌按法

用双掌叠在一起按于治疗部位上，称为"叠掌按法"（图 7-252）。

（十一）掌根按法

用手掌根部按于治疗部位或穴位上，称为"掌根按法"（图 7-253）。

（十二）大鱼际按法

用手掌大鱼际按于治疗部位或穴位处，称为"大鱼际按法"（图7-254）。

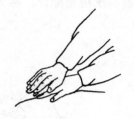

图7-252　叠掌按法

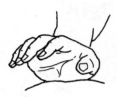

图7-253　掌根按法

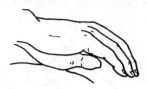

图7-254　大鱼际按法

（十三）小鱼际按法

用手掌小鱼际按于治疗部位或穴位上，称为"小鱼际按法"（图 7-255）。

按法也常与揉法、压法、摩法、颤法等手法相配合，而组合成复合性手法。如与揉法相配合，称为"按揉法"。有"拇指按揉法""剑指按揉法""跪指按揉法""平掌按揉法""掌根按揉法"。见有关章节，此处不再重述。必先按而

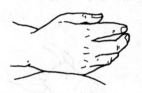

图7-255　小鱼际按法

后揉之。若揉力减轻，而旋转半径扩大，摩擦于皮肤之上，即成为按法与摩法相配合，称为"按摩法"（狭义的）。若按于穴位之上，再加大用力向下按压，即按法与压法相配合，称为"按压法"。若按于穴位之上，再进行反复快速颤动，即按法与颤法相配合，称为"按颤法"。

由于点按手法是捏筋疗法的基本手法，如在进行其他手法之前，必须要先用点或按于治疗部位或穴位上，才可施行其他手法。如进行摩、揉、推、压、抠、颤、搓、擦等，必须先点按之后而行之，故大多将复合性手法中的点按之法省略不提。

十八、摩法

摩法是指施术者运用手指或手掌，轻按于治疗部位或穴位之上，进行环形摩擦皮肤，触及皮肤而不触及肌肉深层，称为"摩法"，使其产生温柔轻松舒适之感。此法具有温润肌肤、理气和血、放松皮肤肌肉、改善末梢循环、缓解痉挛、消肿、镇静止痛的作用。

摩法与揉法相比较，摩法的用力要小，而旋转半径加大，并与皮肤产生摩擦，

故而发热有温润之感；揉法则向下用力加大，而旋转半径较小，力度可渗透于肌肉深层之内，并不与皮肤发生摩擦，故可渗透于肌肉深层，可使深在肌层的穴位产生酸胀之感。

运用手指摩时，称为"指摩法"，有"拇指摩法""食指摩法""剑指摩法""中指摩法""四指摩法""跪指摩法"。若运用平掌摩动时，称为"掌摩法"，有"平掌摩法""掌背摩法""大鱼际摩法""小鱼际摩法"（图7-256～图7-265）。

（一）拇指摩法

用拇指按于治疗部位或穴位之上，做旋转环形摩动，摩擦于皮肤之上，称为"拇指摩法"（图7-256）。

（二）食指摩法

用食指按于治疗部位或穴位上，进行环形旋转摩动，称为"食指摩法"（图7-257）。

（三）剑指摩法

用食、中指相并按于治疗部位或穴位上，做环形旋转摩动，称为"剑指摩法"（图7-258）。

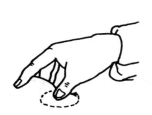 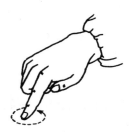 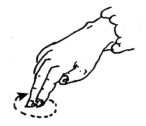

图7-256 拇指摩法　　　图7-257 食指摩法　　　图7-258 剑指摩法

（四）中指摩法

用中指按于治疗部位或穴位上，做环形旋转摩动，称为"中指摩法"（图7-259）。

（五）四指摩法

用四指按于治疗部位或穴位之上，做环形旋转摩动，称为"四指摩法"（图

7-260）。

（六）跪指摩法

用跪指按于治疗部位上，做环形旋转摩动，称为"跪指摩法"（图 7-261）。

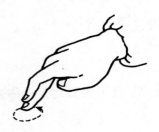

图7-259　中指摩法

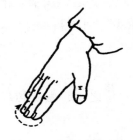

图7-260　四指摩法

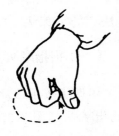

图7-261　跪指摩法

（七）平掌摩法

用平掌按于治疗部位或穴位上，做环形旋转摩动，称为"平掌摩法"（图 7-262）。

（八）手背摩法

用手背按于治疗部位或穴位上，做环形旋转摩动，称为"手背摩法"（图 7-263）。

（九）大鱼际摩法

用大鱼际按于治疗部位或穴位上，做环形旋转摩动，称为"大鱼际摩法"（图 7-264）。

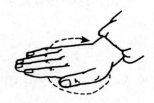

图7-262　平掌摩法

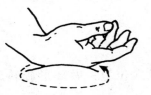

图7-263　手背摩法

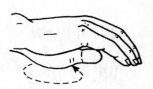

图7-264　大鱼际摩法

（十）小鱼际摩法

用小鱼际按于治疗部位或穴位上，做环形旋转摩动，称为"小鱼际摩法"（图7-265）。

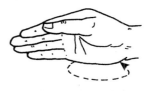

图7-265　小鱼际摩法

十九、弹法

弹法是指施术者运用手指着力，在患者肢体治疗部位或穴位上进行反复弹打、弹拨，或提弹等，使其产生酸麻胀感、传导感、放射感、舒适感。弹法具有刺激穴位、疏通经络、兴奋神经、放松肌肉、镇静止痛、调理筋腱、拨离粘连等作用。弹法与打法相配合，也称"弹打法"，但一般只称为"弹法"，如有"食指弹法""中指弹法""十指弹法"；弹法与提法相配合，称为"提弹法"，有"单手提弹法""双手提弹法"，如用于背部的捏脊提弹法，见捏法项下。弹法与拨法相配合，称为"弹拨法"，见拨法项下（图7-266～图7-269）。

（一）食指弹法

将食指翘于中指指背上，食、中指向相反方向用剪力，使食指从中指背上滑落，而弹打于治疗部位或穴位之上，并可发出弹响之声，称为"食指弹法"（图7-266）。用双手弹打耳后枕骨粗隆，同时两手掌捂紧双耳道，患者则可感觉弹打之响声传入脑中，称为"鸣天鼓手法"（图7-267），可反复弹打三十六次，故又称为"三十六声鸣天鼓"。

（二）食指反弹法

将食指端翘于中指指腹上，食、中指向反方向用剪力，促使食指从中指指腹上滑落时，敲打于治疗部位或穴位之处，也可发出弹响之声，称为"食指反弹法"（图7-268）。

（三）中指弹法

将中指端叠放于拇指指腹上，中、拇指向相反方向用剪力，中指端从拇指指腹上滑落，弹打于治疗部位或穴位上，可发出弹响之声，称为"中指弹法"（图7-269）。即俗称"弹脑嘣"。

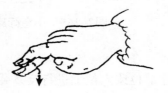

图7-266　食指弹法

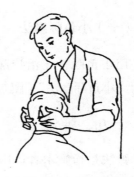

图7-267　鸣天鼓手法

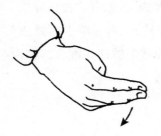

图7-268　食指反弹法

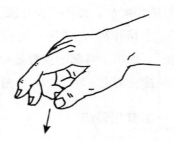

图7-269　中指弹法

二十、颤法

颤法是指施术者运用手指或手掌着力，按于患者肢体治疗部位或穴位上，进行快速而有节奏的上下振颤，使之产生一种轻松舒适柔和之感，称为"颤法"。此法具有理气和血、调和营卫、疏通经络、改善血液循环、促进胃肠蠕动、祛瘀散结、化食消积的作用。

运用指腹着力，反复颤动时，称为"指颤法"，有"拇指颤法""食指颤法""剑指颤法""中指颤法""骈指颤法""四指颤法"。运用手掌着力，进行反复颤动时，称为"掌颤法"，有"单掌颤法""双掌颤法""叠掌颤法""掌根颤法"。颤法与点法相配合，称为"颤点法"，有"四指颤点法""十指颤点法"等。颤法与抖法配合，称为"颤抖法"，有"腹部颤抖法"等（图 7-270 ～图 7-282）。

（一）拇指颤法

用拇指按于治疗部位或穴位上，进行上下颤动，称为"拇指颤法"（图 7-270）。

（二）食指颤法

用食指按于治疗部位或穴位上，进行上下振颤，称为"食指颤法"（图7-271）。

（三）剑指颤法

用剑指按于治疗部位上，进行上下振颤，称为"剑指颤法"（图7-272）。

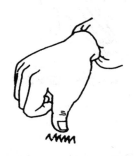 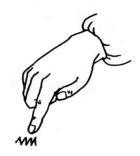 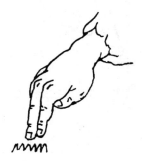

图7-270　拇指颤法　　　　图7-271　食指颤法　　　　图7-272　剑指颤法

（四）中指颤法

用中指按于治疗部位或穴位之上，进行上下振颤，称为"中指颤法"（图7-273）。

（五）骈指颤法

用食、中、环指相骈按于治疗部位上，进行上下振颤，称为"骈指颤法"（图7-274）。

（六）四指颤法

以四指相骈按于治疗部位或穴位上，进行上下振颤，称为"四指颤法"（图7-275）。

（七）单掌颤法

用单掌按于治疗部位或穴位上，进行上下振颤，称为"单掌颤法"（图7-276）。

（八）双掌颤法

用双掌按于治疗部位或穴位上，进行上下振颤，称为"双掌颤法"（图 7-277）。

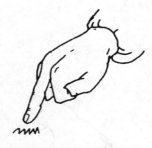

图7-273　中指颤法

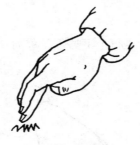

图7-274　骈指颤法

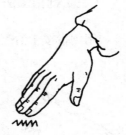

图7-275　四指颤法

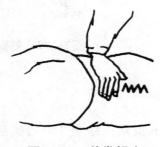

图7-276　单掌颤法

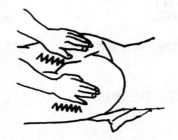

图7-277　双掌颤法

（九）叠掌颤法

用双手叠掌按于治疗部位上，进行上下振颤，称为"叠掌颤法"（图 7-278）。

（十）掌根颤法

用手掌根按于治疗部位上，进行上下振颤，称为"掌根颤法"（图 7-279）。

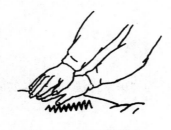

图7-278　叠掌颤法

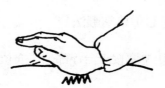

图7-279　掌根颤法

颤法与点法相配合，称为"颤点法"，分为"四指颤点法""十指颤点法"。

（十一）四指颤点法

以四指尖按点于治疗部位或穴位上，进行上下颤点，并可边颤点边移动位置，称为"四指颤点法"（图7-280）。

（十二）十指颤点法

以十指尖按点于治疗部位上，进行上下振颤点按，并边振颤点按边移动治疗之部位，称为"十指颤点法"（图7-281）。

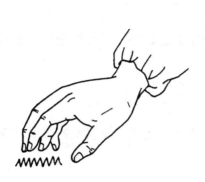

图7-280　四指颤点法

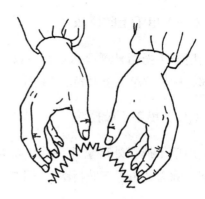

图7-281　十指颤点法

（十三）腹部颤抖法

用四指按于腹部治疗部位，进行快速振颤抖动，称为"腹部颤抖法"（图7-282）。

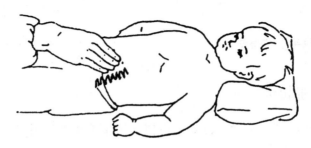

图7-282　腹部颤抖法

二十一、将法

将法是指施术者运用单手或双手，以拇指外展呈八字掌，用虎口及掌面着力，按于患者四肢近端，反复用力迅速将向远端，形似将榆钱之状，或将胡子之势，称为"将法"。应用单手将时，称为"单手将法"，分为"单手上肢将法"和"单手下肢将法"。运用双手将时，称为"双手将法"，分为"双手上肢将法"和"双手下肢将法"。运用双手交替将时，称为"双手交替将法"，分为"双手交替上肢将法"和"双手交替下肢将法"。将法常用于四肢，具有疏通经络、理气活血、改善末梢血液循环的作用（图 7–283～图 7–290）。

（一）单手上肢将法

用单手拇指外展呈八字掌，以虎口及手掌按于上肢近端，反复快速将向末梢手腕部，称为"单手上肢将法"（图 7–283）。

（二）单手下肢将法

用单手拇指外展呈八字掌，以虎口及手掌按于下肢近端，反复快速将向远端足踝部，称为"单手下肢将法"（图 7–284）。

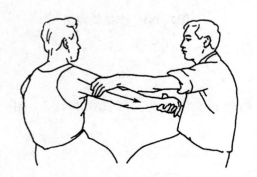

图7–283　单手上肢将法

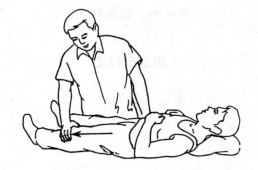

图7–284　单手下肢将法

（三）双手上肢将法

用双手拇指外展呈八字掌，以双手虎口及手掌按于上肢近端，快速将向远端手腕部，称为"双手上肢将法"（图 7–285）。

（四）捋指法

用拇、食指二指夹持于手指两侧，逐个进行反复捋动，称为"捋指法"（图7-286）。

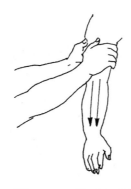

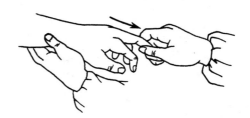

图7-285　双手上肢捋法　　　　　　　　　　图7-286　捋指法

（五）双手下肢捋法

用双手拇指外展呈八字掌，以双手虎口及手掌按于下肢近端，快速捋向远端足踝部，称为"双手下肢捋法"（图7-287）。

（六）双手交替上肢捋法

用双手拇指外展呈八字掌，用双手先后交替，以虎口及手掌从上肢近端，快速捋向远端手腕处，称为"双手交替上肢捋法"（图7-288）。

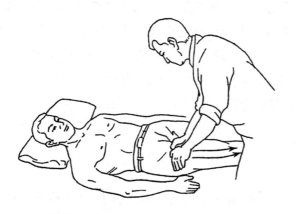

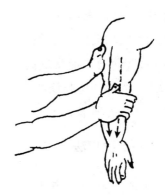

图7-287　双手下肢捋法　　　　　　　　　　图7-288　双手交替上肢捋法

（七）双手交替下肢捋法

用双手拇指外展呈八字掌，以虎口及手掌先后反复交替，从下肢近端捋向远端足踝部，称为"双手交替下肢捋法"（图7-289）。

（八）捋趾法

用拇、食指二指夹持于足趾两侧，逐个进行，捋向末梢，称为"捋趾法"（图7-290）。

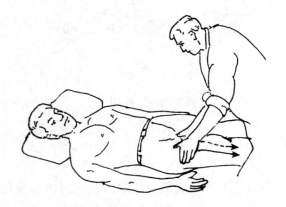

图7-289　双手交替下肢捋法

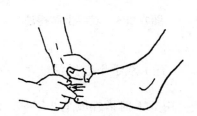

图7-290　捋趾法

二十二、捻法

捻法是指运用单手或双手，以拇指指腹与食指指腹相对着力，夹持捻于患者手指或耳朵的内外两侧，进行往返旋转捻动，称为"捻法"。捻法具有刺激穴位、改善微循环、兴奋末梢神经的作用，使患者产生轻松舒适柔和之感。此处主要介绍比较常用的"捻指法"与"捻耳法"两种（图7-291～图7-292）。至于"捻筋法"，是指用拇、食指二指反复捻动于筋腱之处，如反复捻揉胸锁乳突肌时，则称为"拿桥弓法"，俗称"捻脖筋法"。若反复捻揉跟腱时，则称为"捻大筋法"，又称"拿跟腱法"。见有关项下。

（一）捻指法

用拇、食指二指相对，夹持于伤指两侧反复进行捻动，并且边捻动边从近端向末梢移动，称为"捻指法"（图7-291）。若用于捻动患者足趾之时，称为"捻足趾法"。

（二）捻耳法

用双手拇、食指二指相对，夹持于两耳郭前后两面进行捻动，边捻动边从上方向下方移动，在其耳轮、耳垂多捻几遍，称为"捻耳法"（图7-292）。此法可使患者产生轻松舒适柔和感。

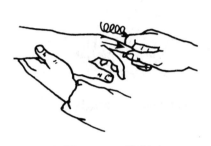

图7-291　捻指法

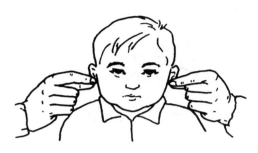

图7-292　捻耳法

二十三、提法

提法是指施术者运用单手或双手着力，进行抓捏或握持住患者肢体的治疗部位或穴位上，向上用力提起，反复随提随放，或移动位置，称为"提法"。用单手提起时，称为"单手提法"。运用双手提起时，称为"双手提法"。提法必与抓、捏、端、拿等方法配合，才可提之。运用抓而后提之，称为"抓提法"，分为"单手抓提法""双手抓提法""肩部抓提法""上肢抓提法""下肢抓提法""腹部抓提法"。运用捏而后提之，称为"捏提法"，有"背部捏提法"，此法多用双手同时进行。运用端而后提之，称为"端提法"，有"颈部端提法""肩部端提法""腰部端提法""髋部端提法"。运用拿而后提之，称为"拿提法"或"提拿法"，分为"颈部拿提法""肩部拿提法""腹部拿提法"。提法具有提气活血、放松肌肉、缓解痉挛、松动关节、调节脏腑气血功能等作用（图7-293～图7-308）。

（一）单手抓提法

用五指抓住治疗部位或穴位，用力向上抓提，或边抓提边放松边移动位置，称为"单手抓提法"（图7-293）。

（二）双手抓提法

用双手抓住治疗部位，边抓提边放松边向下方移动，称为"双手抓提法"（图7-294）。

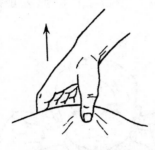

图7-293 单手抓提法

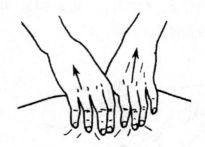

图7-294 双手抓提法

（三）肩部抓提法

以拇指与其余四指相对抓住颈肩部，边抓提边放松边向下方移动，称为"肩部抓提法"（图7-295）。

（四）上肢抓提法

用双手抓住上肢治疗部位，边抓提边放松边向下移动，称为"上肢抓提法"（图7-296）。

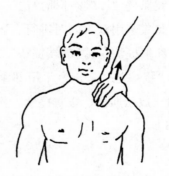

图7-295 肩部抓提法

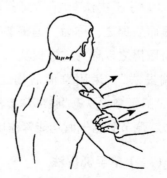

图7-296 上肢抓提法

（五）下肢抓提法

用双手抓住下肢肌肉，边抓提边放松边向下方移动，称为"下肢抓提法"（图

7–297)。

（六）腹部抓提法

用双手抓提患者腹部，边抓提边放松边移动，称为"腹部抓提法"（图 7–298)。

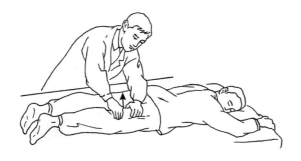
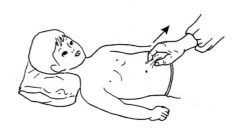

图7-297　下肢抓提法　　　　　　　　　图7-298　腹部抓提法

（七）腰背捏提法

腰背部捏提法即"捏脊法"。因其手法的姿势略有不同，可分为拇指在前式和拇指在后式，但其效果基本相同。

1. 拇指在前式

两手呈半握拳，用拇指与食指中节桡侧面相对，将腰骶部皮肉捏提而起，边捏边提，或三捏一提，或一捏一提，边捏提边放松边向前推移位置，从长强穴反复捏提至大椎穴两侧，反复3～5遍，称为"拇指在前式腰背捏提法"（图 7–299)。

若用于儿童，主治消化不良，俗称"捏脊法"或"捏积法"。

若用于成人，可治疗腰背部肌筋膜炎、腰椎间盘突出症、急慢性腰扭伤等症。

2. 拇指在后式

两手呈捏合式，用食、中指在前，拇指在后，拇指指腹与食、中指指腹相对，捏住患者腰骶部皮肉提起，边捏边提，或三捏一提，或一捏一提，边捏提边放松边向前推移，反复3～5遍，称为"拇指在后式腰背捏提法"（图 7–300)。

若用拿法与提法相配合，称为"拿提法"，有"颈部拿提法""肩部拿提法""下肢部拿提法""腹部拿提法"等。

（八）颈部拿提法

用拇指与其余四指相对，拿住颈椎两侧皮肉，边拿提边放松边向下方移动，称为"颈部拿提法"（图 7–301)。

（九）肩部拿提法

用拇指与其余四指相对，拿住肩部前后两侧肌肉，边拿提边放松边向下方移动，称为"肩部拿提法"（图7-302）。

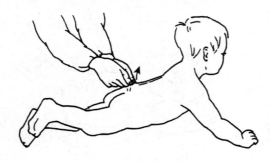

图7-299　背部捏提法（拇指在前）

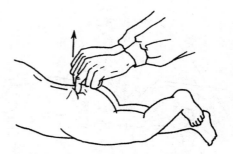

图7-300　背部捏提法（拇指在后）

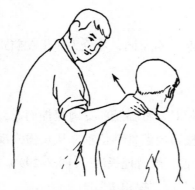

图7-301　颈部拿提法

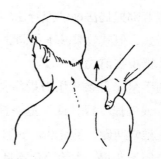

图7-302　肩部拿提法

（十）下肢拿提法

用拇指与其余四指相对，双手同时或交替拿提下肢肌肉，边拿提边放松边向下方移动，称为"下肢拿提法"（图7-303）。

（十一）腹部拿提法

用拇指与其余四指相对，双手同进或交替拿起腹部肌肉，边拿提边放松边移动，称为"腹部拿提法"（图7-304）。

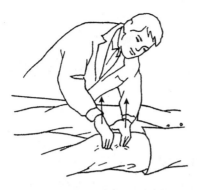

图7-303　下肢拿提法

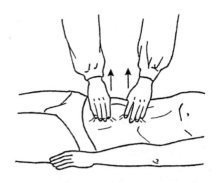

图7-304　腹部拿提法

若将端法与提法相配合，称为"端提法"，分为"颈部端提法""肩部端提法""腰部端提法""下肢端提法"。

（十二）颈部端提法

用双手掌合抱于头部两侧，用力向上方端提，用以牵拉颈椎促使其椎间隙增宽，以降低压力，缓解颈神经根受压而引起的疼痛麻木等症，称为"颈部端提法"（图7-305）。

（十三）肩部端提法

一手按于肩头，另一手伸入患者肩腋窝下，向上用力将患肩端提起，称为"肩部端提法"（图 7-306）。

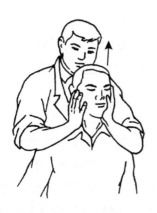

图7-305　颈部端提法

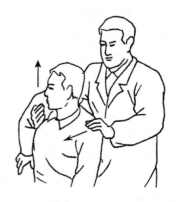

图7-306　肩部端提法

（十四）腰部端提法

用双手合力抱于腰椎两侧，用力向上端提，使腰离开床面，然后放松复原，称为"腰部端提法"（图 7-307）。

（十五）髋部端提法

用双手合抱住膝关节下方，向上端提至屈膝屈髋位，边端提边放松，可用于治疗髋关节扭伤。若用于整复髋关节脱位，要有一助手帮助固定患者的髋关节。以便于加大整复用力，而促使其复位，称为"髋部端提法"（图 7-308）。

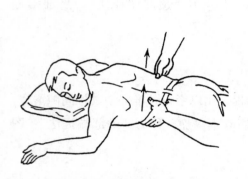

图7-307　腰部端提法

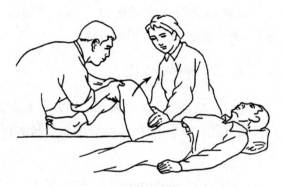

图7-308　髋部端提法

二十四、擦法

擦法是指施术者运用四指或手掌着力，按于患者治疗部位或穴位上，沿指尖方向，向前用力擦动皮肤，撤回手时不触及皮肤。其用力比推法轻柔，与搓法的区别是撤回时不触及皮肤，而只刺激皮肤血脉或浅层肌肉，称为"擦法"。

指擦法

运用四指并拢，按于患者治疗部位或穴位之上，以四指掌侧着力，反复进行向前摩擦，撤回手时不触及皮肤，称为"四指擦法"。用单手四指擦动时，称为"单手四指擦法"。若用双手四指擦动时，称为"双四指擦法"或"双手四指交替擦法"。按其作用部位来分，又有"四指擦面法""四指擦胸法""四指擦肘窝法""四指擦手心法""四指擦腘窝法""四指擦手足心法""双四指擦背法"。运用手掌着力，反复进行擦动时，称为"平掌擦法"，简称"掌擦法"，分为"单掌擦法""双掌擦法""双掌交替擦法"等（图 7-309 ～图 7-322 ）。

（一）四指擦面法

用双手四指按于面部，从上方向下方反复擦动，称为"四指擦面法"（图 7-309 ）。

（二）四指擦胸法

用一手提起伤侧上肢，以露出胸部伤处，用另一手四指掌面，向指尖方向由上向前下方，沿肋骨走行方向擦动，称为"四指擦胸法"（图 7-310 ）。

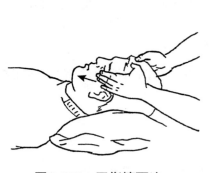

图7-309　四指擦面法

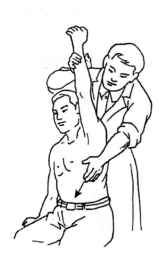

图7-310　四指擦胸法

（三）四指擦肘窝法

用一手握住手腕部，暴露出肘窝部，用另一手四指向前方擦动肘窝，称为"四指擦肘窝法"（图 7-311 ）。

（四）四指擦腘窝法

用一手四指按于大腿后侧向前擦动腘窝及委中穴，称为"四指擦腘窝法"（图 7-312 ）。

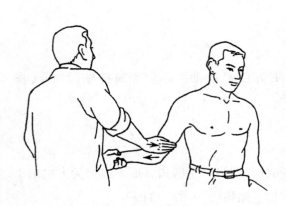

图7-311　四指擦肘窝法

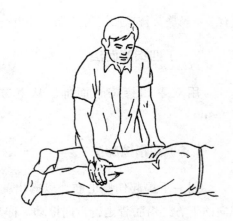

图7-312　四指擦腘窝法

（五）四指擦手足心法

一手握住足踝部，另一手四指擦动足心涌泉穴，称为"四指擦足心法"（图7-313）。

用四指擦动手心劳宫穴，称为"四指擦手心法"。

用双手四指擦动时，称为"双四指擦法"，有"双四指擦面法""双四指擦背法""双四指擦胸法""双四指擦腹法"。

（六）双四指擦背法

用双手四指擦动背部两侧肌肉，边擦动边向前推移，或改变位置，称为"双四指擦背法"（图7-314）。也可用双手四指反复交替进行擦动，称为"双四指交替擦动法"。

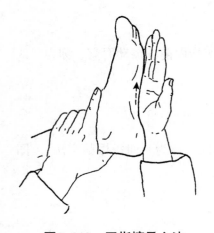

图7-313　四指擦足心法

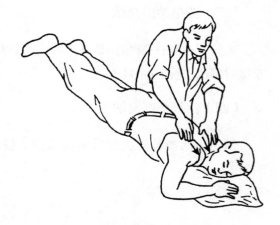

图7-314　双四指擦背法

掌擦法

用手掌进行擦动时，称为"掌擦法"。本法包括"单掌擦法""双掌擦法""双掌交替擦法"。按其作用部位分为"胸部擦法""腹部擦法""背部擦法""腰部擦法""上肢擦法""下肢擦法"。用单手或双手，以平掌着力，按于患者肢体的治疗部位或穴位上，向前反复擦动，称为"平掌擦法"。按其作用部位，有"平掌擦胸法""平掌擦腹法""平掌擦背法""平掌擦腰法""平掌擦上肢法""平掌擦下肢法"。用双手擦动，称"双掌擦法"，按其作用部位，有"双掌擦胸腹法""双掌擦腰背法""双掌擦骶臀法"和"双掌擦下肢法"。

（一）平掌擦胸法

用平掌按于胸部进行擦动，或边擦动边移动位置，称为"平掌擦胸法"（图7-315）。

（二）平掌擦腹法

用平掌按于腹部治疗部位进行擦动，边擦边移动，称为"平掌擦腹法"（图7-316）。

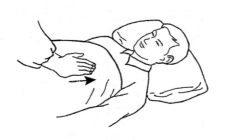

图7-315　平掌擦胸法

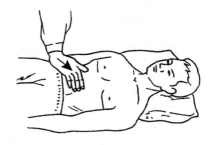

图7-316　平掌擦腹法

（三）平掌擦背法

用平掌按于背部治疗部位进行擦动，边擦边移动，称为"平掌擦背法"（图7-317）。

（四）平掌擦腰法

用平掌按于腰部治疗部位进行擦动，边擦动边移动，称为"平掌擦腰法"（图

7-318）。

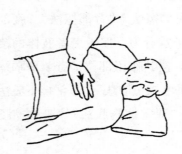

图7-317　平掌擦背法

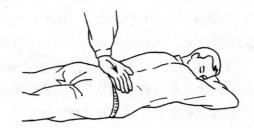

图7-318　平掌擦腰法

（五）双掌擦腰背法

用双掌按于脊柱两侧，由大椎两旁擦动到腰骶两侧，称为"双掌擦腰背法"（图7-319）。

（六）双掌擦骶臀法

用双掌按于腰骶两侧及八髎穴上向下擦动，称为"双掌擦骶臀法"（图7-320）。

用双手交替擦动，称为"双掌交替擦法"。按其部位分，有"双掌交替擦胸腹法""双掌交替擦腰背法""双掌交替擦骶臀法""双掌交替擦上肢法"和"双掌交替擦下肢法"。

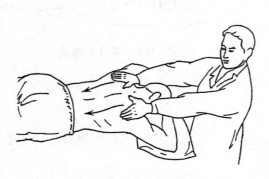

图7-319　双掌擦腰背法

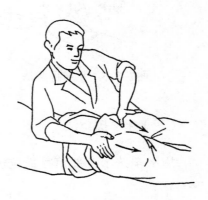

图7-320　双掌擦骶臀法

（七）双掌交替擦腰背法

用双掌按于腰背部交替进行擦动或边擦动边移动，称为"双掌交替擦腰背法"（图7-321）。

（八）双掌交替擦上肢法

用双掌合抱于上肢内外或前后两侧，自上向下地擦动上肢，称为"双掌交替擦上肢法"（图7-322）。

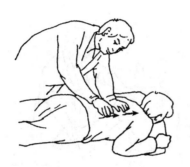

图7-321　双掌交替擦腰背法

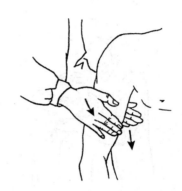

图7-322　双掌交替擦上肢法

二十五、摇法

摇法是指施术者运用旋转摇动手法，使患者肢体关节产生旋转活动，恢复其正常活动功能的方法，称为"旋摇法"，简称"摇法"。旋摇法是由旋转和摇动相配合而组成的复合型手法，常用于颈、肩、腕、髋、膝、踝等具有旋转功能的关节，也可用于肘、掌、指间等屈伸关节。

运用旋摇手法作用于颈部时，称为"颈部旋摇法"。运用旋摇手法作用于肩部时，称为"肩部旋摇法"，简称"摇肩法"，常用的有"单手摇肩法""双手摇肩法""盘肩旋摇法""肩部抢摇法"。运用旋摇手法作用于肘部时，称为"肘部旋摇法"，简称"摇肘法"，还有"摇腕法""摇指法"，以及作用于下肢的"摇髋法""摇膝法""摇踝法""摇趾法"。摇法可放松肌肉韧带，缓解肌肉韧带痉挛，解除筋膜粘连，松动关节。此法具有解除关节僵硬强直、恢复关节功能活动的作用，主治骨错缝、筋跳槽，关节脱位、半脱位、关节紊乱等症，并且还有促进骨折愈合后的恢复活动功能，缓解骨折后遗症等作用（图7-323～图7-335）。

（一）颈部旋摇法

用一手托住下颌，另一手按住头顶，两手协同用力，反复旋摇头部，带动颈椎顺时针或逆时针方向的反复旋摇活动，称为"颈部旋摇法"（图7-323），简称"摇颈法"。

（二）肩部旋摇法

肩部旋摇法，简称"摇肩法"，一手按住肩头，另一手握住腕部做向前或向后旋摇上肢。带动肩部的旋摇活动，称为"单手摇肩法"（图7-324）。

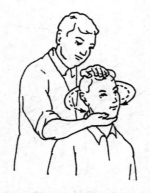

图7-323　颈部旋摇法

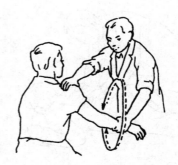

图7-324　单手摇肩法

用双手握住手腕，进行向前或向后旋摇上肢而带动肩部旋摇活动，称为"双手摇肩法"（图7-325）。

（三）盘肩旋摇法

用双手十指交叉环抱于肩头上，以前臂和肘弯架住上肢，进行肩关节向前或向后的旋转摇肩活动，称为"盘肩旋摇法"（图7-326），简称"盘肩法"。

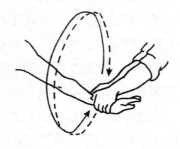

图7-325　双手摇肩法

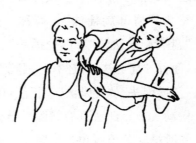

图7-326　盘肩旋摇法

（四）肩部抡摇法

先用一手勾住腕部做快速抡摇活动数周，再换另一手勾住腕部，做反方向快速抡摇活动数周，称为"肩部抡摇法"（图 7-327）。

（五）肘部旋摇法

用一手托住肘部，另一手握住腕部，两手协同用力，做向内向外的旋转摇肘活动，称为"肘部旋摇法"（图 7-328），简称"摇肘法"。

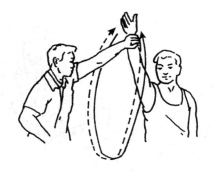

图7-327 肩部轮摇法

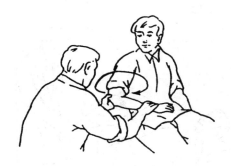

图7-328 肘部旋摇法

（六）腕部旋摇法

用左手握住腕关节上方，右手握住患侧手掌或食、中、环指三指，做腕关节的向内向外旋转摇腕活动，称为"腕部旋摇法"（图 7-329），简称"摇腕法"。

（七）摇指法

左手握住腕部，右手握住患指，做向内向外旋转摇指活动，称为"摇指法"（图 7-330）。

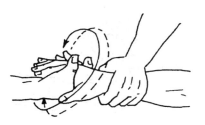

图7-329 腕部旋摇法

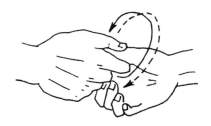

图7-330 摇指法

（八）髋部旋摇法

一手按于膝部，另一手握住踝部，两手协同用力，抬起下肢使其屈膝屈髋，做向内向外旋转摇髋活动，称为"髋部旋摇法"，简称"摇髋法"（图 7–331）。

（九）膝部旋摇法

一手按于膝部，另一手握住踝部，两手协同用力，做膝关节向内向外旋转摇膝活动，称为"膝部旋摇法"，简称"摇膝法"，因其仰卧而做，故称"仰卧摇膝法"（图 7–332）。

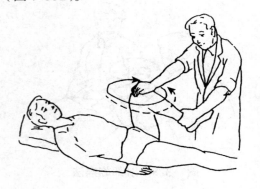

图7–331　摇髋法

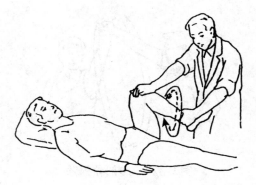

图7–332　仰卧摇膝法

患者俯卧于床上，用一手扶住患者小腿，而另一手握住踝部，做膝关节向内向外旋转摇膝活动，称为"俯卧摇膝法"（图 7–333）。

（十）踝部旋摇法

用一手握住踝部，另一手握住足部，两手协同用力，做踝关节向内向外旋摇活动，称为"踝部旋摇法"，简称"摇踝法"（图 7–334）。

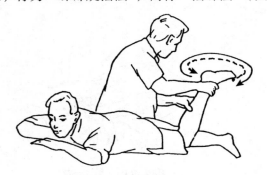

图7–333　俯卧摇膝法

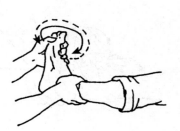

图7–334　摇踝法

（十一）摇趾法

一手握住踝部，另一手拇、食指二指捏住患趾，做旋转摇趾活动，称为"摇趾法"（图 7-335）。

二十六、摆法

摆法是指施术者运用前后或左右摆动的手法，促使患者肢体关节恢复正常功能活动的手法，称为"摆法"。摆法一般常用于脊柱的颈椎、胸椎、腰椎、腰骶等关节处。因为颈、胸、腰椎具有一定的旋转活动功能，故此"摆法"常与旋摇类手法

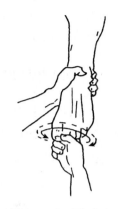

图7-335　摇趾法

相配合，称为"摆摇法"。用端提摆摇手法作用于颈椎时，称为"颈椎端提摆摇法"。用扳肩蹩腿摆摇手法作用于胸腰椎时，称为"扳肩蹩腿摆摇法"。用扳肘膝顶摆摇手法作用于胸腰椎时，称为"扳肘顶胸摆摇法"。用背颠摆摇手法作用于胸腰椎时，称为"胸腰背颠摆摇法"，以上作用于胸腰椎的各种摆摇手法，都属于"胸腰椎摆摇法"。运用搓摇配合摆动手法，作用于腰骶关节部，称为"腰骶搓摇摆动法"。用屈伸摆动作用于上下肢的手法，有"肩肘摆摇法""髋膝摆摇法"以及作用于腰、骶、髋、膝部位的"腰骶髋膝摆摇法"。摆法具有松动关节间隙，缓解肌肉韧带痉挛，解除滑膜嵌顿，纠正小关节错缝等作用。此法可治疗颈椎病、颈部扭伤、落枕、胸腰椎小关节紊乱、腰扭伤、四肢关节扭挫伤等疾病（图7-336～图 7-343）。

（一）颈椎端提摆摇法

用双手合抱住头部，向上端提牵拉，再进行前屈后伸和左右摆动旋摇头颈，称为"颈椎端提摆摇法"（图 7-336）。

（二）扳臂顶胸摆摇法

患者将双上肢向头上方举起伸直，施术者用右手拇指顶住胸椎伤处，左手扳住上举之双臂肘部，双手协同向相反方向用力扳顶，同时进行旋摇摆动，促使其胸椎关节松动，使其错位的小关节复位，称为"扳臂顶胸摆摇法"（图 7-337）。

（三）扳肩蹩腿摆摇法

施术者用一腿蹩住患者左腿，一手从患者右侧腋下穿过（或扳住肩头）向后扳，

同时另一手按于患者左肩头后方向前推。两手一腿协同用力，摆动患者上身，促使其摆动扭转活动胸腰椎各大小关节，称为"扳肩整腿摆摇法"（图 7-338）。

（四）扳肘顶胸摆摇法

患者两手十指交叉合抱于颈后。施术者用膝部顶于胸椎患处，两手握住两肘部，两手与膝部协同用力，反复前后左右摆动上身活动胸椎，称为"扳肘顶胸摆摇法"（图 7-339）。

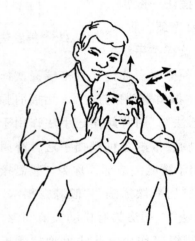

图7-336　颈椎端提摆摇法

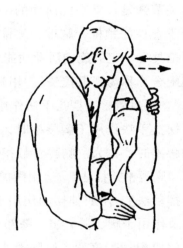

图7-337　扳臂顶胸摆摇法

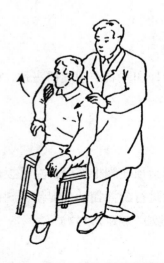

图7-338　扳肩整腿摆摇法

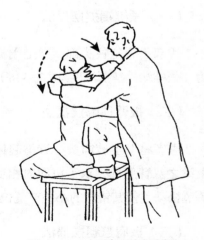

图7-339　扳肘顶胸摆摇法

（五）胸腰背颠摆摇法

施术者与患者背对背，同时用两臂肘挽住患者两臂肘，将患者背起，使双足离地，先进行前后摆动数次，再进行左右摆动数次，然后再向上用力，将患者颠起数次，再用力促使患者双腿旋转摇动数圈，称为“胸腰背颠摆摇法”（图 7–340）。

（六）肩肘摆摇法

施术者与患者相对而坐，用一手托起患者肘部，另一手握住腕部，先做屈伸摆摇肘关节活动，再做肩关节举落和内收外展摆动及旋转摇动，称为“肩肘摆摇法”（图 7–341）。

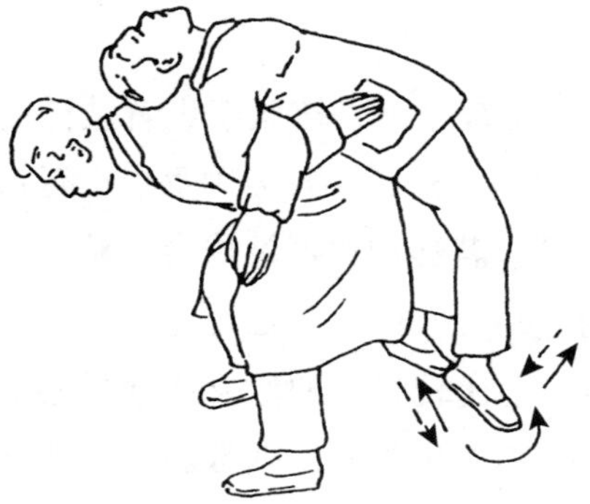

图7–340　胸腰背颠摆摇法

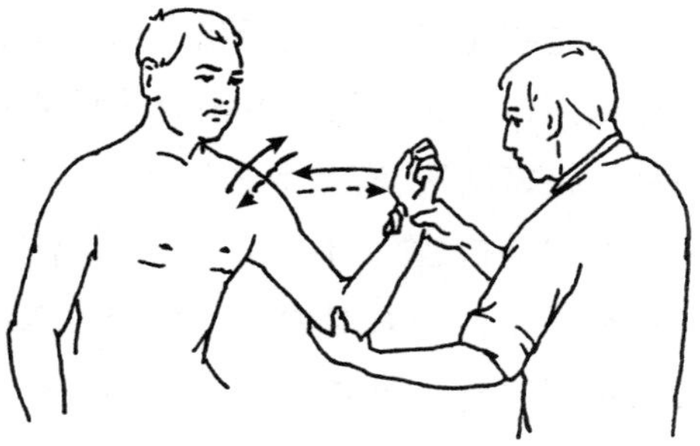

图7–341　肩肘摆摇法

（七）髋膝摆摇法

一手握住踝部，将下肢抬至屈膝屈髋位，另一手按于膝部，两手协同用力，做髋及膝关节的屈伸活动，再做髋关节的内收外展摆动，然后再做膝关节的内收外展活动。最后做髋关节和膝关节的旋转摇动，称为“髋膝摆摇法”（图 7–342）。

（八）腰骶髋膝滚动摆摇法

施术者用一手握住患者双踝部，令其屈膝屈髋，另一手按住双膝部，使患者做伸屈及左右摆动，再做旋转摇动，正转逆转各数次，称为“腰骶髋膝滚动摆摇法”（图 7–343）。

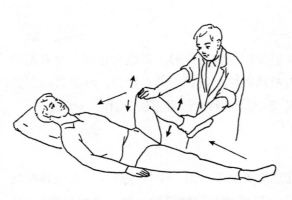

图7-342　髋膝摆摇法

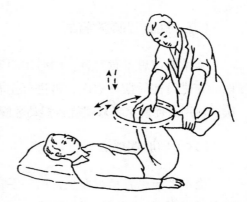

图7-343　腰骶髋膝搓动摆摇法

二十七、挤法

挤法是指施术者运用手指、钳形拳、合抱拳之夹合之力，挤压于患者肢体的治疗部位或穴位上，使其产生相应的感觉或变化，称为"挤法"。若运用手指进行挤法时，称"指挤法"，有"双拇指挤法""四指合挤法"。若运用钳形拳或合抱拳进行挤法时，称"拳挤法"，有"钳形拳拧挤法""交叉抱拳挤压法"。挤法也是一种比较强烈的捏筋手法，可刺激穴位，促使局部瘀血，而产生比较强烈的酸麻胀痛之感。挤法具有散风祛寒、清热、消肿止痛等作用。主治外感发热头痛，咽喉肿痛，四肢酸痛，关节损伤等症。运用挤法时，虽然可以挤至皮下瘀血，但不可用指甲损伤皮肤（图7-344～图7-348）。

（一）双拇指挤法

用双拇指尖相对挤压在治疗部位或穴位上，促使局部充血发红，甚则出现紫红瘀斑，称为"双拇指挤法"（图7-344）。

（二）四指合挤法

用双手拇、食指四个指尖相对合挤于治疗部位或穴位上，用力挤至皮下充血发红，局部出现青紫瘀斑，称为"四指合挤法"（图7-345）。

（三）钳形拳拧挤法

用一手握呈钳形拳（图7-346），以其钳形拳口的食、中指中节相对的两侧面，蘸以凉水，促使其润滑，夹持于治疗部位或穴位之上，主要用于颈部，将其皮肉捏起并用力拧挤揪扯，使其皮肉从钳形拳口中滑落，或可发出清脆响声，拧挤促使局部充血发红，甚至出现青紫瘀斑，称为"钳形拳拧挤法"（图 7-347）。

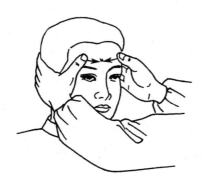

图7-344　双拇指挤法

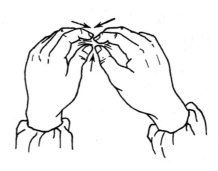

图7-345　四指合挤法

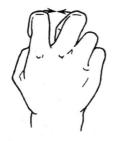

图7-346　钳形拳

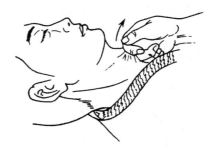

图7-347　钳形拳拧挤法

（四）交叉抱拳挤压法

用双手十指交叉抱拳，合抱挤压于肢体的治疗部位上，并用力持续挤压，称为"交叉抱拳挤压法"（图 7-348）。

二十八、挟法

挟法，夹持为挟，是指以患者的肢体进行夹持的一种方法，可作用于上肢或下肢，故可分为"上肢挟法"和"下肢挟法"，可促使关节筋腱放

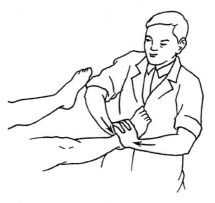

图7-348　交叉抱拳挤压法

松，促使关节间隙松动增宽。本法多用于治疗关节脱位、半脱位，关节紊乱和肌肉韧带的痉挛、粘连等损伤（图 7-349 ～图 7-350）。

（一）上肢挟法

用一手握拳伸入患者肩关节下方腋窝之中为垫，另一手握住患者上肢肘部，用力向体侧推按，使其夹持拳部，促使肩关节间隙增宽，肩周肌肉韧带得到牵拉刺激而解除粘连，称为"上肢挟法"（图7-349）。

（二）下肢挟法

在患者裤裆中垫上枕头，施术者用一手按于髋部固定，另一手按压于膝关节，两手协同用力按压，以促使患者髋关节松动、间隙增宽，活动周围的肌肉韧带，称为"下肢挟法"（图7-350）。

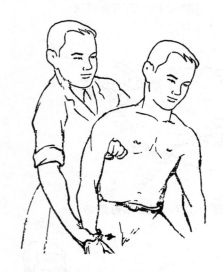

图7-349 上肢挟法

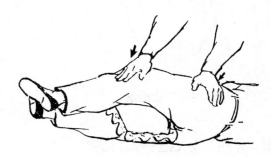

图7-350 下肢挟法

二十九、引法

引法也是活动关节类手法，可分为牵引法和引伸法两大类。

牵引法

施术者与助手或患者的自身重力，对患者的某些关节做对抗性牵拉引伸活动，称为"牵引法"。牵引法常用于人体脊柱的颈椎或腰椎上，促使其肌肉韧带放松，椎间关节间隙增宽，促使突出的椎间盘部分还纳或减轻压力，使椎间孔相应扩大，从而缓解对脊髓和神经根的压迫刺激症状。对颈椎进行牵拉引伸时，称为"颈椎牵引法"。对腰椎进行牵拉引伸时，称为"腰椎牵引法"。颈椎牵引法主要用于治疗颈椎病、颈部扭伤、颈椎半脱位、颈椎小关节紊乱、落枕病证。腰椎牵引法主要用于治疗腰椎间盘病变（特别是腰椎间盘突出症）、急慢性腰肌扭伤、腰肌劳损、腰椎小关节紊乱、腰肌滑膜嵌顿等症（图 7-351 ～图 7-354）。

（一）颈椎牵引法

用一手托住患者头部，另一手勾住下颌，两手协同用力，牵引拉伸颈椎，或助手把住双肩进行对抗牵引，减轻对颈神经的压迫刺激症状，称为"颈椎牵引法"（图 7-351）。

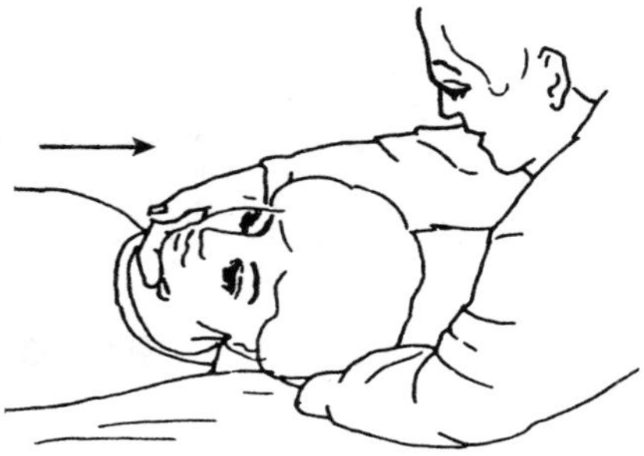

图7-351 颈椎牵引法

（二）腰椎牵引法

1. 无助手法

让患者俯卧，双手把住床头。施术者用双手握住患者双踝用力进行牵引，称为"腰椎牵引法（无助手法）"（图 7-352）。

2. 一助手法

由一助手用双手把住患者两腋窝固定。施术者用双手握住患者双踝部，与助手协同用力，做对抗牵引，并持续用力拉伸，称为"腰椎牵引法（一助手法）"（图 7-353）。

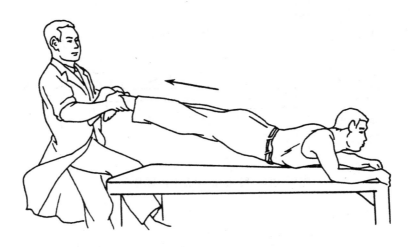

图7-352 腰椎牵引法（无助手法）

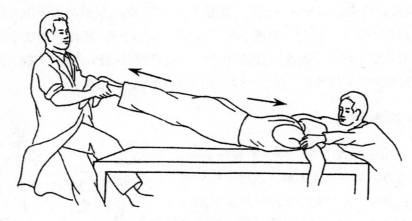

图7-353　腰椎牵引法（一助手法）

3. 两助手法

由一助手把住患者两腋窝固定。另一助手握住患者健侧下肢踝关节部。施术者用双手握住患者患侧下肢踝关节部，与两助手协同用力，做对抗牵引，称为"腰椎牵引法（两助手法）"（图7-354）。中度至重度用力，用力要持续、持久，并且不可猛牵猛放。

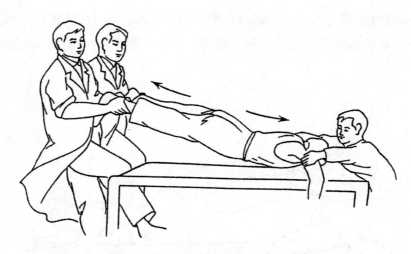

图7-354　腰椎牵引法（两助手法）

引伸法

施术者引导患肢进行伸屈活动，称为"引伸法"。此法具有缓解肌肉韧带滑膜粘连，解除关节僵硬强直，促进关节活动，扩大关节活动范围的作用。用于肩肘关节的引伸法，称为"上肢引伸法"，有"前屈内收引伸法""后背引伸法""外展抬举引伸法""前屈抬举引伸法""摇橹式引伸法"，用于治疗肩周炎、肩部扭挫伤。用于髋膝关节的引伸法，称为"下肢引伸法"，有"内收外展引伸法""直腿抬举引伸法""后伸屈膝引伸法"等，用于治疗骶髂及下肢部的疾病和损伤（图7-355～图7-362）。

（一）前屈内收引伸法

施术者一手按住患者肩头，另一手握住患者腕部，引导患者上肢屈肘前屈内收，并尽量提拉患肢之手触及对侧肩头，甚至摸到患者对侧肩胛上部，称为"前屈内收引伸法①"（图7-355）。或施术者用一手握住患者肘部，另一手握住患者腕部，两手协同用力，促使患肢前屈内收，并尽量使患者患肢之手触及对侧肩胛，称为"前屈内收引伸法②"（图7-356）。

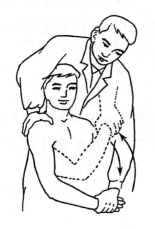

图7-355　前屈内收引伸法①

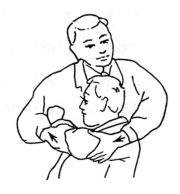

图7-356　前屈内收引伸法②

（二）后背引伸法

施术者一手按住患者健侧肩头，另一手握住患者腕部，引导患者患肢后伸屈肘，尽量使患者手触及对侧肩胛下部，称为"后背引伸法"（图7-357）。

（三）前屈抬举引伸法

施术者一手按于患肩，另一手握住并提起患者手部，引导患肢做前屈活动，做抬举活动，促使其抬举到正常范围，称为"前屈抬举引伸法"（图7-358）。

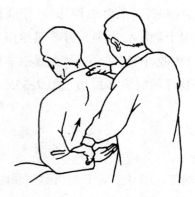

图7-357　后背引伸法

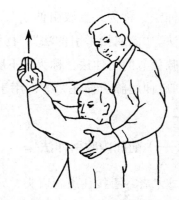

图7-358　前屈抬举引伸法

（四）外展抬举引伸法

施术者一手按住患者肩头，另一手握住患者腕部，引导患肢经外展位向上抬举，当达到伸直位时，再屈肘使前臂横于头顶上方，两手协同用力，向健侧牵拉引伸，称为"外展抬举引伸法"（图7-359）。

（五）直腿抬举引伸法

施术者一手按于患者患肢膝部，另一手握住患者踝部，两手协同用力，将患者下肢在伸直位抬起，至直腿抬举，并尽量使患肢达到90°以上，称为"直腿抬举引伸法"（图7-360）。

（六）内收外展引伸法

施术者一手握住患者患肢小腿，另一手握住患者踝部，两手协同用力，牵拉患者下肢做髋关节的内收外展活动，使其逐渐达到正常活动范围，称为"内收外展引伸法"（图7-361）。

（七）后伸屈膝引伸法

施术者一手按于患者臀后方，用力向前推，同时另一手握住患者踝部，用力向后引伸牵拉，两手协同用力，使患者前屈型错位的骶髂关节复位，称为"后伸屈膝引伸法"（图7-362）。

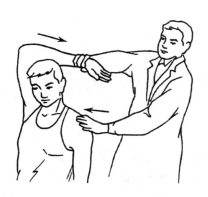

图7-359　外展抬举引伸法

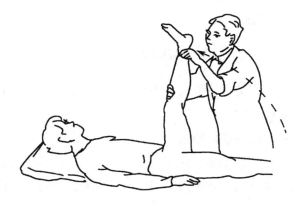

图7-360　直腿抬举引伸法

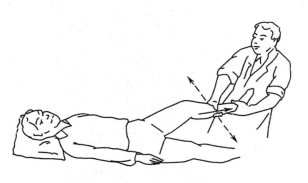

图7-361　内收外展引伸法

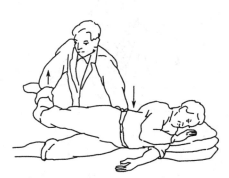

图7-362　后伸屈膝引伸法

三十、拔法

拔法，又称"拔伸法"。施术者运用牵拉拔伸的方法，将关节韧带拉开抻长，促使关节间隙松动增宽而使关节运动灵活自如的方法。拔法主要用于颈椎四肢和手足关节各部，比较常用的手法有"颈椎端提拔伸法""肩关节拔伸法""肘关节拔伸法""腕关节拔伸法""掌指关节拔伸法""拔指法""上肢拔伸法""下肢拔伸法"。拔法具有促使关节间隙增宽，缓解关节周围肌肉韧带痉挛，解除筋膜关节囊的粘连，缓解关节僵硬强直，增大关节活动幅度，恢复关节正常的活动功能等作用。施术者在做拔伸手法之前，应先做好肌肉韧带的放松活动，才可做拔伸活动，以免引起不良后果（图7-363～图7-379）。

（一）颈椎端提拔伸法

施术者用双手合抱于患者面部两侧，用力向上端提拔伸，称为"颈椎端提拔伸法"（图7-363）。

（二）肩关节拔伸法

肩关节拔伸法分为坐姿和卧姿两种。坐姿的为"膝顶拔伸法"；卧姿的为"足蹬拔伸法"。

1. 膝顶拔伸法

患者端坐，施术者在患者患侧用一足蹬凳，使膝部伸入患肢腋窝中，双手握住患肢腕部，膝手协同用力向下拔伸，称为"膝顶拔伸法"（图7-364）。

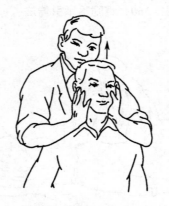

图7-363　颈椎端提拔伸法

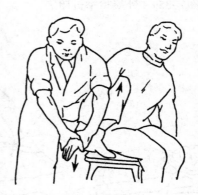

图7-364　膝顶拔伸法

2. 足蹬拔伸法

患者仰卧，施术者坐于患者患侧床边，用足蹬入患肢腋窝之中，双手握住患肢腕部，手足协同用力牵拉拔伸，同时进行上肢的旋前旋后活动，称为"足蹬拔伸法"（图7-365）。

以上两种手法若用于整复肩关节脱位之时，应用爆发寸劲，才可促使其复位。

（三）肘关节拔伸法

施术者用一手握住患者上臂，另一手握住患者腕部，两手相反方向用力牵拉拔伸，称为"肘关节拔伸法"（图7-366）。若用于整复肘关节脱位，应用爆发寸劲，同时进行往返扭转，才可复位。

（四）腕关节拔伸法

施术者双手握住患者手部大小鱼际，先做用力牵拉，再做腕关节的掌屈活动，称为"掌屈拔伸法"（图 7–367）；做腕关节的背伸活动，称为"背伸拔伸法"（图 7–368）。

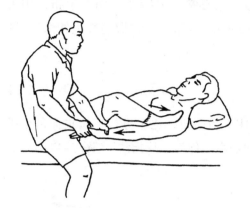

图7–365　足蹬拔伸法

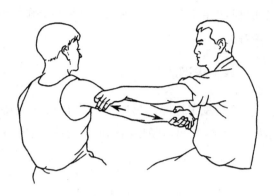

图7–366　肘关节拔伸法

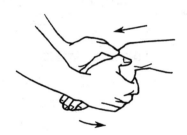

图7–367　掌屈拔伸法

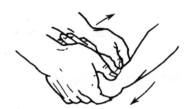

图7–368　背伸拔伸法

再在牵引力的作用下，做腕关节的尺偏活动，称为"尺偏拔伸法"（图 7–369）。再做腕关节的桡偏活动，称为"桡偏拔伸法"（图 7–370）。此类手法常用于治疗腕关节的各种损伤。

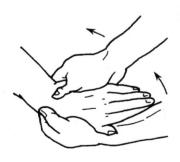

图7–369　尺偏拔伸法

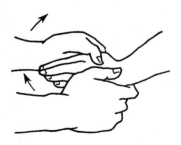

图7–370　桡偏拔伸法

（五）掌指关节拔伸法

一手握住腕部，另一手拇、食指二指握呈钳形拳，夹持住受伤之手指，用力牵引拔伸指掌关节，可听到或触及弹响之声或响动，称为"掌指关节拔伸法"（图7-371）。

（六）拔指法

一手握住腕部，另一手握呈钳形拳夹持住手指中段，逐个进行牵拉拔伸每个手指。当手指在钳口脱出滑落时，可发出清脆的响声，称为"拔指法"（图7-372）。

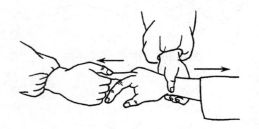

图7-371　掌指关节拔伸法

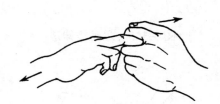

图7-372　拔指法

（七）肩部端提拔伸法

右手前臂从患者腋下穿过左手托住右手，双手协同用力，向上端提拔伸肩关节，称为"肩部端提拔伸法"（图7-373）。

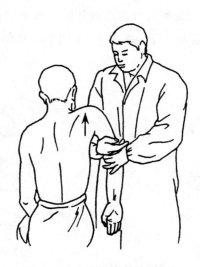

图7-373　肩部端提拔伸法

（八）上肢拔伸法

上肢拔伸法，有前屈拔伸法、抬举拔伸法和外展拔伸法三种方法，用于缓解肩关节周围炎的肌肉粘连而引起的活动功能受限。

1. 前屈拔伸法

用双手握住患肢腕部，先将患肢送回到体侧后伸位，再快速向前牵拉拔伸至前屈伸直位，称为"前屈拔伸法"（图 7-374）。

2. 抬举拔伸法

将患肢举臂屈肘手向上方，用双手握住患肢腕部，向上牵拉拔伸至抬举位，称为"抬举拔伸法"（图 7-375）。

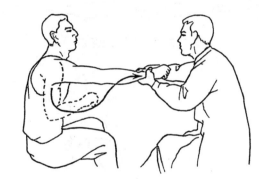 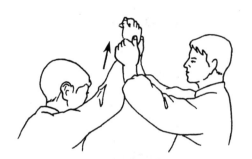

图7-374　前屈拔伸法　　　　　　　图7-375　抬举拔伸法

3. 外展拔伸法

助手抱住患者胸部固定，施术者用双手握住患肢腕部和前臂，用力向外展位拔伸，称为"外展拔伸法"（图 7-376）。

（九）下肢拔伸法

施术者一手握住患肢小腿，另一手握住踝部，两手协同用力，将下肢抬至屈膝屈髋位，向内旋转摇髋活动 3～5 圈，再快速牵拉拔伸至伸直位，称为"下肢拔伸法"（图 7-377）。

（十）踝关节拔伸法

施术者左手握住患者踝关节，右手握住足掌前部，两手协同用力，做踝关节的跖屈背伸活动，称为"踝关节拔伸法"（图 7-378）。

（十一）拔趾法

施术者一手握住患者患肢踝关节，另一手拇、食指二指夹住患趾，进行牵拉拔伸，当用力拔伸患趾从手指中滑出时，可发出清脆声响，称为"拔趾法"（图7-379）。

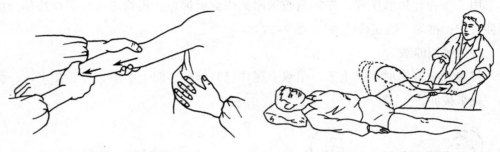

图7-376　外展拔伸法　　　　　　图7-377　下肢拔伸法

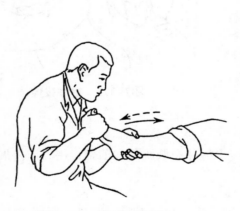

图7-378　踝关节拔伸法

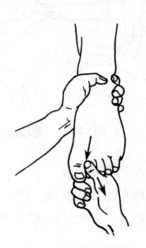

图7-379　拔趾法

三十一、折法

折法，或称"屈法"，又称"折屈法"，是指施术者用于促使患肢做折屈被动活动的手法，对患者肢体的被动滑车关节进行反复折屈活动的手法。

在《捏筋拍打疗法》的内部版本中，都是采用的"折法"。而在1986年正式出版时，依据北京骨伤科研究所陈正光教授的意见，将"折法"改为"屈法"。折屈法大多常用于四肢部，有"折肘法""折膝法""腰背反折法"。折屈法具有松动关节，缓解关节僵硬强直，缓解关节周围肌肉韧带的痉挛粘连，扩大关节活动幅度，恢复关节的正常活动功能等作用。

在做折屈法之前，应当先做好充分放松肌肉韧带的手法。折屈手法的用力不可过猛，更不可做反关节的折屈活动，以免引起不良后果（图7-380～图7-383）。

（一）折肘法

施术者左手按于患者肘窝部作垫，右手握住腕部，提起上肢做前臂屈肘活动，用力促使其肘关节尽量折屈，称为"折肘法"（图7-380）。

（二）折膝法

患者俯卧，施术者左手按于腘窝处作垫，右手握住患肢足踝部将小腿提起，使其膝关节折屈，用力促使其膝关节尽量折屈，称为"俯卧折膝法"（图7-381）。

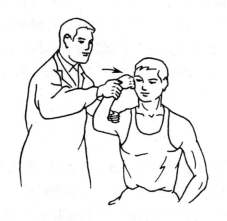
图7-380 折肘法

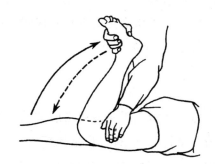
图7-381 俯卧折膝法

若患者仰卧，术者用一手前臂伸于患肢腘窝下方作垫，另一手握住小腿踝部，两手协同用力，将患肢抬起进行折屈活动膝关节，称为"仰卧折膝法"（图7-382）。

（三）腰背反折法

左手按住患者腰部，右手托住双膝用力向上托起，使其脊柱呈弓背状反折，同时左手向下按压，双手协同用力折压数次，称为"腰背反折法"（图7-383）。

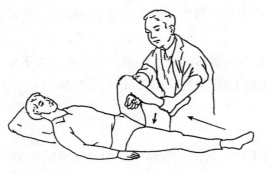

图7-382 仰卧折膝法

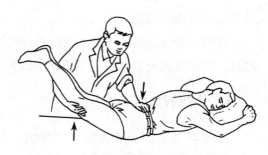

图7-383 腰背反折法

三十二、打法

打法是一种比较复杂的手法，施术者可运用手指、手掌、手背、掌根、佛手掌、虚拳、实拳、半握拳等，在患者的施术部位或穴位上，进行拍、打、叩、敲、弹、剁、捶、击等方法治疗。统称为"拍打类手法"，简称"打法"。打法具有刺激经络穴位，刺激神经末梢，疏通经络，理气活血，促使毛细血管扩张，改善微循环，温润肌肤，活血化瘀，促进新陈代谢等作用。较常用的有"指打法""掌打法"和"拳打法"，分别介绍于下。

指打法

施术者运用手指在患者肢体治疗部位或穴位上，反复进行弹、打、叩、敲之时，称为"指打法"。有"食指弹打法""食指反弹法""中指弹打法""十指弹打法""剑指拍打法""食、中指交替打法""三指拍打法""四指拍打法""十指叩打法""雀啄式敲打法""指尖掌根交替敲打法"等（图7-384～图7-395）。

（一）食指弹打法

用双手掌捂住患者两耳道，以双手食指叠按于中指指背上，用相互交叉剪力，促使食指从中指指背上迅速滑落，以食指指腹弹打在患者耳后高骨上，促使患者耳中及脑中发生轰鸣之响声，称为"食指弹打法"（图7-384），又称为"鸣天鼓法"。

若以食指指甲叠按于中指指腹上，以食、中指二指的相互交叉剪力，促使食指从中指指腹上滑落，以食指指甲背弹打于治疗部位或穴位上，称为"食指反弹法"（图7-385）。

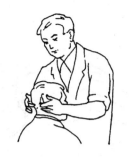

图7-384 食指弹打法

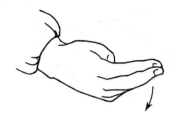

图7-385 食指反弹法

（二）中指弹打法

用拇、中指二指相对如环，以中指指甲叠按于拇指指腹上，以拇、中指二指相互交叉之剪力，促使中指迅速从拇指指腹上滑落，以中指指甲背弹打于治疗部位或穴位上，称为"中指弹打法"（图7-386）。若作用于头部之上，俗称"弹脑嘣"。

（三）十指弹打法

双手十指屈曲半握，拇指握于其余四指尖上，拇指与四指相互交叉用力，使四指尖迅速从拇指上滑落，并与拇指同时弹打于治疗部位上，称为"十指弹打法"（图7-387）。

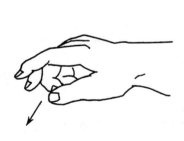

图7-386 中指弹打法

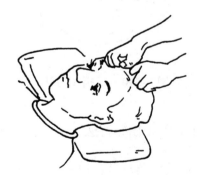

图7-387 十指弹打法

（四）剑指拍打法

食、中指二指呈剑诀指，拍打于治疗部位上，边拍打边移动，称为"剑指拍打法"（图7-388）。

用食、中指交替拍打，即在食指拍下时，中指即抬起，中指拍下时，食指即抬起，食、中指二指如此交替迅速拍打或边拍打边移动位置，称为"食、中指交替打法"（图 7-389）。

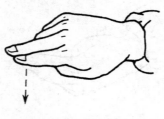

图7-388　剑指拍打法

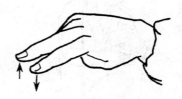

图7-389　食、中指交替打法

（五）三指拍打法

食、中、环指三指伸直并拢，以三指拍打于治疗部位上，或边拍打边移动位置，称为"三指拍打法"（图 7-390）。

（六）四指拍打法

用四指拍打治疗部位上，边拍打边移动，称为"四指拍打法"（图 7-391）。

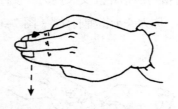

图7-390　三指拍打法

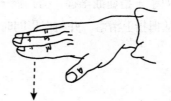

图7-391　四指拍打法

（七）十指叩打法

双手呈龙爪掌，以双手十指尖交替叩打在治疗部位上，边叩打边移动，称为"十指叩打法"（图 7-392）。

（八）撮指敲打法

用手将五指尖撮到一齐敲击叩打在治疗部位上，称为"撮指敲打法"（图 7-393）。

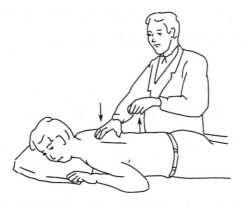

图7-392　十指叩打法

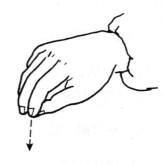

图7-393　撮指敲打法

（九）雀啄式敲打法

用拇、食指夹持于中指末节掌背两侧，形如鸟喙，用腕力带动手指，以中指尖敲打在治疗穴位上，形似鸟雀啄米之式，称为"雀啄式敲打法"（图 7-394）。

（十）指尖掌根交替敲打法

用四指尖与掌根交替在治疗部位上，进行快速而有节奏的交替敲打，即指尖打下去，而掌根抬起来，指尖抬起时，掌根打下去，边敲打边移动，称为"指尖掌根交替敲打法"（图 7-395）。

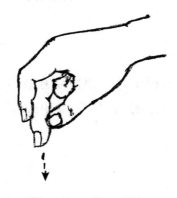

图7-394　雀啄式敲打法

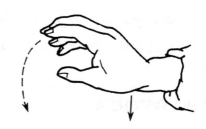

图7-395　指尖掌根交替敲打法

掌打法

施术者运用手掌在患者的治疗部位或穴位上，进行拍打、叩剁、敲击时，称为

"掌打法"。有"佛手掌敲打法""平掌拍打法""空心掌叩击法""合掌击打法""合掌拍打法""手背击打法""掌根击打法""侧掌剁法"（图 7-396～图 7-403）。

（一）佛手掌敲打法

用五指自然放松，呈佛手掌式，以尺侧面在治疗部位上，进行快速而有节奏的敲打，边敲打边移动，称为"佛手掌敲打法"（图 7-396）。

（二）平掌拍打法

用平掌在治疗部位上进行快速而有节奏的拍打，边拍打边移动，称为"平掌拍打法"（图 7-397）。此法又可分为"单平掌拍打法""双平掌拍打法""双平掌交替拍打法"。

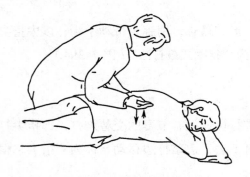
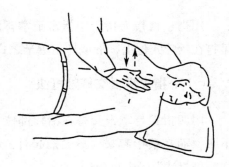

图7-396　佛手掌敲打法　　　　　　　图7-397　平掌拍打法

（三）空心掌叩击法

用手掌心腾空呈空心掌，以手掌四周在治疗部位上进行快速而有节奏的叩击，同时发出"啪""啪"的叩击声响，边叩击边移动，称为"空心掌叩击法"（图 7-398）。

（四）合掌击打法

用双手合十，手指微屈散开，以小指尺侧击打治疗部位，进行快速而有节奏的击打，可发出悦耳的声响，边击打边移动，称为"合掌击打法"（图 7-399），又称"童子拜佛法"。

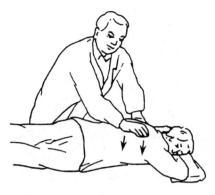

图7-398　空心掌叩击法

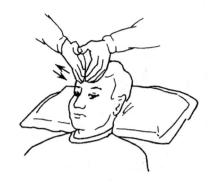

图7-399　合掌击打法

（五）合掌拍打法

用双手合掌拍打治疗部位两侧，边拍打边移动，称为"合掌拍打法"（图7-400）。

（六）手背击打法

用手背击打治疗部位，边击打边移动，称为"手背击打法"（图7-401）。此法可分为"单手背击打法""双手背击打法""双手背交替击打法"。

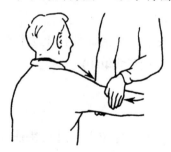

图7-400　合掌拍打法

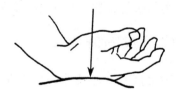

图7-401　手背击打法

（七）掌根击打法

用掌根在治疗部位进行快速而有节奏的击打，边击打边移动，称为"掌根击打法"（图7-402）。

（八）侧掌剁法

用手掌尺侧在治疗部位上做快速而有节奏的劈剁，边劈剁边移动，称为"侧掌剁法"（图7-403），也称"侧掌劈法"。此法有"单掌剁法""双掌剁法"和"双掌交

167

替剁法"。

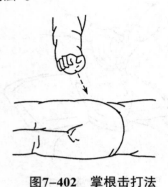

图7-402 掌根击打法

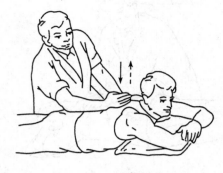

图7-403 侧掌剁法

拳打法

施术者运用虚拳、实拳、半握拳、仰拳、俯拳、空心拳、半握拳、钳形拳，在患者肢体的治疗部位或穴位上，反复进行拍、打、叩、敲、捶、击之时，称为"拳打法"。本法有"钳形拳敲打法""虚拳叩打法""虚拳捶打法""拳背击打法""实拳拍打法""实拳捶打法""隔掌捶打法""拳掌交替拍打法"等（图7-404～图7-411）。

（一）钳形拳敲打法

用手握呈钳形拳，以食、中指二指指间背侧的关节突在治疗部位上进行快速而有节奏的敲打，边敲打边移动，称为"钳形拳敲打法"（图7-404）。

（二）虚拳叩打法

用手握呈空心虚拳，以虚拳掌面（手心向下）在治疗部位上，进行快速而有节奏的叩打，并可发出叩打时的"啪""啪"声响，边叩打边移动，称为"虚拳叩打法"（图7-405）。此法可分为"单虚拳叩打法""双虚拳叩打法"和"双虚拳交替叩打法"。

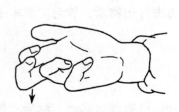

图7-404 钳形拳敲打法

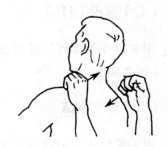

图7-405 虚拳叩打法

（三）虚拳捶打法

用虚拳尺侧面（手心向侧方）在治疗部位或穴位上，进行快速而有节奏的捶打，称为"虚拳捶打法"（图 7-406 ）。

（四）拳背击打法

用虚拳背（手心向上）在治疗部位上，进行快速而有节奏的击打，称为"拳背击打法"（图 7-407 ）。此法可分为"单拳背击打法""双拳背击打法""双拳背交替击打法"。

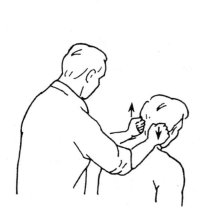

图7-406　虚拳捶打法

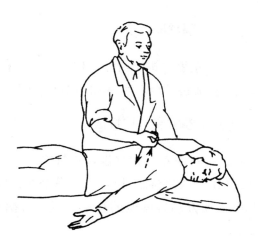

图7-407　拳背击打法

（五）实拳拍打法

用实拳掌面（手心向下）在治疗部位上，进行快速而有节奏的拍打，可发生拍打的声响，边拍打边移动，称为"实拳拍打法"（图 7-408 ）。此法可分为"单实拳拍打法""双实拳拍打法"和"双实拳交替拍打法"。

（六）实拳捶打法

用实拳尺面在治疗部位上，进行快速而有节奏的捶打，边捶打边移动，称为"实拳捶打法"（图 7-409 ）。此法可分为"单实拳捶打法""双实拳捶打法"和"双实拳交替捶打法"。

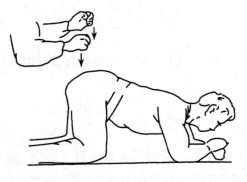

图7-408　实拳拍打法

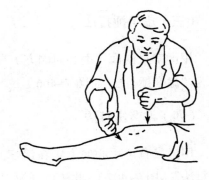

图7-409　实拳捶打法

（七）隔掌捶打法

先用左手掌按于治疗部位上，再用右手实拳，以拳之尺侧面捶打在左手背上，促使其感应传导至治疗部位的深层，称为"隔掌捶打法"（图7-410）。

（八）拳掌交替拍打法

先用右拳左掌相继进行拍打之后，再变换成右拳变掌，左掌变拳接着进行拍打，如此左右交替、相互变换拳掌在治疗部位上，进行快速而有节奏的拍打，可发出犹如万马奔腾似的马蹄声响，边拍打边移动，称为"拳掌交替拍打法"（图7-411）。

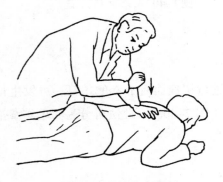

图7-410　隔掌捶打法

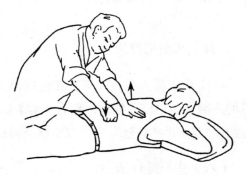

图7-411　拳掌交替拍打法

第八章　捏筋疗法治疗部位

　　捏筋疗法的治疗部位是有着独特选择的。虽然它和针灸疗法都是通过经络系统而发挥作用，但是它的治疗部位，并不完全同于针灸穴位。由于捏筋疗法是以指、掌、拳、肘着力，在患者肢体的治疗部位或穴位上，施以不同的捏、揉、点、压等手法，治疗各科损伤和病证。所以它的治疗部位并不局限于很小的一个点，大部分是选择有动脉血管搏动比较明显之处，而且较大动脉大多与神经相伴而行，都是感应比较明显之处。所以捏筋疗法的部位，有时是一点，有时是一线，有时是一片，而且有些治疗部位是以找到明显感应为准。

　　由于捏筋疗法的治疗部位，大部分分布在经脉的主要干线之上。皮肤之下有较大的动脉血管和神经通过，因而捏筋疗法的感觉也就比较大，其治疗效果比较明显。其感觉多有酸、麻、胀，或按经脉或神经走行方向的传导放射感或电击样感，所以将捏筋疗法的治疗部位定名为"脉位"。原来全身脉位并不多，而且历代以来其名称部位的变化也很大，我们选择其临床比较常用者，经整理加工、修正和补充之后，增加到90多个脉位收载于下，见图8-1～图8-3。

　　为了便于记忆和临床实际操作，我们将捏筋疗法的治疗部位（脉位），划分为头面颈项部、躯干部、上肢部、下肢部，依次顺序排列于后。我们将脉位的名称、部位与取法、经络穴位关系、解剖学关系、手法、感应、主治病证，分别列表加以详细叙述。有些是我们临床实践治疗当中发现的新脉位，因其疗效比较好，故也做了增补。有些脉位的旧名称，带有某些封建迷信的色彩，因此做了一些改动，更改之后的名称，多以部位或作用功能而命名，便于寻找和记忆。

　　脉位取法的正确与否，将对感应和治疗效果产生很大的影响。因此，初学者必须反复练习和进行试摸脉位，以加强记忆和反复体会脉位的感应。只有熟练掌握，才能灵活运用于临床，从而取得良好的疗效。

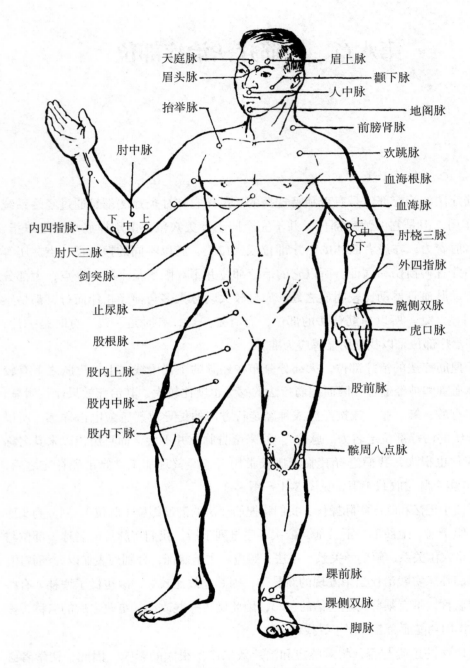

天庭脉　　　　　眉上脉
眉头脉　　　　　颧下脉
　　　　　　　　人中脉
抬举脉　　　　　地阁脉
　　　　　　　　前膀肾脉
肘中脉　　　　　欢跳脉
　　　　　　　　血海根脉
　　　　　　　　血海脉
内四指脉　　　　肘桡三脉
肘尺三脉　　　　外四指脉
剑突脉　　　　　腕侧双脉
止尿脉　　　　　虎口脉
股根脉
股内上脉　　　　股前脉
股内中脉
股内下脉　　　　髌周八点脉
　　　　　　　　踝前脉
　　　　　　　　踝侧双脉
　　　　　　　　脚脉

图8-1　脉位图（正面）

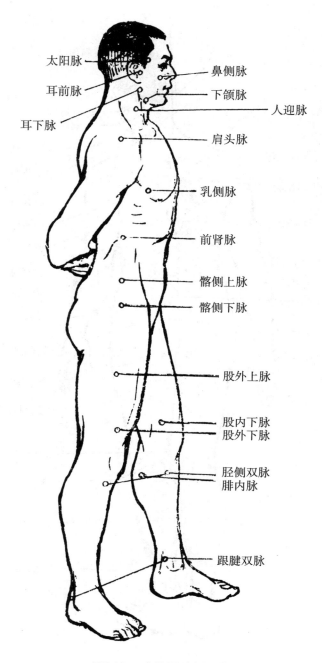

图8-2　脉位图（侧面）

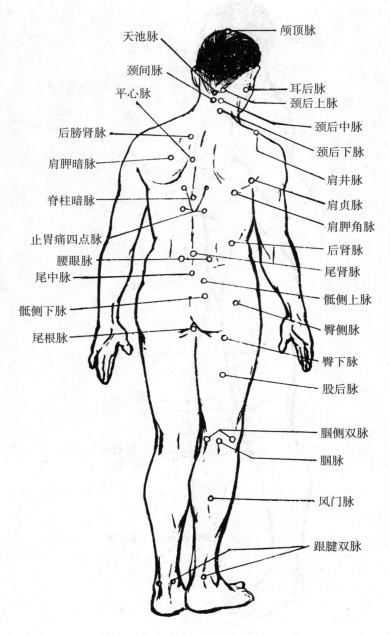

天池脉　　　　　　　　　　颅顶脉

颈间脉

平心脉　　　　　　　　　　　耳后脉
　　　　　　　　　　　　　颈后上脉
后膀肾脉　　　　　　　　　　颈后中脉

肩胛暗脉　　　　　　　　　　颈后下脉

脊柱暗脉　　　　　　　　　　肩井脉
　　　　　　　　　　　　　肩贞脉
止胃痛四点脉　　　　　　　　肩胛角脉

腰眼脉　　　　　　　　　　　后肾脉

尾中脉　　　　　　　　　　　尾肾脉

骶侧下脉　　　　　　　　　　骶侧上脉

尾根脉　　　　　　　　　　　臀侧脉

　　　　　　　　　　　　　臀下脉

　　　　　　　　　　　　　股后脉

　　　　　　　　　　　　　腘侧双脉

　　　　　　　　　　　　　腘脉

　　　　　　　　　　　　　风门脉

　　　　　　　　　　　　　跟腱双脉

图8-3　脉位图（背面）

为了便于记忆和查阅，我们将这些脉位整理成一览表，收载于下，见各附表（表 8-1～表 8-4）。

表 8-1　头面颈项部分

脉位名称	部位与取法	经络穴位关系	解剖学关系	手法	感应	主治病症
颅顶脉	头顶前后发际与两耳尖连线中央交叉点上	属督脉，百会穴略上方	头顶矢状缝中央，枕动脉，颞浅动脉分支，枕大神经分支	点法、掐法、刮法、指划法、点揉法、指搓法	局部酸胀感或舒适感	头痛头晕、高血压、神经衰弱等
天庭脉	两眉之间向上 5 分	属督脉，印堂穴上 5 分	额骨两眉之间，额肌，皱眉肌，额动脉，三叉神经，滑车上神经			
人中脉	鼻柱下鼻唇沟上段	属督脉，人中穴处	骨鼻腔梨状孔下方的上颌，口轮匝肌，降鼻中隔肌，面动脉的上唇动脉，上颌神经，眶下神经	掐法、指刮法	剧烈胀痛感	
地阁脉	下颌中央略下方	属任脉，承浆穴下 5 分	下颌骨颏三角中，颏肌，唇下动脉，下颌神经，颏神经	点揉法、指刮法		牙痛龈肿、面瘫、口喎流涎、头痛等
天池脉	第 1 颈椎棘突上方	属督脉，哑门穴上 5 分	项韧带，棘间韧带，头夹肌，颈半棘肌，锁骨下动脉分支，颈浅动脉，第 5 颈神经	点揉法	局部酸麻胀感	颈椎病、头项强痛、落枕等
颈间脉	第 4、5 颈椎棘突之间	属督脉，哑门穴与大椎穴之间				
颈后上脉	颞颥后发际中	属足少阳胆经，风池穴上 3 分	枕骨下缘，胸锁乳突肌与斜方肌终止点，枕动脉，枕大神经，枕小神经	点揉法、点拨法、指划法	局部剧烈酸胀感，可窜及头顶眼周	头晕、头痛、颈椎病、肩背痛、目痛、鼻塞、神经衰弱等
颈后中脉	第 5 颈椎旁开 1 寸 5 分	属足太阳膀胱经，天柱穴下 1 寸 5 分处	第 5 颈椎横突外侧端，斜方肌，肩胛提肌，颈浅动脉，颈丛神经 3～6 颈神经分支		酸胀感，有时可放射至脊背	颈椎病、头项强痛、肩背痛等

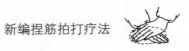

脉位名称	部位与取法	经络穴位关系	解剖学关系	手法	感应	主治病症
颈后下脉	第7颈椎旁开2寸	属足太阳膀胱经，大杼穴外上方	第7颈椎横突外侧端，斜方肌，肩胛提肌，颈浅动脉，颈横动脉，锁骨上神经后支，副神经	点揉法、点拨法、指划法	酸胀感，有时可放射至脊背	颈椎病、头颈强痛、肩背痛等
眉头脉	在眉头眶缘上	属足太阳膀胱经，攒竹穴处	在眶上切迹处，眼轮匝肌，额动脉，额神经，滑车上神经	点法、点揉法、指刮法	酸胀感或舒适感	头晕、目眩、眉棱骨痛、眼痛、面瘫、三叉神经痛等
眉上脉	在眉弓中央略上方	属足少阳胆经，阳白穴下5分	眉弓中央上方，额肌，颞浅动脉，眶上动脉，眶上神经			
太阳脉	在眉梢外侧两横指	属足少阳胆经，太阳穴外上方	蝶骨大翼中央，耳前肌，颞肌，颞浅动脉耳前支，颞深动脉前支，面神经鼻颧颞支，颞深神经，颞浅神经	点揉法、指搓法	酸麻胀痛感	偏正头痛、耳鸣耳聋、目赤目痛、牙痛等
鼻侧脉	鼻翼两旁5分处	属足阳明胃经，巨髎穴内侧	骨鼻腔梨状孔两侧，上唇方肌，面动脉，眶下动脉，眶下神经			感冒头痛、鼻眼疾病、面瘫等
颧下脉	颧骨中央下缘	属手太阳小肠经，颧髎穴处	颧骨下腭突内下缘，咬肌起始处，颞浅动脉，面横动脉，面神经颧支	点揉法	胀痛感	牙痛、鼻病、面神经麻痹等
下颌脉	下颌角前上方	属足阳明胃经，颊车穴处	下颌角的咬肌粗隆上，咬肌终止处，面动脉，颏动脉，面神经下颌缘支，三叉神经的下颌分支	点揉法、点拨法	下颌发酸感	牙痛、牙关紧闭、下颌关节紊乱、面神经麻痹等
耳前脉	耳屏前方	属手太阳小肠经，听宫穴处	下颌关节突后方，颞浅动脉及其分支，面横动脉，耳颞神经		胀痛感	耳鸣耳聋、三叉神经痉挛、牙痛、下颌关节炎、面瘫等
耳后脉	耳后完骨前下方	属手少阳三焦经，翳风穴上3分	颞骨乳突下缘，胸锁乳突肌前缘，耳后动脉，耳大神经	点法、点揉法	酸胀痛感	
耳下脉	耳垂下，下颌骨后缘	属手太阳小肠经，天容穴前上方	下颌后缘，下颌角后上方，颈阔肌面部后缘，颈外动脉，面神经下颌缘支，耳大神经分支		酸痛感	牙痛、下颌关节痛、面神经麻痹等

续表

脉位名称	部位与取法	经络穴位关系	解剖学关系	手法	感应	主治病症
人迎脉	平夹于结喉两侧动脉应手处	属足阳明胃经，人迎穴处	胸锁乳突肌前缘与甲状软骨接触部，颈内动脉、颈外动脉分支处，迷走神经，舌咽神经，喉上神经，舌下神经	拿揉法	舒适感，喉内发痒感	咳喘、气管炎、咽喉肿痛、声嘶喉哑等

表 8-2　躯干部分

脉位名称	部位与取法	经络穴位关系	解剖学关系	手法	感应	主治病症
前膀肾脉	锁骨上方胸锁乳突肌后下方有动脉搏动处	属足阳明胃经，缺盆穴上5分	胸锁乳突肌后下缘，肩胛舌骨肌下腹与前斜角肌、中斜角肌隙之间，臂丛神经处，锁骨下动脉，锁骨上神经	点揉法、拿揉法、点拨法	酸麻胀感放射到手和胸腹部	肩胛痛、颈椎病、咳嗽、胸痛、小儿麻痹、瘫痪等
后膀肾脉	背部第3、4胸椎棘突旁开2寸	属足太阳膀胱经，肺俞穴旁开5分	第3、4胸椎横突外端，斜方肌，菱形肌，上后锯肌，颈背最长肌，肋提肌，肋间动脉，颈横动脉，副神经，肩胛背神经，第4胸神经后支	点揉法、拿揉法、点拨法	酸胀感	
欢跳脉	在胸前壁外上角腋横纹头内1寸	属手太阴肺经，中府穴下5分	第2、3肋骨之间，胸大肌，胸小肌，前锯肌，肋间外肌，胸外侧动脉，肋间臂神经		酸胀发痒感	咳嗽气短、胸部胀满、胸口痛、岔气、肩臂疼痛等
剑突脉	胸骨剑突略下方	属任脉，鸠尾穴处	胸骨剑突下5分，胸横肌，膈肌，腹直肌上端，腹壁上动脉，肋间动脉，肋间神经	点揉法	舒适感	心口痛、胃痛、恶心呕吐等
乳侧脉	乳头水平线旁开4横指	属足太阴脾经，大包穴上一个肋间	在第5肋间隙中央，前锯肌，腹外斜肌，胸外侧动脉，肋间动脉，胸长神经，肋间神经，胸外侧皮神经分支		舒适感，发痒感	乳腺炎、肋间神经痛等
肩胛暗脉	肩胛部腋纹头向内4横指略上方	属手太阳小肠经，天宗穴上5分	肩胛冈下中央冈下肌与大圆肌之间，旋肩胛动脉，肩胛上动脉，肩胛上神经，腋神经分支，胸神经后皮支	点揉法、点拨法、肘压法	酸痒感，胀感可放射至肩臂	肩臂麻木疼痛、抬举不利、肩周炎、落枕等

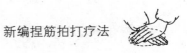

续表

脉位名称	部位与取法	经络穴位关系	解剖学关系	手法	感应	主治病症
平心脉	胛内缘中与后膀肾脉、肩胛暗脉成平心三角	属足太阳膀胱经，心俞穴附近	第5、6胸椎旁，斜方肌，菱形肌，上后锯肌，背最长肌，肋间动脉及副神经，颈神经，肋间神经	点揉法	舒适感	心悸等
肩胛角脉	肩胛下角外缘	属阳跷脉，膈关穴与大包穴之间	肩胛下角外缘，背阔肌，前锯肌，肋间动脉，肋间神经，胸背神经	点揉法、指压法	酸胀感可放射至胸	胸背痛、肩胛痛等
脊柱暗脉	第7、8胸椎之间	属督脉，至阳穴处	第7、8胸椎棘突之间，棘间韧带，半棘肌，多裂肌，旋椎肌，背棘肌，肋间动脉后支，胸神经后支		酸胀感可放射至胸	咳喘、胃痛、胸背疼痛等
止胃疼四点脉	第7胸椎旁2寸找压痛点，取等距离正方形四角处	属足太阳膀胱经，督俞穴附近及其下方	第6、8胸椎横突两旁，斜方肌，背阔肌，背最长肌，肋间神经后支，胸神经后支	点拨法、点揉法	酸胀感可放射至胸腹部	胃脘疼痛、恶心呕吐、膈肌痉挛、胆道蛔虫症、胸背痛等
前肾脉	在肋下11肋端	属足厥阴肝经，章门穴处	第11肋端，腹内斜肌，腹外斜肌，腹横肌，膈肌，肋间动脉，腹壁上动脉，肋间神经，腹外侧皮神经	点揉法、抠揉法	酸胀痒感引及小腹	闪腰岔气、肋间神经痛、膈肌痉挛、瘫痪、尿频等
后肾脉	在肋下12肋端	属足少阳胆经，京门穴处	在第12肋端，其他大致同上			
腰眼脉	在第2、3腰椎旁开2寸	属足太阳膀胱经，肾俞穴旁开5分	第2、3腰椎横突旁，腰背筋膜，骶棘肌，腰最长肌，腰髂肋肌，腰方肌，腰动脉，腰神经	点揉法、肘压法	酸麻胀痛窜及下肢	腰腿痛、下肢麻痹、坐骨神经痛等
骶侧上脉	在腰骶关节两旁第5腰椎横突外侧	属足太阳膀胱经，关元俞处	第5腰椎横突外侧，腰背筋膜，骶棘肌，腰髂肋，肌髂腰动脉，腰骶神经干			腰腿痛、腰椎间盘突出症、坐骨神经痛、下肢瘫痪、尿失禁等

续表

脉位名称	部位与取法	经络穴位关系	解剖学关系	手法	感应	主治病症
骶侧下脉	第2对骶后孔上，骶中线与髂后上棘连线中	属足太阳膀胱经，次髎穴处	第2对骶后孔上，腰背筋膜，骶棘肌，臀大肌内缘，骶中动脉后支，骶神经后支	点揉法、肘压法	酸麻胀痛窜及下肢	腰腿痛、腰椎间盘突出症、坐骨神经痛、下肢瘫痪、尿失禁等
尾肾脉	在第1、2腰椎棘突之间	属督脉，悬枢穴处	棘间韧带，半棘肌，多裂肌，旋椎肌，腰动脉后支，腰神经后支	点揉法、掌压法	酸麻胀感	
尾中脉	第4、5腰椎间两髂骨嵴水平线上	属督脉，腰阳关穴处	第3、4腰椎横突之间，棘间韧带，半棘肌，多裂肌，旋椎肌，腰动脉后支，腰神经后支			
尾根脉	尾骨尖略前方	属督脉，长强穴处	肛门及尾骨之间，臀大肌与肛门外括约肌连接处，肛门动脉，肛门神经，尾神经	点揉法、抠揉法	酸麻胀感	尾骶处疼痛、脊髓炎等

表 8-3　上肢部分

脉位名称	部位与取法	经络穴位关系	解剖学关系	手法	感应	主治病症
肩井脉	肩上挑担处，大椎与肩峰连线中央	属足少阳胆经，肩井穴处	斜方肌，肩胛提肌，冈上肌，肩胛上动脉，肩胛上神经，锁骨上神经	点揉法、拿揉法、肘压法	强烈的酸麻胀感	头项及肩背疼痛、上肢麻木、瘫痪等
肩头脉	肩头正中略前方肩峰下	属手阳明大肠经，肩髃穴处	肩峰与肱骨大结节之间，三角肌上缘，肱二头肌长头腱和喙肱韧带处，胸肩峰动脉，旋肱后动脉肩峰支，腋神经前支，锁骨上神经中支	点揉法、指揉法	酸麻胀痛感	肩臂疼痛、抬举不利、肱二头肌腱炎等
肩贞脉	肩后腋横纹头上1寸	属手太阳小肠经，肩贞穴处	肩胛盂后下方，三角肌后上缘，肱三头肌长头，冈下肌，小圆肌，旋肱后动脉，腋神经	点拨法、点揉法	酸麻胀感，可窜及手	
抬举脉	锁骨外下方	属手太阴肺经，云门穴外上5分处	锁骨外下方喙突内前缘，三角肌内前缘，肱二头肌短头及胸小肌和喙肱肌附着点，胸肩峰动脉，臂丛神经外侧束，胸前神经，锁骨上神经	点揉法、指揉法	酸胀感	

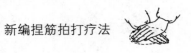

脉位名称	部位与取法	经络穴位关系	解剖学关系	手法	感应	主治病症
血海根脉	腋窝正中有动脉搏动处	属手少阴心经，极泉穴处	肱骨颈内下方，喙肱肌与肱三头肌长头之间，腋动脉，臂丛神经，腋神经，上臂内侧皮神经，前臂内侧皮神经	点揉法、抠揉法、抠拨法	酸麻感或电击感放射至手指	上肢麻木无力、神经痛、小儿麻痹、半身不遂等
血海脉	上臂内侧中上 1/3 连接处	属手少阴心经，极泉穴与青灵穴之间	肱骨内侧中上 1/3 处，肱二头肌后缘，肱三头肌内侧头上段，喙肱肌的内下段，肱动脉，肱深动脉，尺侧上副动脉，正中神经，尺神经，上臂内侧皮神经			
肘中脉	肘横纹中央动脉处	属手厥阴心包经，曲泽穴处	肘关节肱二头肌腱尺侧缘，肱肌下端，肱动脉的尺桡动脉分支，正中神经	点揉法、指刮法	酸麻胀痛感	肘臂麻木疼痛、手臂屈伸不利等
肘尺三脉	肱骨内上髁略前方及其上下各 1 寸处	属手少阴心经，少海穴及上下各 1 寸处	肱骨内上髁，肱三头肌下端，旋前圆肌，掌长肌，尺桡侧腕屈肌，尺侧上下副动脉，尺侧返动脉，尺神经，前臂内侧皮神经		酸麻胀感，电击感，可放射至第 4、5 手指	肘及前臂疼痛麻木、肘关节屈伸不利等
肘桡三脉	肱骨外上髁略前方及其上下各 1 寸处	属手阳明大肠经，肘髎穴、曲池穴及曲池穴下 1 寸处	肱骨外上髁，肱二头肌下端，肱肌外侧缘，肱桡肌，桡侧腕长伸肌，桡侧腕短伸肌，旋后肌，桡侧副动脉，桡侧返动脉，桡神经，前臂内侧皮神经，背侧皮神经		酸胀感，痛感，可放射至中指	
内四指脉	掌横纹上 4 横指，前臂两骨间	属手厥阴心包经，间使穴处	尺桡骨掌侧中下 1/3 两骨间，掌长肌，指深浅屈肌中段，旋前肌，骨间掌侧动脉，正中神经	点法、捏法、点揉法	酸麻胀感	前臂掌侧的腕、指关节疼痛、麻木、伸屈不利，偏于屈肌麻痹者

脉位名称	部位与取法	经络穴位关系	解剖学关系	手法	感应	主治病症
外四指脉	手背腕横纹4横指	属手少阳三焦经，三阳络穴处	尺桡骨背侧中下1/3两骨间，指总伸肌与尺桡侧腕伸肌之间，拇长伸肌，食指固有伸肌的中段，骨间掌侧动脉，骨间背侧神经，前臂背侧皮神经	点　法、拮　法、点揉法	酸胀感	前臂掌侧的腕、指关节疼痛、麻木、伸屈不利，偏于屈肌麻痹者，偏于伸肌疼痛麻痹者
腕侧双脉	尺桡骨茎突下方各一脉	尺侧属手太阳小肠经，阳谷穴处。桡侧属手阳明大肠经，阳溪穴处	尺侧脉位于尺骨茎突与豌豆骨之间，腕背侧韧带，尺侧腕伸肌腱鞘，尺腕掌侧韧带，尺动脉。尺神经桡侧脉在桡骨茎突与舟状骨之间，拇长展肌及拇短肌腱鞘与拇长伸肌腱鞘之间，桡动脉，桡神经浅支	点揉法、抠揉法、指刮法	酸麻胀感	腕关节疼痛、腕关节劳损、尺桡下关节分离等
虎口脉	第1、2掌骨之间	属手阳明大肠经，合谷穴处	第2掌骨中央的桡侧，第1骨间背侧肌，拇收肌，桡动脉下端，第1掌背动脉，拇主要动脉，桡神经的指背神经，正中神经，第1指掌侧总神经	点　法、拮　法、点揉法	强烈的酸麻胀感	头晕头痛、牙痛、口眼㖞斜、面肌痉挛、恶心呕吐、上肢疼痛麻木等
天书脉	手掌纹中央	属手厥阴心包经，劳宫穴处	第3掌骨中央，指浅屈肌腱，骨间掌侧肌，骨间背侧肌，拇收肌，指掌侧总动脉，总神经			
颈痛脉	颈痛脉手背第2、3掌骨基底之间	属手阳明大肠经，合谷穴外旁开1寸	手背侧皮下分布主要是指伸肌腱，食指固有伸肌腱，指总伸肌腱，小指固有伸肌腱及肌腱间连合，指总伸肌腱鞘，尺桡神经末梢及其动静脉血管网分布			颈项病痛等

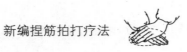

续表

脉位名称	部位与取法	经络穴位关系	解剖学关系	手法	感应	主治病症
胸痛脉	胸痛脉手背第3、4掌骨基底之间	属手少阳三焦经，外关穴下3寸，腕背横纹中央下1寸	手背侧皮下分布主要是指伸肌腱，食指固有伸肌腱，指总伸肌腱，小指固有伸肌腱及肌腱间连合，指总伸肌腱鞘，尺桡神经末梢及其动静脉血管网分布	点法、掐法、点揉法	强烈的酸麻胀感	胸部病痛等
腰痛脉	腰痛脉手背第4、5掌骨基底之间	属手少阳三焦经，中渚穴上1寸				腰部病痛等

表8-4 下肢部分

脉位名称	部位与取法	经络穴位关系	解剖学关系	手法	感应	主治病症
止尿脉	在腹股沟上段髂前上棘下方	属足太阴脾经，府舍穴外上方	髂前上棘与髂前下棘之间，腹股沟韧带上，缝匠肌上端，旋髂浅动脉，髂腹下神经，髂腹股沟神经，股外侧皮神经	点压法、点揉法	酸胀感，可窜及小腹部	小便淋沥、尿频、尿失禁、下肢麻木疼痛等
髂侧上脉	在髂骨嵴股骨大转子连线与髂骨后上棘连线的交叉点上	属足少阳胆经，居髎穴后上方	髂骨翼外侧中央，臀大肌，臀中肌，臀小肌，臀上动脉，旋髂浅动脉，臀上皮神经，髂腹下神经的外侧皮支	指点法、肘压法	强烈的酸麻胀痛感，可窜及下肢	腰髂及下肢疼痛麻痹瘫痪、臀上皮神经炎等
髂侧下脉	在髂侧上脉与大转子连线中央	属足少阳胆经，居髎穴后1寸	髋臼上方，臀大肌、臀中肌，臀小肌下端，梨状肌前缘，臀下动脉，臀下神经，臀上皮神经、臀下皮神经的分支			
臀侧脉	在股骨大转子与尾骶骨连线的中外1/3处	属足少阳胆经，环跳穴外上方	髂骨外侧坐骨体与坐骨棘之间，臀大肌，上孖肌，下孖肌，闭孔内肌，臀下动脉，坐骨神经，臀下皮神经	点法、揉法、掌揉法、肘压法	强烈的酸麻胀痛感，可窜及下肢，掌揉时有舒适感	腰腿痛、坐骨神经痛、下肢麻痹、瘫痪等

脉位名称	部位与取法	经络穴位关系	解剖学关系	手法	感应	主治病症
臀下脉	臀下横纹中央略下方	属足太阳膀胱经，承扶穴处	股骨上段后内侧，臀大肌后下缘，股二头肌长头，半腱肌，半膜肌，小收肌，旋股内侧动脉，第一穿动脉，坐骨神经，臀下皮神经	点法、揉法、掌揉法、肘压法	强烈的酸麻胀痛感，可窜及下肢，掌揉时有舒适感	腰腿痛、坐骨神经痛、下肢麻痹、瘫痪等
股根脉	在腹股沟中段动脉跳动处	属足厥阴肝经，急脉穴处	耻骨结节外下方，耻骨肌，长收肌，短收肌，男性提睾肌或女性子宫圆韧带，股动脉，腹壁前动脉，旋髋前动脉，股神经，髂腹股沟神经	点压法、掌压法	酸麻胀感或下肢窜热感	下肢瘫痪、风湿、麻痹、下肢麻木无力等
股内上脉	大腿内侧中上 1/3 处，股根脉下 5 横指	属足厥阴肝经，五里穴下 3 寸	股骨内侧中上 1/3 处，长收肌、短收肌、小收肌下端，股动脉，旋股内侧动脉，股深动脉，隐神经，闭孔神经前支	点法、点揉法、捏揉法	酸麻胀痛感，可上下传导	下肢麻痹、疼痛、瘫痪等
股内中脉	大腿内侧中下 1/3 处，膝上 5 横指处	属足厥阴肝经，阴包穴上 2 寸	股骨内侧中上 1/3，缝匠肌后缘，股薄肌、大收肌前下缘，收肌管，股动脉，第三穿动脉，隐神经，股神经前皮支			
股内下脉	大腿内侧股骨内髁上	属足厥阴肝经，曲泉穴上 2 寸	股骨内髁上方，缝匠肌后缘，大收肌腱前，股内肌下端，膝降动脉，膝上内动脉，股动脉转为腘动脉，隐神经，股内侧皮神经	点法、点揉法	酸麻胀感，窜至膝内	
股前脉	大腿前侧中央	属足阳明胃经，伏兔穴上 3 寸	股骨前侧中央，股直肌，股间肌，旋股外侧动脉，股深动脉，股神经前皮支	点揉法	酸麻胀感	
股后脉	大腿后侧臀横纹和腘横纹连线中央	属足太阳膀胱经，殷门穴下 1 寸	股骨后侧中央偏向下方，股二头肌与半腱肌之间，股深动脉，坐骨神经，股后皮神经	点拨法、点法、肘压法	酸麻胀感，可上下传导	下肢麻痹、疼痛、痉挛、腰腿痛、坐骨神经痛等

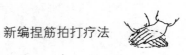

脉位名称	部位与取法	经络穴位关系	解剖学关系	手法	感应	主治病症
股外上脉	大腿外侧大转子与膝关节连线中央	属足少阳胆经，风市穴上2寸	股骨外侧中间，股外侧肌髂胫束中间前缘，股直肌和股间肌后缘，旋股外侧动脉，股外侧皮神经	点拨法、点法、肘压法	酸麻胀感，可上下传导	下肢麻木、疼痛、瘫痪、股外侧皮神经炎等
股外下脉	大腿外侧股骨外髁上	属足少阳胆经，膝阳关穴上1寸	股骨外髁上髂胫束及股外肌下端，股二头肌腱和半膜肌腱前方，膝上外侧动脉，股外侧皮神经，腓总神经	点揉法、点法	酸胀感可传至膝内	膝关节及小腿外侧疼痛麻木、下肢瘫痪等
髌周八点脉	髌骨内、外、上、下及内上、外上、内下、外下八点	属足阳明胃经，犊鼻穴是其中之一点	髌骨上股四头肌，髌上滑囊，髌韧带，髌下滑囊，外侧髂胫束，外侧副韧带，内侧副韧带，膝上外侧动脉，膝下外侧动脉，膝上内侧动脉，膝下外侧动脉，股中间皮神经，隐神经髌下支	点揉法、刮法	酥麻胀感	膝关节疼痛无力、髌周疾患、膝关节积液、髌骨软化症等
腘脉	腘窝中央动脉处	属足太阳膀胱经，委中穴处	膝关节后股二头肌与半腱肌之间，腘斜韧带，腘动脉，胫神经，腓总神经	点法、点揉法、拨法	酸麻胀感，可窜及足	腰腿痛、坐骨神经痛、膝关节痛及髌周疾患等
腘侧双脉	在腘脉两侧	外侧属足太阳膀胱经，委阳穴。内侧属足少阴肾经，阴谷穴	外侧脉在股二头肌腱后内侧，膝上外侧动脉，膝下外侧动脉，腓总神经，腓肠外侧皮神经，腓神经。内侧脉在半腱肌与半膜肌间，膝上内侧动脉，膝下内侧动脉，隐神经，胫神经			
胫侧双脉	胫内侧脉在胫骨内髁下缘，胫外侧脉在腓骨小头前下方	胫内侧脉属足太阴脾经，阴陵泉。胫外侧脉属足少阳胆经，阳陵泉穴处	胫内侧脉在腓肠肌上前缘，胫后动脉，隐神经。胫外侧脉在胫骨前肌与腓骨长肌上端，胫前动脉，腓总神经，腓深神经，腓浅神经	点揉法、点拨法、捏法	酸麻胀感	小腿及膝关节麻木疼痛、下肢瘫痪、马蹄内翻足、马蹄外翻足等

续表

脉位名称	部位与取法	经络穴位关系	解剖学关系	手法	感应	主治病症
腓内脉	胫内侧脉后下2寸，胫骨中上1/3内后缘腓肠肌中	属足少阴肾经，阴谷穴下4横指	在胫骨内缘中上1/3处，腓肠肌内侧头，比目鱼肌内前缘，跖肌，趾长屈肌，胫后动脉，隐神经，胫神经，腓肠内侧皮神经	捏揉法、拿揉法	酸麻胀感比较强烈	小腿麻木疼痛、腓肠肌痉挛等
风门脉	在腓肠肌肌腹中	属足太阳膀胱经，承山穴上1寸	小腿后侧腓肠肌两侧头肌腹交界处，深层有比目鱼肌，蹈长屈肌，胫骨后肌，胫后动脉，腓动脉，腓肠神经，胫神经	点法、点揉法	强烈的酸麻胀感	腰腿痛、腓肠肌痉挛、恶心、呕吐等
踝前脉	足背与小腿交界处两筋间	属足阳明胃经，解溪穴处	距骨前上缘，小腿十字韧带中，蹈长伸肌腱与趾长伸肌腱之间。胫前动脉转为足背动脉，腓浅神经，足背内侧皮神经，足背中间皮神经	点法、指搓法、指刮法	麻胀感	踝关节麻痹、疼痛及损伤等
踝侧双脉	踝前脉两旁两踝骨前下缘	内踝侧脉属足太阴脾经，商丘穴处。外踝侧脉属足少阳胆经，丘墟穴处	内踝侧脉在内踝前下缘，胫骨前肌腱后缘，距胫前韧带，跟胫韧带前缘，内侧踝前动脉，隐神经分支，小腿内侧皮神经。外踝侧脉在外髁前下缘小腿十字韧带交叉部，趾长伸肌腱后缘，外踝前韧带下，距腓前韧带，跟腓肠神经分支，足背外侧皮神经		强烈的酸麻胀感	踝关节麻痹、疼痛、扭伤、马蹄内翻足、马蹄外翻足等
跟腱双脉	内外踝骨后缘与跟腱之间	跟腱内侧脉属足少阴肾经，太溪穴处。跟腱外侧脉属足太阳膀胱经，昆仑穴处	跟腱内侧脉在内踝与跟腱之间分裂韧带上方，胫骨后肌，趾长屈肌腱鞘，胫后动脉，胫后神经。跟腱外侧脉在外踝后小腿横韧带与跟腱之间，腓骨长肌，腓骨短肌，腓肠神经	抠法、掐法	酸麻感	腰腿痛、下肢麻痹瘫痪、踝关节扭伤、马蹄内翻足、马蹄外翻足等

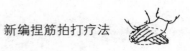

续表

脉位名称	部位与取法	经络穴位关系	解剖学关系	手法	感应	主治病症
脚　脉	第 1、2 跖骨基底结合部	属足厥阴肝经，太冲穴处	踇长伸肌腱的外侧，踇长短伸肌腱，骨间背侧肌，足背动脉，腓深神经，足背内侧皮神经	点　法、点揉法、抠法	酸麻胀感	头晕头痛、下肢疼痛麻木等
脚下脉	在足底中上 1/3 人字纹头	属足少阴肾经，涌泉穴处	屈趾肌腱，跖腱膜纵束，跖长韧带，足底内侧动脉及神经			

第九章　捏筋疗法的经络腧穴

经络学说，是中医学中的重要组成部分，在我国流传已久，约有数千年的历史。早在《内经》之中已有详尽的记载。在汉代马王堆出土文物之中，也有关于手足十一经脉的记载。常言道："经络不明，盲子夜行""脏腑不明，愚人迷路"。可见经络脏腑学说在中医学中的重要地位。经络是贯穿于脏腑与腧穴之间运送气血的通道。脏腑旺盛，则气血充沛，人体康健无病。否则脏腑衰退，气血不足，经络凝滞，瘀阻不通，则人体衰弱，抵抗力下降，而易于患病。经络系统是沟通人体表里上下，联络内外脏腑器官和运行气血的独特系统。它是中医学理论的重要组成部分。

脏腑之病，服药可以治疗。筋骨经络之病，服药不易旁通，可用针灸、按摩、导引、捏筋、推拿之法。"穴位"又称"腧穴"，即输注气血之意，针灸、按摩、捏筋、推拿刺激经络穴位，从而达到治疗病伤之目的。古往今来，已有数千年之历史，并且早已取得国际公认。而今《新编捏筋拍打疗法》实际则是流行于中国民间的一种按摩疗法，也可称其为一个流派。

在我们开始整理加工创作此著作之时，曾经有人提出要将"穴位"改为"脉位"。也曾有些内部资料中提到过"十二经、十五络、三百六十五脉"，其中"脉"即"穴"。因此而采用了"脉位"之说。后来发现这一提法，似有诸多不妥之处，脉位实际上就是穴位，穴位也就是腧穴，把穴位改称"脉位"，似有"标新立异，故弄玄虚，哗众取宠"之嫌疑。而且在 1963 年油印内部资料《易筋经捏筋拍打挂裆疗法》中，和 1972 年油印内部资料《易筋经捏筋拍打正骨疗法》中，以及在 1975 年内部资料《捏筋拍打疗法》中，都是采用的腧穴名称，如有"头面部的风池穴、百会穴、印堂穴、太阳穴等。"故在此次重新整理再创作《新编捏筋拍打疗法》之时，除了收载有原来的"脉位"之说以外，又增添了"全身经络与腧穴"，和"经外奇穴"一章。并且附上全身腧穴一览表，按其经络的走行路线分述于下（图 9-1，表 9-1～表 9-20）。为了便于记忆和使用，在临床应用的治疗方法中，也将其脉位改为穴位，而将本疗法纳入正规，以正视听，特此声明。

第一节 十二经穴位

十二经脉体表运行部分，在其经脉走行路线上分布着十余个至数十个多少不等的本经腧穴，也称"经穴"。经穴是人体脏腑经络气血输注集散、转输会聚之处。在十二经和任督二脉上共分布有经穴 362 个，另外，还有无数经外奇穴和阿是穴。这些穴位，各有其独特治疗作用，是针灸、推拿、按摩、捏筋拍打治疗疾病和损伤的主要着力点和作用点（表 9-1～表 9-20）。

十二经脉，以脏腑阴阳及循行部位来表明其属性，而予以命名。凡是与脏相连属，循行在肢体内侧的经脉，称为"阴经"；凡是与腑相连属，循行在肢体外侧的经脉，称为"阳经"。并根据所连属的脏腑性质和其循行的部位分为手足三阴三阳。

十二经脉循行的走向和相互交接的规律：手三阴经脉，都从胸循臂内侧走至手，交接于手三阳经；手三阳经脉，都从手循臂外侧走至头，交接于足三阳经（因手足三阳经都是交接于头，故有"头为诸阳之会"之说）；足三阳经脉，再从头分循胸腹，背胁经下肢外侧走至足，交接于足三阴经；足三阴经脉，再从足循下肢内侧经腹至胸，复交接于手三阴经。总之，就是当人把手向上举起时，阴经向上走，阳经向下走，称为阴升阳降，如此循环（图 9-1）。

十二经脉的流注次序：起于中焦，从肺经开始，依次大肠经、胃经、脾经、心经、小肠经、膀胱经、肾经、心包经、三焦经、胆经、而终于肝经。再由肝经上注于肺经，如此往复循环，称为"大周天"。

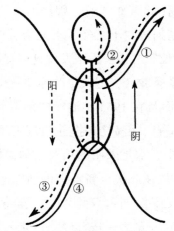

图例：①手三阴经由胸走手　②手三阳经由手走头
　　　③足三阳经由头走足　④足三阴经由足走胸

图9-1　手足三阴三阳升降示意图

一、手太阴肺经穴（共 11 穴）

手太阴肺经穴见表 9–1。

表 9–1　手太阴肺经穴一览表

穴 名	位 置	手 法	主治病症
中府（肺 1）	锁骨外段下 1 寸，距任脉 6 寸	点法、按法、揉法	咳嗽、哮喘、肺炎、支气管炎、胸痛、闷满、肺结核、肩周炎等
云门（肺 2）	锁骨外段下缘，中府穴上 1 寸		
天府（肺 3）	前腋缝下 3 寸，肱二头肌外侧缘	点法、揉法、捏法、掐法	哮喘、鼻衄、支气管炎、上臂前内侧疼痛、肱二头肌损伤等
侠白（肺 4）	天府穴直下 1 寸		
尺泽（肺 5）	肘横纹外侧端，肱二头肌腱外侧		肺炎、胸膜炎、支气管炎、咯血、咽喉肿痛、乳痛、肘臂痛等
孔最（肺 6）	前臂桡侧，腕横纹上 7 寸		肺炎、扁桃体炎、咳喘、咯血、咽喉肿痛、失音、臂肘疼痛等
列缺（肺 7）	前臂桡侧，腕横纹上 1.5 寸		头痛、牙痛、咳喘、荨麻疹、面瘫、半身不遂、腕关节痛等
经渠（肺 8）	桡骨茎突内侧，腕横纹上 1 寸		咳喘、胸痛、支气管炎、咽喉肿痛、腕关节痛等
太渊（肺 9）	腕横纹桡侧凹陷处		咳喘、咯血、支气管炎、肺结核、胸闷痛、腕关节痛等
鱼际（肺 10）	第 1 掌骨中点桡侧赤白肉际边		咳喘、咯血、支气管炎、肺结核、胸闷痛、腕关节痛、外感发热、失音、咽炎、扁桃体炎、小儿疳积等
少商（肺 11）	拇指桡侧距指甲角 1 分处	掐法	腮腺炎、扁桃体炎、咽喉炎、咳喘、中风、发热、昏厥等

注：温灸指用艾条进行温热之灸法。

二、手阳明大肠经穴（共 20 穴）

手阳明大肠经穴见表 9–2。

表 9–2　手阳明大肠经穴一览表

穴 名	位 置	手 法	主治病症
商阳（大肠 1）	食指桡侧距指甲角 1 分	掐法	高热、中风、昏迷、牙痛、咽喉肿痛、耳聋、眼病等

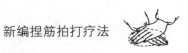

穴 名	位 置	手 法	主治病症
二间 （大肠2）	第2掌指关节桡侧前凹陷处	点法、揉法、捏法、掐法	咽喉痛、牙痛、面瘫、鼻衄、三叉神经痛、眼病、热病等
三间 （大肠3）	第2掌指关节桡侧后凹陷处		咽喉痛、牙痛、面瘫、鼻衄、三叉神经痛、眼病、热病、疟疾、手背肿痛等
合谷 （大肠4）	第1、2掌骨之间背侧		中风昏迷、半身不遂、神经衰弱、五官病症、各种疼痛等
阳溪 （大肠5）	腕上桡侧、伸拇长短肌腱之间	点法、揉法、掐法、刮法	头痛、牙痛、耳聋、咽喉肿痛、目赤、目翳、腕关节痛等
偏历 （大肠6）	腕上桡侧3寸，阳溪穴上3寸		头痛、牙痛、耳聋、咽喉肿痛、目赤、目翳、腕关节痛、前臂疼痛等
温溜 （大肠7）	腕上桡侧5寸，阳溪穴上5寸		头痛、面肿、口舌肿痛、咽喉肿痛、肩背痛、肠鸣腹痛等
下廉 （大肠8）	曲池穴下4寸		头痛、眩晕、目痛、腹痛、乳腺炎、臂肘痛等
上廉 （大肠9）	曲池穴下3寸		偏瘫、手足麻木、肠鸣腹胀、前臂扭伤等
手三里 （大肠10）	曲池穴下2寸		牙痛、颊颌肿痛、上肢麻木、肘臂痛、胃痛、腹痛、腹泻等
曲池 （大肠11）	屈肘，横纹头外侧端凹陷处	点法、揉法、掐法、刮法、抠法、拨法	高热、丹毒、荨麻疹、腹痛、吐泻、目赤、牙痛、肘臂痛等
肘髎 （大肠12）	曲池穴外上方1寸		肘臂疼痛、麻木、肱骨外上髁炎等
手五里 （大肠13）	曲池穴上3寸		肩肘臂挛急疼痛、肺炎、咯血、淋巴结核等
臂臑 （大肠14）	肘上7寸，三角肌下端		肩肘臂挛急疼痛、肺炎、咯血、淋巴结核、眼痛、肩臂麻痛等
肩髃 （大肠15）	肱骨大小结节之间		肩臂痛、上肢麻木、风疹、瘰疬等
巨骨 （大肠16）	肩峰与肩胛冈之间凹陷处		上肢麻木疼痛、瘰疬、瘿气等
天鼎 （大肠17）	扶突与缺盆间，胸锁乳突肌后缘		咽喉肿痛、淋巴结核、嘶哑、失音等
扶突 （大肠18）	结喉旁开3寸，胸锁乳突肌后缘	点法、按法、揉法	咽喉肿痛、淋巴结核、嘶哑、失音、咳喘等
口禾髎 （大肠19）	直鼻孔下，人中穴旁开5分	点法、按法、揉法、掐法	鼻塞、鼻衄、口㖞、口噤等
迎香 （大肠20）	鼻翼旁开5分，鼻唇沟中		鼻塞、鼻衄、口㖞、口噤、面痒浮肿等

三、足阳明胃经穴（共 45 穴）

足阳明胃经穴见表 9-3。

表 9-3　足阳明胃经穴一览表

穴 名	位 置	手 法	主治病症
承泣（胃 1）	直瞳孔下 7 分，眶缘与眼球之间	点法、按法	目赤肿痛等
四白（胃 2）	直瞳孔下 1 寸，眶下孔处	点法、按法、揉法、掐法	目赤肿痛、三叉神经痛、面瘫等
巨髎（胃 3）	直瞳孔下，鼻翼旁开 0.8 寸		鼻炎、面瘫、三叉神经痛等
地仓（胃 4）	口角外旁开 4 分		面瘫、流涎、三叉神经痛等
大迎（胃 5）	颊车穴前 0.5 寸，下颌缘之切迹处		牙痛、牙关紧闭、腮腺炎、面瘫等
颊车（胃 6）	下颌角前上方 1 横指处	点法、揉法、抠法、刮法	牙痛、牙关紧闭、腮腺炎、面瘫、下颌关节炎、咬肌痉挛等
下关（胃 7）	颧弓与下颌切迹形成的凹陷中		牙痛、牙关紧闭、腮腺炎、面瘫、下颌关节炎、咬肌痉挛、中耳炎、聋哑等
头维（胃 8）	额角发际处，前发际正中旁开 4.5 寸	点法、按法、揉法、掐法	头痛、眩晕、目赤痛、面瘫等
人迎（胃 9）	结喉旁开 1.5 寸	拿揉法、捏揉法	咳喘、咽喉肿痛、嘶哑失音、高血压等
水突（胃 10）	人迎与气舍穴之间，胸锁乳突肌前缘		咳喘、咽喉肿痛、嘶哑失音、高血压、甲状腺肿等
气舍（胃 11）	人迎穴直下，锁骨头上缘		咳喘、咽喉肿痛、嘶哑失音、高血压、淋巴结核等
缺盆（胃 12）	锁骨内缘中点凹陷中，中线旁开 4 寸	点法、按法、揉法、掐法	咳喘、呃逆、肋间神经痛、臂丛神经炎、上肢麻痛等
气户（胃 13）	锁骨中点下缘，璇玑穴旁开 4 寸		
库房（胃 14）	锁骨中线第 1 肋间，华盖穴旁开 4 寸		支气管炎、肋间神经痛等
屋翳（胃 15）	锁骨中线第 2 肋间，紫宫穴旁开 4 寸	点法、按法、抠法、拨法	支气管炎、肋间神经痛、乳腺炎等
膺窗（胃 16）	锁骨中线第 3 肋间，玉堂穴旁开 4 寸		支气管炎、肋间神经痛、肠鸣、腹泻等

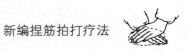

穴 名	位 置	手 法	主治病症
乳中 （胃17）	在乳头中央，膻中穴旁开4寸	不用手法	只作为胸腹部取穴的标志
乳根 （胃18）	在乳中穴直下1个肋间	点法、按法、揉法、颤法	乳腺炎、乳少、支气管炎等
不容 （胃19）	脐上6寸，巨阙穴旁开2寸		呕吐、恶心、胃脘痛、胃扩张、肋间神经痛等
承满 （胃20）	脐上5寸，上脘穴旁开2寸		呕吐、恶心、胃脘痛、胃扩张、肋间神经痛、肠鸣、消化不良、疝气等
梁门 （胃21）	脐上4寸，中脘穴旁开2寸		急慢性胃炎、胃溃疡、胃神经官能症等
关门 （胃22）	脐上3寸，建里穴旁开2寸		食欲不振、肠鸣、腹胀、腹泻、水肿等症等
太乙 （胃23）	脐上2寸，下脘穴旁开2寸		胃痛、肠疝、脚气、遗尿、精神病等
滑肉门 （胃24）	脐上1寸，水分穴旁开2寸		急慢性胃肠炎、精神病等
天枢 （胃25）	脐旁2寸		急慢性胃肠炎、精神病、腹痛、腹泻、便秘、月经不调、水肿等
外陵 （胃26）	脐下1寸，阴交穴旁开2寸		腹痛、疝气、痛经等
大巨 （胃27）	脐下2寸，石门穴旁开2寸		腹痛、肠梗阻、膀胱炎、尿闭、遗精、疝气等
水道 （胃28）	脐下3寸，关元穴旁开2寸		腹痛、肠梗阻、膀胱炎、尿闭、遗精、疝气、肾炎、痛经、睾丸炎等
归来 （胃29）	脐下4寸，中极穴旁开2寸		月经不调、子宫内膜炎、附件炎、睾丸炎、腹痛、疝气等
气冲 （胃30）	归来穴下1寸，耻骨结节外上方		生殖系统疾病、疝气等
髀关 （胃31）	股骨大转子前，髂前上棘与承扶穴相对取之	点法、揉法、压法	腰腿痛、下肢麻木、瘫痪、关节炎等
伏兔 （胃32）	髌骨外上缘直上6寸		
阴市 （胃33）	髌骨外上缘直上3寸		
梁丘 （胃34）	髌骨外上缘直上2寸	点法、按法、揉法、掐法	胃脘痛、乳腺炎、腹泻、膝关节病等

192

续表

穴 名	位 置	手 法	主治病症
犊鼻 （胃 35）	髌骨外下缘凹陷中	点 法、按 法、揉法、 掐法	膝关节病、下肢麻木疼痛等
足三里 （胃 36）	外膝眼下 3 寸，胫 骨外侧 1 横指		急慢性胃肠炎、胃溃疡、头晕、癫狂、神经衰弱 等
上巨虚 （胃 37）	足三里穴下 3 寸		急慢性胃肠炎、胃溃疡、头晕、癫狂、神经衰弱 等
条口 （胃 38）	上巨虚穴下 2 寸		急慢性胃肠炎、胃溃疡、头晕、癫狂、神经衰弱、 肩周炎、腰腿痛、下肢瘫痪等
下巨虚 （胃 39）	上巨虚穴下 3 寸		急慢性胃肠炎、胃溃疡、慢性肝炎、头晕、癫狂、 神经衰弱等
丰隆 （胃 40）	外踝上 8 寸，条口 穴外 1 寸		咳嗽痰多、头痛、眩晕、经闭血崩、下肢肿痛等
解溪 （胃 41）	踝关节前横纹中央 两筋间		头痛、眼病、肾炎、肠炎、癫痫、踝关节痛等
冲阳 （胃 42）	解溪穴下 1.5 寸，足 背动脉应手处		急慢性胃肠炎、胃溃疡、头晕、癫狂、神经衰弱、 牙痛、足背痛等
陷谷 （胃 43）	足二趾直上，第 2、 3 跖骨之间凹陷处	掐法	面肿、目赤、肠鸣、腹胀、癔症等
内庭 （胃 44）	第 2、3 趾缝端		胃肠炎、牙痛、三叉神经痛、咽喉肿痛、面瘫、 鼻衄等
厉兑 （胃 45）	第 2 足趾甲外侧距 趾甲角 1 分处		急慢性胃肠炎、胃溃疡、头晕、癫狂、神经衰弱、 癔症、贫血、扁桃体炎等

四、足太阴脾经穴（共 21 穴）

足太阴脾经穴见表 9-4。

表 9-4　足太阴脾经穴一览表

穴 名	位 置	手 法	主治病症
隐白 （脾 1）	踇趾内侧，距趾甲 角 1 分处	掐法	月经过多、消化道出血、腹胀、腹痛、神经病等
大都 （脾 2）	踇趾根胫侧，第 1 跖趾关节前赤白肉 际	点法、揉法、 掐法、按法	胃腹痛、肠胀、腹泻、热病、中风、四肢肿痛等
太白 （脾 3）	第 1 跖骨头胫侧后 下方		胃腹痛、肠胀、腹泻、热病、中风、四肢肿痛、 头痛、便秘等
公孙 （脾 4）	第 1 跖骨基底胫侧 前下方		急慢性胃肠炎、痢疾、月经不调、足踝疼痛等

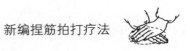

续表

穴 名	位 置	手 法	主治病症
商丘 （脾5）	内踝前下方凹陷中	点法、揉法、掐法、按法	急慢性胃肠炎、痢疾、月经不调、足踝疼痛、黄疸、疝痛等
三阴交 （脾6）	内踝尖直上3寸，胫骨后缘	点法、揉法、捏法、掐法	消化系统、泌尿系统、生殖系疾病、偏瘫、神经衰弱、湿疹等
漏谷 （脾7）	三阴交穴直上3寸，胫骨后缘		消化系统、泌尿系统、生殖系疾病、偏瘫、神经衰弱、湿疹、下肢麻痹等
地机 （脾8）	阴陵泉穴下3寸，胫骨后缘		消化系统、泌尿系统、生殖系疾病、偏瘫、神经衰弱、湿疹等，偏重于治疗妇科病
阴陵泉 （脾9）	胫骨内踝下缘		消化系统、泌尿系统、生殖系疾病、偏瘫、神经衰弱、湿疹、膝关节病等
血海 （脾10）	髌骨内上缘上2寸，股内侧肌内缘		消化系统、泌尿系统、生殖系疾病、偏瘫、神经衰弱、湿疹等偏重于治疗皮炎湿疹等
箕门 （脾11）	血海穴上6寸		泌尿系统疾病、腹股沟淋巴结炎等
冲门 （脾12）	耻骨联合上缘曲骨穴旁开3.5寸	点法、按法、压法	疝气、尿闭、子痫、子宫内膜炎、睾丸炎、下肢痛
府舍 （脾13）	冲门穴直上7分，腹中线旁开4寸		疝气、尿闭、子痫、子宫内膜炎、睾丸炎、下肢痛、少腹痛、阑尾炎等
腹结 （脾14）	府舍穴直上3寸，腹中线旁开4寸	点法、按法、揉法、颤法	腹痛、腹泻、疝气等
大横 （脾15）	脐旁4寸		腹痛、腹泻、疝气、痢疾、便秘、结肠炎、肠麻痹等
腹哀 （脾16）	大横穴上3寸，建里穴旁开4寸		腹痛、腹泻、疝气、消化不良等
食窦 （脾17）	第5肋间，胸正中线旁开6寸	点法、按法、揉法、推法	胃炎、腹水、尿潴留、肋间神经痛、咳喘、呕逆、乳腺炎、支气管炎等
天溪 （脾18）	第4肋间，胸正中线旁开6寸		咳喘、呕逆、乳腺炎、支气管炎等
胸乡 （脾19）	第3肋间，胸正中线旁开6寸		肋间神经痛、胸壁挫伤等
周荣 （脾20）	第2肋间，胸正中线旁开6寸		肋间神经痛、胸壁挫伤、胸膜炎、肺脓疡、支气管扩张等
大包 （脾21）	腋中线下6寸，第7肋间		咳喘、胸痛、肋间神经痛、全身痛等

五、手少阴心经穴（共9穴）

手少阴心经穴见表9-5。

表 9-5　手少阴心经穴一览表

穴 名	位 置	手 法	主治病症
极泉 （心 1）	腋窝中间，腋动脉内侧	点法、揉法、抠法、拨法	心绞痛、肩周炎、胸胁痛、上肢麻木疼痛等
青灵 （心 2）	上臂内侧，少海穴上 3 寸		
少海 （心 3）	肘横纹尺侧端与肱骨内上髁之间		神经衰弱、精神分裂、肋间神经痛、肘及前臂麻木疼痛等
灵道 （心 4）	掌后尺侧，神门穴上 1.5 寸		心痛、癔症、精神病、尺神经痛等
通里 （心 5）	掌后尺侧，神门穴上 1 寸		心痛、心悸、心动过缓、癔症、精神病、神经衰弱、尺神经痛、气喘等
阴郄 （心 6）	掌后尺侧，神门穴上 5 分		
神门 （心 7）	腕横纹尺侧端凹陷处		
少府 （心 8）	第 4、5 掌骨之间，握拳小指点到处	掐法	
少冲 （心 9）	小指桡侧距指甲根角 1 分许		高热、中风、小儿惊厥、心悸、癔症等

六、手太阳小肠经穴（共 19 穴）

手太阳小肠经穴见表 9-6。

表 9-6　手太阳小肠经穴一览表

穴 名	位 置	手 法	主治病症
少泽 （小肠 1）	小指尺侧，距指甲根角 1 分处	掐法	头痛、心痛、气短、乳腺炎、少乳、目翳、耳聋等
前谷 （小肠 2）	第 5 指掌关节尺侧前方横纹头	点法、掐法	目翳、耳鸣、喉炎、乳腺炎等
后溪 （小肠 3）	第 5 指掌关节尺侧后方横纹头		疟疾、癫狂、瘟病、肋间神经痛、腰痛、落枕等
腕骨 （小肠 4）	第 5 掌骨基底与豌豆骨之间凹陷处		头痛、耳鸣、胃炎、胆囊炎、糖尿病等
阳谷 （小肠 5）	腕背横纹尺侧端凹陷处		热病、腮腺炎、头眩、目痛、耳鸣、耳聋、腕痛等
养老 （小肠 6）	尺骨小头桡侧缘上方缝隙中		腰背痛、偏瘫、肩及上肢痛、落枕、眼病等

续表

穴 名	位 置	点穴手法	主治病症
支正 （小肠 7）	阳谷穴上 5 寸，在阳谷与小海连线上	点法、揉法、捏法、掐法	项强、肘臂痛、神经衰弱、精神病等
小海 （小肠 8）	肱骨内上髁与鹰嘴突之间		尺神经痛、肩背痛、癫痫、精神病、舞蹈症等
肩贞 （小肠 9）	腋后纹头上 1 寸		牙痛、肩周炎、上肢麻痹等
臑俞 （小肠 10）	肩胛冈下缘处		
天宗 （小肠 11）	肩胛冈下窝中央	点法、揉法、抠法、拨法	肩胛痛、上肢麻痛、胸痛闷满等
秉风 （小肠 12）	肩胛冈上窝中，曲垣穴与巨骨穴之间		肩周炎、肩胛痛、上肢麻痹、冈上肌腱炎等
曲垣 （小肠 13）	肩胛冈上窝内侧端凹陷处		
肩外俞 （小肠 14）	第 1 胸椎棘突旁开 3 寸		
肩中俞 （小肠 15）	大椎穴旁开 2 寸		咳喘、气管炎、肩背痛、落枕等
天窗 （小肠 16）	结喉旁开 3.5 寸，扶突穴后 5 分	点揉法、拿揉法、捏揉法	咽喉肿痛、甲状腺肿、耳鸣、耳聋、项强等
天容 （小肠 17）	下颌角后下方，胸锁乳突肌前缘凹陷中		咽喉炎、扁桃体炎、颈项肿痛、咳喘等
颧髎 （小肠 18）	颧骨下缘中央，目外眦直下，平迎香穴	点法、抠法、揉法	牙痛、面瘫、三叉神经痛、面肌痉挛等
听宫 （小肠 19）	耳屏正中前凹陷中		耳鸣、耳聋、中耳炎、外耳道炎、面瘫等

七、足太阳膀胱经穴（共 67 穴）

足太阳膀胱经穴见表 9-7。

表 9-7　足太阳膀胱经穴一览表

穴 名	位 置	手 法	主治病症
睛明 （膀胱 1）	目内眦角上方 1 分处	点法、按法、揉法、掐法	各种眼病、头痛等

续表

穴 名	位 置	手 法	主治病症
攒竹 （膀胱 2）	眉头眶上切迹处	点法、按法、 揉法、掐法	各种眼病、头痛、小儿惊痫等
眉冲 （膀胱 3）	眉上入发际 0.5 寸， 神庭与曲差之间		头痛、鼻塞、眩晕、癫痫等
曲差 （膀胱 4）	神庭穴旁开 1.5 寸		各种眼病、头痛、鼻衄等
五处 （膀胱 5）	上星穴旁开 1.5 寸		
承光 （膀胱 6）	五处穴后 1.5 寸		
通天 （膀胱 7）	承光穴后 1.5 寸		
络却 （膀胱 8）	通天穴后 1.5 寸		各种眼病、头痛、鼻衄、甲状腺肿、呕吐等
玉枕 （膀胱 9）	络却穴后 1.5 寸，脑 户穴旁开 1.3 寸		各种眼病、头痛、鼻衄等
天柱 （膀胱 10）	哑门穴旁开 1.3 寸		头痛、项强、咽喉炎、癔症、神经衰弱等
大杼 （膀胱 11）	第 1 胸椎棘突旁开 1.5 寸处	点法、按法、 揉法、拨法	感冒、肺炎、胸膜炎、项背强痛、关节炎等
风门 （膀胱 12）	第 2 胸椎棘突旁开 1.5 寸处		感冒、肺炎、胸膜炎、项背强痛、关节炎、风疹、皮炎等
肺俞 （膀胱 13）	第 3 胸椎棘突旁开 1.5 寸处		感冒、肺炎、胸膜炎、项背强痛、关节炎、肺结核、自汗、盗汗等
厥阴俞 （膀胱 14）	第 4 胸椎棘突旁开 1.5 寸处		风湿性心脏病、神经衰弱、肋间神经痛等
心俞 （膀胱 15）	第 5 胸椎棘突旁开 1.5 寸处		感冒、肺炎、胸膜炎、项背强痛、关节炎、癫狂、癔症等
督俞 （膀胱 16）	第 6 胸椎棘突旁开 1.5 寸处		心膜炎、腹痛、肠鸣、乳腺炎、膈肌痉挛、脱发等
膈俞 （膀胱 17）	第 7 胸椎棘突旁开 1.5 寸处		出血性疾病、膈肌痉挛、呕吐、噎膈、咳喘、盗汗等
肝俞 （膀胱 18）	第 9 胸椎棘突旁开 1.5 寸处		慢性肝胆疾病、胃痛、眼痛、肋间神经痛、神经衰弱等
胆俞 （膀胱 19）	第 10 胸椎棘突旁开 1.5 寸处		胆囊炎、肾炎、淋巴结核、腹胀、胸胁痛、坐骨神经痛等

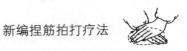

穴 名	位 置	手 法	主治病症
脾俞 （膀胱 20）	第 11 胸椎棘突旁开 1.5 寸处		胃炎、溃疡、肝炎、肠炎、慢性出血疾患、肝脾肿大等
胃俞 （膀胱 21）	第 12 胸椎棘突旁开 1.5 寸处		胃炎、溃疡、肝炎、肠炎、慢性出血疾患、肝脾肿大、腰背痛、神经衰弱等
三焦俞 （膀胱 22）	第 1 腰椎棘突旁开 1.5 寸		胃炎、溃疡、肝炎、肠炎、慢性出血疾患、肝脾肿大、肾炎、尿闭、腰痛等
肾俞 （膀胱 23）	第 2 腰椎棘突旁开 1.5 寸		肾炎、腰痛、阳痿、遗精、月经不调、咳喘、贫血等
气海俞 （膀胱 24）	第 3 腰椎棘突旁开 1.5 寸		
大肠俞 （膀胱 25）	第 4 腰椎棘突旁开 1.5 寸		肠炎、痢疾、便秘、腰腿痛等
关元俞 （膀胱 26）	第 5 腰椎棘突旁开 1.5 寸		糖尿病、贫血、盆腔炎、膀胱炎、肠炎、腰腿痛等
小肠俞 （膀胱 27）	第 1 骶后孔外侧、骶中线旁开 1.5 寸		遗尿、遗精、盆腔炎、便秘、腰痛、腰骶关节痛等
膀胱俞 （膀胱 28）	第 2 骶后孔外侧、骶中线旁开 1.5 寸	点法、按法、揉法、拨法	子宫内膜炎、膀胱炎、肛肠病、腰腿痛、小儿麻痹症等
中膂俞 （膀胱 29）	第 3 骶后孔外侧、骶中线旁开 1.5 寸		
白环俞 （膀胱 30）	第 4 骶后孔外侧、骶中线旁开 1.5 寸		
上髎 （膀胱 31）	第 1 对骶后孔中		子宫内膜炎、膀胱炎、肛肠病、腰腿痛、小儿麻痹症、盆腔炎、月经不调、睾丸炎、难产、遗尿等
次髎 （膀胱 32）	第 2 对骶后孔中		
中髎 （膀胱 33）	第 3 对骶后孔中		
下髎 （膀胱 34）	第 4 对骶后孔中		
会阳 （膀胱 35）	尾骨下端两旁正中线旁开 5 分		经期腰痛、白带过多、阳痿、腹泻、痔疮等
承扶 （膀胱 36）	臀下横纹中央		腰背痛、坐骨神经痛、瘫痪、痔疮、尿闭、便秘等
殷门 （膀胱 37）	承扶穴直下 6 寸		

穴　名	位　置	手　法	主治病症
浮郄 （膀胱 38）	委阳穴上 1 寸	点法、按法、揉法、拨法	胃肠炎、膀胱炎、便秘、下肢疼痛、麻痹等
委阳 （膀胱 39）	委中穴外开 1 寸		胃肠炎、膀胱炎、肾炎、便秘、下肢疼痛、麻痹、腰背痛、乳糜尿、腓肠肌痉挛等
委中 （膀胱 40）	腘窝横纹中央		胃肠炎、膀胱炎、便秘、下肢疼痛、麻痹、热病、中暑、膝关节病等
附分 （膀胱 41）	第 2 胸椎棘突旁开 3 寸		肩项背痛、臂肘麻木等
魄户 （膀胱 42）	第 3 胸椎棘突旁开 3 寸		支气管炎、咳喘、肺结核、胸膜炎等
膏肓 （膀胱 43）	第 4 胸椎棘突旁开 3 寸		支气管炎、咳喘、肺结核、胸膜炎、神经衰弱等
神堂 （膀胱 44）	第 5 胸椎棘突旁开 3 寸		支气管炎、咳喘、肺结核、胸膜炎、肋间神经痛、心脏病等
譩譆 （膀胱 45）	第 6 胸椎棘突旁开 3 寸		支气管炎、咳喘、肺结核、胸膜炎、呃逆等
膈关 （膀胱 46）	第 7 胸椎棘突旁开 3 寸		肋间神经痛、食管痉挛、胃出血等
魂门 （膀胱 47）	第 9 胸椎棘突旁开 3 寸		肝病、胆病、胃病、胸膜炎、神经衰弱等
阳纲 （膀胱 48）	第 10 胸椎棘突旁开 3 寸		
意舍 （膀胱 49）	第 11 胸椎棘突旁开 3 寸		
胃仓 （膀胱 50）	第 12 胸椎棘突旁开 3 寸		胃炎、胃腹痛、背痛等
肓门 （膀胱 51）	第 1 腰椎棘突旁开 3 寸		乳腺炎、上腹痛、腰痛、下肢麻木瘫痪等
志室 （膀胱 52）	第 2 腰椎棘突旁开 3 寸		乳腺炎、腹痛、腰腿痛、肾炎、阳痿、遗精、前列腺炎等
胞肓 （膀胱 53）	第 2 骶后孔外，骶中线旁开 3 寸		腰腿痛、腹痛、肠鸣、尿闭、坐骨神经痛等
秩边 （膀胱 54）	第 4 骶后孔外，骶中线旁开 3 寸		坐骨神经痛、下肢瘫痪、肛门及生殖器疾病等
合阳 （膀胱 55）	委中穴直下 2 寸		崩漏、疝气、腰膝疼痛等

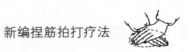

续表

穴 名	位 置	手 法	主治病症
承筋 （膀胱 56）	合阳穴与承山穴之间		头痛、腰背强痛、小腿痛、下肢麻痹、痔疮等
承山 （膀胱 57）	委中与足跟之间，小腿后侧人字纹中		腰腿痛、坐骨神经痛、腓肠肌痉挛、痔疮、脱肛等
飞扬 （膀胱 58）	外踝上 7 寸		关节炎、肾炎、膀胱炎、脚气、痔疮、癫狂、腰腿痛等
跗阳 （膀胱 59）	外踝上 3 寸，绝骨后 1 寸		头痛、腰腿痛、下肢瘫痪、踝关节肿痛等
昆仑 （膀胱 60）	外踝与跟腱之间凹陷处		头项强痛、腰背痛、坐骨神经痛、瘫痪、踝肿痛等
仆参 （膀胱 61）	昆仑穴直下，跟骨外侧凹陷处	点法、按法、揉法、拨法	腰痛、足跟痛、下肢瘫痪、脚气、小儿昏厥等
申脉 （膀胱 62）	外踝下缘凹陷处		头痛、眩晕、耳鸣、半身不遂、面瘫、癫狂等
金门 （膀胱 63）	外踝前下方与第 5 跖骨基底凹陷处		腰腿痛、足底痛、癫痫、小儿惊厥等
京骨 （膀胱 64）	第 5 跖骨粗隆外侧凹陷处		头项强痛、心肌炎、脑膜炎、癫痫、腰腿痛等
束骨 （膀胱 65）	第 5 跖骨小头外侧凹陷处		头项强痛、心肌炎、脑膜炎、癫痫、腰腿痛、目翳、疟疾等
足通谷 （膀胱 66）	第 5 跖趾关节前外侧凹陷处		头痛、目眩、咳喘、鼻出血、精神病等
至阴 （膀胱 67）	足小趾外侧，距趾甲角 1 分		头痛、中风、胎位不正、难产等

八、足少阴肾经穴（共 27 穴）

足少阴肾经穴见表 9-8。

表 9-8　足少阴肾经穴一览表

穴 名	位 置	手 法	主治病症
涌泉 （肾 1）	足掌心中前 1/3 交界处		中风、中暑、癫痫、癔症、小儿惊风、下肢瘫痪等
然谷 （肾 2）	内踝前下方，足舟骨粗隆下方凹陷处	点法、揉法、搓法、掐法	咽喉炎、膀胱炎、月经不调、尿涩、破伤风等
太溪 （肾 3）	内踝尖与跟腱之间凹陷处		肾炎、遗尿、腰痛、神衰、下肢瘫、足底痛等

续表

穴 名	位 置	点穴手法	主治病症
大钟 （肾 4）	太溪穴下 5 分稍后	点法、揉法、 搓法、掐法	哮喘、疟疾、神衰、癔症、尿闭、咽痛、足底痛等
水泉 （肾 5）	太溪穴直下 1 寸		闭经、子宫脱垂、近视眼等
照海 （肾 6）	内踝尖直下 1 寸		咽喉炎、扁桃体炎、癔症、神经衰弱、癫痫等
复溜 （肾 7）	太溪穴直上 2 寸	点法、揉法、 捏法、拿法	肾炎、睾丸炎、尿路感染、白带过多、盗汗、腰酸等
交信 （肾 8）	内踝上 2 寸，胫骨内侧缘		月经不调、闭经、尿闭、便秘、下肢痛等
筑宾 （肾 9）	太溪穴上 5 寸，胫骨内缘后 2 寸		月经不调、闭经、尿闭、便秘、下肢痛、癫痫、精神病、腓肠肌痉挛等
阴谷 （肾 10）	腘横纹内侧端，半腱肌半膜肌之间		生殖系统、泌尿系统疾病、膝关节病等
横骨 （肾 11）	曲骨穴旁开 5 分	点法、揉法、 按法、颤法	生殖系统、泌尿系统疾病、膝关节病、疝气等
大赫 （肾 12）	中极穴旁开 5 分		遗精、白带过多、睾丸炎等
气穴 （肾 13）	关元穴旁开 5 分		遗精、遗尿、睾丸炎、白带过多、月经不调、不孕、腹泻、尿路感染等
四满 （肾 14）	石门穴旁开 5 分		
中注 （肾 15）	阴交穴旁开 5 分		遗精、遗尿、睾丸炎、月经不调、白带过多、不孕、腹泻、尿路感染、腰痛、腹痛等
肓俞 （肾 16）	脐中旁开 5 分		胃病、肠炎、疝气、便秘、呃逆等
商曲 （肾 17）	下脘穴开 5 分	点法、揉法、 颤法	胃痛、疝气、腹膜炎等
石关 （肾 18）	建里穴旁开 5 分		胃痛、疝气、腹膜炎、食管痉挛、呃逆、便秘等
阴都 （肾 19）	中脘穴旁开 5 分		肺气肿、胸膜炎、疟疾等
通谷 （肾 20）	上脘穴旁开 5 分		呕吐、腹泻、肋间神经痛、项强、心悸、癫痫等
幽门 （肾 21）	巨阙穴旁开 5 分		急慢性胃炎、胃扩张、胃痉挛、肋间神经痛等

续表

穴名	位置	点穴手法	主治病症
步廊 （肾22）	中庭穴旁开2寸，第5肋间	点法、揉法、掐法	支气管炎、胸膜炎、胃炎、肋间神经痛等
神封 （肾23）	膻中穴旁开2寸，第4肋间		支气管炎、胸膜炎、胃炎、肋间神经痛、乳腺炎等
灵墟 （肾24）	玉堂穴旁开2寸，第3肋间		支气管炎、胸膜炎、胃炎、肋间神经痛等
神藏 （肾25）	紫宫穴旁开2寸，第2肋间		
彧中 （肾26）	华盖穴旁开2寸，第1肋间		
俞府 （肾27）	璇玑穴旁开2寸，锁骨内端下缘		支气管炎、胸膜炎、胃炎、肋间神经痛、呕吐、腹胀等

九、手厥阴心包经穴（共9穴）

手厥阴心包经穴见表9-9。

表9-9 手厥阴心包经穴一览表

穴名	位置	手法	主治病症
天池 （心包1）	乳头外侧1寸，第4肋间	点法、按法、揉法、搓法	胸闷、心痛、腋下肿、肋间神经痛等
天泉 （心包2）	上臂前内侧腋下2寸，肱二头肌之间	点法、按法、揉法、抠法	胸闷、心痛、腋下肿、肋间神经痛、咳喘、上臂疼痛等
曲泽 （心包3）	肘横纹中央，肱二头肌腱内侧		急性胃肠炎、心肌炎、气管炎、中暑、热病、肘臂痛等
郄门 （心包4）	腕横纹正中直上5寸两筋间		急性胃肠炎、心肌炎、气管炎、中暑、热病、肘臂痛、乳腺炎、膈肌痉挛、癔症等
间使 （心包5）	腕横纹正中直上3寸两筋间		急性胃肠炎、心肌炎、气管炎、中暑、热病、肘臂痛、疟疾、精神病等
内关 （心包6）	腕横纹正中直上2寸两筋间		急性胃肠炎、心肌炎、气管炎、中暑、热病、肘臂痛、头痛、咳喘、休克等
大陵 （心包7）	腕横纹正中，两筋间	点法、按法、揉法、掐法	急性胃肠炎、心肌炎、气管炎、中暑、热病、肘臂痛、扁桃体炎、失眠、腕痛等
劳宫 （心包8）	掌心2、3掌骨之间，握拳中指尖点到处	点法、按法、揉法、掐法	中风中暑、小儿惊风、癔症、精神病、口腔炎、手掌多汗等
中冲 （心包9）	中指桡侧，距指甲角1分处	掐法	急性胃肠炎、心肌炎、气管炎、中暑、热病、肘臂痛、热证等

十、手少阳三焦经穴（共 23 穴）

手少阳三焦经穴见表 9–10。

表 9–10　手少阳三焦经穴一览表

穴　名	位　置	手　法	主治病症
关冲 （三焦 1）	环指尺侧端，距指甲角 1 分	掐法	热病、头痛、喉炎、目赤痛等
液门 （三焦 2）	手背 4、5 指间缝凹陷处		热病、头痛、喉炎、目赤痛、耳聋、疟疾、手臂疼痛等
中渚 （三焦 3）	手背 4、5 掌骨间，掌指关节后凹陷处	点法、揉法、捏法、掐法	热病、头痛、喉炎、目赤痛、肩背痛、肋间神经痛等
阳池 （三焦 4）	手 4、5 掌骨直上，腕横纹凹陷处		感冒、扁桃体炎、疟疾、腕痛等
外关 （三焦 5）	手背腕横纹上 2 寸两骨间		高热、肺炎、腮腺炎、耳聋、耳鸣、疼痛、偏瘫等
支沟 （三焦 6）	手背腕横纹上 3 寸两骨间		心痛、肋间神经痛、胸膜炎、乳少、便秘、肩臂痛
会宗 （三焦 7）	支沟穴尺侧旁开 1 横指		耳聋、臂痛、癫病等
三阳络 （三焦 8）	支沟穴上 1 寸，两骨间		
四渎 （三焦 9）	伏掌横臂肘下 5 寸两骨间		耳聋、臂痛、癫病、头痛、牙痛、神经衰弱、胃炎、上肢瘫痪等
天井 （三焦 10）	肘尖上方 1 寸凹陷处		头痛、扁桃体炎、荨麻疹、淋巴结核、肘关节痛等
清冷渊 （三焦 11）	天井穴上 1 寸		眼病、肩臂痛等
消泺 （三焦 12）	清冷渊穴与臑会穴连线之中点		眼病、肩臂痛、牙痛、项背强痛、癫病等
臑会 （三焦 13）	肩髎穴直下 3 寸，三角肌后缘		肩臂痛、甲状腺肿等
肩髎 （三焦 14）	肩峰后下方，肩髃穴后 1 寸		高血压、中风、肩周炎、多汗症等
天髎 （三焦 15）	肩井穴与曲垣穴连线之中点		
天牖 （三焦 16）	乳突后下方，胸锁乳肌后缘近发际处	点法、揉法、捏法	耳聋、耳鸣、目病、项强、喉痛等

穴 名	位 置	手 法	主治病症
翳风 （三焦17）	耳垂后凹陷处，乳突与下颌之间	点法、揉法、捏法、掐法	耳聋、耳鸣、目病、项强、喉痛、腮腺炎、下颌关节炎、牙痛、面瘫等
瘈脉 （三焦18）	翳风与角孙间，耳轮线中下1/3处		头痛、耳聋、小儿惊风等
颅息 （三焦19）	瘈脉穴上1寸		头痛、耳聋、小儿惊风、呕吐、中耳炎等
角孙 （三焦20）	耳壳向前卷曲，耳尖正上方入发际处		头痛、耳聋、小儿惊风、牙关紧闭、目赤、面瘫等
耳门 （三焦21）	耳屏上切迹前方，张口呈凹陷中		
和髎 （三焦22）	耳门穴前上方，鬓发后缘		
丝竹空 （三焦23）	眉梢外侧凹陷中		头痛、耳聋、小儿惊风、牙关紧闭、目赤、面瘫、头晕、牙痛、癫痫等

十一、足少阳胆经穴（共44穴）

足少阳胆经穴见表9-11。

表9-11　足少阳胆经穴一览表

穴 名	位 置	手 法	主治病症
瞳子髎 （胆1）	眼外眦角外侧5分	点法、掐法	头痛、角膜炎、屈光不正、夜盲、视神经炎等
听会 （胆2）	听宫穴下方耳屏间切迹前凹陷处		聋哑、中耳炎、牙痛、面瘫等
上关 （胆3）	下关穴直上，颧弓上缘		
颔厌 （胆4）	头维穴至曲鬓穴分4折，上一折点处	点法、揉法、抠法、掐法	偏头痛、耳鸣、耳聋、鼻炎、癫痫、抽搐等
悬颅 （胆5）	头维穴至曲鬓穴分4折，中折点处		头痛、牙痛、神经衰弱等
悬厘 （胆6）	头维穴至曲鬓穴分4折，下一折点处		
曲鬓 （胆7）	耳前鬓角发际后缘的垂线与耳尖水平线交点处		头痛、牙痛、神经衰弱、颞肌痉挛、三叉神经痛等
率谷 （胆8）	耳尖直上，入发际1.5寸		头痛、头晕、眼病等

续表

穴 名	位 置	手 法	主治病症
天冲 （胆9）	率谷穴后5分，耳后入发际2寸	点法、揉法、抠法、掐法	头痛、牙痛、甲状腺肿、癫痫等
浮白 （胆10）	天冲穴后下方1寸		头痛、牙痛、甲状腺肿、癫痫、耳鸣、耳聋、气管炎等
头窍阴 （胆11）	浮白穴下1寸，乳突根部		头痛、牙痛、甲状腺肿、癫痫、喉炎等
完骨 （胆12）	乳突后缘，头窍阴穴下7分，平风府穴		头痛、牙痛、甲状腺肿、癫痫、面瘫、面肿等
本神 （胆13）	神庭穴旁开3寸		头痛、目眩、颈项痛、胸胁痛、偏瘫、癫痫等
阳白 （胆14）	直对瞳孔，眉上1寸		眶上神经痛、面瘫、眼病、睑下垂等
头临泣 （胆15）	阳白上入发际5分，神庭与头维之间		中风、目眩、鼻塞、昏迷、疟疾、癫痫、眼病等
目窗 （胆16）	头临泣穴上1寸	点法、揉法掐法	头痛、目眩、面浮肿、牙痛、目赤、中风等
正营 （胆17）	目窗穴后1寸		头项强痛、眩晕、牙痛、呕吐等
承灵 （胆18）	正营穴后1.5寸		感冒、头痛、支气管炎、眼病、鼻病等
脑空 （胆19）	承灵穴后1.5寸		感冒、头痛、支气管炎、眼病、鼻病、耳鸣、癫狂等
风池 （胆20）	枕骨下凹陷中，斜方肌与胸锁乳突肌之间	点法、揉法、抠法、拨法	感冒、头痛、眼病、鼻炎、耳病、高血压、偏瘫、脑病等
肩井 （胆21）	大椎与肩峰连线的中点	点法、揉法、捏法、拨法	中风、偏瘫、乳腺炎、肩背痛、淋巴结核、子宫出血等
渊腋 （胆22）	腋中线直下3寸，第5肋间	点法、按法、揉法、搓法	胸膜炎、肋间神经痛、淋巴结核、肩背痛、胸胁痛等
辄筋 （胆23）	渊腋前1寸，第5肋间		
日月 （胆24）	期门穴直下1肋间，第7肋间		急慢性肝炎、胆囊炎、肋间神经痛、溃疡、膈肌痉挛等
京门 （胆25）	第12肋骨游离端之下		肾炎、十二指肠溃疡、肋间神经痛、腰腿痛等
带脉 （胆26）	章门穴直下与脐相平处		子宫内膜炎、白带过多、月经不调、膀胱炎、瘫痪等

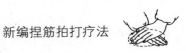

新编捏筋拍打疗法

穴 名	位 置	手 法	主治病症
五枢 （胆27）	髂前上棘前上方，腹侧平脐下3寸处	点法、按法、揉法、搓法	子宫内膜炎、白带过多、月经不调、膀胱炎、睾丸炎、瘫痪、腰痛、疝气等
维道 （胆28）	五枢穴下5分		子宫内膜炎、白带过多、月经不调、附件炎、子宫下垂、膀胱炎、瘫痪、便秘等
居髎 （胆29）	髂前上棘与大转子连线中点	点法、揉法、拨法、压法	子宫内膜炎、白带过多、月经不调、膀胱炎、瘫痪、胃痛、腹痛、髋关节病等
环跳 （胆30）	股骨大转子与尾骶骨连线的中外1/3处		腰腿痛、坐骨神经痛、髋关节病、风疹、水肿、脚气等
风市 （胆31）	大腿外侧，膝上7寸，站立垂手，中指尖处		腰腿痛、下肢麻痹、股外侧皮神经炎等
中渎 （胆32）	风市穴直下2寸		
膝阳关 （胆33）	膝关节外侧，股骨外髁上方凹陷中	点法、揉法、抠法、拨法	下肢瘫痪、膝关节病等
阳陵泉 （胆34）	腓骨小头前下方凹陷处		下肢瘫痪、膝关节病、高血压、胆囊炎、髋周病、胸胁痛、便秘等
阳交 （胆35）	外踝直上7寸，腓骨后缘		头痛、肝炎、下肢瘫痪等
外丘 （胆36）	外踝上7寸，腓骨后缘，阳交穴前1横指		
光明 （胆37）	外踝直上5寸，腓骨前缘		偏头痛、白内障、夜盲、视神经萎缩、小腿疼痛等
阳辅 （胆38）	外踝直上4寸，腓骨前缘		偏头痛、白内障、夜盲、视神经萎缩、小腿疼痛、偏瘫、淋巴结炎等
绝骨 （胆39）	外踝直上3寸，腓骨前缘		偏头痛、白内障、夜盲、视神经萎缩、小腿疼痛、落枕、坐骨神经痛等
丘墟 （胆40）	外踝前下方凹陷处	点法、揉法、抠法、掐法	胸胁痛、腋下淋巴结炎、踝关节痛等
足临泣 （胆41）	第4、5跖骨结合部前方凹陷处		头痛、目赤、乳腺炎、淋巴结核、胁肋痛、足痛、回乳等
地五会 （胆42）	第4、5跖骨之间，侠溪穴上1寸处		耳鸣、腰痛、乳腺炎、足背痛等
侠溪 （胆43）	第4、5趾间缝后5分处		头痛、高血压、耳鸣、咽喉肿痛等
足窍阴 （胆44）	第4趾外侧，距趾甲角1分处	掐法	头痛、高血压、耳鸣、咽喉肿痛、咳喘、结膜炎、胸膜炎等

十二、足厥阴肝经穴（共 14 穴）

足厥阴肝经穴见表 9–12。

表 9–12　足厥阴肝经穴一览表

穴　名	位　置	手　法	主治病症
大敦（肝 1）	足大趾外侧，距趾甲角 1 分	掐法	子宫脱垂、月经不调、疝气、遗尿、睾丸炎、崩漏、血尿等
行间（肝 2）	第 1、2 趾缝间		头痛、眼病、肋间神经痛、小儿惊风、月经不调、睾丸炎等
太冲（肝 3）	第 1、2 跖骨之间		头痛、眼病、肋间神经痛、小儿惊风、月经不调、睾丸炎、高血压、失眠、肝炎、乳腺炎、四肢关节炎等
中封（肝 4）	内踝下前方 1 寸，舟骨结节上	点法、揉法、掐法	肝炎、尿闭、遗精、疝气、踝关节痛等
蠡沟（肝 5）	内踝上 5 寸，胫骨后缘	点法、揉法、捏法	月经不调、子宫内膜炎、尿闭、疝气、睾丸炎、性功能亢进等
中都（肝 6）	内踝上 7 寸，胫骨后缘		崩漏、肝炎、下肢麻痹等
膝关（肝 7）	阴陵泉穴后 1 寸		痛风、膝关节病等
曲泉（肝 8）	膝内侧横纹头凹陷		子宫下垂、前列腺炎、肾炎、疝气、阳痿、遗精、膝关节病等
阴包（肝 9）	曲泉穴上 4 寸	点法、揉法、拨法	月经不调、尿闭、尿失禁、腰腿痛等
足五里（肝 10）	大腿内侧阴廉穴下 1 寸处		月经不调、尿闭、尿失禁、腰腿痛、阴囊湿疹、嗜睡、股内侧痛等
阴廉（肝 11）	腹股沟气冲穴直下 2 寸		月经不调、疝气、股内侧痛等
急脉（肝 12）	耻骨联合下、正中线旁开 2.5 寸		子宫下垂、疝气、股内侧痛等
章门（肝 13）	第 11 肋端		肝脾肿大、肝炎、肠炎、呕吐、腹胀、胸胁疼痛等
期门（肝 14）	巨阙旁开 3.5 寸，第 6 肋间内端		肝脾肿大、肝炎、肠炎、呕吐、腹胀、胸胁疼痛、肋间神经痛、胃神经官能症等

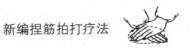

第二节 任脉、督脉经穴

奇经八脉与十二经脉不同，它不直接统属五脏六腑，但与奇恒之腑有着密切关系，故称"奇经"。它包括督脉、任脉、冲脉、带脉、阴跷脉、阳跷脉、阴维脉、阳维脉八条经脉，故称为"八脉"。唯督、任二脉，在针灸学上常与十二经脉相提并论，合称"十四经"。现将督、任二脉及其经穴分述下（表9-13～表9-14）。

一、督脉经穴（共 29 穴）

督脉经穴见表9-13。

表 9-13　督脉经穴一览表

穴 名	位 置	手 法	主治病症
长强 （督1）	尾骨与肛门之间	点法、揉法、抠法	痔疮、脱肛、阴囊湿疹、腹泻、难产、阳痿、癫狂等
腰俞 （督2）	第4骶骨下，骶骨裂孔中	点法、揉法、抠法、按法	痔疮、脱肛、阴囊湿疹、腹泻、难产、阳痿、癫狂、腰痛、月经不调、尿失禁等
腰阳关 （督3）	第4腰椎棘突下		腰腿痛、下肢麻痹、月经不调、遗精、阳痿、慢性肠炎等
命门 （督4）	第2腰椎棘突下		白带、盆腔炎、子宫内膜炎、肾炎、脊柱炎、小儿麻痹症等
悬枢 （督5）	第1腰椎棘突下		腰背痛、腹痛、腹泻、脱肛、瘫痪等
脊中 （督6）	第11胸椎棘突下		肝炎、痢疾、腰背痛等
中枢 （督7）	第10胸椎棘突下		胃炎、胆囊炎、视力下降、腰背痛
筋缩 （督8）	第9胸椎棘突下		胆囊炎、胸膜炎、肋间神经痛、癫狂、癔症等
至阳 （督9）	第7胸椎棘突下		胆囊炎、胸膜炎、肋间神经痛、癫狂、癔症、胃痛、气管炎、疟疾等
灵台 （督10）	第6胸椎棘突下		
神道 （督11）	第5胸椎棘突下		热病、心脏病、疟疾、癫狂、肋间神经痛等
身柱 （督12）	第3胸椎棘突下		肺炎、气管炎、肺结核、胸背痛、癔症、癫狂等

续表

穴　名	位　置	手　法	主治病症
陶道 （督13）	第1胸椎棘突下	点法、揉法、 抠法、按法	发热、疟疾、头痛、颈项强痛、肺结核、癫狂等
大椎 （督14）	第7颈椎棘突下		中暑、气管炎、肺气肿、肝炎、湿疹、血液病、 瘫痪等
哑门 （督15）	后发际上5分，第1 颈椎棘突下		头痛、聋哑、脑瘫、癔症、癫狂等
风府 （督16）	后发际上1寸、枕 骨粗隆下缘凹陷处		头痛、颈项强痛、感冒、中风、四肢麻木、精神 病等
脑户 （督17）	风府穴直上1.5寸， 枕骨粗隆上缘		头痛、项强、失眠、癫痫等
强间 （督18）	脑户穴上1.5寸		
后顶 （督19）	百会穴后1.5寸		偏头痛、感冒、失眠、癫痫等
百会 （督20）	头顶正中线与两耳 尖连线的交叉点上	点法、揉法、 掐法、按法	头痛、眩晕、休克、高血压、失眠、癫痫、脱肛 等
前顶 （督21）	百会穴前1.5寸		头痛、眩晕、休克、高血压、失眠、癫痫、脱肛、 小儿惊风等
囟门 （督22）	百会穴前3寸		头痛、眩晕、休克、高血压、失眠、癫痫、脱肛、 鼻炎等
上星 （督23）	头中线入前发际1 寸处		头痛、鼻炎、鼻衄、目眩、目痛、癫痫、热病、 汗不出等
神庭 （督24）	头中线入前发际5 分		
素髎 （督25）	鼻尖正中		头痛、鼻炎、鼻衄、目眩、目痛、癫痫、热病、 汗不出、低血压、休克、心动过缓等
人中 （督26）	人中沟中上1/3处		中风、中暑、昏厥、癫痫、癔症、腰扭伤、口鼻 眼病等
兑端 （督27）	上唇中央之尖端	捏法、掐法	呕吐、鼻塞、口腔炎、癫痫等
龈交 （督28）	上唇系带中央	点法、掐法	急性腰扭伤、鼻息肉、牙痛、龈肿、出血、精神 病等
印堂 （督29）	两眉头连线中点	点法、揉法、 推法、运法、 掐法、挤法	感冒、头痛、面瘫、三叉神经痛、眼病、高血压、 鼻炎、失眠、小儿惊风

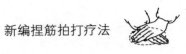

二、任脉经穴（共 24 穴）

任脉经穴见表 9-14。

表 9-14　任脉经穴一览表

穴名	位置	手法	主治病症
会阴（任1）	肛门与阴器之间	慎用手法	尿道炎、前列腺炎、月经不调、昏厥、溺水窒息等
曲骨（任2）	腹中线脐下5寸，耻骨联合上缘	慎用手法	月经不调、子宫下垂、膀胱炎、睾丸炎等
中极（任3）	腹中线脐下4寸	点法、按法、揉法、颤法	阳痿、早泄、白带多、痛经、不孕、肾炎、尿路感染等
关元（任4）	腹中线脐下3寸		阳痿、早泄、白带多、痛经、不孕、肾炎、尿路感染、腹痛、腹泻、遗精、遗尿、痢疾、尿闭等
石门（任5）	腹中线脐下2寸		崩漏、闭经、水肿、尿闭、乳腺炎等
气海（任6）	腹中线脐下1.5寸		腹痛、痛经、遗尿、尿闭、阳痿、遗精、神经衰弱等
阴交（任7）	腹中线脐下1寸		崩漏、带下、月经不调、水肿、疝气、子宫下垂等
神阙（任8）	肚脐正中		肠炎、痢疾、肠结核、水肿、脱肛、休克、中暑、中风等
水分（任9）	腹中线脐上1寸		腹痛、呕吐、腹泻、肾炎、腹水等
下脘（任10）	腹中线脐上2寸		胃痛、胃下垂、消化不良、腹泻等
建里（任11）	腹中线脐上3寸		胃痛、胃下垂、消化不良、腹泻、急慢性胃炎、心绞痛、腹痛等
中脘（任12）	腹中线脐上4寸		胃痛、胃下垂、胃溃疡、消化不良、腹泻、肠梗阻等
上脘（任13）	腹中线脐上5寸		胃痛、胃下垂、消化不良、腹泻、幽门痉挛、贲门痉挛等
巨阙（任14）	腹中线脐上6寸，鸠尾穴下1寸		胃痛、胃下垂、消化不良、腹泻、癫痫、精神病等
鸠尾（任15）	剑突下5分，脐上7寸		呃逆、心绞痛、癫痫、精神病、咳喘等
中庭（任16）	膻中穴下1.6寸，平第5肋间	点法、按法、推法、揉法	咳喘、呕吐、噎塞等

穴 名	位 置	手 法	主治病症
膻中 （任17）	两乳头之间，胸正中线上	点法、按法、推法、揉法	咳喘、呕吐、噎塞、胸痛、乳腺炎、肋间神经痛等
玉堂 （任18）	膻中穴上1.6寸，平第3肋间		
紫宫 （任19）	玉堂穴上1.6寸，平第2肋间	点法、按法、推法、揉法	支气管扩张、咳喘、肺结核、肋间神经痛等
华盖 （任20）	璇玑穴下1寸，平第1肋间		支气管扩张、咳喘、肺结核、肋间神经痛、食管痉挛、幽门痉挛等
璇玑 （任21）	天突穴下1寸，第1胸肋关节之间		
天突 （任22）	胸骨切迹上缘正中凹陷中		哮喘、咽喉炎、甲状腺肿、膈肌痉挛、呕吐、声带病等
廉泉 （任23）	结喉上方，舌骨下缘凹陷处		支气管炎、咽喉炎、扁桃体炎、舌肌麻痹、失音等
承浆 （任24）	下颌正中，下唇下方凹陷中	点法、按法、揉法、掐法	牙痛、面瘫、口腔炎、流涎、中风、偏瘫等

第三节　经外奇穴

经外奇穴，即分布在十四正经之外的腧穴。奇有奇零之义，因为它们大多是在十四经腧穴确定之后，而逐步被发现的。后世医家尚未能全部将其列入经络系统，又因这些腧穴对于某些疾病有着奇特的治疗效果，故称其为"奇穴"或"经外奇穴"。

经外奇穴，虽不属十四正经，但与经络系统有着密切关系。如肘尖穴与三焦经等。有的奇穴虽不在正经路线上，但却在其络脉之上，而终不离十二皮部之中，故与经络系统有着千丝万缕的联系。

在历代文献中可以看出，有若干经穴就是将经外奇穴陆续归入正经的。经外奇穴的数量很多，而且各家之说出入很大，现将《经穴部位文献考与解剖》中收藏的经外奇穴，以及临床当中比较常用的经外奇穴列举出来，又增加了一些在民间收集来的奇穴验方和在临床实践之中逐步发现用之有效的经外奇穴，按其分布部位分别介绍于下（表9-15～表9-20）。

一、头面部经外奇穴（共41穴）

头面部经外奇穴见表9-15。

表 9-15　头面部经外奇穴一览表

穴 名	位 置	手 法	主治病症
太阳	眉梢与外眼角，向后1寸处	点法、揉法、推运、运法、掐法、挤法	感冒、头痛、面瘫、三叉神经痛、眼病等
山根	两睛明穴之间鼻梁中		
上迎香	睛明穴下5分夹鼻两侧		
夹鼻	上迎香穴下5分夹鼻两侧		
散笑	迎香穴外5分笑纹中		感冒、头痛、面瘫、三叉神经痛、眼病等
鱼腰	眉毛正中，下对瞳孔		感冒、头痛、面瘫、三叉神经痛、眼病、眶上神经痛等
头光明	鱼腰穴上5分，鱼腰与阳白穴之间		
眉梢	眉毛外侧端		
鱼尾	目外眦角上下睑连接处		
球后	眶下缘中外1/3连接处，承泣穴外3分		感冒、头痛、面瘫、三叉神经痛、眼病等
鼻通	鼻唇沟上端，鼻骨下缘两侧		各种鼻炎、鼻塞、鼻息肉等
金津玉液	舌下系带两侧，紫脉中		舌强、舌缩、舌运动不利、言语不清、口舌溃疡等
外金津玉液	下颌下方内对舌系带两旁		口舌咽喉病、嘶哑、语言不清等
夹承浆	承浆穴旁开1寸，地仓穴下		面瘫、三叉神经痛、面肌痉挛等
颊三角	承浆穴下1寸，颊三角中		恶心、呕吐、昏厥、脑炎后遗症等
翳明	翳风穴向后1寸		各种眼病、耳鸣、头痛、失眠等
安眠	翳风穴与风池穴之间		头痛、头晕、失眠、心悸、精神病等
安眠1	翳风穴与翳明穴之间	点法、揉法	头痛、头晕、失眠、心悸、精神病、耳鸣等
安眠2	翳明穴与风池穴之间		头痛、头晕、失眠、心悸、精神病、高血压等

穴　名	位　置	手　法	主治病症
上廉泉	颌下正中，舌骨与下颌缘之间	点法、揉法	声哑、流涎、言语不清、口腔炎、咽炎等
洪音	廉泉与人迎穴中内1/3连接处		
旁廉泉	廉泉与人迎穴中外1/3连接处		
扁桃体	下颌角下缘		扁桃体炎、咽喉炎、口腔干燥等
耳尖	耳壳上缘中央，折耳取之		扁桃体炎、咽喉炎、口腔干燥、腮腺炎等
聋穴	耳门与听宫穴之间		耳鸣、耳聋、重听、幻听等
耳后	耳壳后静脉及降压沟	点法、揉法、搓揉法	耳鸣、耳聋、重听、幻听、高血压等
风岩	翳风与天柱穴之间		
耳下	耳垂下5分，下颌后中凹陷处		
东风	颊车穴下1寸		
落颈	天容穴下1寸		耳鸣、耳聋、重听、幻听、高血压、颈椎病、落枕等
新识	颈3棘突旁开1.5寸		
新设	颈4棘突旁开1.5寸		
上百劳	颈6棘突旁开5分		
下百劳	颈7棘突旁开1寸		
百种风	颈7棘突旁开1.5寸		
哑穴1	风池穴上1寸		耳鸣、耳聋、重听、幻听、高血压、嘶哑、失音等
哑穴2	人迎与水突穴之间	点法、揉法、推运、运法、掐法、挤法	头痛、头晕、失眠、心悸、精神病等
颞中	颞肌中央，头维下1寸		偏头痛、头晕、牙痛等
池上	风池穴上1横指		偏头痛、头晕、牙痛、神经衰弱、失眠、脑炎后遗症、脑发育不全等
颈臂	锁骨中内1/3，胸锁乳突肌后缘		肩及上肢麻木偏瘫、瘛症、癫痫、精神病等
四神聪	百会穴前后左右各1寸处	点法、按法、掐法	头痛、头晕、癫痫、瘛症、精神病等

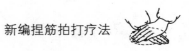
二、胸腹部经外奇穴（共 17 穴）

胸腹部经外奇穴见表 9-16。

表 9-16　胸腹部经外奇穴一览表

穴 名	位 置	手 法	主治病症
锁骨上	锁骨中点上方	按压法	胸闷气短、食欲不振、消化不良、腹痛、腹泻等
痰喘	玉堂穴旁开 5 寸	点按法、压揉法、推法	咳喘多痰、胸闷胸痛等
左宜右宜	中庭穴旁开 5 寸，左右各 1 穴		
里期门	鸠尾穴旁开 3.5 寸		
安胃	腋前纹头上 1 寸，内 1 寸		胃脘痛、胃痉挛、胆道蛔虫症等
胃上	下脘穴旁开 4 寸	推揉法	胃下垂、腹胀等
天大	脐旁 3 寸，天枢穴与大横穴之间	推揉法、拿揉法	腹痛、消化不良、二便失禁、月经不调、遗尿等
脐周四边	水分至阴交及脐左右等距离连成四边形		
阑门	肚脐上五分		
子宫	中极穴旁开 3 寸	点法、揉法、搓揉法	腹痛、消化不良、二便失禁、遗尿、妇科病等
维胞	关元与中极间旁开 5 寸		耳鸣、耳聋、重听、幻听、高血压、嘶哑、失音等
气门	关元穴旁开 3 寸水道穴旁开 1 寸		腹痛、消化不良、二便失禁、遗尿、疝气、月经不调、崩漏等
提托	关元穴旁开 4 寸气门穴旁开 1 寸	推揉法、拿揉提托法	下腹痛、疝气、胃下垂、肾下垂、子宫下垂等
止泻	脐下 2.5 寸	点法、揉法、颤法	肠炎、肠道蛔虫症、遗尿、尿闭等
夜尿	中极穴旁开 1 寸		夜尿频多等
止尿	髂前上棘与髂前下棘之间内缘	抠法	遗尿、夜尿频多、外伤后尿失禁等

三、腰背部经外奇穴（共 19 穴）

腰背部经外奇穴见表 9 -17。

表 9-17　腰背部经外奇穴一览表

穴　名	位　置	手　法	主治病症
定喘	第 7 颈椎旁开 5 分，又称喘息穴	点法、按法、揉法、压法	咳喘、气管炎、荨麻疹、落枕等
降压穴	大椎与肩井穴之间		咳喘、气管炎、荨麻疹、落枕、高血压等
无名	陶道与身柱穴之间，胸 2 棘突下		
巨阙俞	身柱与神道穴之间，胸 4 棘突下		
八椎下	至阳与筋缩穴之间，胸 8 棘突下		
下极俞	命门与腰阳关之间，腰 3 棘突下		咳喘、气管炎、荨麻疹、落枕、腰背痛、妇科病等
十七椎	腰骶关节处，腰 5 棘突下		
腰奇	第 3 骶椎后下方		
冈中	肩胛冈中点下缘，天宗穴上 1 寸	点法、压法、抠法、拨法	落枕、肩周炎、上肢麻木等
胛角	肩胛下角内侧缘		心悸、胸闷、中暑急救等
胰俞	肺俞与肝俞穴之间		胸闷痛、胃脘痛、消化不良等
痞根	肓门与京门穴之间		胸闷痛、胃脘痛、消化不良、癥瘕癖聚等
安胃四点穴	第 7 胸椎旁开 2 寸，及向下正方形之四个点		胃脘痛、胃痉挛、恶心、呕吐、急慢性胃炎等
腰眼	第 4、5 腰椎两侧凹陷处		腰痛、劳损、妇科病等
腰宜	大肠俞旁开 1.5 寸		
臀中	中膂俞旁开 3 寸		
棘中	髂后上棘与髂后下棘之间		腰腿痛、坐骨神经痛、下肢瘫痪等
髂凹	髂前上棘后侧凹陷中		
华佗夹脊穴	胸腰椎棘突旁开 0.5 ～ 1 寸，共 34 穴	点法、揉法、压法、拨法	颈肩腰背及其相关联的内脏疾病

四、上肢部经外奇穴（共 29 穴）

上肢部经外奇穴见表 9-18。

表 9-18　上肢部经外奇穴一览表

穴 名	位 置	手 法	主治病症
肩后	腋后纹后直上 2 寸	点法、按法、抠法、揉法	肩痛、肩周炎、上肢麻痹等
腋前	腋前纹头（腋灵）		
天灵	腋前胸大肌腱内上方		
腋后	腋后纹头		
举臂	肩峰前下方 3.5 寸		
臂后	腋后穴外开 2 寸		
肢麻	腋窝中点向臂下 1 寸	抠法、拨法	肩痛、肩周炎、上肢麻痹、高血压、头痛等
臂内	上臂内侧中点		
泽前	曲泽穴下 1 寸		
泽下	曲泽穴下 2 寸		
髁上	肱骨内上髁上 1 寸		头昏、目暗、失明、上肢麻木等
上池	曲池上 1 寸		
下池	曲池下 1 寸		
屈阳交	曲池穴后 1 寸		
肘下	桡骨小头下 1 寸		肘痛、上肢麻木、网球肘等
臂中	肘横纹至腕横纹中间两骨之间		
尺桡	四渎穴下 1 寸尺桡骨之间		
旁劳宫	内劳宫与大鱼际之间		
外劳宫	手背 3、4 掌骨之间		
落枕	手背 2、3 掌骨颈之间		肘痛、上肢麻木、网球肘、落枕等
颈痛穴	手背 2、3 掌骨基底之间，落枕穴上 1 寸		颈椎疼痛诸症
胸痛穴	手背 3、4 掌骨基底之间，外劳宫上 1 寸		胸椎疼痛诸症

穴　名	位　　置	手　法	主治病症
腰痛穴	手背 4、5 掌骨基底之间，中渚穴上 1寸	抠法、拨法	腰椎疼痛诸症
八邪	手掌骨小头之间，双手共 8 个穴	掐法	头项强痛、头晕、恶心、外感发热、上肢麻痹等
十宣	双手十指尖端		
大骨空	拇指指间关节背侧		
小骨空	小指末节指间关节背侧		
十王	手指甲根部王字纹处		头项强痛、头晕、恶心、外感发热、上肢麻痹、昏厥、休克、中风、中暑等
十二井	双手指端的十二经井穴		

五、下肢部经外奇穴〔共 33 穴〕

下肢部经外奇穴见表 9-19。

表 9-19　下肢部经外奇穴一览表

穴　名	位　　置	手　法	主治病症
新建	居髎与环跳穴之间上 1 寸	点法、按法、揉法、拿法	下肢麻痹、瘫痪等
股前	股骨前侧中央，伏兔穴内上 1 寸		
肾系	伏兔穴下 1 寸		
股后	股骨后侧中央，殷门穴上 1 寸		下肢麻痹、瘫痪、坐骨神经痛等
股外上	股骨外侧中上 1/3 处，风市穴上 2 寸		
股外下	股骨外侧中下 1/3 处，中渎穴下 2 寸		
股内上	股骨内侧中上 1/3 处，阴廉穴下 2 寸		
股内下	股骨内侧中下 1/3 处，血海穴上 2 寸		
百虫窝	血海穴上 1 寸		下肢麻痹、瘫痪等，杀百虫

续表

穴 名	位 置	手 法	主治病症
髌八卦	髌骨上、下、内、外、内上、内下、外上、外下	点法、揉法、抠法、刮法	骨性关节病、髌周病、髌下滑膜炎、膝关节积液等
鹤顶	髌骨上缘中央		
膝眼	髌骨内下缘凹陷中，与犊鼻合称鬼眼		
膝外	委阳穴外5分		骨性关节病、髌周病、髌下滑膜炎、膝关节积液、坐骨神经痛等
阴委1	膝外穴后上1寸		骨性关节病、髌周病、髌下滑膜炎、膝关节积液、小儿麻痹症等
阴委2	阴委1后上1寸		
阴委3	阴委2后上1寸		
四连	阴委3后上1寸		
五灵	四连穴后上1寸		
灵宝	五灵穴后上1寸		
陵后	阳陵泉穴后1寸		
胆囊炎	阳陵泉穴下1寸		骨性关节病、髌周病、髌下滑膜炎、膝关节积液、胆囊炎等
二里半	足三里穴下5分	点法、揉法、抠法、掐法	胃痛、腹痛、肠炎等
中平	足三里穴下1寸		
阑尾穴	足三里穴下2寸，找压痛点		急慢性阑尾炎、腹痛等
交仪	蠡沟与筑宾穴之间		急慢性阑尾炎、腹痛、腓肠肌痉挛等
跟腱	足跟上1寸处	捏法、捻法	腰腿痛、跟腱炎等
下昆仑	昆仑穴下1寸		
八风	足跖骨头之间，八个趾间缝中	掐法、揉法、捏法	脚气、下肢麻痹等
趾甲根	足趾甲根处	掐法	中风、昏厥、头晕、呕吐、下肢麻痹等
足心	足底正中涌泉穴下1寸		
调经穴	足底涌泉穴外1寸		中风、昏厥、头晕、呕吐、下肢麻痹、月经不调等
失眠	足底部正中央		
阿是穴	密布全身，无法计数，以痛为腧	手法、针灸按其部位作用而定	中风、昏厥、头晕、呕吐、下肢麻痹、足跟痛、失眠等

附：脊柱华佗夹脊穴主治病证参考

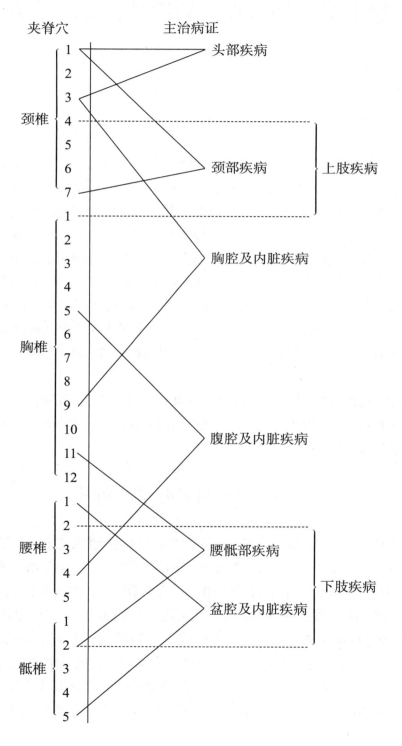

第十章　拍打疗法的用具、练功及方法

拍打疗法起自中华，源于人类的自我保护意识。原始社会，人类在觅食渔猎劳动生活中，因磕碰、冲撞、蝎蜇、虫咬，而引起身体受伤部位的疼痛、瘙痒等不适，会自发反应性地应用手掌或木棒树枝等物进行拍打，从而起到缓解其痛痒的作用。

婴幼儿的身体不适，哭闹不睡觉，轻轻拍打就会使婴幼儿慢慢入睡。可见拍打的方法对于人体神经细胞，确实有一种安慰作用。从最初的简单拍打方法，到形成有目的的拍打治疗痛伤，经历了多次的反复实践认识，再实践再认识，逐渐发展提高，从而完善的过程，是在反复实践的过程中逐渐成熟起来的，绝非某家某人的独创。

拍打疗法，是指医生利用特制的"拍子"，在患者肢体的某些特定部位上，进行轻重不同而有节奏的反复拍打，达到治疗某些疾病的一种简单易行、行之有效的疗法。

拍打疗法作用在人体十二经络的体表处和十二皮部上，促使气血畅通，肌肉放松，毛细血管扩张，改善微循环，加速气血的运行，从而治疗某些疾病。现将基本内容分别叙述于下。

第一节　拍打疗法的用具

在拍打类手法中，除了运用手指、手掌和拳头进行拍打之外，为了便于用力弹打，使其产生更好的拍打效果，发挥出更好的治疗作用，疏通经络，活血化瘀，改善血液循环，达到治疗痛伤或保健的作用。有时借用一些较为简单的拍打用具，便于更顺利地拍打而取得更好的效果。在明代的《易筋经》中，就记载有拍打用具"木槌"和"石袋"。在清代《医宗金鉴·正骨心法要旨》中也记载有拍打用具"振梃"，其中解释说："振梃即木棒也，长尺半，圆如钱大，或面杖亦可。盖受伤之处，血气凝结，疼痛肿硬。用此梃微微振击其上下四旁，使气血流通以四散，则疼痛渐减，肿硬渐消也。"在"四大名著"之一的清代文学作品《红楼梦》中，也记载有贾母让丫鬟鸳鸯用鸳鸯棒拍打腰腿，用以治疗腰腿疼痛不适的方法。

另外，在民间也有用木棒、桑枝棒、沙袋、五谷袋、钢丝拍子等用具，近些年来也有用钢、木、塑料、橡胶等材料相结合制作而成的形式各异的拍打健身锤等拍打用具（图10-1），以及近代有人在此基础上创作出各种形式的电动拍打锤击按摩器具。

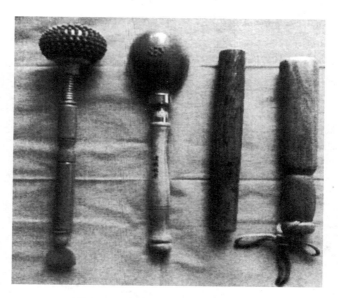

图10-1　拍打用具各式槌式杵式

一、木槌、木杵式

据《易筋经》原文记载：木杵木槌皆用坚木为之，降真香者最上（黄花梨木即降香木），次则文楠、紫檀、白檀、花梨、铁梨皆堪制用。杵宜头尖而微圆，槌宜头圆而微长，中间略高，取其高处着肉，两头尚虚也。杵捣深陷，槌打周边，初轻后重，用力须匀，不疾不徐，方为合法（图10-2）。

二、石袋式

据《易筋经》原文记载："若骨缝之间悉宜石袋，石取圆净而无棱角，大如葡萄、小如梧子，生于水中者方入选。山中者，燥能生火，土中者，气郁不宜，棱角尖瘦，则伤筋骨，皆不可用。袋用细布，缝作圆桶，略如木杵形，两头尖，中间细，大小四五枚。大者长八寸，其次六寸、五寸、三寸，周围随长短增减。石约半斤，大者一斤，最大者二十两。以石大小相间，纳置坚实，摆动无声。捣打久久，则骨缝之膜，皆坚壮矣。"（图10-3）

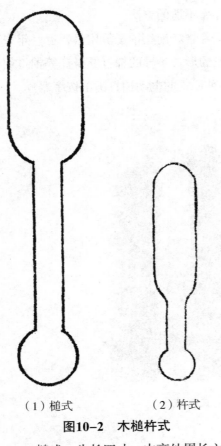

（1）槌式　　　　　（2）杵式

图10-2　木槌杵式

槌式：头长四寸、中高处周长六寸

　　　柄长七寸、周三寸。

杵式：头长四寸、周长四寸半

　　　柄长三寸、周三寸。

（1）槌式　　　　（2）杵式

图10-3　石袋式

三、桑枝棒

选用直溜挺拔、直径在1cm左右的桑枝条，取其35～40cm长的7根，用线绳扎紧撮齐，外用布袋包扎成棒状，用于拍打人体腰背四肢肌肉丰厚之处，可以祛风散寒，活血止痛。它比钢丝拍子刚而欠柔，但比起振梃、面杖、木槌之类则好用多了！

四、钢丝拍子

拍打疗法的用具最初选用木槌、木杵、桑枝棒等，后来使用石袋、沙袋或五谷袋。现在我们把它改进后称为"钢丝拍子"。我们认为使用"钢丝拍子"比用其他木槌、石袋、桑枝棒之类更为有益。如此，既可便于掌握，又利于治疗效果。

第一，钢丝拍子便于制作，可以根据自己需要的大小轻重进行塑型制作，柔中有刚，富有弹性，便于操作掌握，进行轻重不同而有节奏的弹打。

第二，运用钢丝拍子拍打在患处，使患者有轻松舒适之感，易于接受，而且医疗作用和治疗效果也比其他用具更好。

钢丝拍子的制作方法：取 14$^\#$ ～ 20$^\#$ 钢丝（以 16$^\#$ ～ 18$^\#$ 最为适宜，如无钢丝用铁丝代替，但其弹性较差），用 2 ～ 3 两重，弯曲折编成一头大而一头小、长约 34cm 的拍子架（图 10-4），外用一两左右的棉花包裹扎实，再用绷带包扎缠绕牢固，外表用胶布包扎粘牢。做成后长约 35cm，大头部呈扁椭圆形，宽约 9cm，厚约 4cm，柄部呈圆柱形，直径约 3cm（图 10-5）。

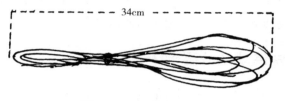

图10-4 钢丝架折法

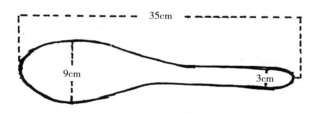

图10-5 拍子的形状

为了保持拍子的清洁，可用棉布缝成一长约 37cm、宽约 11cm 的长布袋，将拍子套起来，扎紧袋口，用脏后可随时换洗（图 10-6），也可用直筒袜子套上扎住袜口使用。

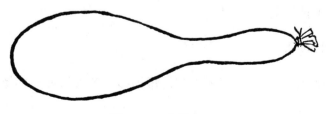

图10-6 布袋包扎

第二节　拍打疗法的练功法

拍打疗法的练功法是医者掌握拍打疗法的基础动作，通过练功，为下一步掌握拍打方法，治疗各种疾病打下良好的基础。某些患者根据具体情况也可在医者的指导下实行练功，以达到自治和他治相结合。对健康人来说，它可以作为一种健身拳术，进行锻炼，使身体更加健壮，增强防病能力。但应指出的是：拍打练功只是医者为了锻炼自己手腕的弹打能力，熟练拍打疗法的一种基础方法，不是治疗各种疾病普遍应用的方法。因此，它与实际临床应用的拍打疗法和内容有着极大的区别，并非完全一致。

现将《少林拳术精义》一书中的打功姿势（原为打谷袋，现改为拍打十三势）经过我们进行部分修改和补充之后，附于后面以供参考。

一、拍打疗法练功法的要求

根据《易筋经》一书对拍打练功法的要求，按其拍打的原则应有以下几点。

（一）拍打的范围

拍打之时，除头面部及会阴部外，全身各部均分为内外前后四面，分别进行一拍接一拍的密密拍打，应该面面俱到。

（二）拍打的顺序

拍打之时，应先左后右，先内后外，先前再后，先上肢，后躯干及下肢，自上而下地由近端向末梢进行密密拍打，不可逆打。

（三）拍打的密度及手法的轻重

拍打之时，应一拍接一拍地密密拍打，不可遗漏，如有遗漏也不要补打。手法开始宜轻，逐渐酌情加重，循序渐进。

（四）拍打的间歇

每拍打一个肢体的一个侧面为一节，每拍打一节前后应有间歇，宜吞气一口，方可进行拍打下一节。

（五）拍打的步骤

1. 上肢四面

（1）上肢内侧面：从腋窝部打起，缘上肢内侧面，经青灵、曲泽、郄门、间使、内关、大陵、内劳宫，密密拍打至手掌面中指尖止，反复拍打 3～5 遍。

（2）上肢外侧面：从肩头部打起，缘上肢外侧面，经肩髃、臂臑、天井、外关、阳池、外劳宫，密密拍打至手背面中指尖止，反复拍打 3～5 遍。

（3）上肢前侧面：从前肩腋缝处打起，缘上肢前侧面，经天府、侠白、曲池、手三里、列缺、阳溪、合谷，密密拍打至手部拇指侧止，反复拍打 3～5 遍。

（4）上肢后侧面：从肩胛部打起，缘上肢后侧面，经肩贞、小海、阳谷、腕骨、后溪、前谷，密密拍打至手部小指侧止，反复拍打 3～5 遍。

2. 躯干部及下肢四面

（1）躯干及下肢前侧面：自季胁部打起，经腹部及下肢前侧面，经伏兔、梁丘、足三里、上巨虚、丰隆、解溪、冲阳，密密拍打至足背面中趾尖止，反复拍打 3～5 遍。

（2）躯干及下肢外侧面：自腋窝部打起，经胸、腰、下肢的外侧面，经风市、阴市、阳陵泉、绝骨、昆仑，密密拍打至足小趾侧止，反复拍打 3～5 遍。

（3）躯干及下肢内侧面：自歧骨（剑突）下打起，经腹部及下肢内侧面，经箕门、阴包、曲泉、三阴交、大溪、然谷，密密拍打至足大趾侧止，反复拍打 3～5 遍。

（4）躯干及下肢后侧面：自脊柱大椎穴处打起，由上而下，经胸、腰、骶、臀、下肢后侧面，经承扶、殷门、委中、承山，密密拍打至足跟部止，反复拍打 3～5 遍。

二、拍打疗法练功各势

（一）起势

练功之时，身体自然直立，两腿叉开，两足平行，两足距离与肩同宽。右手持拍子，两臂自然下垂，双眼注视前方，头正颈直，下颏微收，挺胸收腹，精神集中（图 10-7）。

（二）冲天炮第一势

承接上势，左腿向左侧跨出半步屈曲，右腿挺直，同时身体略向左转呈弓箭步，左手握拳由季胁下绕过，屈肘上举，拳眼朝向头部（图10-8）。

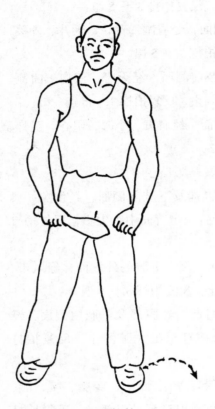

图10-7　起势

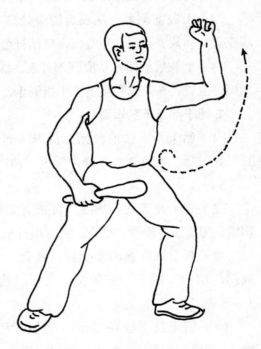

图10-8　冲天炮第一势

（三）冲天炮第二势

承接上势，吞气一口，右手持拍，按上肢内侧面拍打部位，自左腋窝处缘上肢内侧面，密密拍打至左手掌面中指尖部（拍打至手时拳即张开成掌形，以下各势同样如此）。对上肢内侧面的脉位或穴位处，要进行重点拍打，双眼一直注视被拍打之处。反复拍打3～5遍（图10-9）。

（四）穿心炮势

承接上势，左拳放开，由耳后绕过，再握拳向左平伸挺直，拳背朝上，拳眼向前，吞气一口，右手持拍，按上肢外侧面拍打部位，自左肩部顺序密密拍打，经上肢外侧面，至左手背面中指尖处止，对上肢外侧面的脉位或穴位处，要进行重点拍打（图10-10），反复3～5遍。

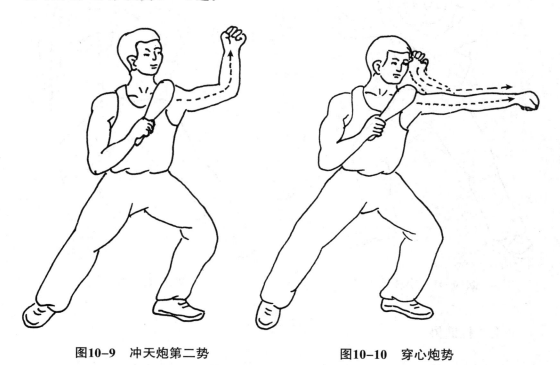

图10-9　冲天炮第二势　　　　　图10-10　穿心炮势

（五）小冲天炮势

承接上势，左手前臂旋前，同时上举，略屈肘，向左上方抬起握拳，拳眼朝向头部，势如冲天炮，但手比冲天炮势稍低。吞气一口，右手持拍，按上肢前侧面拍打部位，由前肩腋缝处打起，缘上肢前侧面顺序，密密拍打至左手拇指侧止（图10-11），反复3～5遍。

（六）雕手势

承接上势，左拳放开，由耳后绕过，微屈肘伸向后下方，作雕手（雕手即手腕强屈，前臂旋后，五指尖撮到一齐，朝向后上方）。吞气一口，右手持拍，按上肢后侧面的拍打部位，自左肩胛部打起顺序密密拍打，经上肢后侧面，至左手小指侧止（图10-12），反复3～5遍。

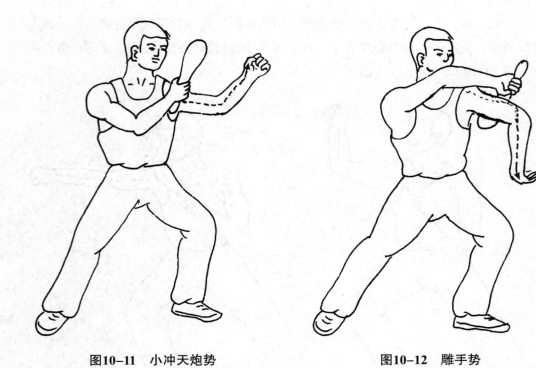

图10-11 小冲天炮势　　　　　图10-12 雕手势

（七）扛鼎势

承接上势，左雕手放开，由季胁从后下向前上绕过，握拳上举，再将五指伸直，掌心向前吞气一口，仰面注视上举之手。右手持拍，按躯干及下肢前侧拍打部位，自左胁下起顺序密密拍打至小腹左侧，经左腿前面，到左足背面至中趾尖处止（图10-13），反复3～5遍。

（八）盘肘势

承接上势，左手由耳后绕下，屈肘握拳平于胸前，拳眼朝向着心窝，拳背朝上，吞气一口，肘微抬起（图10-14），右手持拍，按躯干及下肢拍打部位的外侧，从左腋窝部起，斜打至左腰，左腿外侧至外踝，至足小趾侧止（图10-15），反复3～5遍。

（九）雕手扶膝势

承接上势，左拳放开，由耳后绕过，变作雕手，向下按于左膝上，吞气一口，右手持拍，按躯干及下肢内侧面的拍打顺序，自歧骨左下方肋腹际，横打至右侧肋腹际，并依次下移至腹部脐下3寸处（图10-16）。如腹中有病应多打数遍。

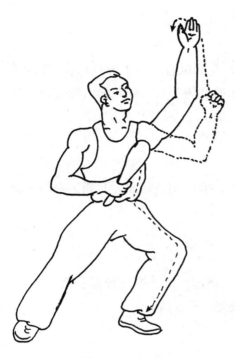

图10-13 扛鼎势

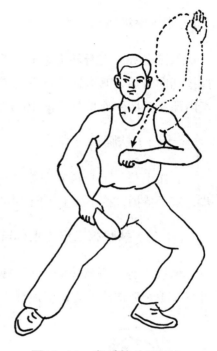

图10-14 盘肘势（正面）

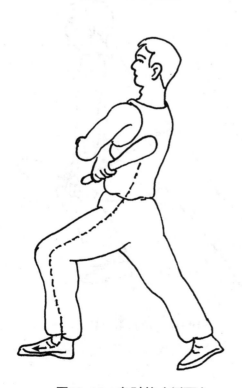

图10-15 盘肘势（侧面）

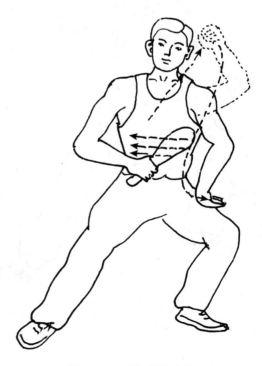

图10-16 雕手扶膝势

（十）落地雷势

承接上势，上身转向右移，变成右腿屈曲，左腿挺直，右手虎口按于右膝上，拇指朝向身后，其余四指向前。左手持拍，从小腹左侧打起，经左腿内侧密密拍打至内踝及至足姆趾侧处（图10-17），反复3～5遍。

（十一）扶膝第一势

承接上势，上身再向左侧转移，面朝向左侧，换成左腿屈曲，右腿挺直的弓箭步，双手持拍，按于膝上（图10-18）。

（十二）扶膝第二势（也称冒顶势）

承接上势，吞气一口，双手握拍，由头顶上绕过，冒顶拍打脊背左侧二十下，并尽量由颈肩部往下方密密拍打（图10-19），反复3～5遍。

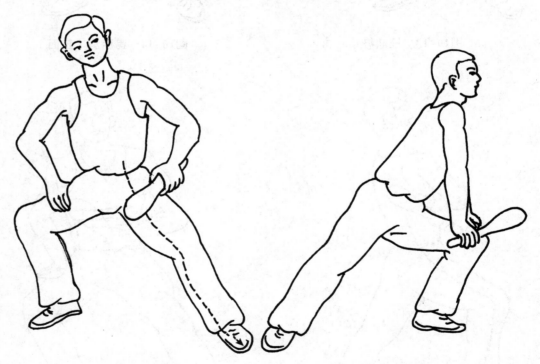

图10-17 落地雷势　　　　　　图10-18 扶膝第一势

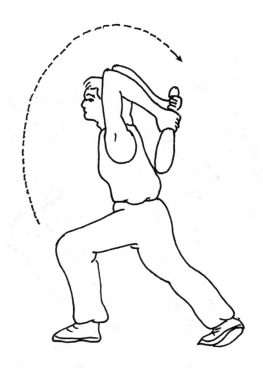

图10-19　扶膝第二势（冒顶势）

（十三）扶膝第三势

承接上势，上身再向右侧转移，面部朝向左侧，变成右腿屈曲，左腿挺直，右手虎口按于右膝上，拇指朝向身后，其余四指向前，左手持拍，反手密密拍打左侧脊背，由上而下至左侧腰部（图10-20），翻转手腕，再顺序拍打左臀部，及左腿后侧面密密拍打至足跟处止（图10-21），反复3～5遍。

上述十三势，仅为左侧半身的拍打练功方法，左侧练完后，再继续拍打右侧半身，方法相同，但姿势均应转换成右侧位的。如冲天炮势侧转换为右腿屈曲，左腿挺直，左手持拍，右手由胁下一绕，握拳上举屈肘，吞气一口等，以下各势依此类推。

注：①依据先内后外，先前再后的原则，将雕手势与小冲天炮势的先后顺序做了调整。②将后面的雕手分作，雕手扶膝势（打腹部）和落地雷势（打下肢内侧）二势。并将右手掩护外肾，改为右手虎口按于右膝上。

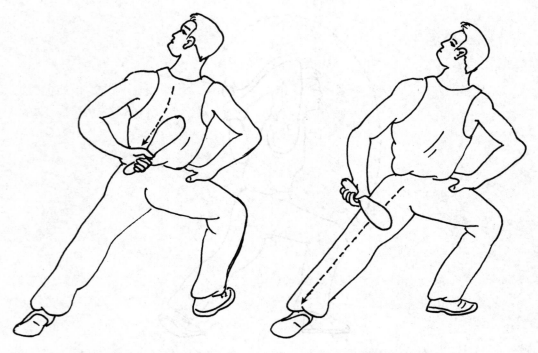

图10-20　扶膝第三势（打腰）　　　　　图10-21　扶膝第三势（打腿）

附:《易筋经》一书中的打功记载

打功

（一）打谷袋的制作

打功用连壳粟谷，装入长圆小布袋内，以双层蓝布为之，长一尺八九寸，粗周圆（周长）三四寸，如褡膊式，一头有底，一头开口，将粟谷装入袋内，筑令结实，长八九寸，用绳从筑实之处扎紧，所余空袋约剩一半，以为手执之柄，粟谷重三四斤，力小气弱者，稍减之。

（二）打功的部位顺序及方法

打功先左后右、手足四面俱要打到，先从左手胳膊（上臂内侧面）、左曲瞅（腋窝），顺打至左手心，中指尖止。此为左手里面。又从左臂膊（上臂外侧面），左肱肘（肘关节外侧），顺打至左手背，中指尖止。此为左手外面。

又从左腋窝起，顺打至左小指侧止。此为左手下面。

又从左肩胛起，顺打至左手大指侧止，此为左手上面。左手四面打毕，接打左足。

先从左肋左胁起，顺打至小腹左，以及左大腿面，左膝，左小腿前面、左脚面、左趾尖。此为左足前面。

又从左腋窝下起，斜打至左腰眼，至外踝转至左小趾侧止。此为左足外面。

又从左血盆骨（锁骨）下起，顺打至肚腹左，即从胁腹之际，横打至肚腹右。换左手持袋，由右横打至肚腹左，右手掩护外阴，左手再自小腹左打起，从左腿里面打至左脚踝、左脚趾侧止。此为左足里面。

又两手执袋，冒顶（从头顶上方绕过）打脊膂（脊柱）二十下，即用左手执袋，反手打脊膂下，挨次至腰眼。将手一转，顺打至左臀、左腿、左腘窝、左腿肚，左脚踝止。此为左足后面，左足四面打完，接打右手右足，如前法。打时须自上至下密密顺打，不可脱漏，亦不可逆打，如有脱漏，不可补打，总须一气顺行。

凡打时，必先吞气一口，共吞气十六口，连前共吞气六十五口。

行打功一两月之后，添巡手七式，吞气四口，又过十日、再添偏提式，吞气六口。正提式，吞气三口。又过十日，再添薛公站式，吞气三口。又过十日。再添列肘式，吞气六口，共吞气二十一口，连前六十五口，通共吞气八十七口，方是第一段功完。

（三）打谷袋式

冲天炮①

左足屈右足直，右手持袋，左手由胁下一绕握拳，屈肘上竖，吞气一口（图10-22）。

冲天炮②

承上式，右手持袋，从左胳膊、左肘窝，密密顺打至左手心手指十余下，此打左手里面。每打时只可顺打，不可逆打，如打时或有脱漏之处，不可补打（图10-23）。

穿心炮③

左拳放开，由耳后一转，即握拳，向左伸直，拳背朝上，吞气一口，右手持袋，从左肩膊、左胳膊，顺打至左手背，左手中指尖止。此打左手外面（图10-24）。

雕手④

左手向耳后绕过作雕手，吞气一口，右手持袋，由左腋窝起，顺打至左小指止。此打左手下面（图10-25）。

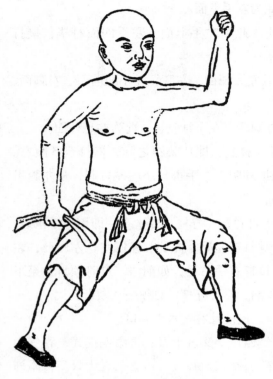

图10-22　冲天炮①

图10-23　冲天炮②

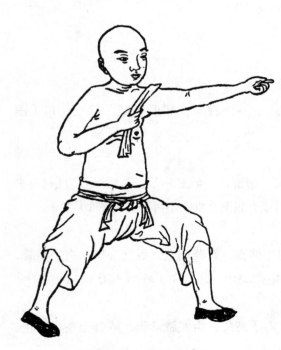

图10-24　穿心炮③

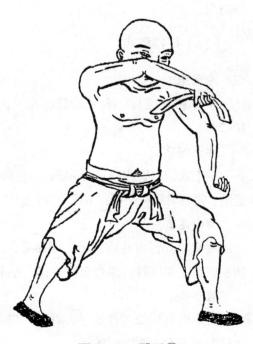

图10-25　雕手④

小冲天炮⑤

左手一转即握拳上竖，作冲天炮式而稍低，吞气一口，右手持袋，由左肩胛起，顺打至左手大指侧止，此打左手上面（图10-26）。

扛鼎⑥

将左手从胁下一转，握拳尽力上举，直伸（拳也变掌），大指在后，吞气一口，仰面目视上举之拳（掌）（图10-27）。

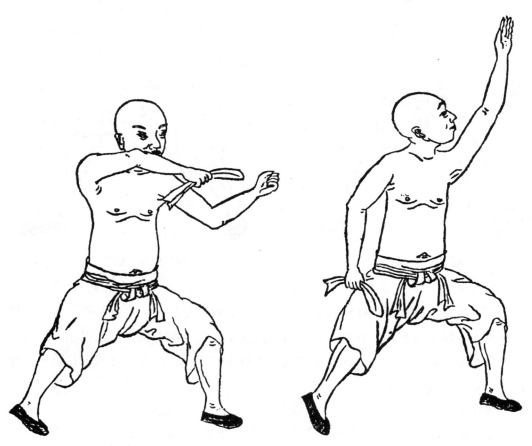

图10-26　小冲天炮⑤　　　　　　　　　图10-27　扛鼎⑥

扛鼎⑦

承上式，右手持袋，从左肋左胁起，顺打至小腹左，及左大腿面、左膝、左臁肕（骨）、左脚面、左趾止，此打左足前面（图10-28）。

盘肘⑧

左拳放开，由耳后绕下，即屈肘握拳平胸，吞气一口，肘微抬起，右手持袋，从左腋窝下起，斜打至左腰眼、左外踝，转至左小趾侧止，此打左足外面（图10-29）。

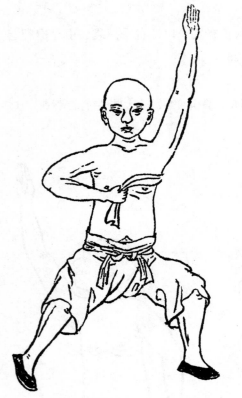

图10-28　扛鼎⑦　　　　　　　　　图10-29　盘肘⑧

雕手⑨

左拳放开，由耳后一转作雕手，吞气一口，右手持袋，从左血盆骨下起，顺打至肚腹左，即从胁腹之际横打至肚腹右，换左手持袋，由右横打至肚腹左，右手掩护外肾，左手再自小腹左打起，从左腿里面打至左脚趾。如腹中有病多打数遍，此打左足里面（图10-30）。

伏膝⑩

左足屈右足直，右手持袋按左腿中间，左手亦按手袋上，吞气一口（图10-31）。

伏膝⑪

承上式，两手执袋，冒顶打左背膂（脊背左侧）二十下，不可打中间脊背（图10-32）。

伏膝⑫

承上式，左足伸右足屈，右手叉在右腿面上，大指在后，身往后斜倚，眼视左膝，左持袋，反手打左脊膂下，挨次至左腰眼，将手一转，顺打左臀、左腿、左腘窝、左腿肚、左脚跟止。此打左足后面。左足四面打完，接打右手右足，亦如前法

（图 10–33 ）。

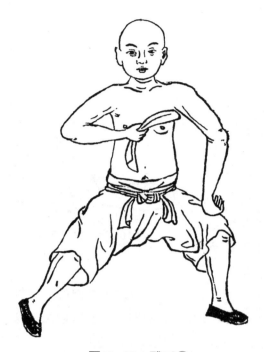

图10–30 雕手⑨

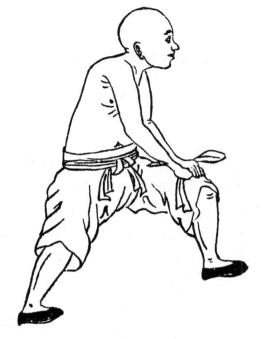

图10–31 伏膝⑩

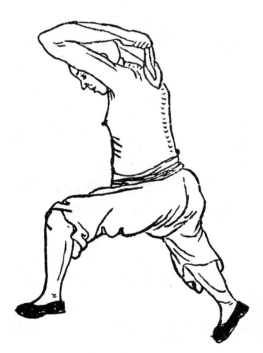

图10–32 伏膝⑪

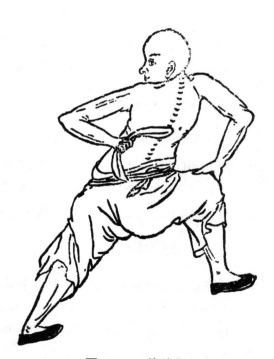

图10–33 伏膝⑫

第三节　拍打的方法

一、持拍式与拍打方法

施术者一开始就要锻炼双手都可持拍进行拍打，以便于一只手劳累时，另一手可以及时替换上去，同时有些部位适合右手拍打，有些部位适合左手拍打。

持拍式：施术者以一手握于拍子的中下 1/3 交界处（图 10-34）。手握拍子时不宜过紧，也不要过松，过紧则易于劳累，过松则不便于弹打。拍打时主要是用腕力进行弹打，而不用臂力，前臂只起支持手腕上下移动的作用。只有在重拍时，才加上前臂的力量进行拍打。

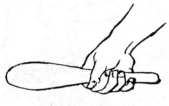

图10-34　持拍式

拍打的手法，在过去的传授里，有两种拍打手法，一种是打皮不打肉的"虚打法"，即拍打的用力，只及于表皮，而不深达于肌肉里层。拍打时当拍子刚触及皮肤即抬起，即轻打法。此手法多用于胸腹部、四肢关节处、肌肉较薄的地方。

另一种是打肉不打皮的"实打法"，即拍打的用力使其深达于肌肉深层，此种手法较前一种手法着实一些，拍子打下去至抬起时间较前一种手法为迟。

重打法是指加上前臂的力量，甚至整个上肢的力量，加重用力拍打，才可到达肌肉深层。此种手法多用于肌肉丰厚之处或骶臀部。

二、拍打的节奏

拍打的节奏，过去有"七星拍子""四–四""三六九"等区别。一般常用的是"四–四"拍。即打一拍后，再连续快速弹打四小拍。

有节奏地进行拍打既可省力，听着又较顺耳，同时使患者有一种舒适感。究竟哪一种节奏更为适宜，节奏与治疗效果有着多大的关系，有待今后进一步探讨。

三、拍打的轻重

拍打的用力轻重，依据患者的身体强弱、年龄大小、复诊和初诊及具体部位等不同的情况，可分为"轻拍""中拍""重拍"三种。

轻拍：拍打时用力比较轻，多用于年老体弱和儿童及初诊的患者，或肌肉比较薄弱的地方，如关节部或重要脏器部。

中拍：拍打时用力比轻拍重，比重拍又轻，即用中等力量进行拍打，是较为常用的一种拍打程度，一般人均可接受，作用部位广泛。

重拍：拍打时用力较重，此时已不仅是单纯应用腕力，还要加用前臂的力量，甚至整个上肢的力量进行拍打，重拍多用于身体比较强壮，病情比较顽固的复诊患者，或拍打肩部、骶部、臀部等肌肉丰厚处时用。对于一般患者，开始时拍打手法都要轻柔，逐渐加重，到最后拍打快结束时，才可于某些重点脉位或穴位处进行重拍几次。

四、拍打的顺序

拍打的顺序：一般先拍打颈肩左右侧线，再拍打腰背部正中线，再拍打夹脊两旁侧线，然后再拍打上肢四面，最后拍打下肢四面，一般从近端拍向远端；双侧患病，先拍打左侧，再拍打右侧；具体到某个肢体，应先拍打前侧面，再拍打后侧面，先拍打内侧面，再拍打外侧面，每一侧面拍打 3 ～ 5 遍，并在穴位或脉位上进行重点拍打 3 ～ 5 下，一般只可顺打，不可逆打。

拍打歌诀

拍打按顺序，先拍背和腰，

继把肩臂打，再拍腿和脚。

拍左再拍右，前后内外标。

由上打至下，近端向末梢。

反复三五遍，穴位重点敲。

由轻渐加重，区分老中少。

拍打功效奇，不可忽视掉。

第十一章　拍打疗法的部位及体位

第一节　拍打疗法的部位

拍打疗法，是作用在人体表面，或肢体的某些侧面上，其作用部位比较宽广，而且是按一定路线进行拍打，因此拍打部位一般简称为面和线，如颈肩左右侧线、腰背三条线、上肢内侧面、下肢外侧面。拍打疗法部位的划分，可分为躯干部、上肢部和下肢部。躯干部包括颈、肩、背、腰、骶、臀部。由于胸腹部多不用于临床治疗，故略而不提，只将颈肩左（右）侧线和腰背部的腰背三条线分别做以介绍。四肢部按其穴位或脉位的分布情况，又可分成内侧面和外侧面、前侧面和后侧面。这些都是临床比较常用的。另外，四肢部还有按经络分布划分的方法。大致同于十二皮部，此处略而不提。现将每个拍打部位的划分及其经络穴位、脉位的关系和解剖概况，分别叙述于下（图11-1～图11-3），以供参考。

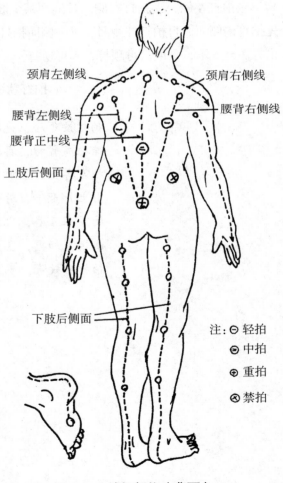

颈肩左侧线　　颈肩右侧线
腰背左侧线　　腰背右侧线
腰背正中线
上肢后侧面
下肢后侧面

注：⊖ 轻拍
　　⊗ 中拍
　　⊕ 重拍
　　⊗ 禁拍

图11-1　拍打部位（背面）

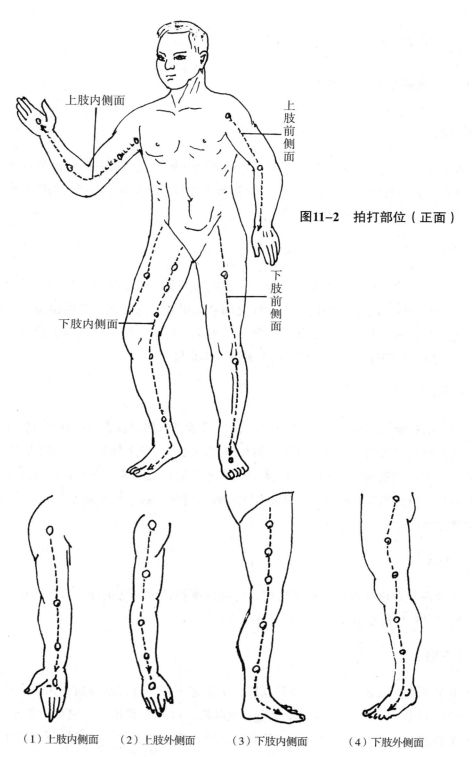

图11-2　拍打部位（正面）

（1）上肢内侧面　　　（2）上肢外侧面　　　　（3）下肢内侧面　　　　（4）下肢外侧面

图11-3　拍打部位（上、下肢内、外侧面）

一、躯干部

（一）颈肩左（右）侧线

【部位】

颈肩左右侧线，从第 7 颈椎下大椎穴的两侧开始，先左后右向两侧分开进行拍打，再继而斜向两侧呈八字形展开进行，各反复拍打 3 ～ 5 遍，至两肩头后肩腋缝处止（图 11-1）。

【经络穴位】

大椎属督脉，两侧有手太阳小肠经、手阳明大肠经、手少阳三焦经、足少阳胆经、足太阳膀胱经经过。颈肩左右侧线之间有大椎穴、陶道穴；其两侧主要穴位分布有肩中俞、肩外俞、肩井、天髎、秉风、曲垣、巨骨、臑俞、肩髎、肩贞、肩髃等穴。脉位：颈间脉、颈后下脉、后膀肾脉、肩贞脉等。

【解剖】

颈肩左右侧线之间。第 6、7 颈椎及第 1、2 胸椎在两侧皮下分布有提肩胛肌、肩胛部冈上肌及三角肌后缘，在颈椎、胸椎体棘突之间有棘上韧带、棘间韧带相连接，棘突两旁有斜方肌腱质区和大、小菱形肌及上后锯肌上段等。在椎管内是人体次级中枢神经上段脊髓及延髓部分，从枕骨大孔处与延脑、脑干相连接（图 11-4）。分布有颈肩部神经血管。

【手法】

在颈肩左右侧线进行拍打手法时，可由轻度拍打至中度拍打，从左侧线至右侧线，反复进行横行交替拍打，各反复 4 ～ 5 遍。

【主治】

由于颈肩左右侧线位于背部最高段，头脑之下方。脊柱的高段，正是人体脊髓神经的最高节段，也是人体节段神经的最高段，故其非常重要。它可上传至大脑，下传至脊髓及四肢，是沟通脑与身体各部的重要枢纽和通道，也是拍打疗法中比较重要的一个部位。

主要用于治疗头颈肩部及上肢各部的疾病，如头痛、头晕、颈椎病，特别是颈肩及上肢的某些病痛和损伤。

（二）腰背正中线

【部位】

腰背正中线，即是沿脊柱正中线，从第 7 颈椎开始起，经胸椎、腰椎、骶椎至尾骨处止（图 11-1）。

【经络穴位】

属于督脉。邻近有足太阳膀胱经的第一侧线经过。分布在腰背正中线的主要穴位：大椎、陶道、身柱、至阳、命门、腰阳关、八髎穴；距脊柱正中线 0.5 寸，两侧分布有华佗夹脊穴；距脊柱正中线 1.5 寸，两侧为足太阳膀胱的第一侧线，分布有背俞穴。

【解剖】

沿脊柱正中线，从上而下依次为颈椎、胸椎、腰椎及骶骨处。皮下棘突上有棘上韧带，棘突之间有棘间韧带相连接。棘突两旁，上段有斜方肌的腱质区和大、小菱形肌的内侧缘及后上锯肌的内侧缘；下段为腰背筋膜所覆盖；深层有半棘肌、背棘肌、多裂肌、骶棘肌、腰背最长肌和旋椎肌等。在椎管内是人体的次级中枢神经脊髓部分（图 11-5），从枕骨大孔处与脑干的延脑相连接（图 11-4），下端一直到第 1 腰椎的下缘，再向下即是马尾神经。在脊髓的中央呈"H"形的灰质是神经细胞集中的部分，其向前的突起称为前角，内含前角运动神经元，后端突起称为后角，含感觉神经元。在"H"形灰质的周围是白质，是神经纤维集中的地方，内含大量的上下行走的神经纤维束，是连系脑与周围神经的重要通道（或称传导道）。在各椎间孔发出脊神经，自上至下共发出 31 对脊神经，分布到躯干与四肢各部（图 11-6），以及分布全身各部的自主神经。

【手法】

在腰背正中线的中上段（正是脊髓所在处）只能进行轻拍和中拍，而不能重拍。只有在其下段（即马尾部）才能重拍。

【主治】

由于腰背正中线正是人体脊髓神经的所在处，脊髓是神经系统中次级中枢，它本身可以完成一些原始的、先天的反射活动，如某些腱反射、排尿、排便等，而且还可把来自躯干和四肢的各种刺激信号通过脊神经传入脊髓后，再向上传导至脑，进行高级的分析综合，把脑的冲动信息再向下传导，最后抵达身体该部的效应器上，因此，脊髓是沟通脑与身体各部的重要通道。所以它是拍打疗法中非常重要的一个部位，治疗各种疾病（尤其是全身性的疾病），大多需要先拍打此部位，以兴奋该部之神经，便于其畅通无阻地传导各种刺激信号。

（三）腰背左（右）侧线

【部位】

由背后两肩胛部天宗穴处起，沿脊柱两侧，斜向骶部（图11-1）。

【经络穴位】

属足太阳膀胱经，第一、二侧线所经过的腰背部和手太阳小肠经在肩胛部经过。在腰背左（右）侧线上主要穴位分布有臑俞、天宗、肩中俞、肩外俞、附分、魄户、神堂、譩譆、膈关、魂门、阳纲、意舍、胃仓、肓门、志室、背俞穴、八髎穴。

【解剖】

腰背左（右）侧线起于肩胛冈下，皮下有斜方肌，冈下肌，大、小圆肌的内侧端，背部有背阔肌，大、小菱形肌，背髂肋肌，下后锯肌，腰背筋膜后叶。分布旋肩胛动脉、颈横动脉、肋间动脉等。还有副神经、胸背神经和肋间神经及胸神经后支。

【手法】

由于此侧线位于胸廓上，只可轻拍，在骶骨与正中线会合之处才可重拍。

【主治】

拍打本侧线可用于治疗腰背疼痛等症。由于本侧线位于脊柱两侧，在拍打本侧线时，也可使位于胸廓内、脊椎横突内两旁的交感神经受到刺激。因此它和腰背正中线一样具有调节全身气血和脏腑功能的作用，故在治疗全身性疾患和某些内脏病时，多与腰背正中线配合应用，合称背后三条线，这也是拍打疗法中的重要部位。

二、上肢部

（一）上肢前侧面

【部位】

上肢前侧面起自肩头前侧肩腋缝，中府穴上方，沿上肢前侧面经曲池穴至手部拇指桡侧面止（图 11-2）。

【经络穴位】

上肢的上臂前面属手太阴肺经，前臂前面属手阳明大肠经。在上肢前侧面的主要分布穴位有中府、云门、天府、侠白、曲池、手三里、阳溪、合谷等穴。

【解剖】

上肢前侧面，上段有三角肌前部和肱二头肌短头腱。下段有肱桡肌和桡腕长、短伸肌及旋后肌。主要有胸肩峰动脉、旋肱前动脉、桡侧副动脉和桡侧返动脉及桡动脉。此处有桡神经、前臂外侧皮神经分布。

【手法】

上肢前侧面可进行中度拍打，近关节处要轻拍，在肌肉丰厚处进行中拍，脉位处要重点多拍几下。

【主治】

拍打本侧面治疗上肢肩臂麻木疼痛、痹证、痿证、网球肘，偏于上肢前侧面的疾病和扭挫伤者。

（二）上肢后侧面

【部位】

上肢后侧面从肩头后侧肩腋缝上方肩贞穴起，沿上肢后侧面经小海穴至手部小指止（图11-1）。

【经络穴位】

上肢的上臂后侧面属于手太阳小肠经，前臂后侧面属于手少阴心经。在上肢后侧面的穴位分布：肩贞、小海、阳谷、养老、腕骨、后溪、前谷。

【解剖】

上肢后侧面分布有三角肌后缘，冈下肌和大、小圆肌外侧端，肱三头肌长头和尺侧腕屈肌及小指展肌，分布有旋肱后动脉，肱深动脉，尺侧上、下副动脉，尺侧返动脉和尺动脉。分布有尺神经、臂后皮神经、肋间臂神经、和臂内侧皮神经的分支及前臂内侧皮神经。

【手法、主治】

同上肢前侧面，偏于后侧面的疾病和损伤者。

（三）上肢内侧面

【部位】

上肢内面从腋窝根极泉穴起，沿上肢内面经肘窝曲泽穴至手掌中指尖（图11-3〈1〉）。

【经络穴位】

上肢的上臂内侧面属于手少阴心经，前臂内侧面属于手厥阴心包经。上肢内侧面的穴位分布：极泉、青灵、曲泽、少海、灵道、间使、内关、劳宫穴。

【解剖】

上肢内侧面，皮下分布有肱二头肌短头，肱三头肌的内侧头，和喙肱肌、肱肌，在前臂内侧面有旋前圆肌、肱桡肌、桡侧腕屈肌、掌长屈肌、指浅屈肌、指深屈肌、拇前屈肌、旋前方肌。此处分布有肱动脉、骨间掌侧动脉。神经分布有正中神经和臂内侧皮神经。

【手法、主治】

同上肢前侧面，偏于上肢内侧及屈肌群疾患和损伤者。

（四）上肢外侧面

【部位】

上肢外侧面从肩峰处的肩髃穴处起，沿上肢外侧面至手背中指尖（图11-3〈2〉）。

【经络穴位】

上肢的上臂外侧面属手阳明大肠经，前臂外侧面属手少阳三焦经。上肢外侧面分布的主要穴位：肩髃、臑会、天井、支正、三阳络、外关、阳池、外劳宫等穴。

【解剖】

上肢外侧面，皮下分布有三角肌，肱二头肌的长头和肱三头肌的外侧头。前臂有肘后肌，指总伸肌，尺侧腕伸肌，小指固有伸肌，旋后肌，拇长伸肌，食指固有伸肌。此处分布有旋肱后动脉、肱深动脉、中副动脉、桡侧副动脉、前臂背侧返动脉和骨间背侧动脉及掌背动脉。神经分布有桡神经、骨间背侧神经、臂外侧皮神经和前臂背侧皮神经分布。

【手法、主治】

同上肢前侧面，偏于治疗上肢外侧伸肌群的疾患和损伤者。

三、下肢部

（一）下肢前侧面

【部位】

下肢前侧面起自腹股沟下方的髀关穴处，沿下肢前面经髌骨前面至足背部（图11-2）。

【经络穴位】

下肢前面属足阳明胃经。下肢前侧面分布穴位有髀关、冲门、伏兔、阴市、梁丘、犊鼻、上巨虚、条口、下巨虚、丰隆、足三里、解溪穴。

【解剖】

下肢前侧面分布：缝匠肌上段，股直肌、股间肌、胫骨前肌，足踇长伸肌，趾长伸肌，小腿十字韧带，足踇长、短伸肌腱和趾长、短伸肌腱；旋髂浅动脉，旋股外侧动脉，膝动脉网，胫前动脉和足背动脉。神经分布有股神经前支、腓深神经和股神经的前皮支及足背中间皮神经。

【手法】

由上而下进行中拍，髌部不拍，至小腿时拍打胫外侧肌肉处，不可拍打胫骨前嵴，在股前脉处作为重点多拍打数次。

【主治】

主要用于治疗下肢前侧疼痛、麻木、痹证、痿证等病证和损伤者。

（二）下肢后侧面

【部位】

下肢后侧面自臀部环跳穴起，沿下肢后侧经腘窝过足跟至足掌心处止（图11-1）。

【经络穴位】

下肢后侧面属足太阳膀胱经。下肢后侧面的分布穴位有环跳、承扶、殷门、委中、委阳、承山、承筋、昆仑、太溪、涌泉等穴。

【解剖】

下肢后侧面，皮下分布有臀大、中、小肌，梨状肌，上孖肌，下孖肌，股二头肌，半腱肌、半膜肌、大、小收肌，腓肠肌，比目鱼肌，踇长屈肌，趾长屈肌和跟腱等。主要分布有臀上、下动脉，旋股内侧动脉，第一、二、三穿动脉，腘动脉，胫后动脉和腓动脉。神经分布有坐骨神经、胫神经、股后侧皮神经和腓肠神经分布。

【手法、主治】

同下肢前侧面，偏于腰腿后侧疼痛麻木及坐骨神经痛等疾患和损伤者。

（三）下肢内侧面

【部位】

下肢内侧面，自急脉穴处起，沿下肢内侧面经膝内侧面至内踝，再沿足内侧面至大趾尖止（图 11-3〈3〉）。

【经络穴位】

下肢内侧面属足三阴经，即足太阴脾经、足少阴肾经和足厥阴肝经。下肢内侧面穴位分布有急脉、阴廉、足五里、曲泉、阴陵泉、三阴交、太溪。

【解剖】

下肢内侧面，皮下分布有长收肌、股薄肌、大收肌、缝匠肌下段，股内肌和收肌管，小腿内侧有腓肠肌的内侧头和趾长屈肌。此处有股动脉及膝上、下、内动脉及胫后动脉分布。神经分布有股神经、隐神经和胫神经和前皮支，以及小腿内侧皮神经等。

【手法】

由上而下，轻拍或中拍。

【主治】

治疗下肢内侧麻木疼痛、痹证、痿证、马蹄外翻足、内收肌损伤、内侧副韧带损伤。

（四）下肢外侧面

【部位】

下肢外侧面自居髎穴处起，沿下肢外侧面经膝外侧面至外踝尖，再沿足外侧至小趾尖止（图 11-3〈4〉）。

【经络穴位】

下肢外侧面属足少阳胆经。下肢外侧面的主要穴位分布有居髎、环跳、风市、阳陵泉、绝骨、昆仑等穴。

【解剖】

下肢外侧面分布有臀大、中、小肌，阔筋膜张肌，股外肌，髂胫束，股二头肌的下段，腓肠肌的外侧头，比目鱼肌的外侧缘和腓骨短肌及趾长伸肌。此处分布有臀上、下动脉，旋股外侧动脉，膝外上、下动脉和腓动脉。神经分布有臀外侧皮神经，股外侧皮神经，腓肠外侧皮神经和腓肠神经的外侧支。

【手法】

由上而下中拍，重点脉位可以重拍数次。

【主治】

主要用于治疗下肢外侧疼痛麻木，痹证、痿证，臀外侧皮神经炎和股外侧皮神经炎，外侧副韧带损伤，及小儿马蹄内翻足等。

注：一般治疗时，四肢部的拍打部位四面均进行拍打。但对于疾患侧面应作为重点反复多拍数次。如对上肢屈肌群麻木疼痛者，多拍内侧面；伸肌群疾患多拍外侧面。小儿内翻足要多拍小腿外侧面，小儿外翻足要多拍小腿内侧面。

附：神经解剖示意图

十二对颅神经歌诀

一视二嗅三动眼，四听五面六外展，七咽八舌九迷走，十副滑车三叉全。

三十一对脊神经歌诀

三十一对脊神经，颈八对胸十二对，腰五骶五尾一根，各自分布达全身。

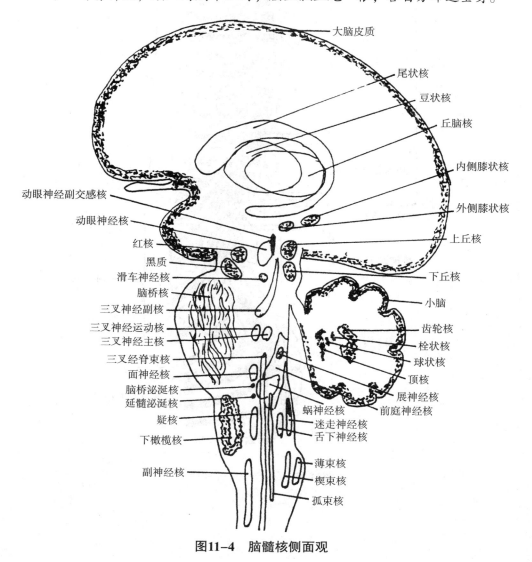

大脑皮质
尾状核
豆状核
丘脑核
内侧膝状核
动眼神经副交感核
动眼神经核
外侧膝状核
红核
上丘核
黑质
下丘核
滑车神经核
脑桥核
三叉神经副核
三叉神经运动核
小脑
三叉神经主核
齿轮核
三叉经脊束核
栓状核
面神经核
球状核
脑桥泌涎核
顶核
延髓泌涎核
展神经核
疑核
蜗神经核
前庭神经核
下橄榄核
迷走神经核
舌下神经核
副神经核
薄束核
楔束核
孤束核

图11-4　脑髓核侧面观

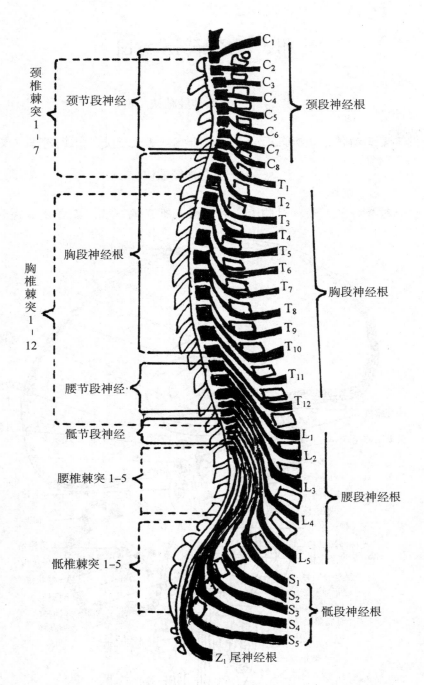

图11-5 三十一对脊神经

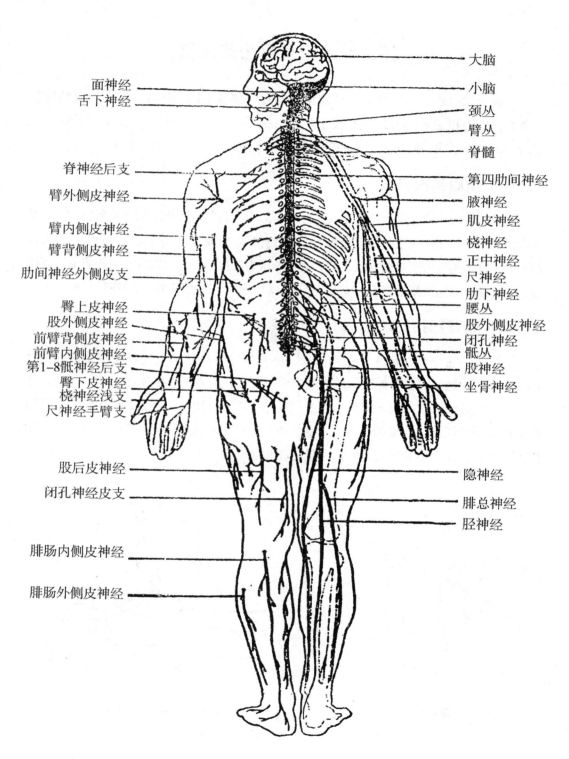

面神经
舌下神经
脊神经后支
臂外侧皮神经
臂内侧皮神经
臂背侧皮神经
肋间神经外侧皮支
臀上皮神经
股外侧皮神经
前臂背侧皮神经
前臂内侧皮神经
第1-8骶神经后支
臀下皮神经
桡神经浅支
尺神经手臂支
股后皮神经
闭孔神经皮支
腓肠内侧皮神经
腓肠外侧皮神经

大脑
小脑
颈丛
臂丛
脊髓
第四肋间神经
腋神经
肌皮神经
桡神经
正中神经
尺神经
肋下神经
腰丛
股外侧皮神经
闭孔神经
骶丛
股神经
坐骨神经
隐神经
腓总神经
胫神经

图11-6　人体的神经分布图

第二节　拍打疗法的体位

在进行拍打疗法治疗之时，要依据所拍打的部位不同，让患者采取一定的体位和姿势，但总以患者感到舒适和便于暴露出拍打部位为主。所以大多采用卧姿或坐姿为主。拍打不同的部位采用不同的体位，一般临床常用的有以下几种。

一、颈肩部拍打法

让患者端坐于治疗凳上，微低头更好地暴露出颈肩部，以便于拍打顺利进行。施术者右手持拍子，先在大椎穴处轻拍几下，让患者有思想准备。再由大椎穴向右侧肩头进行密密拍打。拍打力度开始宜轻，随后逐渐加至中等程度。再由大椎穴向左肩头密密拍打，如此两肩之间反复拍打 5 ～ 6 遍（图 11-7）。最后在大椎穴处可重拍 3 ～ 5 下。

二、腰背部拍打法

让患者俯卧于治疗床上，全身放松，施术者右手持拍子，先轻度用力拍打大椎穴处几下，再缘颈肩左右侧线，由大椎向两侧（先左后右）各密密拍打 3 ～ 5 遍。然后再缘脊柱正中线由上向下密密拍打 3 ～ 5 遍。再拍打腰背左侧线，由天宗穴处开始密密拍打至腰骶部，反复拍打 3 ～ 5 遍；再拍打腰背右侧线 3 ～ 5 遍（图 11-8）。拍打手法由轻拍逐渐加大用力至中拍，最后在腰骶部重拍 3 ～ 5 下。

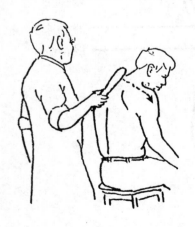

图11-7　颈肩部拍打法

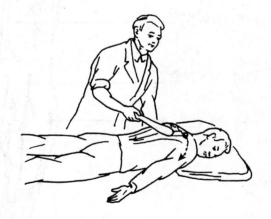

图11-8　腰背部拍打法

三、上肢前侧拍打法

让患者端坐于治疗凳上，施术者先用左手握住患者患肢腕部拉起持定，右手持拍子，从患肢肩头前侧开始，沿上肢前侧面密密拍打，至合谷穴处止，反复 3～5 遍（图 11-9）。拍打手法由轻拍逐渐加大用力至中拍。

四、上肢后侧拍打法

让患者端坐于治疗凳上，施术者先用左手握住患者上肢手部四个手指，将患肢抬起，右手持拍子，从患肢肩头后侧拍起，沿上肢后侧面密密拍打，至手部小指侧止，反复 3～5 遍（图 11-10）。拍打手法，由轻拍逐渐加大至中拍。

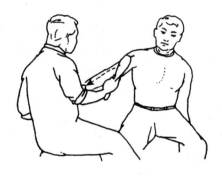 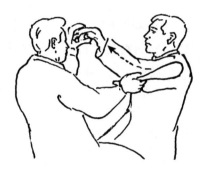

图11-9　上肢前侧拍打法　　　　　图11-10　上肢后侧拍打法

五、上肢内侧拍打法

让患者端坐于治疗凳上，施术者用左手握住患肢腕部背侧，提起持定，右手持拍子，从肩腋处极泉穴开始沿上肢内侧面密密拍打至手掌心劳宫穴处，反复 3～5 遍（图 11-11）。拍打手法由轻拍逐渐加大至中拍，在手掌劳宫穴处可重拍 3～5 下。

六、上肢外侧拍打法

让患者端坐于治疗凳上，施术者先用左手将患肢前臂托起，右手持拍子，从患肢肩头肩髃穴处开始拍打，沿上肢外侧面密密拍打至手背处外劳宫穴处止，反复 3～5 遍（图 11-12）。拍打手法由轻拍逐渐加大用力至中拍。

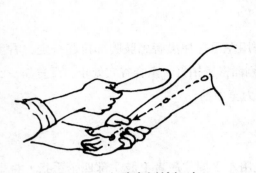

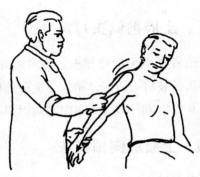

图11-11　上肢内侧拍打法　　　图11-12　上肢外侧拍打法

七、下肢前侧拍打法

让患者仰卧于治疗床上，施术者右手持拍，从患者下肢上段髀关穴开始拍打起，沿下肢前侧面密密拍打至踝部解溪穴处止，反复 3 ～ 5 遍（图 11-13）。拍打手法由轻拍逐渐加大用力至中拍。

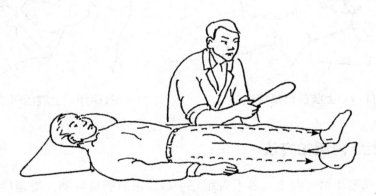

图11-13　下肢前侧拍打法

八、下肢后侧拍打法

让患者俯卧于治疗床上，施术者右手持拍子，从患者下肢臀部后面开始拍打起，沿下肢后侧面密密拍打至足踝部止，反复 3 ～ 5 遍（图 11-14）。拍打手法由轻拍逐渐加大至中拍。最后左手握住足踝部提起，右手用拍子，在足掌心涌泉穴处重拍 3 ～ 5 次。

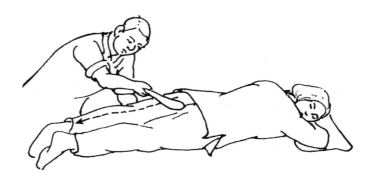

图11-14　下肢后侧拍打法

九、下肢内侧拍打法

让患者俯卧（或仰卧或侧卧）于治疗床上，两下肢略分开，以暴露下肢内侧面。施术者右手持拍，从患者下肢内侧急脉穴打起，沿下肢内侧面密密拍打至足内踝处，反复 3～5 遍（图 11-15）。拍打手法宜轻不宜重。

十、下肢外侧拍打法

让患者侧卧于治疗床上，施术者右手持拍子，从患者下肢臀部外侧居髎穴、环跳穴处开始拍打，沿下肢外侧面密密拍打至足外侧止，反复 3～5 遍（图 11-16）。拍打手法由轻拍逐渐加大用力至中拍，在臀外侧处可重拍 3～5 下。

若两侧肢体均需拍打，则再让患者翻向对侧侧卧，其拍打方法相同。

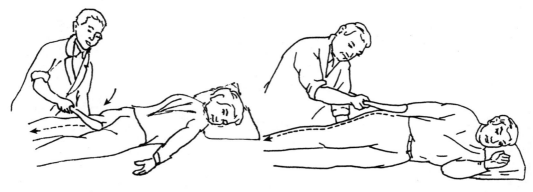

图11-15　下肢内侧拍打法　　　　图11-16　下肢外侧拍打法

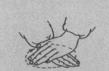

下篇
治疗各论

第十二章 软组织伤病

第一节 软组织损伤的修复和治疗

一、人体对损伤的反应

人体的任何一部分遭到创伤后，除了遭受创伤的局部引起红肿、充血、疼痛、发热反应以外，同时还会引起全身性的病理改变，这种全身性的病理反应，常因损伤程度不同而异。

一般严重的创伤（广泛的软组织损伤或多发性骨折），在临床上可观察到机体有明显的反应，轻度的创伤则这种反应不太明显。了解这种反应对于诊断和治疗创伤有着一定意义。

中医学很早就重视人体对创伤的整体反应，如有所谓："外伤皮肉筋骨，内动经络脏腑。""肢体伤于外，则气血伤于内，营卫有所不贯，脏腑由之不和，岂可纯任手法，而不求脉理，审其虚实，以施补泻哉。"所以我们在处理各种伤员的时候，不可只重视创伤的局部变化，而忽视创伤对人体整体所引起的反应。

目前对创伤反应的机制还有待进一步探讨，但一般认为与神经系统和内分泌系统有着密切的关系。这可理解为中医学所讲的与经络系统和营卫气血有着密切关系。中医学认为创伤之后，营卫不贯，气血凝滞，阻塞经络，故而出现疼痛。这和西医学所说的由于创伤后，瘀血水肿，肿胀压迫神经，或直接损伤神经而引起的疼痛，是有某些相近之处的。故古人有"不通则痛，痛则不通"的说法，即指经络气血不得通畅而言。疼痛的刺激会引起自主神经的异常兴奋，使内分泌系统发生反应，影响水与电解质的变化和血象的改变。这和中医学所说的"营卫有所不贯，脏腑由之不和"颇有相近之处。

（一）神经系统的反应

通过交感神经的作用，肾上腺髓质分泌肾上腺素及去甲肾上腺素，这是创伤后很快出现的一种反应。临床上表现为面色苍白、出冷汗、脉搏加快等，偶然出现恶心、呕吐，常认为是副交感神经的反平衡作用所致，由于创伤刺激，脑垂体前叶产生促肾上腺皮质激素，使肾上腺皮质产生各种肾上腺皮质激素。这种情况可由下述发现来证明：

1. 创伤之后血中的肾上腺皮质激素含量增高。

2. 严重创伤病员的肾上腺有增殖现象。

3. 血中的嗜酸性粒细胞减少。

（二）内分泌系统的反应

由垂体前叶产生促肾上腺皮质激素，使肾上腺皮质激素增加。如 17- 羟皮质类固醇，在中等程度的创伤病员血液中，可增至正常值的 6 倍。肾上腺皮质激素的增加，在人体中主要以氢化可的松为主。此外，糖皮质激素包括醛固酮亦增加。脑垂体同时刺激性腺、甲状腺与胰岛。垂体后叶的兴奋，又可以分泌抗利尿激素。由于上述各种内分泌素的作用，可引起一系列病理性、生理性的新陈代谢改变。

1. 氮负平衡　创伤病员组织细胞蛋白质破坏分解加速，氮以尿素形式自肾脏排出。每日排出的氮比正常人（5～7g）增加，可增至 12～15g，严重创伤病员可达 30g。相当于蛋白质 180g（蛋白质的含氮量为 16%），接近 1kg 肌肉，而氮的摄入量减少。早期即使在饮食中或静脉滴入大量氨基酸，也不能矫正这种氮负平衡。一般为 2～7 日，少数重病例可持续至 30 日，以后氮的排出逐渐减少，氮负平衡的现象亦逐渐消失。

2. 水与电解质的变化

（1）钾：随着细胞蛋白质破坏，氮与钾的排泄都增加（由于细胞破坏，血钾含量升高），钾的排泄在第一天可达 70～90 毫克当量，持续 2～3 日以后逐步恢复正常的平衡。肌肉组织钾与氮的含量有一定的比例。如单由组织破坏所致，则钾与氮亦应按比例排出，而在创伤后氮的排出量则远较钾高。由于缺钾，病员常出现软弱无力、肠胀气而引起腹胀等临床表现。

（2）钠：病员创伤后，钠被潴留在体内。钠从平时每日排泄 100 毫克当量，可减少到 1 毫克当量。这种反应持续于创伤后数日。

（3）氯：氯的代谢变化与钠相似。

（4）镁：镁的代谢在创伤病员中有渗出物时排出较多。

此外，由于抗利尿激素的作用，排尿量亦减少，可以引起水的潴留。醛固酮的增加亦引起钠与水的潴留。

3. 糖的代谢 伤员在创伤后数小时内，可能出现血糖增高，有少数病员出现糖尿。这可能与麻醉和大量的葡萄糖溶液输入有关，不要误认为糖尿病。继之由于严重创伤病员所需的能量增加，进食又受到影响，故储存于肝脏与肌肉中的糖原很快被消耗。中医学认为肝主筋，脾主肌肉。所以，在严重创伤病员中，必须注意调补肝脾，适当增加营养，促使肝脾之气充盈，才可以更好地适应创伤反应。反之，筋肉失养。这些所需的能量来自以下两方面：一是从蛋白质中转化来的碳水化合物，合 500 ～ 700 卡 / 日，由于蛋白质分解供应能量，这样氮在尿中排泄亦可随之增至 20g/d。二是脂肪的转化可达 250 ～ 400g/d，获 2000 ～ 4500 卡，病员的肌肉与皮下脂肪耗损增加，就出现明显消瘦。

由于以上变化，故在治疗创伤病员时应当注意，特别是低钾、钠与水的潴留在输液时应当考虑。早期暂时出现糖尿并不一定是糖尿病，应积极调补肝脾，以及对氮负平衡的治疗。

（三）血象的改变

1. 红细胞 创伤后的红细胞形成变慢或停止。相当于中医学中所讲的血虚。应用同位素铁标记后检查发现，严重骨折病员在受伤后 3 周内红细胞形成较正常减少 25% 左右，过了这个时期创口逐渐愈合，红细胞的形成亦逐渐恢复正常。如遇感染或毒素反应则红细胞不断被破坏，生长受到抑制，可迅速出现贫血，在治疗中应注意养血、补血以矫正之。

2. 白细胞 创伤后有不同程度的白细胞增高，但嗜酸性粒细胞却减少。在严重创伤或存在并发症时，这种反应时期较长。若嗜酸性粒细胞上升，常意味着病情好转。

3. 胸腺与淋巴的改变 创伤后胸腺与淋巴结缩小。这种反应在儿童尤为明显，常伴有血中淋巴细胞下降，可能与机体产生抗体，以抵抗外来炎症反应有关。

二、软组织损伤的修复

人体受到损伤后，就会发生一系列与损伤做斗争的过程。如消除外因，清除坏死组织、细胞再生，出现新生毛细血管和新生肉芽组织的生长以及功能的恢复。这些过程总称为修复。一般开放性损伤都要通过结缔组织的修复、创口收缩和上皮再生来完成。而闭合性损伤有创口的收缩和上皮再生问题，这要看皮肤损伤的程度和部位深浅、面积的大小等。

（一）结缔组织的修复

损伤部位会出现创伤性炎症反应，毛细血管扩张，淋巴组织渗出液与流出的血液凝结成血块充满创口，或积于皮下形成瘀血肿胀或血肿。渗出液内的白细胞、吞噬细胞和抗体通过吞噬和酶的溶解作用，开始清除坏死组织和细菌，此时的特点是以细胞和体液的渗出为主，故称为"渗出期"。

创伤处的内部逐渐出现很多成纤维细胞，从创伤部边缘沿着血凝块的纤维蛋白网向创伤部中央生长伸入。同时周围的毛细血管，内皮细胞也向血凝块内部生长，形成新的毛细血管。增生的成纤维细胞和新生的毛细血管，一起组成了容易出血的"肉芽组织"。肉芽组织中成纤维细胞能够合成胶原纤维，促使肉芽组织的张力逐渐增加，日趋坚固，胶原纤维是从成纤维细胞分泌出来的一种蛋白性胶原前质，通过复合黏多糖、维生素和酶的作用而形成。在损伤后 6～7 天内明显出现。这一过程是纤维细胞增生，故称为"纤维细胞增生期"。随着胶原纤维的增多，成纤维细胞逐渐减少。肉芽组织便逐渐成熟为坚硬的瘢痕组织，称为"瘢痕形成期"。如系闭合性损伤多能逐渐机化吸收而不留瘢痕。若损伤在两三块肌肉之间，而且其肌膜均有所破坏时可能会形成粘连。如果属于开放性损伤则大多为有瘢痕组织增生，若瘢痕组织增生过度，形成瘢痕疙瘩，称为瘢痕体质，开放性损伤还有创口收缩和上皮再生的过程。

（二）创口收缩

自创伤后 1～2 日即开始，随着结缔组织的修复，创面组织全层自创缘四周向创口中心移动，使创口逐渐缩小，称为"创口收缩"。它有利于创口的加速愈合。

（三）上皮再生

在创口内腔逐渐为肉芽组织所填满的同时，上皮细胞亦由创缘向创口中心不断生长，至整个创口表面被上皮细胞覆盖而完毕，创口即完全愈合。愈合后的瘢痕皮肤内没有毛囊，没有汗腺和皮脂腺。

三、软组织损伤的治疗

捏筋拍打手法对于闭合性软组织损伤的治疗有着独特之处。即对于开放性损伤或骨折在其达到临床愈合后，再应用捏筋拍打手法，促使其迅速恢复功能，也颇有帮助。尤其对于解除某些后遗症，更是具有独到之处。对于软组织损伤的治疗原则可概括为以下几条。

（一）对闭合性软组织损伤的治疗

经过检查，明确诊断，即可进行相应的手法治疗。如有肿胀和血肿者，中医学称其为"气血凝滞"。通过捏筋拍打手法，促使其凝滞的气血消散，经络畅通而达到肿散痛减之目的。如有筋腱移位或粘连挛缩之结节，可用捏揉、抠拨刮压等手法，使之恢复到正常位置和状态，解除粘连挛缩结节，从而达到治愈之目的。

（二）对开放性软组织损伤的治疗

对其创口的处理，应按西医学的无菌观念进行清创消毒处理。可在其创口四周施行轻度手法捏揉，尤其在其恢复时期，使用捏筋拍打手法，可促使气血畅通，加速创口的愈合。待其创口愈合后，再施以捏筋拍打手法，可以促进其肢体活动功能早日恢复。

（三）对于骨关节和软组织损伤各种后遗症的治疗

目前对骨关节和软组织的各种慢性炎症、劳损等，以及小儿麻痹后遗症，脑血管意外后遗症，骨折后遗症，肩周炎，腰肌劳损，风湿性关节炎等症的治疗颇感棘手。但应用捏筋拍打手法治疗，多能取得较满意之效果。只因为捏筋拍打手法具有舒筋理筋、疏通经络、调和气血、宣通营卫的作用。所以用它来治疗软组织的损伤，能够促进损伤的加速修复，消除肿胀，活血散瘀，解痉止痛，缓解挛缩，解除粘连，促进肢体关节活动功能的早日恢复。具体对各种病证的治疗方法分述于后。

第二节　头颈部软组织病伤

一、颞颌关节炎

颞颌关节炎，又称"下颌关节炎"，是指颞颌关节处的肌肉韧带及神经的慢性损伤性炎症。

【病因和症状】

长期慢性劳损，使肌肉韧带关节发生非细菌性炎症或粘连，以及神经功能失调有关，以 20 ～ 40 岁青壮年发病最多。开始仅感颞颌关节不适发紧，继则酸痛加重，张口活动受限，张大至一定程度发生弹响。时轻时重，反复发作。初起一侧，久则延及对侧。病程较长有时可达数月或数年。检查下颌关节处压痛或有粘连结节，用手按于下颌令张口时可触及弹响。

【治疗方法】

治法：点穴止痛法

操作步骤：①按揉面部两侧颞颌关节周围肌肉。②点揉太阳、丝竹空、上关、下关、颊车、东风、散笑、地仓、耳门、听宫、耳下穴（图12-1），手法由轻逐渐加重，使局部产生酸胀感。③搓揉运摩两侧颞颌关节周围皮肤肌肉。④掐揉两侧合谷穴（图12-2）约半分钟。

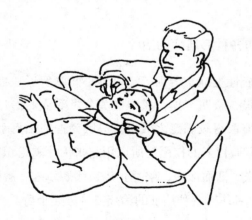

图12-1　点揉下关、颊车穴

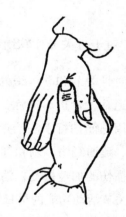

图12-2　掐揉合谷穴

二、寰枢关节损伤

寰枢关节损伤是指寰枢关节周围肌肉韧带的扭挫伤，并未引起位移性改变。

【病因和症状】

寰枢椎位于人体脊神经的最高节段，与中枢神经的大脑相连接。当其遭受损伤后，便会发生不同程度的肌肉韧带的松弛痉挛，甚至断裂，引起寰枢关节不同程度的位移改变，从而影响到大脑发生某些相应的症状。有的开始是易复性的位移改变，特别是在急性损伤时，症状会出现时轻时重的变化。大多由于间接传导性暴力而引起的周围肌肉韧带损伤，由于损伤的周围肌肉韧带拉力失去平衡所致，所以它仍然属于软组织损伤的范畴，即寰枢关节损伤。由于寰枢关节的位移性改变，压迫刺激人体的高位节段神经（包括脊髓上段延髓和颈上神经及颈 1 ～ 3 神经根）而诱发一系列神经科症状，以反复发作的顽固性偏头痛、枕大神经痛和阵发性体位性眩晕呕吐为主要症状，因此常与耳源性眩晕（耳石症）、梅尼埃病相混淆。有时也会出现一些精神方面的症状，而与神经抑郁症、神经官能症、癔症等相混淆。因此误诊率很高，达到 80% ～ 90%，常因误诊误治引起患者求医困难，从而错过了最佳治疗时机，拖延成反复发作、久治不愈的慢性陈旧性损伤。所以，在此特别提出此症，进行详细的分析探讨，以便引起重视。

若能在其急性期得到明确的诊断和及时正确的治疗，一般恢复较快，而少留后遗症。倘若拖延日久，出血水肿、渗出物在脱位后的间隙中形成结缔组织增生和肌腱筋膜肌纤维的粘连，甚至机化而使其脱位难以回复，固定在半脱位状态，则形成难以恢复的、陈旧性的寰枢关节半脱位，从而造成患者常年痛苦，有时竟长达数十年，甚至痛苦终生。

【治疗方法】

治法之一：仰卧舒筋通络法

操作步骤：①患者仰卧于治疗床上，术者用双手捏揉患部颈椎两侧的肌肉韧带3 ～ 5 遍，使其放松。②用中指点揉肩井、缺盆、大椎、肩外俞、天柱、风池诸穴各3 ～ 5 遍，在风池、天柱穴处重点抠揉几次。③用一手托住头枕部，另一手勾住下颌，双手协同缓缓用力牵拉颈椎，在牵引力下做向前屈后仰，向左向右摆动，反复左右扳转旋摇活动颈椎各 3 ～ 5 遍（图 12-3）。④捏揉双侧上肢肌肉韧带，在极泉、青灵、少海、小海、臑会、曲池、内关、外关、合谷、列缺、劳宫穴处进行重点抠揉或点揉。⑤最后用拍子拍双侧上肢四面 3 ～ 5 遍。

治法之二：端坐舒筋通络法

操作步骤：①患者端坐于凳上，术者用手反复捏揉颈项肩部两侧肌肉韧带 3 ～ 5遍，使其放松。②用手指点揉抠拨风池、天柱、肩中俞、肩井、缺盆、天宗等穴各3 ～ 5 次，重点拿揉风池、天柱、缺盆、天宗诸穴。③术者用一手托住头枕部，另一手托住下颌，双手协同用力，向上方端提牵拉，在牵引力下，做向前屈后伸和左右摆动，及左右反复旋转摇动颈椎（图 12-4）各 3 ～ 5 次。④再反复捏揉双侧上肢四面3～5遍。在上肢各穴位处进行重点捏揉抠拨，用拔指法顺序牵拔十指。⑤用拍子拍打颈肩左右侧线及上肢四面各3～5遍。

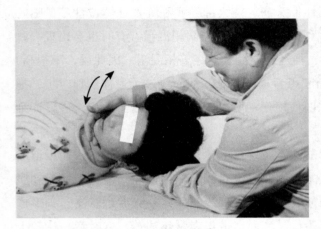

图12-3　扳转摇动颈椎

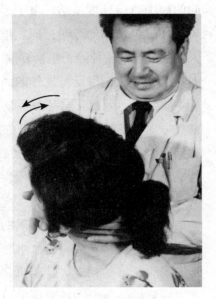

图12-4　旋摇摆动颈椎

【注意事项】

（1）对于寰枢关节损伤的治疗，开始手法宜轻不宜重，循序渐进，逐渐加大用力。切忌强力猛扳猛扭，以免再次引起创伤，加重病痛，甚至发生意外。

（2）对于其他合并症状，可以加用一些与其相应的治疗手法，如头痛头晕加用头部的治疗手法等。

三、寰枢椎半脱位

寰枢椎半脱位，又称寰枢关节半脱位，包括寰齿关节半脱位。

【病因和症状】

当较大的暴力促使寰枢椎关节发生位移性改变时，则形成寰枢椎半脱位。严重的暴力可引起寰椎骨折或枢椎的齿状突骨折以及颈椎椎体的压缩性骨折。

颈椎的七块骨头，八根颈神经，其中颈四以上反射到头，颈四以下反射到手。寰椎枢椎位于颈椎的最高位，因此当其遭受损伤之后，大多表现出头颈部的症状。轻则头痛、颈痛、头晕目眩，重则出现昏厥昏迷、卧床不起，骨折患者并可引起休克，甚至死亡。由于人们对寰枢椎关节损伤和寰枢关节半脱位的认识不足，往往将其混淆在六大类型的颈椎病中。再者，由于本病属于骨伤科的病证，累及高位节段神经，从而引起某些神经科的神经及精神症状，故往往引起误诊误治。

在人体七个颈椎中，第1、2颈椎为适应头部的运动特点，在结构上有其特殊之处。第1颈椎既无椎体也无棘突，其形状如环，故称寰椎；第2颈椎椎体上面生有一个状如门轴样之突起，称为齿状突，伸入寰椎之内，转动如门之枢纽，故称为枢椎。寰椎与枢椎的齿状突构成寰齿关节，与枢椎的上关节面构成寰枢关节。寰齿关节与寰枢关节一般统称为"寰枢关节"（图12-5），主要参与头颈部的各种活动。枢椎的下半部分，则具有一般颈椎椎体的特点，并且其棘突较大而长顶端分叉。

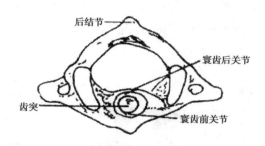

图12-5　寰枢关节（寰齿关节）

由于头颈部遭受外伤后，两侧肌肉韧带拉力失去平衡。伤侧肌肉拉力降低，伤者多采取保护性侧屈，而使头颈歪向患侧。寰椎横韧带和十字韧带的损伤、松弛或断裂，也是造成寰齿关节半脱位的原因之一。颈椎的畸形、齿状突的先天性变异或缺失，也可引起寰枢椎的半脱位。寰枢椎半脱位，头部大多歪向伤侧，以避免牵拉伤侧肌肉而引起疼痛加重。头颈部疼痛强硬尤以伤侧明显，头颈部活动功能受限，尤以左右旋转活动受阻明显。被动活动时疼痛加重，严重者可出现头痛、头晕、恶心、呕吐、视物模糊、记忆力减退等现象。低头时症状加重，出现眼前冒金花，眼前发黑，或走路向一侧斜行，甚至昏厥跌倒。寰枢椎半脱位随着活动姿势的变化，而出现时轻时重的现象。故在检查时，应该拍照颈椎前屈和后伸位X线片以及左右侧屈位的X线片，以便于动态观察，发现其运动状态下的位移性活动情况。

检查：颈部伤侧多有触压痛，在风池穴即寰椎外侧可触及明显挤压痛，并可触及僵硬的肌肉痉挛。外伤后期可触及椭圆形或条索状粘连结节。寰枢椎半脱位后，并可伴发或诱发颈椎的生理曲度改变，或颈椎小关节紊乱，也可合并有其他颈椎的扭挫伤或半脱位，甚至伴有其他颈椎的骨折，而出现颈椎综合征的一系列相应症状。陈旧性寰枢椎半脱位，大多出现神经衰弱、抑郁症和神经官能症的某些症状。故临床常被误诊。

X线拍片：一般拍摄寰枢关节开口位片，在拍照比较标准的寰枢关节开口位片上，可见由寰枕关节间隙和齿突两侧间隙及寰枢关节间隙，共同组成一个"北"字，（见开口位片示意图12-6）和侧位片（包括前屈位片和后伸位片，以便于做动态观察），若出现下列情况，结合临床症状，即可明确诊断。

1. 开口位片 若出现以下几项之一者：①齿状突偏歪。②枢椎齿状突两侧间隙不对称。③齿状突轴线与寰椎轴线不重叠。④齿状突轴线不能垂直平分寰椎下关节两侧最外缘的连线。⑤寰椎下关节面两侧最外缘的连线，与枢椎上关节面两侧最外缘的连线不能平行，在其一侧延长线上相交。以上情况均可证明寰枢椎存在侧方移位，即为寰枢椎半脱位的"侧方移位型"，见开口位示意图（图12-7），明确开口位X线片齿状突移位情况（图12-8）。

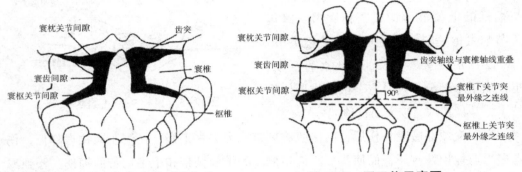

图12-6 开口位片上的"北"字　　**图12-7 开口位示意图**

2. 侧位片 若出现以下几项之一者：①寰齿前间隙大于2mm以上者（正常成年人的平均值为1.32mm，儿童最大为2mm）。②寰齿线超过寰枕线全长的1/3者（自寰椎前结节至枕骨大孔最后缘的连线，为寰枕线。此线通过齿状突尖端，其中寰椎前结节至齿状突尖端的连线，为寰齿线）。③齿状突轴线与寰枕线的夹角，若小于60°～70°为轻度后脱位；若小于50°～60°为中度后脱位；若小于50°为重度后脱位（正常人齿状突轴线与寰枕线的夹角在70°～80°）。若发现以上情况之一者，均可证明存在齿状突的向后脱位，即寰枢椎半脱位的后脱位型，又称"中央移位型"（图12-9）。

3. 前屈后伸位片 若前屈位片寰齿前间隙超过2mm，而后伸位片则恢复正常，说明寰齿间隙尚存在活动，一般为新鲜脱位。若在前屈和后伸位片上，均有寰齿间隙增宽现象，为陈旧性脱位，其寰齿前间隙已被结缔组织充填而不能完全复位（图12-10～图12-11）。

另外，比较严重的寰枢椎半脱位，大多为既有侧方移位又同时合并有中央移位的"混合移位型"或伴有其他颈椎半脱位或颈椎椎体的压缩性骨折。

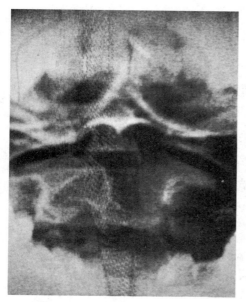

图12-8　开口位X光片两侧
　　　　寰齿间隙达到1:3

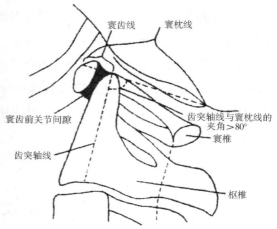

图12-9　侧位示意图

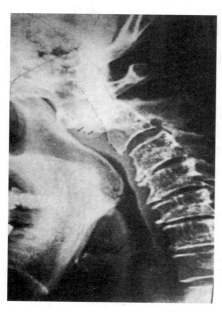

图12-10　前屈位X线片
　　　　寰齿间隙可达11mm
　　　　颈5椎体压缩性骨折

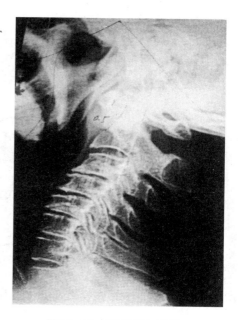

图12-11　后伸位X线片
　　　　寰齿间隙仍有5mm
　　　　颈5椎体压缩性骨折

【治疗方法】

治法：舒筋通络复位法

操作步骤：①施术者捏揉颈部两侧肌肉韧带（图12-12）。②在风池、风岩、新识、新设、天柱穴及损伤之处进行重点捏揉，恢复肌肉韧带的弹力和拉力。③两手用力托住下颌，进行旋转摇动活动头颈部各关节，纠正关节脱位，使其恢复正常的活动功能（图12-13）。④捏揉肩部肌肉及经络穴位（图12-14）。⑤捏揉上肢肌肉经络穴位（图12-15），顺序牵拔五指。⑥用拍子拍打颈肩左右侧线及上肢四面（图12-16）3～5遍。

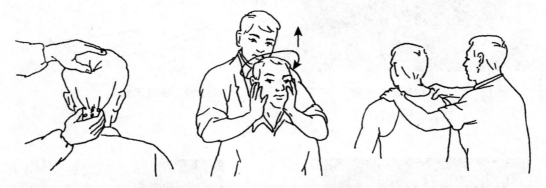

图12-12 拿揉颈部两侧　　图12-13 端提摇摆旋转颈椎　　图12-14 捏揉颈肩肌肉穴位

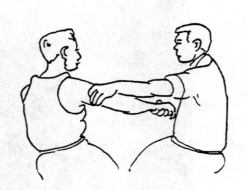 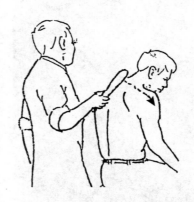

图12-15 拿揉肩及上肢肌肉　　　　　图12-16 拍打颈肩及上肢

【注意事项】

对合并头痛头晕的患者，可加做治疗头痛的手法；合并恶心呕吐者，可配合做治疗胃病的手法，见各有关章节。寰枢椎半脱位的治疗是一个缓慢的复位过程，要经过反复多次的手法治疗，以加强肌肉韧带的拉力，调节其拉力平衡，才能逐渐复位，不可操之过急，猛力扳扭，反而造成新的损伤，加重病情，欲速则不达。

1. 寰枢椎半脱位不可能一次治愈，一般需要 10 ～ 30 次治疗，才可达到基本治愈。陈旧性的则需更长时间的反复治疗。

2. 寰枢椎半脱位的治疗，以手法治疗为主，药物治疗为辅。急性者易治，陈旧性者难治，疗效缓慢，且易反复。

3. 不可用猛力过度扳转颈椎，以免发生意外，造成高位截瘫或昏厥休克。

四、颈部扭伤

颈部扭伤是指颈部肌肉韧带的扳拧扭挫性损伤。

【病因和症状】

颈部连接于头颅与胸肩部之间，既要承重又要做频繁的多方向旋转摆摇活动。因其结构复杂，神经血管密集，容易遭受到外力而发生扭挫伤。扭伤局部可出现肿胀或挛缩结节，颈部歪斜向一侧，活动受限。被扭伤的肌肉韧带出现痉挛强硬，伴有牵拉痛或按压痛。

【治疗方法】

治法：捏揉舒筋法

操作步骤：①施术者右手捏揉颈项两侧肌肉，重点捏揉损伤的肌肉韧带。点揉风池、风岩、新识、新设、天柱、风府、大椎穴。②捏揉伤侧颈肩部及上肢肌肉，在肩井、肩髎、天宗穴处重点捏揉。③用双手大鱼际搓揉两侧颈肩部，自大椎搓揉至两肩头 3 ～ 5 遍（图 12-17）。④用双手半握拳拍打捶击肩部左右两侧（图 12-18）。

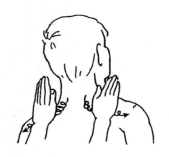

图12-17　大鱼际搓揉颈肩部

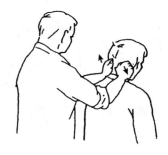

图12-18　半握拳拍打颈肩部

注：风岩、新识、新设等，凡是后面前未见过的穴位名称，可去经外奇穴表查询。

五、落枕

落枕，又称失枕。指无外伤，而出现颈项部肌肉痉挛、强直、酸痛、转动失灵等症。

【病因和症状】

体质虚弱，劳累过度，睡眠姿势不良或感受风寒，致使一侧颈项部肌群长时间处于过伸牵拉状态，从而发生挛急疼痛，旋转失灵。在颈椎病的初期也会出现反复落枕的现象。其发病急，病程短，一般 3 ～ 5 日或一周余即可缓解。

【治疗方法】

治法：点穴捏揉舒筋法

操作步骤：①用右手捏揉颈项两侧肌肉韧带，对患处结节进行重点捏揉。②点揉风府、风池、风岩、落枕、颈痛穴、天柱、大椎、肩井（图 12-19）。③拿揉肩井及肩部肌肉（图 12-20）。④点揉新识、新设穴，再点揉双手 2、3 掌骨颈之间的落枕穴，使其肌肉痉挛得到缓解。点揉时用力点拨产生强烈的酸麻胀感，并令患者左右摇头旋转颈部（图 12-21），至其疼痛缓解，转动灵活为止。⑤用半握拳拍打患者颈肩部。开始要轻，逐渐加大用力。⑥按揉颈项及肩部肌肉。⑦用拍子拍打颈肩左右侧线 3 ～ 5 遍（图 12-22）。

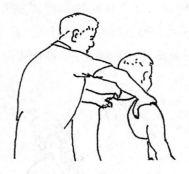

图12-19　点揉肩井穴

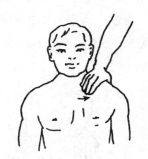

图12-20　拿揉肩部肌肉

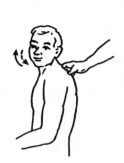 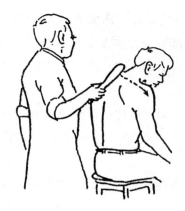

图12-21　点揉天宗令其摇头　　　　图12-22　拍打颈肩左右侧线

六、颈椎病

颈椎病是指因颈椎引起的颈肩臂痛、头痛眩晕等症。

【病因和症状】

人们对颈椎病认识的历史不长，1948年，有人将颈椎的骨质增生、颈椎间盘退行性改变所引起的症状，综合起来称为"颈肩综合征"。20世纪50年代以后，对颈椎病的认识迅速普及和深化，认为是中老年人的常见多发病。近年来随着电视、电脑、手机的普及，发病年龄段下移，且发病率升高。

1. 内因

（1）先天畸形：颈椎隐裂、颈椎融合、颈椎髓管狭窄。在其出生之时即已存在，生长发育过程中并无症状，在30～40岁因长时期慢性劳损，或遭受风寒外伤，而发生症状。

（2）肝肾亏虚：中医学认为肝藏血、肝主筋，肾藏精、肾主骨。随着年龄的增长，肝肾之气衰退，筋骨也随之发生退行性改变，以颈椎、腰椎首先发病，发生于颈椎者即为颈椎病。

2. 外因

（1）急性颈椎损伤：颈椎的外伤，轻度骨折，颈椎及其小关节轻度移位，颈椎纤维环损伤，颈椎间盘突出症等，引起的颈段脊髓或颈神经根受压现象，出现症状。

（2）慢性劳损：劳损与从事职业有关。如刺绣、编织、缝纫、誊写、电脑、打字、绘图等长期低头作业，引起颈椎韧带松弛乏力，或部分撕裂剥离或粘连。

（3）风寒湿痹：老年体虚，腠理疏松，气血衰弱，筋骨失于濡养，风寒湿邪易于侵袭，阻滞经络，气滞血瘀，形成痹证，引起酸胀、疼痛、麻木等症状。

（4）局部疮肿：颈及邻近部位的疮肿，如乳蛾、发际疮、急性化脓性痈肿，波及邻近颈椎，引起红肿、渗出、韧带松弛等变化，促使部分肌肉痉挛收缩而发病。

3. 病机

（1）颈椎间盘退化：颈椎间盘的退化。

（2）小关节改变：当颈椎间隙变窄时，小关节的承受力增加，而引起神经根受压。

（3）韧带改变：中年以后黄韧带大多发生增生肥厚，促使髓腔变得狭窄而椎管变小。

（4）骨质增生：颈椎骨质增生部位和程度的不同，发生不同程度的压迫刺激症状。

4. 分型　颈椎病的不同类型，表现出不同的症状。其分类方法，一般分为四型、五型或六型。现按六型分类方法分别介绍于下：

（1）颈型（又称落枕型）：中年以后，颈项肩背疼痛反复发作，延及上肢和肩背。

（2）神经根型（又称颈臂综合征）：颈项疼痛，向头枕肩及上肢和手部放射，伴有麻木。

（3）椎动脉型（又称眩晕昏厥型）：颈肩枕部疼痛与神经根型大致相同，甚至发生昏厥。

（4）交感神经型（又称五官型）：视物模糊，眼肌无力，眼窝胀痛流泪，眼前冒金花。

（5）髓型（又称脊髓型）：大多有肢体或躯干麻木无力，以及上肢运动神经原损害体征。

（6）颈前刺激反应型：可出现食管不畅、咳嗽、胸闷、心悸、声哑等症状。

X线拍片可见颈椎生理曲度改变，颈椎椎体后缘骨质增生，椎间隙变窄。CT及磁共振检查可进一步发现脊髓的受压部位和程度。

【治疗方法】

对于颈椎病的治疗，主要在于恢复颈椎的正常生理曲度，缓解肌肉韧带的痉挛和粘连，扩大椎间隙和椎间孔，从而减轻局部压力，以缓解其对神经血管的压迫刺激症状，增强改善局部血液循环，促进病变组织修复，提高和增强人体的适应能力和代偿能力。

治法之一：颈型捏揉扳转法

操作步骤：①捏揉颈项两侧肌肉韧带，对其风池、风岩、天柱、新识、新设穴进行重点捏揉（图12-23）3～5遍。②点揉风府、哑门及大椎穴。捏揉两侧颈肩部，并拿揉两肩中俞、肩井、巨骨、天宗穴3～5遍（图12-24）。③双手协同用力，旋摇头颈部数次后，再用爆发寸劲扳转颈椎。再以同样方法向对侧扳转（图12-25）。或可发出清脆响声，但扳转手法应慎重，不可用力过猛，强求扳转时的响声，以免发生意外。④用拍子反复拍打颈肩左右侧线及上肢四面。

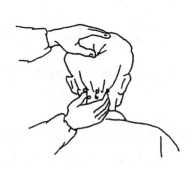

图12-23　捏揉风池、天柱穴

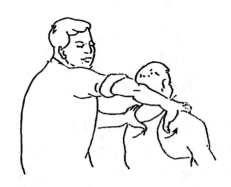

图12-24　拿揉肩井、天宗穴

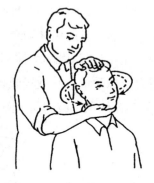

图12-25　旋摇扳转颈椎

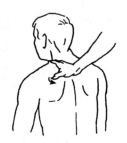

图12-26　点揉天宗穴

治法之二：神经根型点揉镇痛法

操作步骤：①捏揉颈项两侧肌肉，使其肌肉韧带放松，反复3～5遍。②点揉风府、风池、天柱、新识、新设、落颈、大杼、肩井、大椎、天宗、曲垣、风门、肺俞穴（图12-26）。③点揉缺盆、肩井、云门、天灵、腋灵、肩髃穴（图12-27）。④抠拨腋窝中极泉及青灵、曲池、曲泽、少海、小海穴。⑤掐揉内关、外关、颈痛穴。⑥捏揉颈肩及上肢肌肉3～5遍，使肌肉放松。⑦双手合抱面颊向上端提牵拉颈椎，进行前屈后仰，左右侧屈，和反复左右旋转摇动颈部（图12-28）各3～5圈。
⑧用拍子拍打颈肩左右侧线及上肢四面3～5遍。

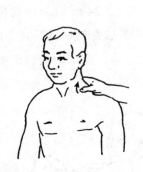

图12-27　点揉缺盆穴

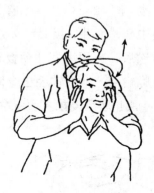

图12-28　端提旋摇颈椎

治法之三：椎动脉型活血法

操作步骤：①按治法之二手法按揉颈肩及上肢。②按揉两侧膀胱经，在背俞穴及华佗夹脊穴处做重点揉按3～5遍（图12-29）。③揉按风池、太阳、攒竹、印堂（图12-30）。④双拇指交替自印堂划向神庭，经上星、沿督脉至百会穴（图12-31）。重点划动百会穴数次。⑤点揉两侧迎香、搓抹鼻之两侧，点揉两睛明（图12-32）各3～5次。⑥用双手颤点两眉弓，边颤点边向两侧移动（图12-33）。⑦用双拇指自印堂向两侧抹动，边抹动边向上移动位置，至抹遍前额3～5遍。自前额抹动至两眉梢转向下推至下颌处合拢（图12-34），边推移边改变位置，使前额及面部均抹到各3～5遍。⑧用一手托住头枕部，另一手勾住下颌，逐渐用力牵拉颈椎，并做轻微缓慢的左右转动，操作3～5次（图12-35）。⑨用拍子拍打腰背三条线及下肢四面（图12-36）。

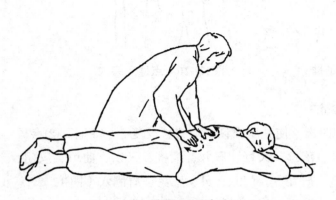

图12-29　按揉两侧膀胱经

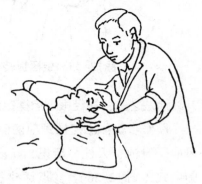

图12-30　按揉风池、太阳穴

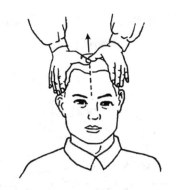

图12-31　划动印堂至百会

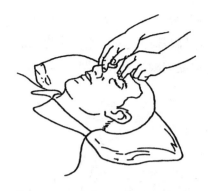

图12-32　点揉迎香、睛明穴

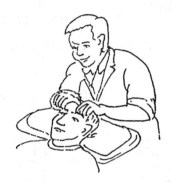

图12-33　四指颤点眉弓

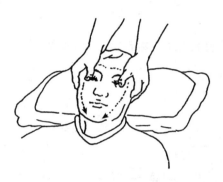

图12-34　抹动两眉及面部

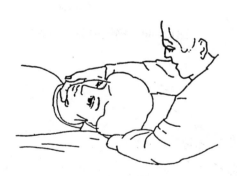

图12-35　牵引扳转颈椎

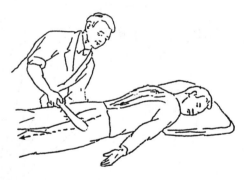

图12-36　拍打腰背及下肢

治法之四：交感神经型镇静法

操作步骤：①先按治法之二治疗手法按揉颈肩及上肢。②按揉腰背两侧膀胱经及华佗夹脊穴 3 ～ 5 遍。合并有心悸、气短者，重点按揉心俞、肺俞、膈俞、天宗穴（图 12-37）。③用中指按压颤点鸠尾穴 3 ～ 5 分钟（图 12-38）。④自鸠尾穴沿肋腹际向两侧分推 3 ~ 5 遍（图 12-39）。⑤按压颤点推揉上脘、中脘、下脘部。⑥合并有头部及眼部症状者，用治法之三的头部治疗手法。⑦再掐揉内关、外关（图 12-40），再掐揉列缺、合谷（图 12-41）。

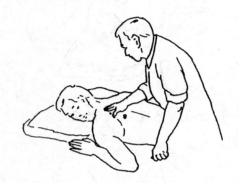

图12-37　按揉心俞、肺俞穴

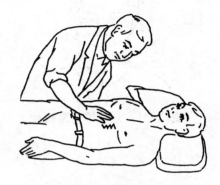

图12-38　按压颤点鸠尾

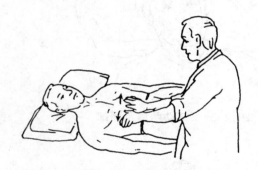

图12-39　分推腹阴阳

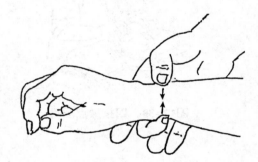

图12-40　掐揉内关、外关穴

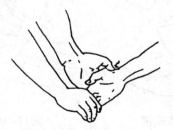

图12-41　掐揉列缺、合谷

治法之五：髓型拿揉康复法

操作步骤：①先按治法之二的治疗手法按揉颈肩及上肢。②两手协同用力，做头颈部前屈后仰，左右摆动侧屈和左右旋摇活动（图 12-42）各 7 ~ 8 圈。③用拍子拍打颈肩左右侧线和上肢四面。④按揉脊柱两侧及下肢足太阳膀胱经，重点按揉背俞穴及下肢穴位。点揉脊柱两侧华佗夹脊穴（图12-43）3～5遍。⑤用拍子拍打腰背三条线及下肢四面。

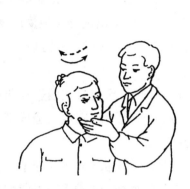

图12-42　旋摇扳转颈椎

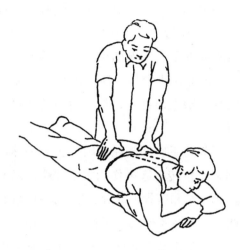

图12-43　点揉华佗夹脊穴

治疗之六：颈前刺激反应型捏揉法

操作步骤：①先按治法之二的手法按揉颈肩及上肢。②用右手拇、食、中指指腹捏揉人迎穴（图12-44），再拿揉哑穴、旁廉泉、水突、扶突、天鼎穴。③如有胸口发闷，食管如有物堵，吞咽不畅，咳嗽、声哑症，点揉天突、云门，再点颤膻中、巨阙、鸠尾、上中下三脘穴。④掐揉内关、外关，推列缺，掐揉合谷穴（图12-45）。

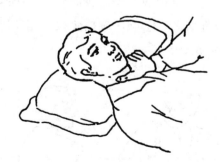

图12-44　捏揉人迎穴

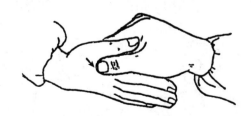

图12-45　掐揉合谷穴

七、前斜角肌综合征

前斜角肌综合征，好发于30岁以上患者，女性发病率多于男性。

【病因和症状】

本病是指前斜角肌与中后斜角肌间隙中，所通过的臂丛神经与锁骨下动脉，由于肌肉痉挛、肥大、或前斜角肌附着点后移，遭受压迫，从而出现肩臂疼痛，感觉异常，肌力下降，血运障碍等症状，并且易与颈椎病相混淆。

当颈部处于后伸侧屈位时，头部突然向对侧旋转，易使对侧前斜角肌的上部受到牵拉扭转而出现损伤性肌肉痉挛。若有前斜角肌肥大，即会出现神经根受压现象，受压的神经根发出冲动，促使前斜角肌痉挛加剧，从而形成恶性循环。这种病理变化称为"上型"。

当颈部处于后伸侧屈位时，头部突然向侧屈方向旋转，易使对侧前斜角肌的下部受到牵拉扭转引起损伤而发生痉挛。若有前斜角肌本身肥大，则更易造成锁骨内上部臂丛神经和锁骨下动脉受压，此病理改变称为"下型"。

此外，某些颈椎的先天性畸形，亦可引起神经血管压迫症状。如肩部下垂、高位胸骨、高位第1肋骨、臂丛神经偏后等，均可使第1肋骨长期慢性刺激臂丛神经，使前斜角肌发生痉挛，压迫神经根，进而形成恶性循环，发生上型性神经根受压症状。

【治疗方法】

治法之一：捏揉点穴通络法

操作步骤：①捏揉颈肩及上肢肌肉，使其放松（图12-46）3～5遍。②点揉抠拨天鼎、扶突、水突、缺盆、极泉、青灵穴（图12-47）。③点揉抠拨中府、云门、天府、臑会、曲池、尺泽、曲泽穴（图12-48）。④点揉抠拨小海、少海穴。⑤掐揉内关、外关、合谷、中渚穴。⑥捏揉颈肩及上肢部肌肉。⑦顺序旋摇牵拔五指（图12-49）。⑧用拍子拍打颈肩左右侧线及上肢四面各3～5遍。

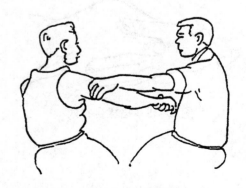

图12-46 捏揉颈肩及上肢

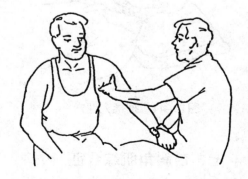

图12-47 点揉抠拨极泉、青灵穴

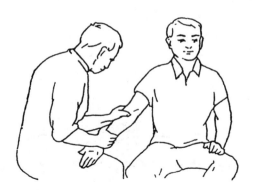

图12-48 点揉抠拨曲池穴

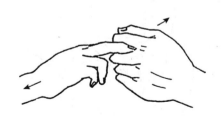

图12-49 顺序牵拔五指

治法之二：捏揉拿桥弓法

操作步骤：①捏揉颈肩及上肢3～5遍。②拿揉胸锁乳突肌，自上向下拿揉3～5遍，称为"拿桥弓法"（图12-50）。③拿揉颈部前斜角肌3～5遍，在缺盆、天鼎、扶突、水突穴拿揉3～5遍。④自扶突穴向下沿胸锁乳突肌后缘，推揉至锁骨窝中，再自水突沿胸锁乳突肌前缘，推揉至胸锁关节处，各3～5遍。⑤按揉缺盆，拿揉肩井穴（图12-51）3～5次。⑥双手搓揉肩及上肢，边搓揉边向下移动，操作3～5遍（图12-52）。⑦顺序捻动五指（图12-53）。⑧握呈钳形拳，顺序旋摇牵拔五指。⑨用拍子拍打颈肩左右侧线及上肢四面。

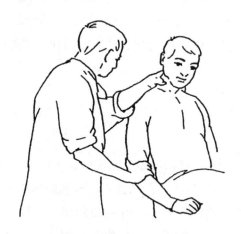

图12-50 拿桥弓法

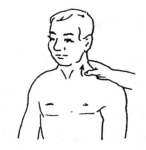

图12-51 拿揉缺盆、肩井穴

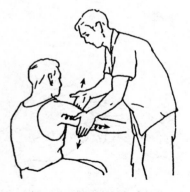

图12-52　搓揉上肢肌肉

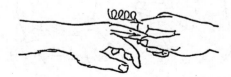

图12-53　顺序捻动手指

八、颈肋综合征

颈肋综合征是指由于第 7 颈椎的先天性畸形而出现颈肋，压迫邻近的臂丛神经和锁骨下动脉所引起一系列症状。其症状与前斜角肌综合征及颈椎病极其相似。

【病因和症状】

本病多发于 30 岁以后的成年人，以女性和体力劳动者偏多。臂丛神经受压时，出现患侧上肢疼痛麻木，疼痛轻重程度不一。常起自肩部或锁骨下部，扩散至上肢或手部；也可沿上肢尺侧或桡侧向末梢放散。感觉障碍以末梢明显，转颈或用患肢提取重物时，症状加重。病程较久者，可有上肢肌肉萎缩，严重时可出现垂腕或爪形手的症状。

【治疗方法】

治法：捏揉颈肩法

操作步骤：①捏揉颈项肩部肌肉穴位（图 12-54）。②点揉天柱、大椎、肩井穴。③用大鱼际搓揉两侧颈肩部（图 12-55）。④按压抠拨两侧缺盆穴，酸麻胀感放射至手指。⑤抠拨极泉、青灵、小海穴，酸麻胀感放射至手指。⑥抠拨曲泽、尺泽、曲池穴。⑦掐内关、外关、合谷穴（图 12-56）。⑧用拍子拍打颈肩左右侧线及上肢（图 12-57）3 ～ 5 遍。

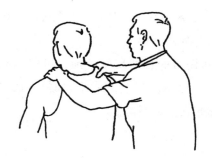

图12-54　捏揉颈肩肌肉

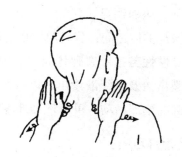

图12-55　大鱼际擦揉颈肩部

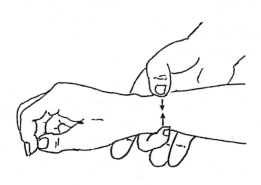

图12-56　掐内关、外关穴

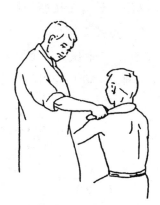

图12-57　拍打颈肩及上肢

第三节　躯干部软组织病伤

一、肩胛周围肌肉损伤

肩胛周围肌肉损伤，指肩胛骨周围的肌肉韧带，遭受收缩力或牵拉力引起的损伤。

【病因和症状】

本病常见于投掷重物的运动员、铁工、木工等重体力劳动者，由于肩胛周围肌肉强烈收缩，或上肢的被动猛烈牵拉，促使肩胛骨上部、内侧或其周围肌肉纤维撕裂。其慢性损伤大多与长期的劳动运动，反复的肌肉疲劳有关。

1. 急性损伤　常因直接或间接暴力所造成。伤后局部红肿疼痛，有时出现瘀血或血肿，压痛明显，伤侧上肢转动失灵。斜方肌和菱形肌拉伤的压痛点，多在肩胛骨内缘与椎体之间；背阔肌拉伤的压痛点，则常游移不定。

2. 慢性劳损　肩胛骨周围肌肉纤维或棘间韧带的长期反复劳损，可引起局部纤维撕裂出血及组织液渗出，以致发生粘连结节。临床患者肩胛骨不动时，可无症状。但肩部的剧烈活动，可出现局部疼痛、肌肉痉挛和活动受限。

【治疗方法】

治法之一：急性散瘀止痛法

操作步骤：①按摩肩胛周围肌肉韧带，使其瘀血消散（图12-58）。②推揉肩胛内侧缘，点揉上百劳、下百劳、肩中俞、肩外俞、天宗、风门、肺俞穴（图12-59）3～5次。③牵拉引伸上肢外展，促使肩胛骨的活动，以防止粘连。④掐揉内关、合谷穴（图12-60）。⑤用拍子拍打颈肩左右侧线及肩胛部（图12-61）。

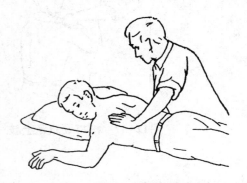

图12-58　按摩肩胛周围

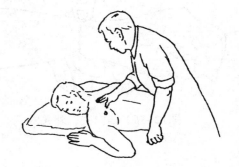

图12-59　点揉天宗穴

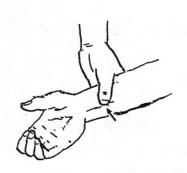

图12-60　掐揉内关、合谷穴

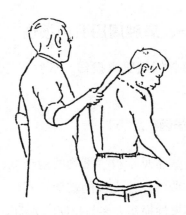

图12-61　拍打颈肩左右侧线

治法之二：慢性舒筋活血法

操作步骤：①按揉点拨下百劳、百种风、大杼、肩外俞、天宗、肩井、曲垣、风门、肺俞及其肩胛周围损伤处。②捏揉上肢肌肉使其放松。③将上肢向上引伸至外展位再向上抬举，用双手握住腕部，用突发寸劲向抬起之上方用力牵拉，用以充分活动肩胛胸壁关节（图12-62）。此法对高血压、冠心病的患者慎用。④用拍子拍打颈肩及上肢四面（图12-63）。

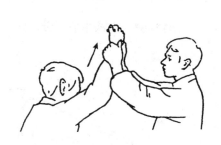　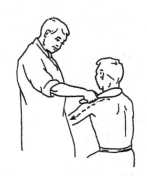

图12-62　牵拉抬举上肢　　　　图12-63　拍打颈肩及上肢

二、胸部肌肉拉伤

胸部肌肉拉伤，又称胸大肌拉伤。本病可见于体操单双杠、吊环及投掷运动及劳动者。

【病因和症状】

人体在投掷重物，或者在支撑身体重量时，肌肉急剧收缩，可引起胸大肌不同程度的拉伤。损伤处疼痛，或有肿胀，常无固定压痛点。咳嗽、扩胸、深呼吸及上肢运动时，均可促使伤处疼痛加重。

【治疗方法】

治法之一：按揉理气活血法

操作步骤：①捏揉胸大肌四周肌肉穴位，再捏揉胸大肌肌腱（图12-64），逐渐加大用力。②点揉中府、云门、天灵、腋灵穴（图12-65）各3～5遍。③用双手缘胸部正中线向两侧分推胸部肌肉（图12-66）3～5遍。再捏揉上肢肌肉，拿揉肩井及肩周诸穴，掐揉臂中、郄门、支沟、间使、内关、外关、合谷穴（图12-67）。

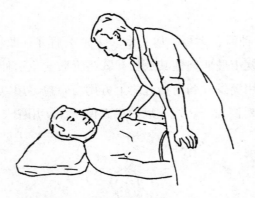

图12-64 捏揉胸大肌肌腱

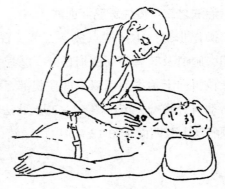

图12-65 点揉中府、云门穴

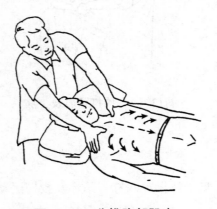

图12-66 分推胸部肌肉

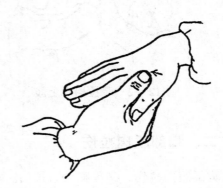

图12-67 掐揉支沟、合谷穴

三、胸壁挫伤

胸壁挫伤是指胸壁在外力作用下所引起的损伤。

【病因和症状】

本病大多发生在劳动运动，用力过猛或扭转闪挫之中跌仆、冲撞、磕碰、打击等损伤。直接挫伤胸壁软组织，包括肋骨、肋软骨的骨膜损伤。常因胸壁肌肉出血、血肿或骨膜下瘀血，常在深呼吸或咳嗽之时，胸壁疼痛加重，疼痛可沿肋间神经放射。

检查：表皮损伤或皮下瘀血肿胀压痛，压痛点固定于损伤处。肋骨无间接压痛，可与肋骨骨折相鉴别。必要时可拍X线片检查。但肋骨的裂纹骨折或劈裂性骨折，显示多不明显。1～2周后可再行X线复查（因1～2周后骨折处出现骨蚀现象，才可能显示在 X 线片上）。

若血肿不能很好地吸收，滞留于肌肉之间机化之后，引起胸壁肌肉粘连，以致在深呼吸时，伴有隐痛胸闷症状，或影响上肢的正常活动功能。肋骨或肋软骨的骨膜挫伤时，大多有明显的局部压痛，在后期骨膜下血肿机化，可促使肋骨局部有轻度的隆起与增宽。

【治疗方法】

治法：搓摩镇痛法

操作步骤：①用手轻按胸壁挫伤处，由上向下搓摩 7～8 分钟（图 12-68）。②用手掌沿伤处肋间隙往返横向搓摩 7～8 遍（图 12-69）。③捏揉伤侧上肢肌肉。④再掐揉伤肢的臂中、郄门、间使、支沟、内关、外关、合谷穴（图 12-70）各1～2 分钟。⑤用拍子拍打颈肩部左右侧线及上肢四面 3～5 遍（图 12-71）。

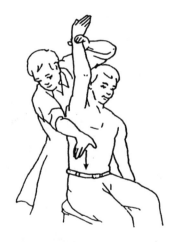

图12-68　搓摩胸壁伤处

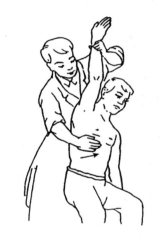

图12-69　横向搓摩胸壁

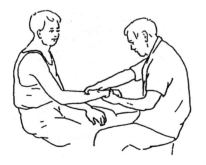

图12-70　掐揉支沟、合谷穴

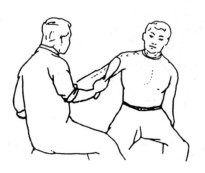

图12-71　拍打颈肩及上肢

四、胸部迸伤

胸部迸伤，是指胸壁软组织在呼吸道及外力的作用下，引起的一种急性扭转性损伤。

【病因和症状】

本病多见于重体力劳动者，俗称"迸气"。在提举、推车、扛抬重物时，由于用力不均，或负重过大，使气聚结于胸内而不得宣泄消散，均可引起胸部迸伤。

胸部迸伤可出现胸闷不适，或较大范围的隐隐窜痛，不敢深呼吸等气滞症状。轻者软组织损伤较少，破裂处虽有少量渗血，但很快即凝结而渐渐吸收，故痰中不带血。较重者由于软组织损伤较重，破裂之处出血往往随着呼吸道分泌物排出，而出现咯血或痰中带血。

中医学将其分为伤气型与气血俱伤型两种类型。

【治疗方法】

治法之一：宽胸顺气止痛法（伤气型）

操作步骤：①用双掌顺推揉胸部自上向下 7 ～ 8 遍（图 12-72）。②用双拇指沿任脉、肾经、胃经，自上向下推揉 3 ～ 5 遍。③用双手沿肋间隙自中线任脉向两侧分推，边推边向下移动 3 ～ 5 遍。④点揉中府、云门、膻中、上中下三脘、左宜、右宜、里期门穴（图 12-73）。⑤双手分推膻中，分推腹阴阳（图 12-74）各 7 ～ 8 次。⑥掐揉内关、支沟、大包穴。

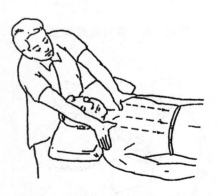

图12-72　推揉胸部、任脉、肾经

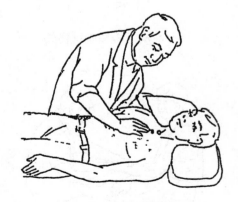

图12-73　点揉膻中穴

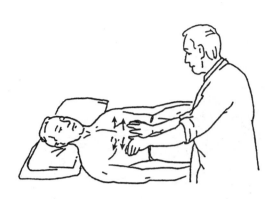

图12-74 分推膻中、腹阴阳

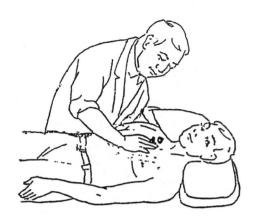

图12-75 点揉中府、云门穴

治法之二：理气活血止痛法（气血俱伤型）

操作步骤：①按揉胸部伤处及其四周。②点揉中府、云门、膻中、左宜、右宜、里期门、大包（图12-75）。③掐揉支正、支沟、三阳络、内关、外关、合谷各3～5次。④沿两侧肋间隙边分推边向下移动（图12-76）。⑤点揉肩井、肩中俞、肩外俞、大杼穴（图12-77）。⑥用拇指点揉风门、肺俞、膈俞、胰俞、肝俞穴（图12-78）。⑦用双掌由上向下顺推腰背脊柱两侧，按揉两侧下肢后侧，点揉承扶、股后、殷门、委中、承山穴（图12-79）。再由上向下顺推两下肢后侧，引气下行，操作3～5遍。

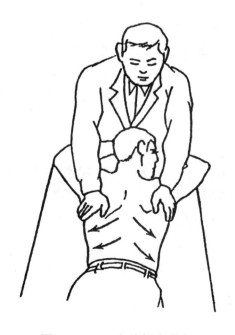

图12-76 八字分推脊背部

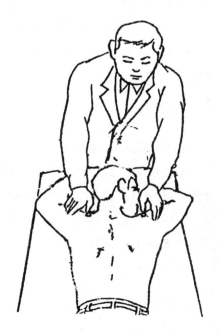

图12-77 点揉肩井穴

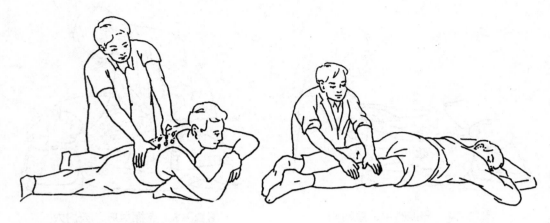

图12-78　点揉风门、肺俞穴　　　　　图12-79　点揉委中、承山穴

五、剑突综合症

剑突综合症是指剑突周围疼痛，又称为过敏性剑突或剑突疼痛综合症。

【病因和症状】

发病原因尚不十分明确，但经临床观察发现可有以下三种情况：

（1）单纯性剑突疼痛，并不伴有其他疾病。

（2）剑突疼痛，可能伴有冠心病、胆道疾病，或胃十二指肠疾病。

（3）剑突疼痛，可为剑突骨膜炎或软骨炎，非细菌性或创伤性炎症反应而引起疼痛。

【治疗方法】

治法：按摩止痛法

操作步骤：①按摩剑突处鸠尾穴及其周围（图12-80），酌情加大用力操作3～5分钟。②用双手自剑突沿肋腹际向两侧分推10余次（图12-81）。③点揉膻中、鸠尾、巨阙、中脘、梁门、章门穴（图12-82），掐揉内关、合谷、阳陵泉、足三里穴（图12-83）3～5次。

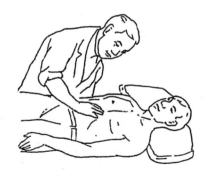

图12-80　按摩剑突鸠尾

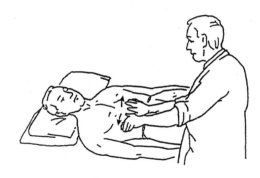

图12-81　分推腹阴阳

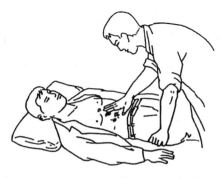

图12-82　点揉膻中穴

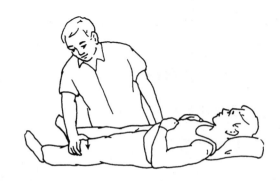

图12-83　掐揉足三里穴

六、肋骨尖端综合征

肋骨尖端综合征，指肋骨与软骨结合部，因遭受挤压、磕碰、扭挫而引起骨错缝，又称为"肋骨滑脱"。

【病因和症状】

本病一般表现为季胁部持续性疼痛，在活动时疼痛加重，并向背部放散，可在肋骨前端触及压痛点，或肋骨前端移动时的"卡嗒声"响动。X线片未能显示，因肋软骨在X线下不显影。

【治疗方法】

治法：按压复位法

操作步骤：①拇指点揉期门、日月、腹哀穴，右手掌按于 8～10 肋骨前端的脱位移位处（图12-84），轻轻按而揉之，用力按压即可触及"卡嗒"之响动声。当即疼痛缓解，即说明复位。②用壮骨膏或医用胶布贴牢固定（图12-85）。每周治疗1～2次，一般数次可愈。

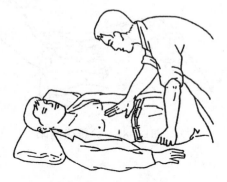

图12-84 按揉肋骨前端

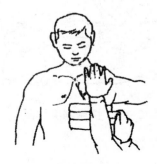

图12-85 胶布固定

七、肋软骨炎

肋软骨炎是一种非化脓性炎症。

【病因和症状】

本病常见于青壮年，以第2～7胸肋软骨交接处多见。原因可分为外伤性与感染性。

外伤性：多因突然用力引起的拉伤或较长时间持续用力引起的慢性劳损，或因胸大肌和胸小肌的起始点均分布在肋骨的前端，大部分损伤多发生在肌肉附着点上，或引起肌肉骨膜的拉伤，或引起胸肋关节微小错缝及嵌顿，而形成肋软骨创伤性炎症反应。咳嗽时疼痛加重。损伤的肋软骨处隆起，压痛明显，局部温度可略高于周围皮肤。合并有错位者，两侧胸肋关节高度不对称。

感染性：多为病毒感染引起的非化脓性炎症，常侵犯第1、2肋软骨，多为单侧性。其特点是胸骨旁肋软骨肿胀疼痛，持续时间长短不一，有的可达十几个月，甚至数年。其残留的肋软骨肿胀，可因呼吸道感染而再发。

【治疗方法】

治法之一：点穴消炎止痛法

操作步骤：①点揉背部风门、肺俞、厥阴俞、心俞穴（图12-86）。②揉按背部脊柱两侧，自脊柱中线向两侧反复分推数遍（图12-87）。③点揉天突、华盖、璇玑、膻中、中庭、俞府、彧中、神藏、神封、步廊穴（图12-88），以及肋软骨疼痛之处。

④用大小鱼际按而揉之，分推搓擦胸部（图 12-89）。⑤若有胸肋关节错位，可令患者在仰卧位扩胸吸气，术者用手掌爆发寸劲按压胸部疼痛之处使其复位。

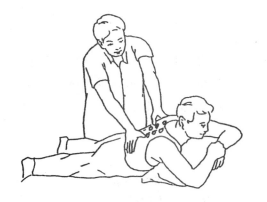

图12-86　点揉风门、肺俞穴

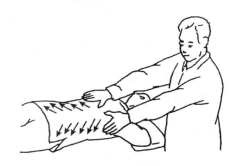

图12-87　分推腰背部

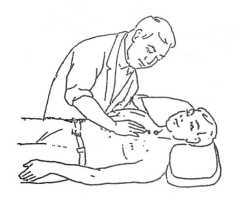

图12-88　点揉膻中穴

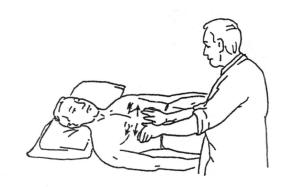

图12-89　分推搓擦胸部

八、腹部肌肉拉伤

腹部肌肉拉伤多发生于腹直肌、腹外斜肌和腹内斜肌，尤以腹直肌拉伤较为多见。

【病因和症状】

本病常因腹肌突然猛烈的挺腹收腹动作而引起，如体操、跳远、跳水等运动中可诱发此症。常因突然而剧烈的挺腹收腹动作，如体操和跳远运动中踏跳腾空落地，在准备活动不足时腹肌突然急剧收缩，易引起拉伤。腹部疼痛，在仰卧起坐时疼痛加剧，不敢伸腰挺腹，常弯腰捧腹而行。在咳嗽打喷嚏时以手捧腹。检查腹部常无固定性痛点。

【治疗方法】

治法：行气活血止痛法

操作步骤：①用手掌轻轻推揉按摩腹部肌肉 5 ～ 10 分钟，在三脘、气海、关元、天枢、阑门、肓俞、神阙、脐周四边穴处进行重点按揉（图 12-90）。②用双手抓提腹肌，边抓提边移动（图 12-91）7 ～ 8 次。③点揉足三里、阳陵泉、三阴交、太冲穴 3 ～ 5 次。

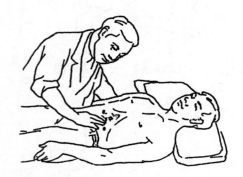

图12-90　按揉三脘、天枢穴

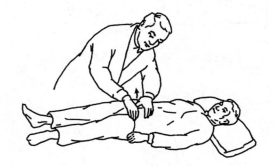

图12-91　反复抓提腹肌

九、耻骨炎综合征

耻骨炎综合征是指耻骨联合处疼痛和明显压痛，单侧或双侧耻骨骨质吸收破坏。

【病因和症状】

本病为一种良性非化脓性炎症，又称"耻骨骨膜炎""耻骨软骨炎""非化脓性耻骨骨炎""骨盆神经痛""痛性骨炎""耻骨联合骨关节病"。发病不同时期产生不同程度的变化：

1. 早期　可无阳性发现，发病后 1 ～ 8 周才可能出现异常影像。

2. 糜烂期　耻骨联合失去明确的边缘，即所谓"骨膜擦伤"。耻骨联合间隙呈现不同程度的增宽现象（0.6 ～ 4.8cm），边缘出现纵行带状透明影，居中央或偏一侧呈长条状、分叉状或水滴状，多与耻骨联合平行，有的可出现小囊状稀疏区。

3. 进行期　耻骨骨质及软骨因骨蚀破坏而成为"虫蚀样"或"鼠咬样"表现，遭受破坏区的骨纹理模糊不清。

4. 痊愈期　在进入愈合期后，可见受累骨骨质硬化，在耻骨联合的两侧边缘之间有骨痂形成，结果使耻骨联合变窄（0.2 ～ 0.4cm）。

【治疗方法】

治法：理气活血止痛法

操作步骤：①按揉耻骨联合及其两侧，在曲骨、横骨、气冲穴处，进行重点揉按（图12-92），由轻逐渐加重。②用大鱼际按揉耻骨联合及其下腹部7 ～ 8遍。③捏揉大腿内侧肌肉，以及五里、阴廉、急脉穴（图12-93）。

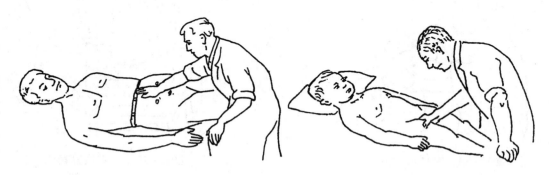

图12-92　按揉曲骨、气冲穴　　　　　图12-93　捏揉大腿内侧肌肉

十、背部软组织损伤

背部软组织损伤是指背阔肌、肩胛提肌及菱形肌、斜方肌的损伤或劳损。

【病因和症状】

反复肩臂部的牵拉，突然的闪挫、抻扭，使肩胛周围及背部软组织发生损伤，出现背阔肌在肩胛下角处撕裂，及附着在颈胸椎棘上韧带的大小菱形肌和斜方肌的撕裂。

1. 急性损伤　肩背部损伤后疼痛难忍，肩胛内缘与脊柱间有明显压痛，筋腱、肌肉僵硬，疼痛牵掣颈肩部，重者出现局部肿胀隆起，或条索状结节，咳嗽及深呼吸时疼痛加剧。

2. 慢性劳损　肩胛骨附近肌肉活动时，可出现酸痛无力，若肩关节剧烈活动肩胛骨内缘出现明显疼痛，引起肌肉痉挛和活动受限，称为"背肌筋膜炎"。

【治疗方法】

治法之一：理筋舒络止痛法

操作步骤：①拿揉双肩部肌肉。②点揉大椎、陶道、身柱、巨阙俞、神道、灵台、八椎下、大杼、天宗、风门、肺俞、膈俞、胰俞、胸痛穴（图12-94）。③若有条索状结节，可用指尖进行抠拨使其松解。④用手掌自大椎穴沿脊柱两侧，自上向下推揉（图12-95）。⑤用拍子拍打颈肩左右侧线及腰背三条线3～5遍。

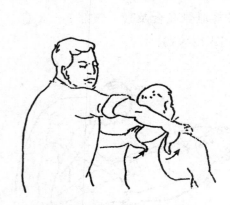

图12-94　拿揉肩背穴位

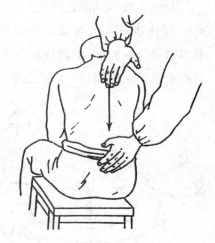

图12-95　手掌推揉背部

治法之二：按揉点穴止痛法

操作步骤：①按揉肩背损伤处的软组织5～10分钟（图12-96）。②点揉大椎、陶道、身柱、巨阙俞、神道、灵台、八椎下、大杼、风门、肺俞、膈俞、天宗穴（图12-97），损伤处用拳尖进行重点点揉（图12-98）。③用拍子拍打肩背脊柱两侧肌肉（图12-99）3～5遍。

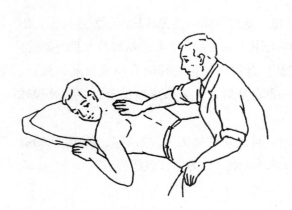

图12-96　按揉肩背部

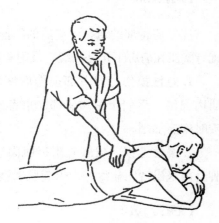

图12-97　点揉大椎、风门穴

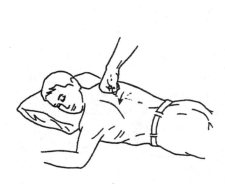

图12-98　拳尖点揉结节

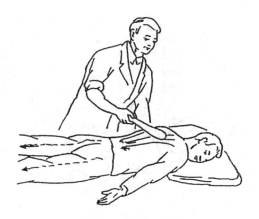

图12-99　拍打肩背脊柱两侧

十一、棘上韧带损伤

棘上韧带损伤是指胸腰椎棘上韧带遭受突发暴力，引起的棘上韧带急性损伤和慢性劳损。

【病因和症状】

急性损伤：伤时自觉腰部负重时有一清脆响声或撕裂样感觉，随即疼如针刺刀割，或出现瘀斑肿胀，坐卧困难。在损伤的棘上韧带处，可有约1cm的浮起物出现。

慢性劳损：棘上韧带力量较弱，当遭受牵拉可相应拉长，其感觉神经纤维对拉长程度不适应，产生异常刺激出现疼痛，劳累后疼痛加重，休息后暂时缓解。

检查：患者低头弓背，医者用食、中指二指自大椎穴向下沿脊柱棘突推按，在棘突或其两侧，有较明显的压痛点。在胸腰段的棘上韧带损伤者，仰卧或背部靠坐时，可引起触压痛。

【治疗方法】

治法之一：点穴捺揉止痛法

操作步骤：①点揉棘上韧带及棘突两侧的华佗夹脊穴（图12-100）。②用右手拇指对其损伤之处进行重点揉按各3～5遍。③用单拳捺揉棘上韧带及其两侧肌肉（图12-101）。④顺推和揉按脊柱及两侧肌肉穴位（图12-102）各3～5遍。⑤点揉承扶、股后、殷门、委中、承山穴（图12-103）。⑥用拍子拍打腰背三条线和下肢3～5遍。

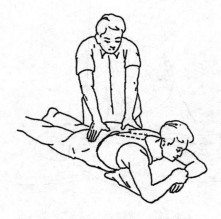

图12-100　点揉华佗夹脊穴

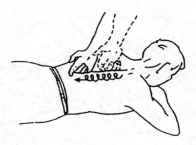

图12-101　搓揉棘上韧带

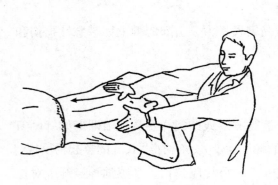

图12-102　顺推脊柱两侧

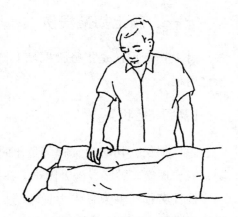

图12-103　点揉委中、承山穴

十二、棘间韧带损伤

棘间韧带损伤，是指胸腰椎棘突之间的棘间韧带的急性损伤，或慢性劳损。

【病因和症状】

1. 急性损伤　当脊柱在前屈弯腰过程中，骶棘肌开始收缩，完成前屈动作后骶棘肌则完全放松，整个脊柱的稳定力量由棘上和棘间韧带来承担。当外力直接作用于背部使腰背前屈加剧，或作用于腰部引起胸腰椎棘突之间的棘间韧带因遭受牵拉撕裂造成急性损伤。

2. 慢性劳损　在腰背部伸屈活动中，棘间韧带经常遭受牵伸和挤压，引起韧带变性或磨损。随着年龄增长，韧带磨损和变性程度也逐渐增加，发展为棘间韧带的慢性劳损。

检查：在两个棘突之间可发现压痛点，但其层次较深，棘突间的距离增宽，为0.1～0.3cm。慢性劳损的棘间距离增宽，为0.2～0.5cm。

【治疗方法】

治法：理筋舒络止痛法

操作步骤：①用跪指横推棘突之间韧带损伤之处（图12-104）3～5分钟。②点揉棘间韧带损伤处，以及其两侧软组织3～5分钟。③缘脊柱向两侧呈八字分推，由上向下边分推边移位置3～5遍（图12-105）。④用腰背顺推自大椎穴向下推至骶部，再沿脊柱两侧华佗夹脊穴，和腰背膀胱经第1及第2侧线，各反复3～5遍。⑤点揉两下肢后侧承扶、殷门、委中、委阳、合阳、陵后、承山穴。⑥用拍子拍打腰背三条线及下肢后侧肌肉。

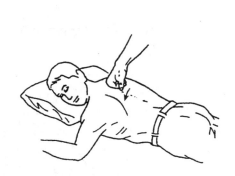

图12-104　跪指横推棘突间

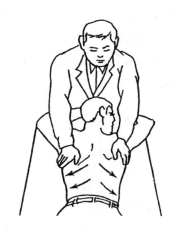

图12-105　八字分推腰背部

十三、肋椎关节损伤

肋椎关节损伤是指肋椎关节和肋横突关节的损伤。

【病因和症状】

肋椎关节是由肋骨头关节面与其相对应的胸椎体上的肋凹关节面和椎间盘所构成，其关节周围有韧带加强。肋横突关节是由肋骨结节关节面与胸椎横突肋凹关节面所构成。当胸肋遭受磕碰挤压，使肋椎关节损伤错缝、筋肌拘挛。或因伸腰转体、举臂等动作引起胁肋牵张，或因咳嗽、打喷嚏肋动不适当，引起肋椎关节损伤。由于损伤压迫刺激肋间神经根，引起沿肋间隙的窜痛。伤侧肋椎关节受伤之处（多见于 4 ～ 7 肋），呈牵掣性刺剥样锐痛，呼吸时疼痛加重，不敢做深呼吸。疼痛沿肋间隙放射至腋下、胸前，且痛点移动不定，压按伤节或固定伤肋，症状可有明显减轻甚至缓解。疼痛可因呼吸振动或躯体旋转而加剧，胸闷气短不适而咳，咳则痛剧，故大多以手扪胸抑气以减缓疼痛。

【治疗方法】

治法：舒筋理气止痛法

操作步骤：①用双手掌按揉脊柱两侧肌肉韧带及穴位（图 12-106）5 ～ 10 分钟。②用右手拇指在其肋椎关节及肋横突关节损伤之处进行揉按拨压（图 12-107），促使其复位。③用双掌八字分推腰背，边分推边向下方移动，操作3 ～ 5 遍。④用单手掌自大椎穴向下直推至骶骨处（图 12-108）。⑤用双手掌沿脊柱两侧，由上向下顺推 7 ～ 8 遍。

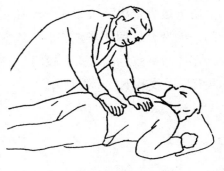

图12-106 按揉脊柱两侧

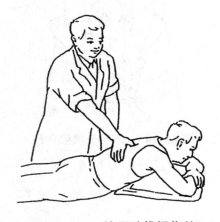

图12-107 按压肋椎损伤处

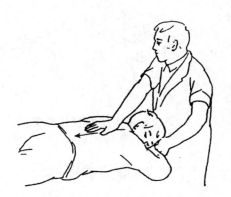

图12-108 单掌顺推脊柱

十四、腰背部肌筋膜炎

腰背部肌筋膜炎，又称腰背部纤维织炎，指腰背肌肉纤维的一种慢性非细菌性炎症。

【病因和症状】

本病发生于背部时，称为背部纤维织炎；发生于腰部时，称为腰部纤维织炎。多因慢性劳损、扭闪、跌挫，损伤筋膜、肌肉、肌腱；或因劳累受凉，风寒侵袭，气血瘀滞。加之治之不当，致使筋膜肌肉痉挛粘连、硬僵，时时作痛。或因年老、肝肾亏损、筋骨肌肉失于条达，结节粘连，挛缩发僵而致。腰背沉重乏力，不能久卧，久坐或久行久立，身体不能前倾，静卧时腰背部感觉僵硬痛掣且易感疲劳。但适当活动时，症状可略有好转。检查可在脊柱两侧扪及条索状痉挛结节。

【治疗方法】

中医将其分为四型而分别治之：

治法之一：**气聚凝筋型——舒气展筋法**

腰背僵板不适，酸软无力，久卧重坠疼痛难忍，夜不得眠，黎明尤重。晨起适度活动后疼痛略减；动之太过，腰背筋肌牵扯拘挛而疼痛加重。治宜疏通气机，舒展经筋。

操作步骤：①按揉腰背两侧肌肉穴位（图12-109）。②点揉脊柱两侧华佗夹脊穴和背俞穴。③拨揉拘挛僵硬条索状结节，促其缓解（图12-110），点揉承扶、殷门、委中、委阳、合阳、陵后、承山穴。④用拍子拍打腰背三条线及下肢后侧肌肉3～5遍。

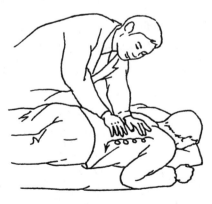

图12-109　按揉脊柱两侧

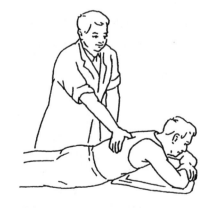

图12-110　拨揉僵硬结节

治法之二：**血瘀凝筋型——活血展筋法**

腰背沉痛，筋拘不能仰俯，痛阈固定而重着，脊柱关节因粘连而硬直，活动之时痛掣尤甚，触按筋腱弦紧僵硬。治宜活血化瘀通络，舒展筋肌。

操作步骤：①按揉脊柱两侧肌肉及华佗夹脊穴。②捏揉腰背部脊柱两侧肌肉及膀胱经，边捏揉边向下方移动位置。对拘挛处多捏揉数次（图12-111）。③用拳按揉脊柱两侧腰背肌肉3～5遍。对条索状结节，用拳尖拨而揉之（图12-112）。④点揉承扶、殷门、委中、委阳、合阳、陵后、承山、腰痛穴。⑤用拍子拍打腰背三条线及下肢后面3～5遍。

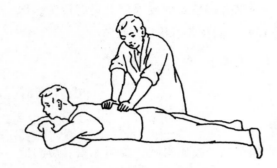

图12-111　捏揉腰背肌肉穴位

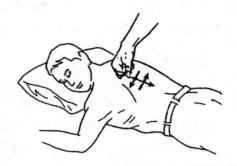

图12-112　拳尖拨揉腰背结节

治法之三：寒湿凝筋型——祛湿散寒展筋法

腰背痛重坠，仰俯不利，腰背筋肌板结僵硬，遇劳累或阴雨天加重。不能久卧、久立、远行，喜温热，畏寒冷，寒则气血凝聚，筋肌拘挛。治宜祛湿散寒，舒展筋肌，散瘀镇痛。

操作步骤：①搓摩腰背脊柱两侧肌肉穴位，至其皮肤温热为度（图12-113）。②用肘尖点揉腰背两侧肌肉，对拘挛结节僵硬之处重点拨揉3～5遍（图12-114）。③用单拳滚揉腰背脊柱两侧肌肉。④用臂肘揉运腰背脊柱两侧肌肉（图12-115）。⑤用拍子拍打腰背三条线及下肢后侧肌肉各3～5遍。

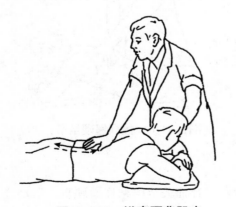

图12-113　搓摩腰背肌肉

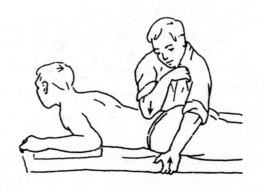

图12-114　肘尖点拨揉腰背部

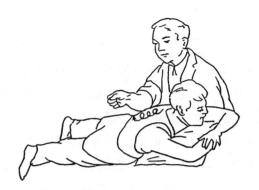

图12-115　臂肘揉运腰背部

治法之四：肝肾虚损型——滋补肝肾法

腰背酸痛，萎弛乏力，仰俯疼痛如坠脱，喜按喜温，按则痛减，四肢寒凉，倦怠乏力。治宜调畅气血，滋补肝肾，揉筋理节。

操作步骤：①点揉脊柱两侧华佗夹脊穴和背俞穴。②用双拳按压脊柱两侧经络肌肉，边按压边向下移动（图12-116）3～5遍。③用双掌叠压腰背肌肉拘挛结节（图12-117）。④搓摩腰背骶部及其肝俞、肾俞、命门、下极俞、腰阳关、十七椎、腰奇、大肠俞、腰宜、八髎穴，至皮肤发红发热为度。⑤点揉承扶、殷门、委阳、委中、承山、足三里、阳陵泉穴。⑥用拍子拍打腰背三条线及下肢四面。

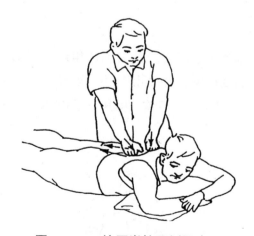

图12-116　按压脊柱两侧肌肉

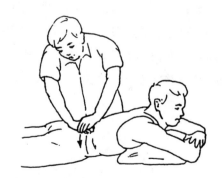

图12-117　叠掌按压脊柱肌肉

十五、第 3 腰椎横突综合征

第 3 腰椎横突综合征，简称"腰 3 横突综合征"，原属于慢性腰肌劳损的范畴。

【病因和症状】

由于第 3 腰椎横突的特异性，越来越多的学者将其作为一种独立疾病加以研究和认识。本病是以第 3 腰椎横突部位，有明显压痛为其特点的慢性腰痛。也有人称为"腰 3 横突周围炎"或"腰 3 横突滑囊炎"。腰 3 横突位于 5 节腰椎生理前突的中央，是腰椎活动的中心，成为腰椎前屈、后伸、左右侧屈和左右旋转活动的枢纽。腰 3 横突较长，受到的各种牵拉力量最大。腰部任何方向的活动，均使第 3 腰椎横突顶端，承受牵拉活动而磨损，特别是突然弯腰，或长期从事弯腰工作，因其动作不协调，腰背肌肉突然收缩，致使腰 3 横突周围软组织被牵拉，而附着于横突上的深筋膜被撕裂，造成慢性纤维组织的无菌性炎性改变。也有的肌肉上下滑动于第 3 腰椎横突之间，而形成保护性滑囊，一旦发生炎性改变，出现局部肌肉痉挛，引起疼痛。或造成慢性劳损，致使腰 3 横突周围软组织发生水肿渗出、纤维增生等慢性炎症，形成腰 3 横突滑囊炎。腰痛多以晨起或弯腰时加重，稍事活动减轻，多呈持续性。少数可出现间歇性酸胀乏力，疼痛可向臀部或大腿外侧放散。在腰 3 横突顶端有明显压痛，可触及纤维性结节状或条索状硬结，在腰 2、腰 3 椎旁常有麻木区或过敏区。腰部容易出现疲劳不适感，劳累后或阴雨天气症状加重。腰部肌肉张力减弱，运动功能基本正常。

【治疗方法】

治法：舒筋活血止痛法

操作步骤：①揉按脊柱两侧肌肉。②点揉腰 3 横突及其周围软组织（图 12-118），用力拿揉点拨 1～2 分钟。③叠掌按揉腰 3 横突周围软组织（图 12-119）。④点揉两侧气海俞、大肠俞、腰眼、腰宜、委中、承山穴 3～5 次。⑤用拍子拍打腰背三条线及下肢四面 3～5 遍。

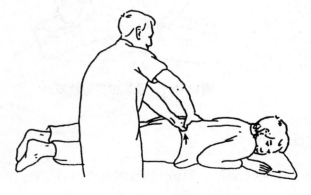

图12-118　点揉腰3横突处

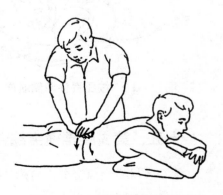

图12-119　叠掌按揉腰3横突

十六、胸椎关节突综合征

胸椎关节突综合征，亦称"胸椎小关节紊乱"或"胸椎小关节错位"。

【病因和症状】

本病是指胸椎遭受外力引起的胸椎关节突的损伤或错位，出现心悸、胸闷、气短等症。在生产劳动中，如扛抬挑担重物，由于脊柱两侧的受力不平衡，常可引起胸椎关节突的扭挫等损伤，甚至出现关节错缝，刺激交感神经节引起一系列相应的症状。本病常发生于胸椎 3～7 椎体后侧关节突，可出现明显的椎旁挤压痛，受伤椎体的棘突常歪向一侧。除背部疼痛之外，常伴有胸闷、气短、心悸等类似心脏病的症状。

【治疗方法】

治法：按压扳转复位法
操作步骤：①按揉胸椎关节突损伤处。②用叠掌自大椎穴向下按压脊柱两侧肌肉 3～5 遍（图 12-120）。③在胸椎关节突损伤处，用突然爆发寸劲按压 3～5 下。④用一手扳住对侧肩部，另一手拇指抵于胸椎关节突损伤处，双手协同用力（用爆发寸劲），做扳肩活动（图 12-121），再以同样方法做对侧使其复位。⑤用拍子拍打腰背三条线及下肢四面 3～5 遍。

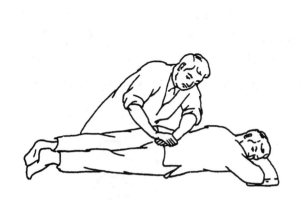

图12-120　叠掌按压脊柱两侧

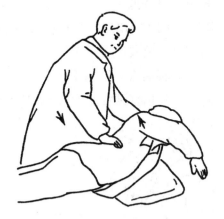

图12-121　做扳肩活动胸椎

十七、腰椎关节突综合征

腰椎关节突综合征和急性腰扭伤，往往互为因果不可分割。

【病因和症状】

本病是指在负重和运动过程中，引起的腰椎关节突损伤或错位，以及肌肉韧带筋膜也可同时损伤。腰椎关节突形成的后关节（也称小关节），属于微动关节并不负重。因腰部活动幅度大，其损伤机会多。当腰部突然旋转引起腰椎后关节突腔内产生短暂一时性真空，关节滑膜被吸入关节腔内，造成滑膜嵌顿；或因腰椎后关节突的错缝或半脱位，造成部分韧带撕裂或关节囊紧缩，刺激腰椎神经根均可引起急性腰痛。腰椎后关节反复持久的绞锁摩擦，形成关节突韧带的粘连或滑膜增厚，可继发腰椎后关节炎，形成慢性腰痛。站立时不敢直腰，呈屈膝屈髋位，运动受限，咳嗽时腰痛加重，甚至卧床翻身均感困难。腰椎受损的后关节，有明显压痛棘突偏歪，棘突旁有肌痉挛。其压痛点多在棘突旁 1.5 ～ 2cm 处，重者可出现脊柱保护性侧弯。并可出现臀部、骶尾部或下肢牵扯痛，故易与腰椎间盘突出症相混淆。

【治疗方法】

治法：扳转复位法

操作步骤：①用双拳按压脊柱两侧肌肉。②用一手拇指抵于偏歪之棘突，另一手扳住对侧大腿膝部，双手协同用力扳转腰椎（图 12-122），再以同样方法做对侧。③用左肘臂抵于肩前方，右肘臂按于臀后方，双臂向相反方向扭转用爆发寸劲扳转腰椎（图 12-123），当触及响动，即已经复位，再以同样方法做对侧。④拿揉腰部两侧肌肉及穴位 3 ～ 5 分钟。⑤用拇指指腹点揉下肢后侧承扶、殷门、委阳、委中、承山、腰痛穴。⑥用手掌推揉腰背及下肢后侧肌肉（图 12-124）。⑦用掌拳交替拍打法反复拍打腰背部（图 12-125）或用拍子拍腰背三条线及下肢四面肌肉 3 ～ 5 遍。

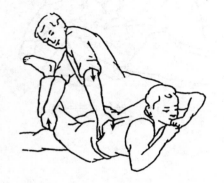

图12-122　斜扳活动腰椎

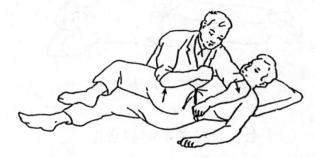

图12-123　侧扳活动腰椎

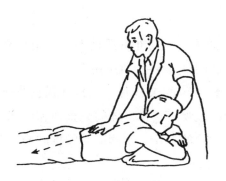

图12-124　推揉腰背及下肢

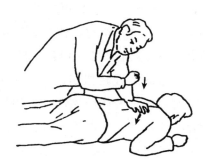

图12-125　掌拳交替拍打腰背

十八、急性腰扭伤

急性腰扭伤，又称"急性腰肌筋膜扭伤"，是指腰椎关节肌肉韧带因外力作用而受到损伤。

【病因和症状】

腰椎是由独立的五节椎体连接在一起的柱状体，周围及关节之间都附着肌肉韧带，承受着人体上身及人所承载物的重量，从事着复杂的运动，是日常生活和劳动中，活动最多负担最重的部位。腰椎附近只有一些肌肉筋膜和韧带，前方为松软的腹腔，再无其他骨性结构予以保护。在持重和运动中，腰部本身及其周围软组织均极易遭受损伤。本病多见于青壮年体力劳动者。引起急性腰扭伤的原因，主要有以下几种：

（1）劳动时腰部用力姿势不当，如在膝部伸直弯腰提取重物时，重心距离躯干中轴较远，因杠杆作用力，增加肌肉的承受力，容易引起腰部肌肉的急性扭伤。

（2）在平滑地面上行走，因失足跌倒或下楼梯时不慎滑倒，腰部前屈，下肢处于伸直位时，亦易造成腰肌筋膜的扭伤或撕裂。

（3）双人搬抬重物时，由于动作不协调，一人上肩快或下肩早，放下时先后不一致。或一人不慎滑手脱落，而另一人无思想准备，瞬时处于不利的姿势下，或产生重心偏移，致使腰部在无准备的情况下，骤然强力收缩，也可引起急性腰扭伤。

（4）肩挑重物时失足，身体失去平衡，重心突然转移；或一手提取重物，而使对侧骶棘肌剧烈收缩，也可招致急性腰肌扭伤。

（5）举推牵拉重物时，特别是用双手举起重物时，由于腰肌用力过大，在高举过头时，因用力不均，或重物不稳失去控制，促使腰肌骤然收缩，而发生急性腰肌扭伤。

（6）对客观估计不足，思想准备不够，亦可招致腰肌扭伤，如倒水、弯腰、猛起，甚至打喷嚏等，也可发生"闪腰岔气"等。

（7）投掷、举重、体操、足球、篮球等运动员，在其准备活动不足的情况下，做突然而剧烈的弯腰、扭转、躲闪等动作时，也可引起急性腰肌扭伤。

严重的急性腰扭伤，应拍摄正、侧、斜三种方位的 X 线片，以排除横突骨折、关节突骨折、椎体压缩性骨折和腰椎峡部破裂。以观察腰椎椎体的完整性和形态的变化，腰椎的生理曲度改变，以及椎间隙和椎间孔的变化。本病应与腰椎肿瘤、结核、腰椎间盘突出症等相鉴别。

【治疗方法】

治法：舒筋活血止痛法

操作步骤：①揉按脊柱两侧肌肉穴位，重点揉按扭伤之处。②点揉脊柱两侧华佗夹脊穴 3～5 遍。③用斜扳法（图 12-126）和侧扳法（图 12-127），活动腰部各大小关节。④拿揉腰椎两侧肌肉，重点拿揉扭伤处。⑤拿揉腰宜、臀中、环跳及下肢后侧承扶、股后、殷门、委阳、委中、阳陵泉、陵后、承筋、足三里、承山、腰痛穴。用拍子拍打腰背三条线及下肢四面。

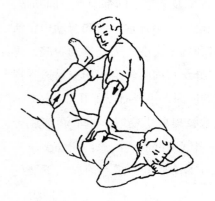

图12-126　斜扳活动腰椎

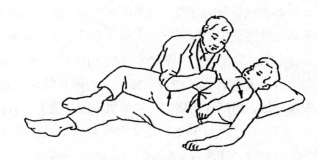

图12-127　侧扳活动腰椎

十九、慢性腰肌劳损

慢性腰肌劳损，指腰部肌肉韧带的慢性损伤。又称"功能性腰痛""腰肌筋膜炎"。

【病因和症状】

引起慢性腰肌劳损的原因主要有以下几点：

（1）习惯性姿势不良，或劳动中长期处于某种不平衡体位，促使腰肌造成慢性积累性损伤。如过去采矿工人，长期弯腰生产，使腰肌经常处于屈伸状态，而发生疲劳性损伤。

（2）急性腰扭伤后，没有治疗或治疗不当，使扭伤的软组织未能得到修复，局部出血和渗出液未发生纤维性改变，或机化成瘢痕组织，压迫刺激神经，引起慢性腰痛。

（3）腰骶部骨质或下肢先天性畸形，如腰椎骶化、骶椎腰化、隐性骶椎劈裂，使棘上韧带失去附着点；或足内翻、足外翻，从而减弱了腰骶关节的稳定性；小儿麻痹后遗症的下肢畸形，走路时姿势不平衡，使腰肌经常处于紧张状态而劳损；或单侧腰椎骶化，或椎间小关节两侧不对称，都会促使腰骶部两侧的活动不一致，而诱发慢性腰痛。此外，第5腰椎骶化、第1骶椎腰化，第5腰椎两侧横突不等宽或一侧形成骶髂融合粘连，或棘突过宽，或吻性棘突、扁平足、扁平髋，都可造成代偿性慢性腰痛。

（4）风寒湿邪的侵袭，致使腰部肌肉韧带筋膜发生痉挛紧张而变性，也可引起慢性腰肌劳损，其发病缓慢，病程缠绵，遇有阴雨潮湿天气或劳累之后症状加重。

【治疗方法】

治法：舒筋活血止痛法

操作步骤：①揉按脊柱两侧肌肉和穴位3～5遍。②点揉脊柱两侧华佗夹脊穴及背俞穴。③用双拳搋压脊柱两侧肌肉及其经络穴位3～5遍。④拿揉脊柱两侧肌肉及其穴位（图12-128）。⑤用肘尖点揉腰眼、腰宜、臀中、环跳、承扶、股后、殷门、委中、承山、腰痛穴（图12-129）3～5次。⑥用拍子拍打腰背三条线及下肢四面肌肉。

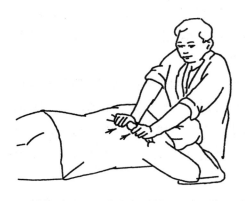

图12-128　拿揉脊柱两侧肌肉

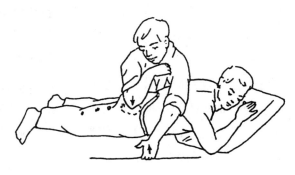

图12-129　点揉环跳、承扶穴

二十、腰椎间盘突出症

腰椎间盘突出症，又称"腰椎间盘纤维环破裂症"。

【病因和症状】

本病是指腰椎间盘因外力作用，使纤维环部分或全层破裂，髓核向外膨出或突出甚至脱出，压迫刺激坐骨神经根或脊髓硬膜囊，从而引起腰腿疼痛等一系列症状。本病多见于青壮年体力劳动者，以工人发病率为高，好发生于 20～40 岁，儿童较少见，偶可见于老年人。临床以第 4、5 腰椎的椎间盘，最易发生病变；腰 5、骶 1 的椎间盘次之；第 3、4 腰椎之间的椎间盘偶有发生；第 2、3 腰椎和第 1、2 腰椎的椎间盘突出较为少见。内因是椎间盘退行性改变，或椎间盘发育缺陷；外因有损伤劳损及风寒侵袭。腰椎间盘纤维环的后外侧比较薄弱，后纵韧带贯穿整个脊柱，加强了纤维环的后面。但自第 1 腰椎平面以下的后纵韧带逐渐变窄，至第 5 腰椎时宽度只有原来的一半。腰骶部是承受动静压力最大的部位，后纵韧带变窄，造成其自然结构上的弱点，致使腰椎间盘髓核易向后方两侧突出。椎间盘上没有血液循环，修复能力较弱，在日常生活劳动之中，由于负重和脊柱的各种运动，常受到来自各个方向的挤压刺激、牵拉和扭转应力，容易促使纤维环发生萎缩，弹性减弱等退行性改变，其主要原因是：

（1）外伤：尤其是积累性损伤，是引起纤维环破裂的主要原因。

（2）受寒：有的腰椎间盘突出症，并无明显外伤和劳损，只因受寒着凉。

一般人在 30 岁左右，纤维环开始退化变性，弹性减小，加上腰部扭挫损伤，极易造成纤维环的破裂，此时髓核尚保持胶质状态和膨大，势必被挤于裂隙之间，影响裂隙的愈合。即使裂隙不大，髓核一时尚未完全突出纤维环外，日后也可能在不断地活动挤压时向外发展，形成突出或脱出，而使病情加重。若纤维环裂隙较大，突出的髓核即可压迫刺激神经根或脊髓硬膜囊，引起急性坐骨神经痛的症状，甚至压迫刺激马尾神经而引起大小便失禁。

在 40 岁左右，髓核内纤维组织逐渐增多，但尚未引起椎间隙变窄，髓核对变性的抗力比半液状时期较大，髓核突出的可能性相对较小。故从某方面来看，此时的髓核变性是机体的一种保护性机制。在 50 岁左右，髓核纤维环软骨板变性明显，椎间盘萎缩变化广泛，一般即使受到损伤，破裂和突出也是细小的，故大多不易引起典型的坐骨神经痛。

若髓核变性已至晚期，纤维环尚保持完整，椎间隙明显变窄，以致椎体边缘出现骨刺或唇样增生，也可能刺激腰部神经根，从而出现坐骨神经的压迫刺激症状。

腰椎间盘突出症的主要症状是腰部疼痛和下肢的放射性疼痛，即坐骨神经痛。

1. 腰部疼痛多有数周或数月腰痛病史，或有腰痛反复发作史。

2. 下肢放射性疼痛即坐骨神经痛。以先腰痛后腿痛的最多，先腿痛后腰痛的次之。

3. 大小便失禁。腰椎间盘向脊髓腔中突出压迫刺激马尾神经时，会出现大小便失禁。

4. 姿势异常

（1）腰椎生理前突增加：促使马尾神经移位，避开突出物的刺激和压迫。促使椎间隙前宽后窄，有力阻止了突出物的后移，使破裂的纤维环松弛，有利于修复，同时也保护了后纵韧带。患者站立时，躯干多稍向一侧倾，但前屈受限。

（2）腰椎曲线变直或后突：是由较大的足以阻止腰部后伸的向后方突出的腰椎间盘髓核所致，常伴有严重坐骨神经痛和腰椎侧弯，直腰动作可加重下肢放射性疼痛症状。

（3）脊柱侧弯：有80%的腰椎间盘突出症患者，出现脊柱侧弯。

（4）腰部活动功能障碍：腰椎的前屈、后伸、侧屈、旋转活动功能，均有不同程度的障碍。

（5）压痛点及放射痛：压痛点在腰骶附近棘突旁 1～2cm 处，相当于突出物的平面。

5. 检查：直腿抬高试验阳性，重者仅能抬腿 10°～20°，足背伸和跖屈力减弱，起坐伸膝试验阳性，屈颈试验阳性。60%～70% 的患者有膝腱、跟腱反射异常。股四头肌、腘绳肌、腓肠肌、胫前肌、伸踇长短肌的肌力减弱。

X 线片：可见椎间隙变窄，生理前突消失及脊柱侧弯。CT 及磁共振可看清腰椎间盘突出的部位和程度，为明确诊断提供了翔实的根据。

6. 分型可分为以下几种类型：

（1）依据髓核突出的方向，可分为以下三型：

①后突出型：即髓核向后方突出。一般所指的腰椎间盘突出症，实际上皆属此类。在后突出型中，又分为单侧型、双侧型和中央型三种。

单侧型：髓核向一侧后方突出，神经根受压症状只限于一侧，从而引起单侧的下肢坐骨神经疼痛症状。此类患者比较常见。

双侧型：髓核向后纵韧带两侧突出，其突出的特点是一先一后，两侧下肢相继出现坐骨神经痛的症状。往往是一侧症状出现时，另一侧的症状已减轻或消失，似有交替现象。

中央型：髓核向脊髓腔中突出。若突出物较小，压迫马尾神经。无论是在腰3～4或腰4～5或腰5骶1，其受压的都是第3、4、5骶神经，会产生鞍区麻痹和大小便障碍。

②前突出型：即髓核向椎体前方突出。因无神经压迫症状，故无实际临床意义。

③椎体内突出型：髓核向软骨板内突出，突出物压入椎体松质骨内，形成杯状缺口。

（2）依据髓核突出的程度，又可分为以下四型：

①隐匿型：又称幼弱型，是指纤维环未完全破裂，而是自内向外形成辐射状的裂纹。

②破裂型：又称成熟型，纤维环完全破裂，髓核从破口处向外突出。

③突出型：又称移行型，或膨出型，是介于隐匿型与破裂型之间的类型。纤维环几乎完全破裂，髓核膨出也较大，可转变为破裂型完全突出，也可能缩回椎间隙中而症状消失。

④脱出型：是指腰椎间盘髓核完全突出脱落，游离在脊髓管中，甚至与脊髓管软组织粘连，逐渐机化而形成钙化甚至骨化，出现某些相应症状，也是较重的一种类型。

【治疗方法】

治法：活血化瘀，舒筋通络，解痉止痛

急性期以活血化瘀，消肿止痛的轻柔手法为主，中后期患者病情稳定时，再适当加用一些扳转活动关节的手法。

操作步骤：施术者根据不同的病情变化，以及病情不同的类型，或病情发展的不同时期，灵活地选用以下各种不同的治疗手法。

1. 揉背法 腰椎间盘突出的患者，大多有腰背骶棘肌痉挛，均应首先选用放松腰背肌肉的手法。①用双手掌在患者腰背部自大椎至尾骶部，沿两侧足太阳膀胱经自肩至臀按揉3～5遍（图12-130）。②用双拳按揉腰背部脊柱两侧肌肉经络穴位3～5遍（图12-131）。

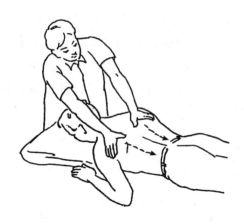

图12-130　按揉脊柱两侧

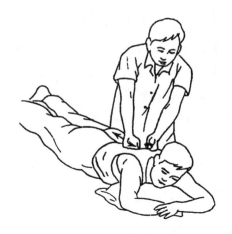

图12-131　按揉腰背部肌肉

2. 点穴法　①点揉脊柱两侧华佗夹脊穴3～5遍，点揉膀胱经及背俞穴，以及腰眼、腰宜、臀中、环跳、承扶、委中、承山、阳陵泉、陵后、足三里、交仪、承筋、承山、三阴交、绝骨、昆仑、太溪穴3～5遍。②点揉腰背肌肉痉挛处。③用双拳按压脊柱两侧华佗夹脊穴，以及背俞穴，边按压边向下移动，直至两臀部，操作3～5遍。

3. 封腰法　①拿揉腰部脊柱两侧肌肉和穴位，压痛之处多拿揉几分钟。②双掌叠在一起按压揉动腰部肌肉，在压痛点处持续按压3～5分钟。

4. 扳转法　①用斜扳法，一手按住腰部，另一只手扳住对侧膝部，双手协同用力扳转腰椎（图12-132），再用同样方法做对侧。②用侧扳法，一臂肘抵于肩前方，另一臂肘按于臀后方，双臂肘向相反方向用力，扳转腰椎各大小关节（图12-133），用同样方法做对侧。

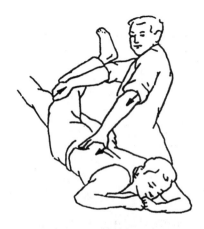

图12-132　斜扳活动腰椎

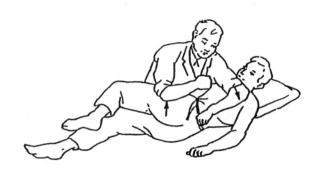

图12-133　侧扳活动腰椎

5. 牵引抖动法 用牵拉抖动的手法，促使腰椎关节间隙增宽，减轻椎间盘对神经根的压迫刺激症状。①患者双手扒住床头，术者用双手握住患者双踝部，用力提起双下肢，并持续用力牵引，进行上下抖动双下肢和腰部（图12-134）。②让一助手拖住患者双肩腋窝，术者握住双踝，与助手做对抗牵引，在牵引力下，进行抖动双下肢和腰部（图12-135）。

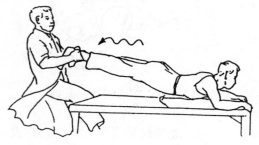

图12-134　牵引抖动腰椎　　　　　图12-135　一助手牵抖腰椎

6. 颤腰法 让一助手用双手把住患者两肩腋处，另外两助手各分别握住患者两踝关节，三名助手协同用力做对抗牵引，将腰部及双下肢拖离床面。术者用双手合抱于腰部两侧，反复进行快速上下颤抖活动数分钟，称为"颤腰法"（图12-136）。此法可用于年轻体壮，久治不愈腰椎间盘突出的患者。但对年老体弱患者慎用或禁用。

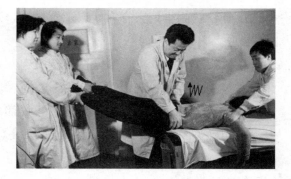

图12-136　四人进行颤腰法

7. 拍打法 用拍子拍打腰背三条线和下肢四面。如无拍子可用拳掌交替拍打法进行拍打。以上各种手法，可根据具体病情，灵活选用。

二十一、腰骶关节韧带损伤

腰骶关节韧带损伤是指腰骶关节韧带遭受外力引起的急性损伤或慢性劳损。

【病因和症状】

腰骶关节是脊柱的枢纽，是人体承重和活动量较大的关节，身体重量产生的压力和外来冲击力大多集中于此部位。又由于其关节面向前倾斜的角度较大，而成为不稳定关节，以及是先天性畸形的好发部位等原因，因此遭受损伤而发病的机会较多。

（1）腰骶部活动不慎，或在负重情况下遭受突然外来暴力，引起腰骶关节韧带急性扭挫冲击发生损伤。大多有明显外伤史，腰骶疼痛无力，可有隐痛，或活动受限。

（2）长期频繁弯腰劳动，导致腰背伸肌疲乏无力，腰骶关节韧带长期处于紧张状态，多次反复积累性暴力，导致韧带逐渐老化变性，而形成腰骶关节韧带的慢性劳损。腰骶疼痛反复发作，每于劳累过后或受风寒时疼痛加重。

检查：腰骶部虽无明显压痛，但有深部叩击痛。骶棘肌一般无明显痉挛，但腰骶关节试验阳性（患者呈仰卧位，双腿尽量屈膝屈髋。医者左手按住患者两膝，右手将患者双足向左右侧方做大幅度摇摆，若腰骶部出现疼痛加重，即为阳性）。

【治疗方法】

治法：腰骶调治止痛法

操作步骤：①拿揉腰骶两侧肌肉（图12-137）。②点揉腰骶两侧穴位，以肘尖用力按压腰骶关节处（图12-138），另一手把住对侧床边，加大肘尖压力，使其感觉达于深层。③叠掌按压搓揉腰骶部肌肉（图12-139）。④点揉腰痛穴、腰阳关、十七椎、腰宜、腰奇、八髎、居髎、环跳、承扶、股后、股外上、股外下、股内上、股内下、委中、承山（图12-140）3～5次。⑤用拍子拍打腰骶关节及下肢四面3～5遍。

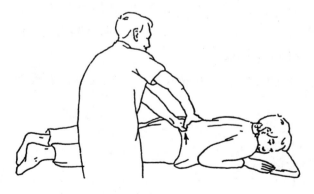

图12-137　拿揉腰骶部肌肉

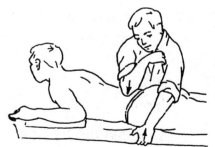

图12-138　肘尖按压腰骶关节

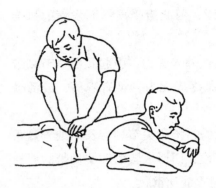

图12-139　叠掌按压腰骶部

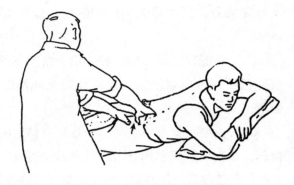

图12-140　点揉八髎、委中

二十二、髂腰韧带损伤

髂腰韧带起于髂嵴后部内侧面，止于第 5 腰椎横突及其下缘。髂腰韧带有牵拉第 5 腰椎和限制其过度前屈活动的作用，保护腰 5 骶 1 的椎间盘。

【病因和症状】

在长期反复过度弯腰活动时，突然旋转腰部，则髂腰韧带在紧张状态下，再受到一个突然的旋转性暴力，致使一侧的髂腰韧带发生急性扭伤。在第 5 腰椎前屈时，长期而频繁的弯腰作业，使髂腰韧带长期处于紧张状态，久则引起髂腰韧带的慢性劳损。髂腰韧带与骶棘肌起点相联结，骶棘肌起点的损伤，往往引起髂腰韧带的继发性损伤。骶髂腰部的先天性畸形，如有第 5 腰椎横突两侧不对称或有单侧的腰椎骶化或骶椎腰化，使髂腰韧带的位置发生异常改变，两侧髂腰韧带作用力失去平衡，稍受外力即可引起髂腰韧带损伤。髂腰角处疼痛，弯腰活动受限，向健侧屈曲时疼痛加重。疼痛可放射至腰部，可伴有同侧下肢疼痛。

检查：髂腰角处压痛、叩击痛、弯腰受限，直腿抬举受限，但无神经根受压症状。

【治疗方法】

治法：理筋通络活血止痛法

操作步骤：①搓揉髂腰角及腰骶部（图12-141）3～5分钟。②用肘尖点揉抠拨髂腰角处肌肉韧带 3～5 遍（图12-142）。③另一手把住床边，加大压力使其感觉渗透至深部。④用双拇指从腰骶两侧沿髂腰韧带走行方向（髂嵴后缘）向外上方分推（图 12-143）。⑤点揉腰眼、腰宜、腰奇、八髎、秩边、臀中、居髎、环跳、承扶、股后、股外上下、股内上下、委中、承山（图 12-144）3 ～ 5 次。⑥用拍子拍打腰骶髂及下肢。

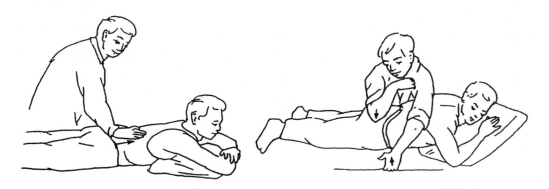

图12-141　搓揉髂腰角及腰骶部　　　　图12-142　点揉拨动髂腰韧带

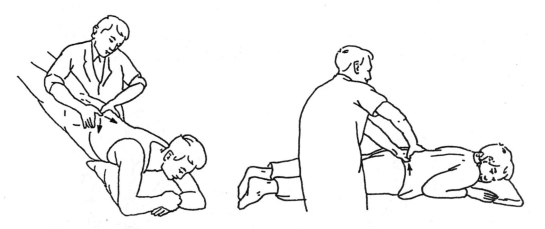

图12-143　分推髂嵴后缘　　　　　　图12-144　点揉八髎、环跳穴

二十三、臀上皮神经损伤

臀上皮神经遭受外力易于引起损伤，俗称"筋跳槽"或"筋出槽"。

【病因和症状】

臀上皮神经起自腰 1 ～ 3 脊神经后支的外侧支，穿过骶棘肌，行其外侧缘，再穿过背阔肌的腱膜，向下越过髂嵴，穿过臀筋膜到达表层，分布于臀上部的皮肤内。

在其越过髂嵴穿过臀筋膜时，有动静脉相伴而行，当身体一侧持重，如搬自行车、提煤气罐，以及做向外泼水的动作，或突然左右旋转时，易使腰背筋膜与臀筋膜交接处的纤维组织发生损伤，或致使臀上皮神经发生移位。髂骨发育不良者更易发生损伤。局部软组织充血水肿，静脉回流不畅，软组织压力增大，挤压或刺激臀上皮神经而产生疼痛。当弯腰和端坐时，腰背部软组织张力增加，使其症状加重。伤后一侧腰臀部刺痛、酸痛或撕裂样痛。急性期疼痛剧烈，可向伤侧下肢放射，但不超过膝关节。同时弯腰受限，起坐困难，常需双手扶持支撑物，方可坐下或站起。上楼之时，先迈健侧之腿，患肢随后，呈拖拉状。

检查：在髂嵴最高点后内侧 2～3 寸处，可触及条索状物，触压时常感到胀麻酸痛难忍。

【治疗方法】

治法：活血化瘀复位止痛法

操作步骤：①用掌根搓揉臀上皮神经处及软组织3～5分钟（图12-145）。②用拇指点揉移位的臀上皮神经从内向外拨动，使其回复到原来正常位置（图12-146）。③用手掌按揉臀上皮神经周围软组织，推揉臀部及下肢肌肉。④用拍子拍打腰骶臀部及下肢。

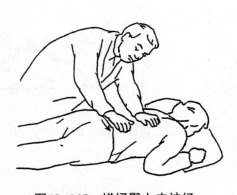

图12-145　搓揉臀上皮神经

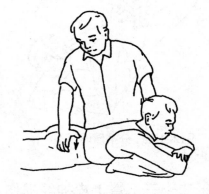

图12-146　拨动臀上皮神经

二十四、骶髂关节韧带损伤

骶髂关节由骶骨和两个髂骨的耳状关节面相互对合而组成，由骶骨及其两个髂骨及耻骨，相互联合构成骨盆。骶髂关节有上下、前后旋转的轻微活动，属于微动关节。

【病因和症状】

当骶髂和臀部遭受突然向前或向后的旋转暴力，则可以引起关节韧带的急性损伤，甚至引起骶髂关节错动或半脱位，俗称"骨错缝"。在过去多产的妇女中，因每个胎儿的增大，促使微动关节韧带多次反复长期的牵拉损伤变性，而造成慢性劳损。

本病一般多有明显外伤史，伤侧疼痛范围广泛，因怕疼而不愿活动伤侧关节及下肢。伤侧下肢不能站立和负重，尤其不能弯腰，行走抬腿困难，甚至呈拖拉步态，局部压痛明显。

若合并骶髂关节半脱位，除有上述症状外，其疼痛更为剧烈，不能站立行走活动。

检查："4"字试验阳性，但无神经根性放射痛。

X线片：可见骶髂关节间隙增宽或纹理粗糙现象。有骶髂关节半脱位时，可伴有耻骨联合处的分离或错动（不同类型的半脱位，其表现不一）。一般分为以下三型。

1. 前屈型　大多因人体在滑倒时后仰，以坐骨结节后侧着地挫伤，致使髂骨体向前屈位产生旋转移动。严重者X线骨盆片上，可见骶髂关节间隙增宽，伤侧耻骨高于健侧耻骨。

2. 后伸型　大多在人体滑倒时，向前仆跌倒，下肢过度后伸，致使髂骨体向后伸位产生旋转移位。在X线骨盆片上，可见骶髂关节间隙增宽，伤侧耻骨低于健侧耻骨。

3. 外展型　大多因髂骨遭受外展性暴力损伤，致使髂骨体沿纵轴向外旋转方向发生移位。在X线骨盆片上，可见骶髂关节间隙模糊粗糙，或略有增宽，并可出现耻骨联合处的分离移位。耻骨联合的间隙明显增宽。过去曾有所谓的"耻骨联合分离症"，因其命名并不确切，实际上本症是沿纵轴外旋性骶髂关节错缝，称为"骶髂关节外展型半脱位"。

一般骶髂关节韧带损伤是指曾经发生过关节面错动或半脱位，但由于强力韧带的牵拉作用，很快回复原位，为一过性损伤。仍有某些骶髂关节损伤的后遗症状。

【治疗方法】

治法：舒筋活络复位止痛法

操作步骤：用掌根按揉骶髂关节韧带损伤处及周围肌肉韧带和穴位（图12-147），依据损伤的不同类型，采用不同的捏筋手法使其复位。

1. 前屈型复位法　用一手握住伤侧下肢踝部，用力向后方牵拉；同时用另一手推按于伤侧骶髂关节部，用力向前方推按，双手协同用爆发寸劲牵拉推按数次，促使髂骨体向后伸位旋转，以纠正其前屈移位（图12-148）。

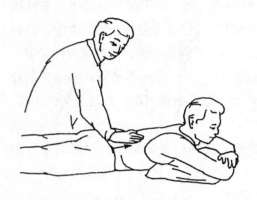

图12-147　按揉骶髂关节

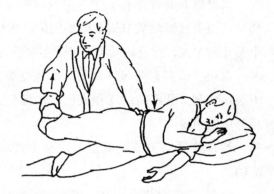

图12-148　牵踝推髂法

2. 后伸型复位法　一手握住伤侧小腿，使其尽量屈膝屈髋，另一手推按于髂骨体后下部坐骨结节处，用力向前推按，双手协同用爆发寸劲向前屈方向推扳旋转骶髂关节数次，用以纠正其后伸移位（图12-149）。

3. 外展型复位法　用臂肘按压于髂骨外侧，另一只手把住对侧床边，双臂协同用力，以加大臂肘对骶髂关节的压挤力度，纠正其外展型移位，称为"闭合龙门法"（图12-150）。

4. 揉按骶髂关节损伤处及周围肌肉韧带　用拍子拍打腰骶部及下肢3～5遍。

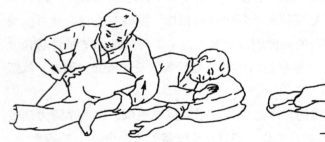

图12-149　盘腿推髂法

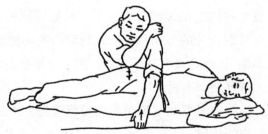

图12-150　闭合龙门法

二十五、腰椎椎管狭窄症

腰椎椎管狭窄症，又称腰椎髓管狭窄综合征。

【病因和症状】

本病是指腰椎的脊髓管腔、神经根管或椎间孔的骨性或纤维性结构狭窄，以及多个腰椎间盘突出和韧带肥厚，造成腰椎脊髓管腔狭窄，使脊髓管腔内压力升高，引起脊髓或神经根或马尾神经受压诱发临床症状者。本病好发于 40 ～ 60 岁中老年男性体力劳动者。间歇性跛行是其主要症状，有原发性和继发性两种，即先天性和后天性两种。

先天性腰椎椎管狭窄症：即原发性腰椎管狭窄，是由先天性或发育因素而引起的，表现为腰椎管的前后径和横径均匀一致性的狭窄。可见于侏儒症、椎弓根短缩者，比较少见。

后天性腰椎椎管狭窄症：即继发性腰椎管狭窄，大多由于骨质增生，黄韧带肥厚等退行性改变，或外伤和多节的腰椎间盘突出症，或中央巨大型腰椎间盘突出症等引起。其病理表现如下：

（1）椎体后缘及关节突骨质唇样增生形成的骨刺，致使椎管和椎间孔变窄。

（2）椎板和椎弓根的增厚，也是导致椎管狭窄的原因。

（3）黄韧带肥厚，也是引起椎管狭窄的原因之一。

（4）腰椎间盘萎缩致使椎间隙变窄，韧带松弛，腰骶角增大，以致关节突发生退行性改变，而失去挂钩的作用，导致椎体向前后或侧方滑脱（也称假性滑脱）。或使腰椎间盘向后隆起或纤维环破裂突出，均可引起腰椎管狭窄，压迫刺激神经根和马尾神经。

（5）凡是造成解剖关系失常的损伤，均有可能引起腰椎管狭窄。

（6）由于骨移植或脊柱融合术后，融合区的椎板或黄韧带增厚，手术后的增生。

（7）其他原因，如硬膜外软组织变性、椎管内静脉曲张、软骨发育不良、氟骨病。

（8）继发性持续性腰下部和腿部疼痛，早期多为腰痛，处于强迫性前屈或后伸时腰痛加重。

（9）80% 以上患者有间歇性跛行，常在走路或锻炼后，出现单侧或双侧的下肢麻木。①中央型椎管狭窄：有典型的马尾性间歇跛行，腰后伸时症状加重。②根管型椎管狭窄：有明显的根性坐骨神经痛症状，而无明显间歇跛行。③混合型椎管狭窄：既有间歇性跛行，又有神经根性坐骨神经痛的症状。

一般患者可有脊柱侧弯，生理前突缩小或消失（变直），腰略前屈，后伸试验阳性，但无明显放射性痛。根管型直腿抬高试验阳性，椎旁有明显压痛，并向下肢放射，特别是受累神经根不止一个时，在除外多发性中央型腰椎间盘突出病变后，也应考虑本病。

【治疗方法】

治法：舒筋点穴止痛法

操作步骤：①按摩推揉腰背部脊柱及其两侧膀胱经肌肉穴位 5 ～ 10 分钟。②点揉脊柱两侧华佗夹脊穴（图 12-151），以及背俞穴及命门、腰阳关、十七椎、腰宜、腰奇、八髎穴 3 ～ 5 遍。③拿揉下肢后侧肌肉，重点拿揉居髎、环跳、承扶、股后、殷门、委中、委阳、承山穴（图 12-152）各 3 ～ 5 次。④拿揉下肢肌肉穴位，重点拿揉股前、伏兔、风市、股外上、股外下、股内上、股内下、梁丘、阴市、血海、阴陵泉、阳陵泉、足三里、三阴交、绝骨、昆仑、下昆仑、腰痛穴 3 ～ 5 次。⑤用拍子拍打腰背三条线及下肢四面 3 ～ 5 遍。

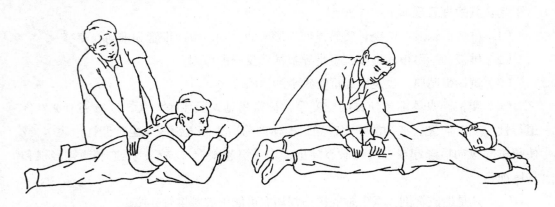

图12-151　点揉华佗夹脊穴　　　　图12-152　拿揉环跳、委中

二十六、腰椎骶化与骶椎腰化

腰椎骶化与骶椎腰化是比较常见的腰骶部先天性变异。腰椎骶化是第 5 腰椎与骶骨相融合为一体，呈骶骨形态。骶椎腰化是第 1 骶椎从骶骨体分化开来，转化成腰椎形态。

【病因和症状】

本病一般并不引起临床症状。但由于这种结构上的弱点，使脊柱的稳定性受到影响，在遭受各种损伤之后，容易引起周围软组织的损伤，而出现腰腿疼痛症状。

第 5 腰椎骶化之后，腰 4 承担了腰 5 的全部功能，增加了腰 4、5 关节周围软组织的负担，引起腰部软组织损伤或劳损，出现腰痛。特别是单侧腰椎骶化，其稳定性更差。骶椎腰化后，使骶髂关节的关节面结构变得复杂，其稳定性受到影响，形成假关节性关节炎，刺激腰 5 神经根和骶 1 神经根而引起腰腿疼痛。特别是当骶椎腰化分化不全时（即一侧分化而另一侧并未分化），其稳定性更差。在腰骶部及其周围有明显疼痛或挤压痛，多局限于一侧，剧烈活动或劳累之后疼痛加重，休息后可有缓解或减轻。X 线片检查，即可明确诊断。

【治疗方法】

治法：舒筋活络，活血止痛法

操作步骤：①用双手拿揉腰骶部及其周围肌肉韧带（图 12-153）。②用肘尖点揉拨动腰骶部及其周围软组织和穴位（图 12-154）3 ～ 5 次。③用掌根按揉腰骶部周围软组织及其穴位 3 ～ 5 遍。④用拍子拍打腰骶及下肢后侧肌肉 3 ～ 5 遍。

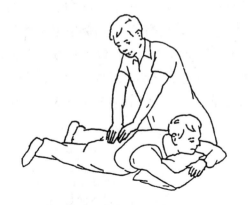

图12-153 双手拿揉腰骶部

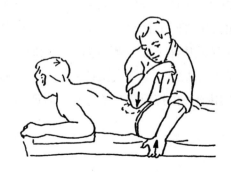

图12-154 点揉拨动腰骶部

二十七、增生性脊柱炎

增生性脊柱炎，又称"退行性脊柱炎"，或"肥大性脊柱炎""老年性脊柱炎"。

【病因和症状】

本病是以腰椎的退行性改变、骨质增生为主要特点的骨性关节病变，多见于中老年人，男性多于女性，体力劳动者及运动员发病较早，是一种慢性病。本病分为原发性和继发性两种：

1. 原发性 为老年人生理退行性改变，大多在 40 岁以上，人体在 40 岁以后，肾气开始衰退，骨质开始出现退行性改变。这种改变主要表现在机体各部组织细胞所含水分和胶质减少，而游离钙质增加，生理功能也随之衰退老化，腰椎椎体边缘产生不同程度的骨质增生，椎间盘变性，椎间隙变窄，椎间孔缩小，压迫刺激神经根，从而引起腰腿疼痛症状。

2. 继发性 主要继发于腰背部各种损伤、慢性炎症、贫血、新陈代谢障碍，或内分泌紊乱。因为这些病证都会影响骨关节软骨板的血液循环和营养供给，从而导致软骨的炎性改变，和软骨下骨反应性的骨质增生，压迫刺激神经根，从而引起腰腿痛的症状。

【治疗方法】

治法：行气活血舒筋通络法

操作步骤：①用双手掌自上向下顺推脊柱两侧和膀胱经（图 12-155）3～5 遍。②自脊柱向两侧沿肋间隙呈八字形分推，边分推边向下移动，操作 3～5 遍（图 12-156）。③点揉脊柱两侧华佗夹脊穴和膀胱经穴位。④按压腰背脊柱两侧华佗夹脊穴，边按压边向下移动 3～5 遍。⑤用双拳搽压腰椎两侧肌肉穴位（图 12-157）3～5 次。⑥双手拿揉下肢后侧肌肉，在腰眼、腰宜、臀中、居髎、环跳、承扶、股后、殷门、委中、委阳、承筋、交仪、承山、腰痛穴处进行重点拿揉（图 12-158）各 3～5 次。⑦用拍子拍打腰背三条线和下肢四面。

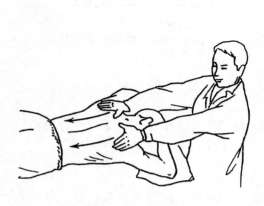

图12-155　顺推脊柱两侧

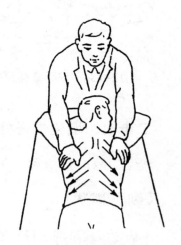

图12-156　分推脊椎两侧

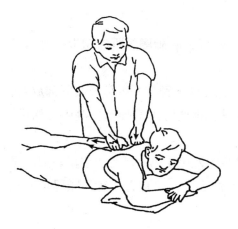

图12-157 双拳搓压脊柱两侧

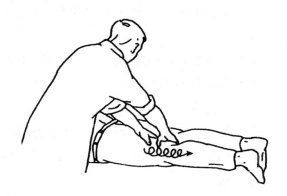

图12-158 拿揉下肢后侧

二十八、骶尾部损伤

骶尾部损伤是指骶尾关节处肌肉韧带等软组织损伤。

【病因和症状】

本病多见于女性，男女之比约 1 : 5，这与妇女骨盆的形体结构有关。在骶骨的下端，第 5 骶椎与第 1 尾椎构成骶尾关节，尾骨向前倾与骶骨形成弧形角，称为"骶尾角"。在骶尾部浅层肌肉有背阔肌、臀大肌的起点；深层肌肉有骶棘肌、梨状肌的起点。这些肌肉与人体脊柱的弯曲及下肢外展活动密切相关。骶尾内面有骶前筋膜。骶尾关节以韧带连结为主，在骶管的前后和两侧有坚韧的骶尾韧带，覆盖于骶管裂孔背面者为骶尾背侧浅韧带，起自骶管裂孔周缘，几乎完全封闭该孔。骶尾部的损伤，大多因为直接暴力、间接暴力和慢性积累性暴力，其次是骶尾部遭受风寒潮湿引起的关节炎。此外，还有结核、肿瘤、骨髓炎等。

1. 直接暴力 外力直接磕碰打击骶尾部，如钝器的撞击，踢打骶尾处，或向前滑倒骶尾部直接着地挫伤等，往往引起第 5 骶骨骨折或骶尾关节脱位。骶尾部剧烈疼痛，骶尾关节处压痛变形，尾骨内陷，不能正坐，下蹲时疼痛加重，不能仰卧，只能侧卧，腿不能伸直，俯卧位时稍感不适。排便用力时，因腹压增加和粪便冲击骨折脱位之处，常使疼痛加剧难忍，并且常有便意。叩击腰骶时骶尾部震痛。即使没有骨折脱位，由于肌肉韧带的挫伤，也会引起局部充血、水肿和日后的机化粘连，引起骶尾处的疼痛等症状。

2. 间接暴力 由于长期处于盘膝坐位，腰部弯曲等使骶棘肌、背阔肌、梨状肌、臀大肌长时间处于紧张疲劳状态，引起劳损。

3. 风寒潮湿 可引起骶尾部风湿性关节炎，也可引起骶尾部肌肉韧带的疼痛等症状。

骶尾部的软组织损伤后，出现骶尾部疼痛，也可向下腰部、臀部及会阴部放射，甚至放射到股内侧。坐起站立或坐硬板凳，咳嗽、排便时疼痛加重。侧卧、俯卧、站立时疼痛减轻。

X线片：可发现其骨折脱位的移位情况。骨折常发生于第5骶骨、多呈斜形而尾骨斜向内陷。骶尾关节脱位时，尾骨移向内侧刺激直肠，故常有便意，骶尾角变成直角形状。

【治疗方法】

治法之一：理筋活血缓急止痛法

操作步骤：①双手叠按于骶尾关节处进行揉按，用力由轻柔逐渐增加（图12-159）。②点揉腰奇、八髎穴、小肠俞、膀胱俞、白环俞、秩边、长强穴，以及骶尾关节及其周围肌肉韧带。③按揉骶尾关节两侧和臀部肌肉穴位3～5分钟（图12-160）。

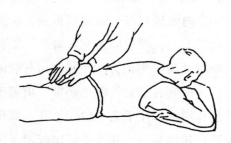

图12-159　叠掌按揉骶尾部

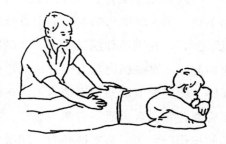

图12-160　双掌按揉骶尾部

治法之二：肛内捏揉法

操作步骤：①患者跪卧于床头上，脱下衣裤，暴露臀部，弯腰塌背呈膝胸卧式。术者用右手中指带上肛诊指套，蘸上甘油或液体石蜡，伸入患者肛门之内，按摩骶尾关节前侧的骶前筋膜。②并与拇指相对着力，捏揉骶尾韧带，由轻逐渐酌情加大用力，至其筋膜韧带平复。③若有粘连或结节，应反复用力拨离使其平复（图12-161）。④若合并有骶5骨折或尾骶关节脱位时，也用此方法，用力向上托举，即可复位（图12-162），然后用胶布固定即可。

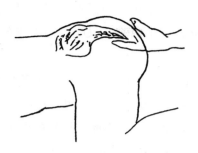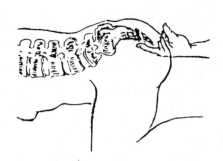

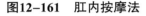

图12-161 肛内按摩法　　　　　　　　图12-162 肛内用力托举

本方法既可适用于急性骶尾部损伤，又可用于陈旧性骶尾部损伤和慢性劳损，也可用于整复骶尾部骨折和关节脱位。为了避嫌，施术者做此手法时，应有第三者在场（尤其是男医生女患者之时，更应注意。可让患者亲属或其他医务人员做助手或陪同）。

第四节　上肢部软组织病伤

一、肩关节扭挫伤

肩关节扭挫伤，是指肩关节遭受直接暴力，或间接暴力作用，致使肩部发生损伤。

【病因和症状】

本病伤后出现出血水肿，韧带撕裂，局部肿胀，关节活动功能受限。常发生在肩部前后或外上侧方，以闭合性损伤较多。如上肢突然后背内拧，多伤及肩部前侧；高举过力或揪闪，多伤及肩的上方；突然前伸受抻戳之力，多伤及肩的后侧方；跌仆、冲撞或外力打击伤及肩部外侧或上方。浅而轻者为伤，深而重者为创，久不复原者为损。新伤引起毛细血管破裂，血溢于脉管之外，瘀散于皮肤之下；旧伤则出血机化吸收，而发生软组织粘连，造成肩关节活动受限，多能形成肩周炎。由于肩部扭挫受伤部位的不同，而产生不同的症状：

1. 肩前侧扭挫伤　肿胀前屈时疼痛无力，后伸时疼痛加剧。在肩前侧损伤处有明显压痛。胸锁关节损伤时，在锁骨内侧端下方压痛；肱二头肌短头损伤时，在肩胛喙突处压痛。

2. 肩后侧扭挫伤　肩后部肿胀疼痛，伤肢后伸时挤压痛加重，前屈时牵拉痛加剧。肩部后方遭受损伤之处有明显压痛。肩胛胸壁关节扭伤时，肩胛呈弥漫性压痛；大、小圆肌损伤时，肩胛冈下中央压痛。伤肢外展、上举困难，只能后伸不能前屈内收，摸不到对侧肩头。

3. 肩上方扭挫伤 肩上方肿胀疼痛，伤肢酸沉无力。肩胛冈上方有明显压痛，锁骨外侧端损伤时，肩峰处有压痛，肩锁关节半脱位时，按压锁骨外侧端有浮动感，并有压挤痛。伤肢外展时疼痛加重，以外展至90°时疼痛最剧，不能扛抬端提重物。

4. 肩外侧扭挫伤 肩外侧肿胀疼痛，肩峰下方压痛，肱二头肌长头肌腱挫伤时，多在结节间沟处压痛。伤肢外展时疼痛加重，不能牵拉端提重物。

均应该拍 X 线片，以除外肱骨头骨折或肱骨头大结节骨折及肩关节脱位。

【治疗方法】

治法：舒筋活血止痛法

操作步骤：①按揉肩部周围及损伤处肌肉韧带。②捏揉肩前侧损伤处及周围肌肉韧带和中府、云门、缺盆、周荣、天灵、腋灵穴，以及肱二头肌短头肌腱附着处（图 12-163）3～5 遍。③按揉肩后侧损伤处及周围肌肉韧带和肩中俞、肩外俞、天髎、秉风、曲垣、肩贞、肩髎、臑俞、天宗穴，以及大、小圆肌的附着点。④拿揉肩上方肌肉韧带和肩井、肩髃、巨骨穴（图 12-164）。⑤肩外侧损伤时，按揉肩外侧损伤处及周围肌肉韧带和肩髃、臑俞、臑会穴，以及三角肌、肱二头肌长头肌腱（图 12-165）。⑥陈旧性损伤已经发生粘连，应用力进行弹拨，促使粘连剥离开来，用一手按住肩头固定，另一手握住腕部，进行大幅度向内向外旋转摇肩活动（图 12-166）7～8 圈。⑦捏揉肩及上肢肌肉，用拍子拍打颈肩左右侧线及上肢四面。

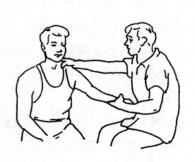

图12-163　捏揉肩前缺盆穴

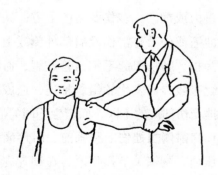

图12-164　拿揉肩上肌肉

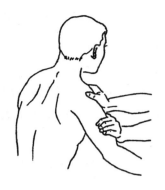

图12-165　按揉肩外肌肉

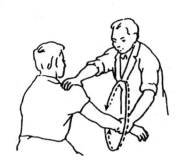

图12-166　旋摇肩关节

二、臂丛神经损伤

臂丛神经损伤是指由于臂丛神经遭受损伤，所引起上肢肌肉疼痛、麻木、麻痹、无力，甚至发生肌肉萎缩，感觉和运动神经均可产生障碍的一种综合性病证。

【病因和症状】

本病多见于各种感染（病毒性传染病），和外伤之后（包括骨折、手术损伤），和人工助产的新生儿；或直接暴力的枪伤、刺伤、切割伤、钝器伤等；偶可见于锁骨下动脉瘤、颈肋综合征及前斜角肌综合征。由于损伤部位的不同产生不同的症状。分为以下四种类型：

1. 上束综合征　以颈5、6神经损伤为主，表现出以下症状。

（1）肌肉麻痹：主要有三角肌、肱二头肌、肱肌、肱桡肌。其次尚有冈上肌、冈下肌、前锯肌、胸大肌、背阔肌与菱形肌等发生不全麻痹。

（2）运动障碍：累及肩及上肢屈曲运动，几乎完全丧失，前臂手呈蔓状下垂不能上举。

（3）感觉障碍：上臂和前臂的外侧呈现根型分布区域的感觉障碍，锁骨上点压痛。

（4）肩带肌麻痹：同时可伴有明显的肌肉萎缩。尤其是三角肌、冈上肌、冈下肌、臂屈肌。肱二头肌反射和桡骨膜反射消失。

2. 中束综合征　以颈7神经损伤为主，从而表现出以下症状。

（1）肌肉麻痹：有肱三头肌和前臂诸伸肌麻痹，及桡侧伸腕长肌和伸腕短肌麻痹。

（2）运动障碍：主要表现为臂腕及手指的伸展作用丧失或减弱。

（3）感觉障碍：前臂背侧和手背外侧窄条区感觉丧失。肱三头肌与掌桡骨膜反射消失。

3. 下束综合征　以颈 8、胸 1 神经损伤为主，表现出以下症状。

（1）肌肉麻痹：有大小鱼际肌肉麻痹，骨间肌与蚓状肌屈指深浅肌麻痹及萎缩。

（2）运动障碍：表现在手部和手指，活动功能丧失，仅手指第 1 节背伸活动尚存。

（3）感觉障碍：表现在上臂和前臂及手部内侧面呈根性分布区的，感觉迟钝或消失。

（4）若同时有参与星状神经节的神经根交通支损伤时，可产生一侧瞳孔缩小，眼球凹陷，眼裂小等 Horner 综合征（霍纳综合征）。

4. 全部损伤综合征　以颈 5 至胸 1 神经全部损伤时，表现出以下症状。

（1）臂丛神经全部遭受损伤时，整个上肢呈弛缓性麻痹，各关节主动运动功能丧失。由于斜方肌运动尚存在，故可轻微耸肩，其他运动功能一概丧失。

（2）感觉障碍：上臂内侧部分受第 2、3 肋间神经支配，感觉尚存，其他区域感觉全部丧失。

（3）上肢肌腱反射全部消失，局部皮肤温度下降，末梢水肿明显。初期肢痛剧烈，以后逐渐消失，出现肌肉萎缩。

（4）因胸 1 神经同时受损，可出现 Horner 综合征。

一般病损仅限于一侧上肢，但若属病毒感染者，也有两侧上肢相继或同时发病的病例。

【治疗方法】

治法：活血通络舒筋法

操作步骤：①捏揉肩部及上肢四面肌肉 3 ～ 5 遍。②点按拨揉缺盆穴，即臂丛神经的锁骨下段，手法由轻柔逐渐加大用力，可产生酸麻胀感或有窜痛感，甚则出现电击感，可放射至手指。病情严重者处于麻痹状态，可无反应。③抠拨点揉极泉穴（刺激臂丛神经腋路）和青灵穴（臂丛神经干），使其电击感窜及各手指端（图12–167）。④点揉抠拨上池、曲池、下池、屈阳交穴和曲泽、泽前、泽下穴（图12–168），酸麻之感放射至手部（刺激桡神经和正中神经）。⑤按揉抠拨少海穴和小海穴，酸麻之感放射至小指（刺激尺神经）。⑥用捻指法，顺序反复捻动五指（图12–169）。⑦用右手握呈钳形拳，逐个顺序旋摇牵拔五指（图12–170），当手指从钳形拳口脱出时，可促使其发出清脆的声响。⑧用双手掌相对合揉按搓动肩部前后两侧肌

肉及穴位（图12-171）。⑨用拍子拍打颈肩左右侧线及上肢四面肌肉（图12-172）
3～4遍。

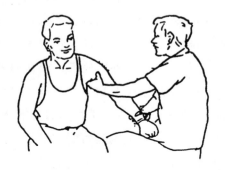

图12-167　抠拨极泉、青灵穴

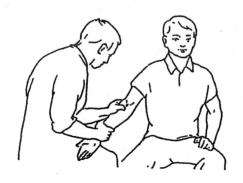

图12-168　抠拨曲池、尺泽穴

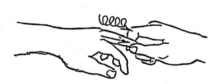

图12-169　顺序捻动五指

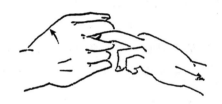

图12-170　顺序牵拔五指

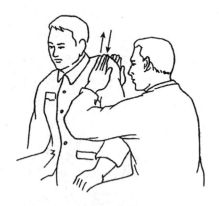

图12-171　搓揉肩及上肢

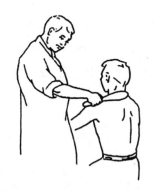

图12-172　拍打颈肩及上肢

三、冈上肌腱炎

冈上肌腱炎，又称冈上肌腱损伤。

【病因和症状】

由于外伤或劳损引起的冈上肌腱撕裂，或退行性改变和长期超强度积累性磨损，致使冈上肌腱产生无菌性炎症反应。本病好发于 30 岁左右中青年，以长期从事体力劳动或体育锻炼的运动员发病较多。当上肢外展至 60°～120°时，肩峰与肱骨大结节的间隙最小，冈上肌腱在其间受到挤压和摩擦。经常大量反复外展肩部，或在肩外展起动时用力过猛，均可使冈上肌腱遭受损伤。冈上肌起于冈上窝，其肌腱从一个狭小的间隙通过，这个间隙的上部是喙突肩峰韧带、肩峰下滑囊，下部是肩关节囊，最后终止于肱骨大结节的上部。当冈上肌腱在这个狭小的间隙内通过时，极易受到挤压摩擦而损伤。冈上肌腱的退行性改变，不能耐受长期而又超强度的磨损，引起无菌性炎症。主要表现为疼痛压痛和活动功能受限。

1. 疼痛　肩峰和肱骨大结节处疼痛，可放散至颈肩，或放散至肘前臂及手部。

2. 压痛　多局限于冈上肌腱抵止部、肱骨大结节顶部，可随肱骨头旋转而移动位置。

3. 活动受限　当肩在外展活动 30°以内时无疼痛，外展活动至 60°～120°时疼痛加剧（称为中间疼痛弧征），因此影响肩关节的外展活动。肩关节外展抗阻力试验阳性。

【治疗方法】

治法：活血理气舒筋法

操作步骤：①捏揉肩部冈上肌腱韧带及穴位（图 12-173），在肩井、肩贞、肩中俞、肩外俞、秉风、曲垣、巨骨、肩髃、臂臑穴，进行重点捏揉，手法由轻逐渐酌情加大用力。②做伤肢的前屈、抬举和外展活动（图 12-174）3～5 遍。③拿揉肩及上肢肌肉穴位（图 12-175）。④用拍子拍打颈肩及上肢（图 12-176）3～5 遍。

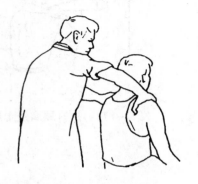

图12-173　捏揉冈上肌

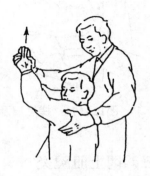

图12-174　前屈抬举外展活动

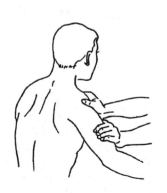

图12-175　拿揉肩及上肢

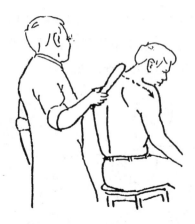

图12-176　拍打颈肩及上肢

四、肩峰下滑囊炎

肩峰下滑囊炎，又称"三角肌下滑囊炎"。

【病因和症状】

本病是指三角肌下滑液囊，因遭受外力而损伤，或退行性改变等原因，而引起的损伤性炎症。外力的直接冲击或压挤，可造成急性损伤性滑囊炎。在40岁以后滑液囊变性，冈上肌腱的退行性改变，或慢性劳损，促使滑液囊退变，而发生慢性损伤性滑囊炎。

1. 初期　肩部运动轻微受限，逐渐疼痛肿胀，在三角肌前缘出现囊性肿块，上臂外展外旋内收时，疼痛加剧，以肩峰下压痛，合并有冈上肌腱炎时，出现外展中间疼痛弧征。

2. 后期　因滑囊壁逐渐增厚，且与腱袖粘连，使肩关节的运动功能衰退和活动范围逐渐缩小，促使冈上肌、冈下肌出现不同程度的肌肉萎缩，逐渐导致三角肌的萎缩。

急性损伤肩部肿胀疼痛为主要症状；慢性损伤肩关节活动功能受限为主要症状。

【治疗方法】

治法：急性期活血化瘀，慢性期舒筋通络

操作步骤：①捏揉肩及上肢肌肉，在肩峰下三角肌处进行重点捏揉3～5分钟。②点揉肩髃、肩贞、肩髎、臂臑、臑会、臑俞、上池、曲池、下池、小海穴（图

12-177）3～5 次。③两手协同用力，做肩关节向前、向后旋摇活动，各 10 余遍（图 12-178）。④用拍子拍打颈肩及上肢。急性以轻柔手法为主；慢性者应加大用力，剥离其肌肉粘连，充分活动肩关节。

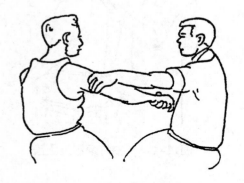

图12-177　点揉肩髃、曲池穴

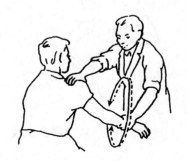

图12-178　旋摇活动肩关节

五、肱二头肌长头腱鞘炎

肱二头肌长头腱鞘炎，又称"肱二头肌腱炎"。

【病因和症状】

因肱二头肌长头肌腱与腱鞘经常发生摩擦，引起损伤性慢性炎症。当肩关节外展转动时，肱二头肌长头腱在腱鞘内滑动幅度最大。经常反复用力做肩关节的外展外旋活动，加剧了肌腱与腱鞘的摩擦，腱鞘滑膜层发生渗出水肿，使腱鞘变窄而严重影响肌腱在腱鞘内的滑动，也有人将其列入狭窄性腱鞘炎的范围。中年以后肱骨结节间沟处的骨质增生，使结节间沟变的粗糙狭窄，肩关节的活动更会加剧肌腱与鞘壁之间的磨损，亦可引起腱鞘炎。

【治疗方法】

治法：捏揉点拨舒筋法

操作步骤：①捏揉肩及上肢肌肉穴位，在肩井、肩髃、肩贞、肩髎、臂臑、臑会穴进行重点捏揉（图 12-179）。②拿揉肩及上肢肌肉。点揉抠拨肩髃穴。③用摇肩法，旋转摇动肩关节，向前向后各 7～8 圈（图 12-180）。④用拍子拍打颈肩左右侧线及上肢四面 3～5 遍。

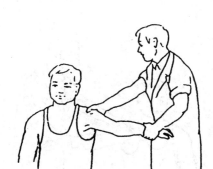

图12-179　捏揉肩周穴位肌肉

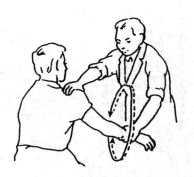

图12-180　旋转摇动肩关节

六、肱二头肌长头腱滑脱

肱二头肌长头腱滑脱，又称"肱二头肌腱滑脱"，是指肱二头肌长头腱因在外力作用之下而脱出肱骨结节间沟，滑向小结节的前方，而引起肩部疼痛、功能障碍等症状。

【病因和症状】

肩关节的外展外旋活动使肱二头肌长头肌腱在肱骨结节间沟内的活动范围最大，这种活动的长期反复摩擦，容易引起慢性劳损。若突然用爆发力时，容易引起胸大肌或肩胛下肌抵止部的急性撕裂，致使肱二头肌长头腱滑动于结节间沟的内缘之上，即形成肱二头肌腱滑脱。本病好发于投掷标枪、铅球、铁饼、手榴弹等运动项目之中。先天性肱骨小结节发育不良，结节间沟内壁坡度较小，结节间沟变浅。中年以后，肩关节发生退行性改变，胸大肌和肩胛下肌抵止部的撕裂或松弛；肱二头肌长头腱的松弛或延长；加上结节间沟底部的增生，致使结节间沟变浅，均可引起肱二头肌长头腱的习惯性滑脱。

【治疗方法】

治法：理筋复位法

操作步骤：①一手握住腕部提与肩平，另一只手按揉肩部及其周围肌肉穴位（图12-181），拿揉肩髃、肩贞、肩髎、臂臑、臑会穴。②用拇指由前向后拨动肱二头肌长头腱使其复位（图12-182），并按揉其周围软组织。③用拍子拍打颈肩及上肢四面3～5遍。

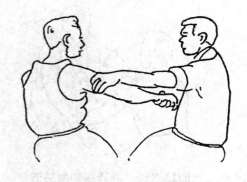

图12-181　按揉肩周肌肉

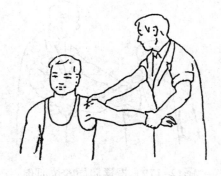

图12-182　拨动肱二头肌腱

七、肩关节周围炎

肩关节周围炎，简称"肩周炎"，是肩周软组织的退行性无菌性炎症。好发于50岁左右中老年人，故又称"五十肩"。

【病因和症状】

中老年人免疫机能下降，肩周软组织长期慢性劳损或肩部周围慢性肌腱炎、滑囊炎、肌腱撕裂、韧带拉伤等原因而继发。或由于胸腔腹腔术后，或因肩部及上肢的创伤或骨折，或肺部肿瘤、带状疱疹、颈椎病、心肌梗死诱发。

肩关节疼痛活动明显减少，甚至不再活动，这样又会引起静脉和淋巴回流不畅，局部循环减慢，出现组织水肿，浆液性纤维素性渗出物增加，促使肩关节周围的肌肉筋膜韧带发生粘连。在肩部急性损伤期，可由软组织的损伤撕裂或骨折脱位，促使浆液性纤维素性渗出物大量出现，致使软组织发生粘连，关节活动幅度缩小，关节囊皱襞及滑膜反折处，经常处于皱褶状态，会进一步促进粘连的加剧。由于骨膜腔辅助囊壁粘连，使肩关节下方的隐窝消失，盂肱关节囊的容量下降，障碍了上臂向任何方向的运动，而固定于下垂姿势。肩关节周围炎的不同发展时期，表现出不同的症状，因此临床将其分为以下四期：

1. 初期　又称"炎症期"，肩部周围的疼痛。由于肩关节的退行性无菌性炎症，或创伤反应性炎症而引起。有人称为"疼痛期"。受风着凉是本病的发病诱因，故中医学称为"漏肩风"。

2. 中期　又称"粘连期"，肩关节活动障碍。由于肩周炎症的浆液性纤维素性渗出物，使肩周肌肉韧带筋膜滑液囊发生粘连，引起前屈、内收、抬举、外展、后伸等不同方向不同程度的活动功能受限。有人称为"运动障碍期"。中医学称为"肩凝症"。

3. 后期　又称"冻结期"，表现为肩关节强直僵硬，固定于下垂姿势。由肩部周围软组织广泛粘连完全所致，犹如冻结之势，也称为"固定期"。中医学称为"冻结肩"。

4. 恢复期　又称"自愈期"，肩周炎的自愈能力很强，大部分患者，在初期通过适当的活动锻炼或配合治疗，很快自愈。中期患者，虽有粘连，通过适当的治疗和运动功能的锻炼，大多可取得较好的效果。即使后期患者，通过适当的治疗和锻炼，循序渐进，缓缓图之，坚持一段时间，也可取得一定效果。绝大多数患者，经过两三年后，均可缓解症状而自愈。因此治疗肩周炎，配合功能锻炼非常重要。

【治疗方法】

治法之一：点揉摇肩法

操作步骤：①点揉肩髃、中府、云门、天灵、腋灵、肩贞、肩髎、臂臑、臑会穴。②拿揉肩部周围肌肉韧带3～5遍。③拿揉肩中俞、肩外俞、肩井、巨骨、肩贞、秉风、曲垣、天宗穴及肩胛周围软组织3～5遍。④拨揉极泉、肩贞、青灵穴，并拿揉上肢肌肉3～5遍（图12-183）。⑤用双手交替做抡摇肩关节活动（图12-184），往返旋转抡摇各10余圈，充分活动肩关节以防粘连。⑥用拍子拍打颈肩左右侧线及上肢四面。本方法适用于治疗肩周炎的初期患者，能通经活络，活动关节，散风止痛，预防粘连。

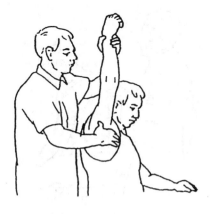

图12-183　拨揉极泉、青灵穴

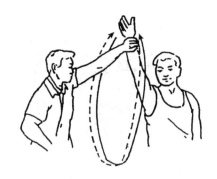

图12-184　旋转抡摇肩关节

治法之二：拨揉引伸法

操作步骤：①点拨天宗、肩井、肩贞、肩髃、中府、云门穴，对其粘连之处，进行重点拨揉，再捏揉肩部及上肢肌肉3～5遍。②用前屈内收引伸法，引导伤肢之手触及健侧肩头（图12–185）。③用后背引伸法，引导伤肢向后背方向引伸，并尽量促使患肢之手触及健侧肩胛，拉开肩关节的肌肉韧带粘连（图12–186），促使恢复肩关节活动功能。④用外展抬举引伸法，引导患肢经外展位向上抬举，再屈肘横臂于头上，并尽量使手触及对侧耳部（图12–187），促使肩关节恢复外展抬举功能，拉开肩关节下部的粘连，操作3～5遍。⑤用拍子拍打颈肩左右侧线及上肢四面（图12–188）。本方法适用于肩周炎中期，剥离粘连，解除肩关节的活动受限，恢复其活动功能。

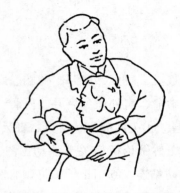

图12–185　前屈内收引伸法

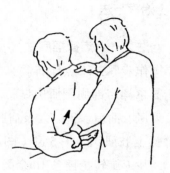

图12–186　后背引伸法

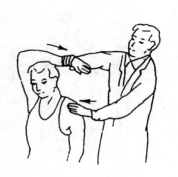

图12–187　横臂推肩引伸法

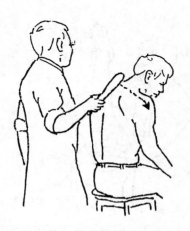

图12–188　拍打颈肩及上肢

治法之三：盘肩旋摇法

操作步骤：①捏揉肩及上肢肌肉穴位。②用盘肩法，双手十指交叉合抱于患侧肩头，将患肢架于臂肘上，以双手及臂肘的协同用力，交替往返旋摇活动肩关节，活动幅度开始宜小，逐渐加大活动用力和活动范围（图 12-189）。③在其肩关节活动范围恢复较大时，用一手按住患侧肩头，另一手握住患肢腕部，往返交替做上肢的向前向后旋转摇肩活动（图 12-190），促使恢复肩关节的活动功能。④用拍子拍打颈肩左右侧线及上肢四面 3～5 遍。本方法适用于治疗肩周炎中期，可解除肩周的粘连，恢复肩关节的正常活动功能。

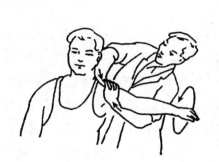 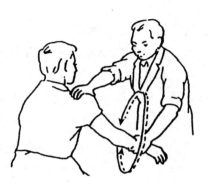

图12-189　盘肩法活动肩部　　　图12-190　单手摇肩法

治法之四：摇橹扶舵法

操作步骤：①捏揉肩周围肌肉穴位，剥离其粘连。②让一助手用双手握住患肢手腕部。术者一手按住患侧肩胛骨固定，另一手握住患肢肘部，与助手默契协同用力，先在屈肘位旋转摇动肩关节数圈之后，乘其不备再用爆发寸劲，将患肢牵拉至抬举直伸位姿势（图 12-191），此时患者会有剧烈疼痛，故应控制好用力。有高血压、冠心病的患者禁用。③做向回旋摇活动数圈之后，再用爆发寸劲，将患肢扳摇至外展抬举姿势，但不能超过 90°（图 12-192），用以撕开肩关节周围的软组织粘连。④用拍子拍打颈肩左右侧线及上肢四面。本方法适用于治疗肩周炎中期粘连较重者。此种手法比较剧烈，对于患有高血压、心脏病和年老体弱患者，应慎用或禁用，以免发生意外。可改用比较柔和的手法，缓慢图之。

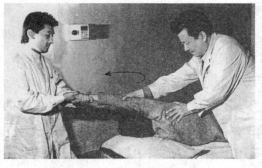

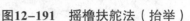

图12-191　摇橹扶舵法（抬举）　　　　图12-192　摇橹扶舵法（外展）

治法之五：划船摇桨法

操作步骤：①捏揉肩及上肢肌肉穴位，拨揉其粘连。②双手协同用力、将患肢扳提至前屈抬举伸直位（图12-193），形似船工摇桨，又像铁路工人的扳道岔之势，反复数次后，再用爆发寸劲用力扳动患肢，尽力使其达到前屈伸直抬举至180°，一次达不到的，也可分几次做到，以缓解肩周炎的抬举受限。③若属于肩关节外展功能受限者，可将患侧上肢反复向外展位推举，使其达到外展90°左右即可（图12-194），一次达不到者，可分做几次逐渐做到。④拿揉肩部及上肢肌肉穴位。再用拍子拍打颈肩左右侧线及上肢四面。本方法用于治疗肩周炎粘连期伸直抬举活动受限，解除粘连，恢复肩关节活动功能。

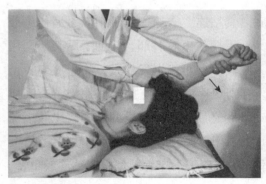

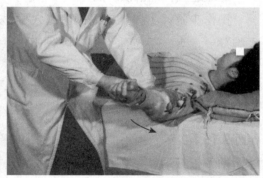

图12-193　划船摇桨法（抬举）　　　　图12-194　划船摇桨法（外展）

治法之六：扛肩法

操作步骤：①捏揉肩及上肢肌肉穴位。②双手十指交叉，合抱于患侧肩头上，用肩扛住患肢肘部，双手及肩部协同用力，上扛下按，促使患肢在外展位向上抬举，并用爆发寸劲撕开肩下部的粘连，以解除肩关节的外展抬举受限（图12-195）。③捏揉肩及上肢肌肉；用拍子拍打颈肩左右侧线及上肢四面（图12-196）3～5遍。

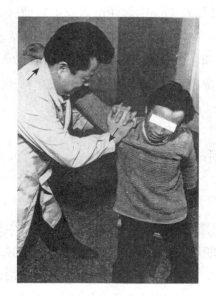

图12-195　扛肩法

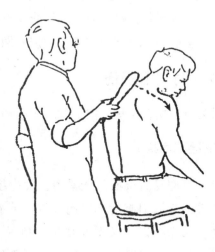

图12-196　拍打颈肩及上肢

治法之七：悬崖勒马法

操作步骤：①捏揉肩及上肢肌肉穴位。②患者双臂上举双手握紧。术者一手握住患者双手向回用力牵拉，同时另一手按于颈肩结合部用力向前推（图12-197），双手协同用力反复推拉数次之后。再用爆发寸劲推拉1～2次，用以解除其肩关节周围的粘连，恢复其肩关节的活动受限。③用拍子拍打颈肩左右侧线及上肢四面3～5遍。

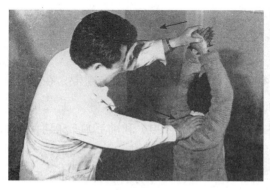

图12-197　悬崖勒马法

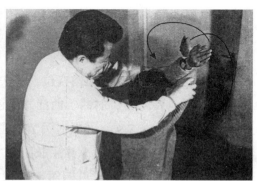

图12-198　大鹏展翅法

治法之八：大鹏展翅法

操作步骤：①捏揉肩及上肢肌肉穴位。②用双手分别握住患者双上肢前臂，反复做肩关节的向前向后交替旋转活动（图12-198），充分活动肩关节，恢复活动功能。③用拍子反复拍打颈肩左右侧线及上肢四面3～5遍。

本方法适用于肩关节周围炎的恢复期，解除残留粘连和防止其再度发生粘连。

八、肘关节损伤

肘关节损伤，又称"肘部软组织损伤""肘部扭挫伤"。

【病因和症状】

肘关节遭受直接或间接暴力，发生超出正常生理活动范围的运动，或持久且反复劳累等因索，引起肘部肌肉韧带、关节囊的牵拉扭挫损伤，或慢性劳损。肘关节是由肱桡关节、肱尺关节和桡尺近侧关节三个关节所组成。大多由间接外力所致。如提举重物，翻身卧压，反复推抱肘部的过量运动，以及扭拧、冲击、跌倒时肘关节过伸着力挫伤。直接暴力冲击肘部也可引起损伤。一般可分为急性肘关节损伤和慢性劳损两种类型：

1. 急性损伤 有明显外伤史，肘部红肿疼痛，活动无力，屈伸旋转活动时疼痛加重，肿胀处压痛明显，肘关节屈伸活动困难，肘前方或外侧疼痛，旋转前臂活动受限。

2. 慢性劳损 无明显外伤史，自觉肘关节酸痛，时轻时重，受凉及劳累时加重，或因血肿机化，长期不消，而形成骨化性肌炎，或因急性损伤治疗不当而转成慢性。

【治疗方法】

治法：舒筋活血通络法

操作步骤：①揉伤肢肌肉穴位，手法宜轻。②捏揉点拨肘部肌肉韧带，在上池、曲池、下池、屈阳交、肘髎、曲泽、泽前、泽下、尺泽、小海、天井、手三里穴，进行重点拨揉3～5次。③做肘关节的屈伸活动（图12-199）和前后旋转摇肘活动（图12-200）7～8遍。④拿揉患肢肌肉。双手协同用力，反复拔伸肘关节数次（图12-201）。⑤用拍子拍打上肢四面（图12-202）3～5遍。初期手法宜轻，切不可用重手法，以免引起出血过多，而形成骨化性肌炎。后期或慢性患者，可运用此手法，以解除其粘连，恢复关节活动功能。

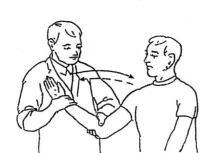

图12-199 屈伸肘关节

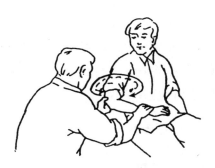

图12-200 旋摇肘关节

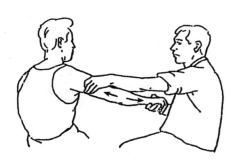

图12-201 拔伸肘关节

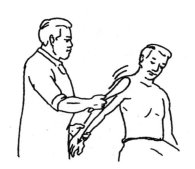

图12-202 拍打上肢四面

九、肱骨外上髁炎

肱骨外上髁炎，又称"肘外疼痛综合征""肱骨髁上骨膜炎"，俗称"网球肘"。

【病因和症状】

当前臂处于旋前位，而腕关节经常或突然猛力地做主动背伸活动，前臂桡侧伸腕肌腱常处于强烈收缩状态，常引起如下病理改变：

1. 桡侧伸腕肌起点骨膜因遭受暴力损伤而撕裂，引起骨膜下出血，形成小血肿，血肿机化促使局部组织发生粘连，从而造成肱骨外上髁骨质增生，刺激伸腕肌腱而引起疼痛。

2. 肘关节反复活动，桡侧腕长短伸肌群经常处于紧张状态，牵扯肘关节附着部软组织发生慢性劳损，引起前臂伸腕肌腱痉挛，挤压夹于这些肌肉群间的血管神经引起疼痛。

3. 肘关节的反复活动，使桡侧伸腕短肌肌腱发生慢性劳损，引起桡侧副韧带损伤，继发环状韧带损伤，减弱维持桡骨小头的力量，处于不稳定状态，引起桡侧腕伸肌的疼痛。

4. 上肢屈肘位时，突然做前臂旋前伸腕伸肘活动，肘关节囊滑膜嵌入肱桡关节间隙，引起损伤，发生疼痛。本病多发于长期从事旋转前臂，伸屈肘关节、腕关节的单一动作的劳动者。

【治疗方法】

治法：舒筋活络止痛法

操作步骤：①用双手捏揉肘部及上肢肌肉（图12-203）。②点揉抠拨上池、曲池、下池、屈阳交、曲泽、泽前、泽下、尺泽、肘髎、手三里穴，并刮动肱骨外上髁和桡骨小头附近的压痛点（图12-204）。③做伸屈旋摇活动肘关节，各十多次（图12-205）。④用拍子拍打上肢四面（图12-206）3～5遍。

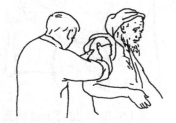

图12-203 捏揉上肢肌肉

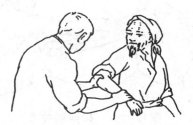

图12-204 抠拨肱骨外上髁

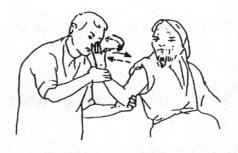

图12-205 屈伸旋摇肘关节

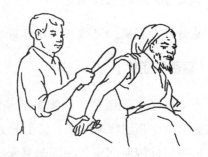

图12-206 拍打上肢四面

十、肱骨内上髁炎

肱骨内上髁炎，又称"前臂屈肌总腱损伤"，俗称"矿工肘""学生肘"。

【病因和症状】

在上肢处于屈肘屈腕旋前位用力时，前臂尺侧屈腕肌处于强力收缩状态，易使其屈肌腱的附着点处（肱骨内上髁），发生急性扭伤或慢性劳损。如投手榴弹、投掷铁球、标枪等项运动。肱骨内上髁损伤可引起肌腱附着点出血，形成小血肿，或局部创伤性炎症，挤压尺神经皮支引起疼痛，甚至可引起肱骨内上髁的撕脱性骨折。若治疗不当或不及时，则血肿机化，造成局部周围软组织粘连，长期不愈。长期伏案工作，矿工爬巷道，遭受风寒潮湿，均可引起肱骨内上髁的慢性劳损。肱骨内上髁局部肿胀疼痛，刺激尺神经时，可出现环指和小指的间歇性麻木感。腕关节背伸或掌屈时，因屈肌腱被牵扯而疼痛，屈腕抗阻力试验阳性；抗阻力旋前试验阳性；旋臂伸腕试验阳性；肘伸直前臂旋后腕极度背伸痛阳性。若有肱骨内上髁撕脱性骨折，可出现"骨擦音"。

【治疗方法】

治法：抠拨推揉屈伸法
操作步骤：①捏揉肘部及上肢肌肉（图 12-207）。②推按点揉曲泽、泽前、泽下、曲池、少海、小海穴，及前臂尺侧肌肉。点揉抠拨肱骨内上髁屈肌腱附着处（图 12-208）。③做肘关节的反复屈伸活动，和向内向外旋摇肘关节活动。最后用拍子拍打上肢四面 3 ～ 5 遍。

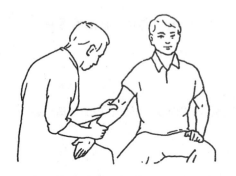

图12-207 捏揉肘部上肢肌肉

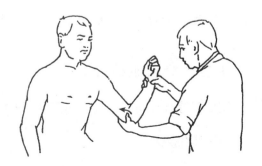

图12-208 抠拨肱骨内上髁

十一、尺骨鹰嘴滑囊炎

尺骨鹰嘴滑囊炎，俗称"起疱肘"或"醉汉肘"。

【病因和症状】

鹰嘴突处有两个滑囊，一个在鹰嘴突与肱三头肌腱之间，另一个在肱三头肌腱与皮肤之间。本病多因鹰嘴滑囊处长期反复磨损或碰撞，导致急性损伤或慢性劳损。

深囊及浅囊均可出现渗液肿胀，以皮下滑囊更为明显。其深囊肿胀，在肘后偏桡侧，因长期慢性刺激，囊壁变肥厚，囊腔内有绒毛样形成物，偶有钙质沉着。

【治疗方法】

治法：活血化瘀止痛法

操作步骤：①双手交替捏揉患肢肌肉穴位（图12-209），由上而下，边捏揉边移动位置，操作3～5遍。②点揉推按患肢天井穴及鹰嘴滑囊（图12-210），促使其滑囊积液消散吸收。③屈伸旋转摇动肘关节5～6次。最后用拍子拍打上肢四面3～5遍。

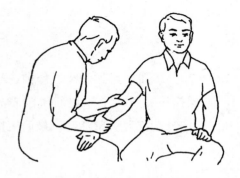

图12-209　捏揉上肢肌肉

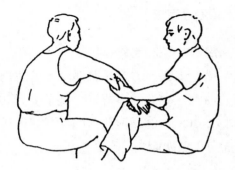

图12-210　点揉推按鹰嘴滑囊

十二、旋后肌综合征

旋后肌综合征是指桡神经因前臂旋后肌的反复摩擦损伤，而出现的一系列症状。

【病因和症状】

旋后肌由于前臂不断地旋前旋后，使桡神经受到反复磨损，而引起神经源性损害，形成旋后肌综合征。外伤退变、炎症刺激、桡骨小头畸形、桡骨上1/3处骨折畸形愈合、旋后肌肥大等，也是引起本症的诱因。旋后肌综合征的症状，表现为各手指的指掌关节伸屈不利，以拇指伸直受限较为突出。虽有前臂的旋后功能障碍，但无感觉障碍。在前臂背侧上1/3处，可摸到痛性结节。本病应与肱骨外上髁炎相鉴别。

【治疗方法】

治法：舒筋活血止痛法

操作步骤：①捏揉患侧上肢肌肉穴位。②点揉推按上池、曲池、下池、手三里、

臂中、上廉、下廉穴（图 12-211）。③双手协同用力，做肘关节的屈伸旋摇活动，各
7～8 次（图 12-212），促使其恢复活动功能。④做向内向外旋转摇动腕关节 7～8
次。⑤用捻指法、摇指法和拔指法，反复活动各指掌关节。最后用拍子拍打上肢四
面 3～5 遍。

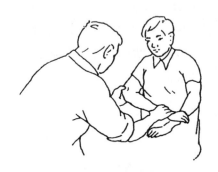

图12-211　点揉上肢肌肉穴位

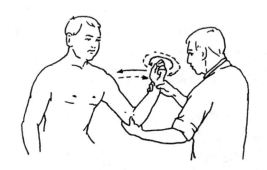

图12-212　屈伸旋摇肘关节

十三、桡侧腕伸肌群轧轹性腱鞘炎

桡侧腕伸肌群轧轹性腱鞘炎，又称"桡侧伸腕肌腱周围炎""前臂伸肌腱周
围炎"。

【病因和症状】

前臂桡侧腕伸肌群的反复轧轹摩擦，引起筋膜与腱索之间的损伤性炎症。本病
多发生于前臂反复剧烈活动之后。在工作时负荷特别大的那些肌肉，并与其解剖结
构有关。在反复用力握物或反复搬挪提取重物时，特别类似大锹掘地时的手臂动作，
需用腕伸肌固定腕关节于伸腕位。桡侧腕长短伸肌，均起着强力伸腕作用，此二肌
腱在前臂背面桡侧中下 1/3 处，与拇长展肌及拇短伸肌交叉已经走出腱鞘，活动之时
缺乏腱鞘的保护，仅有疏松的腱旁组织。当拇指和腕部过度劳损时，上述肌腱相互
摩擦，使腱旁组织发生损伤性炎症反应，渗出大量炎性液体而出现红肿胀痛。多见
于做持久重复动作的铁木工、泥瓦工、洗衣工、包装工、筑路工、开山工、编织工，
或多见于在工作节奏和技术操作骤然改变时。腕背上方酸痛或剧烈疼痛，活动时加
重。沿病变桡侧伸腕肌腱呈现条索状肿胀。多为急性发病。

检查：用手握紧患肢前臂近腕关节处，并嘱患者做用力握拳和放松动作，即可
感觉到握雪样摩擦音。若治疗及时得当，症状可在 1～2 周消失。也有亚急性病例，
发病较缓，表现为前臂背面桡侧近腕关处中等程度疼痛和肿胀，腕关节活动不自

如等症状。

【治疗方法】

治法：舒筋通络消炎法

操作步骤：①捏揉推按前臂桡侧腕伸肌群，重点揉按曲池、手三里、上廉、下廉、孔最、臂中、会宗、支沟、支正、三阳络、外关穴（图12-213）。②用拇指按揉推捏前臂背面桡侧中下 1/3 的条索状炎症结节处。③做腕关节的掌屈、背伸、尺偏、桡偏、和向前向后旋转摇腕活动（图12-214）各 7～8 遍。

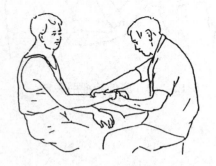

图12-213　捏揉前臂肌肉

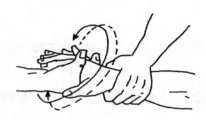

图12-214　做摇腕活动

十四、桡尺下关节分离征

桡尺下关节分离征，又称"尺骨远端漂浮征"。

【病因和症状】

桡尺下关节是指由桡骨远端与尺骨小头相组合而形成，其顶端与腕骨之间由腕三角软骨盘相连。因此与腕三角纤维软骨盘损伤，同病而不同名。当腕关节遭受外力损伤，由于腕三角软骨盘撕裂性损伤，失去对尺骨的茎突的控制能力，或因尺骨茎突的骨折而失去被控制能力，再由于前臂背伸肌群的牵拉作用，使尺骨远端向背侧翘起而脱离开桡骨下端尺侧的关节凹呈漂浮状而形成桡尺下关节分离。

急性发作时腕关节肿胀疼痛无力，尤其在做腕关节内翻旋前动作时（即拧毛巾的动作），用不上劲。尺骨远端明显增高，按压尺骨远端有弹性的浮动之感。用力按压，可以复位，每于做旋前动作之时，又会脱出。若在急性期治疗不当即形成不易复位的桡尺下关节分离。

【治疗方法】

治法：按压复位包扎固定法

操作步骤：①捏揉伤肢前臂背侧肌肉韧带，在支沟、外关、三阳络、支正、养老、阳谷、阳池、腕骨穴处进行重点捏揉 3～5 遍。②将拇指按压推挤尺骨远端，促使其分离的尺骨头复位（图 12-215）。③两手协同用力，做向外向内旋转摇腕活动各 10 余圈。④用拍子拍打上肢四面（图 12-216）。⑤用三裂绷带包扎固定 3 周以上。每周复查治疗一次。

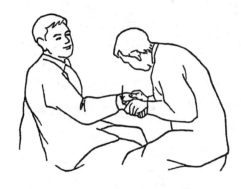

图12-215　按压尺骨远端

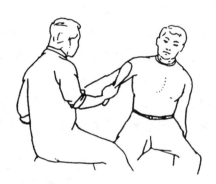

图12-216　拍打上肢四面

十五、腕关节软组织扭挫伤

腕关节软组织扭挫伤，简称"腕部损伤"。

【病因和症状】

腕关节包括桡腕关节、腕骨间关节及腕掌关节。腕骨有舟骨、月骨、三角骨、豆状骨、大多角骨、小多角骨、头状骨、钩状骨八块骨组成，与桡骨远端组成腕桡关节，与五个掌骨近端组成腕掌关节，结构复杂转动灵活，如同"万向节"。活动功能可做掌屈、背伸、内收（桡偏）、外展（尺偏）和旋转摇动。完全依靠伸侧屈侧的长短肌腱、深浅肌腱、内收外展肌腱多个不同肌腱的协调收缩来完成，是日常活动最频繁的关节。其活动方向多，活动范围大，活动次数频繁，因此易于发生损伤和劳损。

腕关节扭挫伤，由于倾跌时腕部的突然背伸，手掌着地支撑，或手提重物突然用力不慎扭伤，或腕部过度猛然用扭转力而致损伤。损伤的肌腱韧带等软组织，可因关节扭伤方向的不同而异。若背伸性扭伤，则为桡腕掌侧韧带猛然牵拉损伤。当跌仆手掌撑地时，腕部处于背伸位遭到旋转剪力或分离外力，可引起桡尺掌侧韧带撕裂，甚至造成"克雷氏骨折"。若腕部掌屈过度着地时，可引起桡尺背侧韧带撕裂，甚至造成"史密斯骨折"。扭伤外力，引起下尺桡关节分离，或尺桡侧的副韧带损伤。若有骨折，大多出现腕关节畸形和活动功能丧失。

【治疗方法】

治法：捏揉摇腕法

操作步骤：①捏揉伤腕周围肌肉韧带（图12-217），在外关、阳池、阳溪、阳谷、腕骨、大陵穴处，进行重点捏揉。②双手分别握住伤腕手的大小鱼际。做腕关节的掌屈和背伸活动，以及内收（桡偏），和外展（尺偏）拔伸活动（图12-218）各7～8次。③两手协同用力，做向内和向外旋转摇腕活动各10余圈。④用双手分推腕背肌肉分筋理筋10余遍。

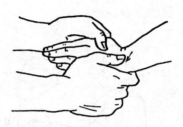

图12-217　捏揉腕部肌肉

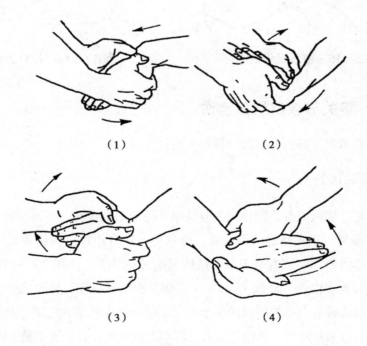

（1）　　　　　　　　　　（2）

（3）　　　　　　　　　　（4）

（1）掌屈拔伸法　（2）背伸拔伸法　（3）桡偏拔伸法　（4）尺偏拔伸法

图12-218　做腕关节伸屈内收外展拔伸活动

十六、腕三角纤维软骨损伤

腕三角纤维软骨损伤，又称"腕三角软骨盘损伤"。

【病因和症状】

腕三角软骨盘是由纤维软骨构成的一个等腰三角形软骨板，中央呈薄片状，顶点连接于腕部尺骨茎突内侧面，底边连接于桡骨远端尺骨切迹边缘、两腰边在腕关节掌侧与背侧同关节膜相连贯。三角软骨板的作用是使尺桡骨远端靠紧，防止分离，以利于桡骨在尺骨上旋转（活动范围约为150°，而配合翻转腕关节的活动功能）。前臂中立位时三角软骨盘处于松弛状态，旋前时背侧部分变得紧张，旋后时掌侧发生紧张。因其不同于一般腕部损伤，它是软骨板损伤，故单列一项述之。

在扭转冲撞作用力下，引起腕三角纤维软骨盘损伤。如跌倒时手掌着地，桡腕关节背伸，前臂极度旋前（桡偏），或极度旋后（尺偏），冲撞挤压于尺骨和三角骨、月骨之间，使处于紧张的三角纤维软骨盘破裂、撕脱或分离。也可伴发于桡骨下端骨折，或桡尺下关节分离。在腕部损伤时，若伴有桡骨远端的撕脱性骨折，或尺骨茎突基底部骨折时，则可能避免三角软骨盘的损伤或撕裂。腕部损伤后肿胀疼痛，握力下降，背伸支撑及尺偏旋前时疼痛加重。日久摇腕时，可出现腕关节弹响声。桡尺下关节分离时伴有疼痛感，但无腕关节绞锁现象。

检查：在下尺桡关节背侧或掌侧，可有明显压痛，三角软骨盘挤压试验阳性（用一手握住腕上方固定，用另一手握住手掌，使腕关节掌屈尺偏，并向尺骨小头方向挤压引起腕尺侧疼痛，即为阳性）。若合并有尺桡下关节分离或半脱位，则下尺桡关节松弛，尺骨头较正常者隆起，容易前后推动，按之有浮动感，即成为桡尺下关节分离征。

【治疗方法】

治法：捏揉旋摇复位法

操作步骤：①捏揉前臂及腕关节周围软组织，在阳池、阳谷、腕骨、阳溪、大陵穴处，进行重点捏揉（图12–219）。②点揉腕背面尺侧三角软骨盘损伤处（图12–220）。③做腕关节的掌屈、背伸、内收、外展和向内、向外旋转摇腕活动各7～8次。

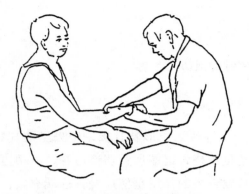

图12-219　捏揉前臂腕周肌肉

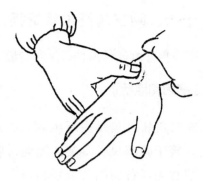

图12-220　点揉三角软骨处

十七、腕关节劳损

腕关节劳损是指腕关节长时间做反复重复动作的积累性暴力，引起的腕关节周围软组织的慢性疲劳性损伤，而发生的腕关节疼痛。即称为"腕关节慢性劳损"或"疼痛腕"，简称"腕痛"。近些年来由于手机电脑的普及，腕痛的患者增多，人们称其为"鼠标手"。

【病因和症状】

若由于腕关节急性损伤，未得到适当治疗而转为慢性，局部软组织损伤后，出血淤积，久之机化粘连，引起腕部慢性肌腱滑膜炎，腕部长期慢性疼痛，或有轻度肿胀、轻度活动受限，每于劳累受凉之后症状加重，休息之后缓解或消失。因此，腕关节劳损可出现反复发作的现象。发作之时，在损伤之处可出现挤压痛或活动受限。

【治疗方法】

治法：舒筋活血摇腕法

操作步骤：①捏揉推按前臂及腕关节周围肌肉韧带穴位（图12-221）。②若有粘连结节，可用拇指尖进行抠拨使其缓解。③双手拇指按于腕背向两侧分推（图12-222）7～8遍。④做腕关节的掌屈、背伸、内收、外展和摇腕活动各7～8次。

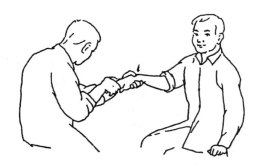

图12-221　捏揉腕周肌肉穴位

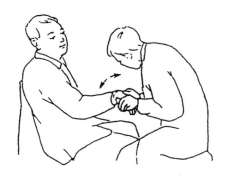

图12-222　分推腕手背侧

十八、腕管综合征

腕管综合征是指正中神经在腕管内，受到压迫所引起的手指麻木等神经受压症状。

【病因和症状】

腕关节掌侧的横行韧带与腕骨构成管腔。腕管腔内有正中神经通过，还有四根指浅屈肌腱、四根指深屈肌腱，以及一根屈拇长肌腱通过。腕管腔内有一定的容量空间，使屈肌腱在腕管内滑动，而不妨碍正中神经。如因腕部的骨折脱位或腕骨增生，以及腕横韧带肥厚，外力损伤或腕管腔内疾病引起肌腱肿胀，导致腕管腔内容物体积增大，促使腕管内容量空间相对缩小，就会挤压腕管内的肌腱和正中神经，出现症状。发病初期，患侧手指麻木疼痛，甚至影响睡眠。经活动手指后，麻痛可以减轻。其麻木疼痛主要表现在食指，其次为中指、环指及拇指，较少累及小指。少数患者手指可出现烧灼样疼痛。后期，大鱼际肌麻痹萎缩，肌力下降。拇、食、中、环指桡侧的感觉消失。拇指手掌侧不能与掌面垂直。肌萎缩一般在4个月以后出现，其程度与病程长短密切相关。

【治疗方法】

治法：舒筋化瘀通络法

操作步骤：①捏揉推按前臂内侧肌肉，在曲泽、曲池、尺泽、手三里、内关、外关穴，进行重点捏揉各3～5次。②捏前臂屈肌群和腕部掌面腕管处肌肉韧带及间使、内关、大陵穴3～5分钟。③推揉大鱼际及手掌部肌肉穴位（图12-223）。④双手活动各掌指及指间关节，以屈伸旋摇拔抻活动为主，促使恢复肌腱在腕管内的活动功能（图 12-224）。

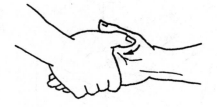

图12-223　推揉大鱼际

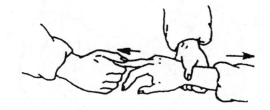

图12-224　屈伸拔抻各手指

十九、桡尺骨茎突狭窄性腱鞘炎

腱鞘因损伤而纤维变性，引起腱鞘狭窄，使肌腱内活动受限，称为"狭窄性腱鞘炎"。

【病因和症状】

本病常发生于腕踝、手掌、指趾及肱二头肌长头腱等处。但以桡骨茎突部最为多见，尺骨茎突次之，将发生于桡骨茎突处的称为"桡骨茎突狭窄性腱鞘炎"。发生于尺骨茎突处的称为"尺骨茎突狭窄性腱鞘炎"。在腕部桡骨茎突外侧处有一腱鞘，鞘内有拇长展肌腱和拇短伸肌腱一起通过，抵达于拇指背侧。由于鞘沟浅而狭窄，底面凹凸不平，沟面覆盖着腕背韧带。在日常生活和劳动中，反复持久地外展内收拇指，促使肌腱在腱鞘内反复运动摩擦，便可引起腱鞘损伤性炎性水肿，腱鞘壁内外层逐渐增厚，以致造成管壁狭窄，引起腱鞘内张力增加，致使肌腱产生疼痛和功能障碍。多发生于经常使用腕及手指握力的快速作业人员，如包装工、制鞋工、编织工、打字员等工种和经常抱孩子的妇女。常在腕部桡侧及拇指周围出现疼痛乏力，活动可有不同程度的受限，在桡骨茎突（阳溪穴）处有明显压痛，或轻度肿胀。有时可在皮下触及豆大结节。拇指的主动内收外展均可引起疼痛，可放射至手腕和前臂。若将拇指内收于掌心握拳，再使腕部向尺侧倾斜，则疼痛明显加剧。若发生在腕部尺骨茎突处，称为"尺骨茎突狭窄性腱鞘炎"，其症状也大多表现在腕部尺侧。

【治疗方法】

治法：舒筋通络刮拨法

操作步骤：①捏揉前臂桡侧肌肉韧带，在外关、偏历、列缺、阳溪、阳谷、腕骨处进行重点捏揉。②抠拨和刮动桡骨茎突处（图12-225），拨离其粘连结节及增厚之鞘壁。③反复做掌屈、背伸、内收、外展拔伸活动，和旋转摇腕活动（图12-226）。④做拔伸和旋摇拇指活动3～5遍。⑤尺骨茎突狭窄性腱鞘炎，抠拨和刮动尺骨茎突腱鞘之处（图12-227）。⑥做屈伸拔抻旋摇腕关节，和牵拔旋摇五指（图12-228）3～5遍。

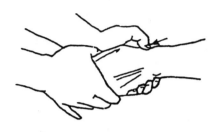

图12-225　刮拔桡骨茎突

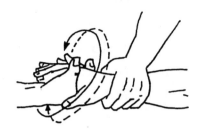

图12-226　做摇腕活动

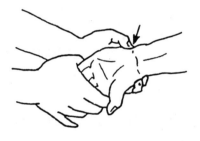

图12-227　刮拔尺骨茎突

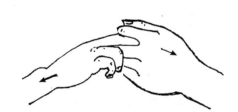

图12-228　顺序牵拔旋摇五指

二十、腱鞘囊肿

腱鞘囊肿，指发生在关节囊或腱鞘附近的囊性肿物。俗称"聚筋""筋瘤""筋疙瘩"。

【病因和症状】

本病好发于腕踝关节周围，偶然可见于腘窝中，常与关节囊或腱鞘相通，可为单房性或多房性，囊内充满无色或微黄色胶状液体。囊肿外膜由纤维构成，内膜由白色光滑的皮膜所包裹，表面被皮肤覆盖。其发病原因常与外伤、机械性刺激或腕踝关节或膝关节的慢性劳损有关。囊肿大多逐渐发生，发展缓慢，逐渐充盈，外形光滑，触诊时呈饱满之囊性感，有时可有波动感。边缘大小可发生变动。囊肿经过长期慢性炎症刺激，囊壁逐渐增厚变硬，甚至达到与软骨相似，嵌顿于关节间隙，或出入于关节或腱鞘附近皮下，形成半球形隆起，日久可与周围组织发生粘连经久不愈。

【治疗方法】

治法：按揉挤压法

操作步骤：①推按囊肿处四周肌肉（图12-229），摸清囊肿四周情况，拨离周围粘连。②将手腕尽量掌屈，以便暴露出其囊肿物，用拇指按于囊肿上，用爆发寸劲猛力挤压囊肿，使囊壁破裂，其胶状内容物流散于皮下软组织中，逐渐吸收（图12-230）。③挤破之后，应再用力捻揉数次，使其内容物尽量溢出囊皮之外。可用棉球加压包扎数日，以防复发。

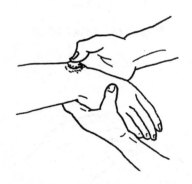

图12-229　捏揉囊肿周围

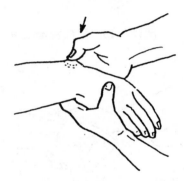

图12-230　猛力挤压囊肿物

二十一、掌指指间关节扭挫伤

掌指关节是由掌骨头与近节指骨构成，关节囊背侧薄、掌侧厚。指间关节为铰链式关节，背侧有伸指肌腱，掌侧有屈指肌腱，两侧有侧副韧带（蚓状肌），以稳定其关节。掌指和指间关节主要是做屈伸活动，是日常活动最频繁的关节。

【病因和症状】

如指端遭受纵向暴力引起的损伤，称为挫伤；指端遭受扭转外力，损伤关节周围肌肉韧带。如外力冲撞指端，使关节发生侧向扭曲运动，造成一侧侧副韧带的撕裂性损伤，称为扭伤。或因猛烈的牵拉暴力，造成两侧侧副韧带的牵拉性撕裂损伤，也可使关节囊部分撕裂。有时可伴有骨折或关节脱位，遭受猛烈的过屈或过伸暴力，可能会引起屈伸肌腱的断裂。掌指间关节扭挫伤后，关节周围肿胀疼痛，关节活动功能受限，局部压痛明显。若伴有侧副韧带撕裂，可伴有手指偏向一侧畸形。背伸肌腱断裂时，手指呈屈曲畸形；掌屈肌腱断裂时，呈背伸畸形。合并有关节脱位或骨折时，可见有错位或移位的关节畸形。

X线拍片：对明确骨折脱位移位情况，有助于帮助确诊。

【治疗方法】

治法：拔伸捏揉法

操作步骤：①夹持住伤指末端进行轻轻牵拉拔伸持定（图12-231）。一手捏揉伤指四面肌肉韧带，拿正受伤的关节。②掌指关节扭伤，用手在掌指关节及其周围进行捏揉（图12-232）3～5遍。③若属手指内外侧副韧带扭挫伤时，捻揉伤指两侧的副韧带（图12-233）3～5遍。④用钳形拳顺序牵拔摇动五指（图12-234），肌腱完全断裂者应考虑外科手术修复。

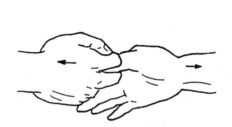

图12-231 牵拉拔伸指掌关节

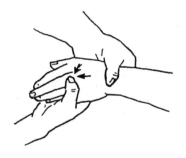

图12-232 捏揉掌指关节

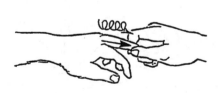

图12-233 捻揉伤指副韧带

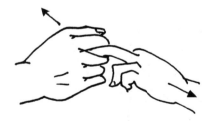

图12-234 顺序牵拔五指

二十二、屈指肌腱鞘炎

屈指肌腱鞘炎，又称"屈指肌腱狭窄性腱鞘炎"，俗称"扳机指""弹拨指""弹响指"。

【病因和症状】

本病多发生在手部掌指关节上方掌面，以及指间关节的掌面，属于屈指肌腱鞘的损伤性炎症。手指部的屈指肌腱鞘状韧带，在掌骨颈与掌指关节掌面，构成了狭窄而坚韧的骨纤维管，拇长展肌腱和指浅深肌腱通过此管道进入手指，附着于中段或末节指骨上。由于手指的频繁伸屈活动，和手掌的过度用力，造成肌腱与腱鞘的长期刺激与摩擦，使腱鞘出现损伤性炎症水肿，逐渐增厚和纤维化，形成环状狭窄的纤维管，使其肌腱受挤压而变细，未被挤压的肌腱两端则呈葫芦状膨大，在伸屈手指之时，肌腱两端的膨大部难以顺利通过狭窄的纤维管，致使手指伸屈困难，摩擦受伤而发生此症。若再用力屈指，就会发生如同扳动枪机样动作，并发生"喀噔"的弹响声，在患指关节掌侧可触知肌腱的跳动，或触及如豆大之结节。在屈曲位变为伸直位时，也可出现类似现象，这是肌腱膨胀之处通过增厚的狭窄腱鞘时，产生强烈的摩擦和受阻现象所致。病程可长达数周数月或更长。

【治疗方法】

治法：捏揉抠拨刮动法

操作步骤：①捏揉屈指肌腱鞘炎处及周围组织3～5遍。②拇指的掌指关节处屈指肌腱腱鞘炎，用拇指尖抠拨刮动拇指掌指关节处，使肌腱顺利通过纤维管（图12–235）。③其他掌指关节屈指肌腱鞘炎，用拇指尖刮动其掌指关节处（图12–236）7～8遍，促其缓解。④指间关节处屈指肌腱鞘炎，用拇指尖刮动其指间关节处。⑤再用钳形拳顺序牵拔旋摇五指。

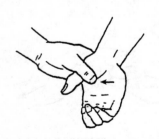

图12–235　抠拨刮腱鞘处

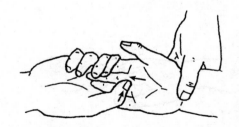

图12–236　抠刮掌指屈肌腱鞘

二十三、上肢麻木无力症

上肢麻木无力症是指找不到任何原因的上肢麻木无力，大多发生于老年人。

【病因和症状】

本病原因目前尚不十分明了，可能因年老体弱，气血衰退，肌肉筋腱产生退行性变，或因受风着凉，过度疲劳等，而使上肢麻木无力，大多发生于老年人。患侧上肢出现轻度肌肉萎缩，麻木无力，不能拿持重物，持物常从手中失落。经多方检查，都找不出发病原因者。

【治疗方法】

治法：舒筋通络活血法

操作步骤：①用双手捏揉上肢肌肉穴位（图12-237）。②抠拨天灵、腋灵、缺盆穴。③抠拨极泉、青灵、肩髃、臂臑穴。④捏揉抠拨上池、曲池、下池、屈阳交、肘髎、手三里、下廉、上廉、臂中、郄门、间使、内关、合谷穴和伸屈旋摇肩、肘关节（图12-238）及屈伸旋摇腕关节各7～8圈。⑤用双手虎口搓揉上肢肌肉（图12-239）3～5遍。⑥用拍子拍打颈肩左右侧线及上肢四面3～5遍（图12-240）。用以理气活血，舒筋通络。

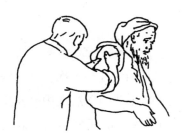

图12-237　捏揉上肢肌肉

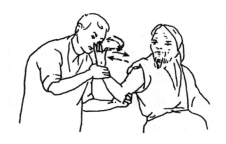

图12-238　伸屈旋摇肩、肘关节

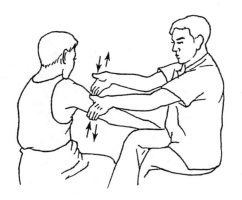

图12-239　搓揉上肢肌肉

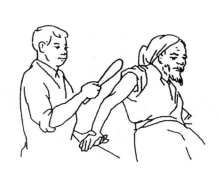

图12-240　拍打颈肩及上肢

第五节　下肢部软组织病伤

一、髋关节软组织扭挫伤

髋关节是人体中最深最大的球凹关节，主要是负重和维持相当大范围的灵活运动。

【病因和症状】

本病常见于青壮年体力劳动或剧烈体育运动中。摔倒跌仆时，髋关节过度外展、内收、屈伸或旋转，引起软组织的损伤。轻者造成肌肉韧带的扭挫伤，重者可导致部分关节囊撕裂。劳损或退化易发展成为髋关节骨性关节炎。也有因扭挫伤后而导致股骨头缺血性坏死。髋关节有明显疼痛，呈保护姿势不敢负重，行走不利。运动可使疼痛加重。

【治疗方法】

治法：拿揉摇髋法

操作步骤：①拿揉臀部肌肉及周围穴位，拿揉臀中、居髎、环跳、承扶、股后穴。②拿揉下肢后侧殷门、委中、委阳、陵后、承筋、承山穴3～5次。③若臀部肌肉丰厚者，可用肘尖进行点揉（图12-241），使其感觉透于肌肉深层之中。④用双手推揉臀部及下肢后侧肌肉穴位。⑤双手协同用力，做髋关节的屈伸活动，和内收外展活动（图12-242）。⑥做髋关节向内向外旋摇活动（图12-243）10余圈。⑦用双手伸屈旋摇膝关节（图12-244）。⑧拿揉下肢四面肌肉穴位。⑨用拍子拍打骶臀部及下肢四面各3～5遍。

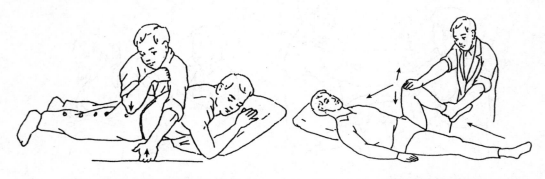

图12-241　点揉下肢肌肉穴位　　　图12-242　伸屈内收外展髋关节

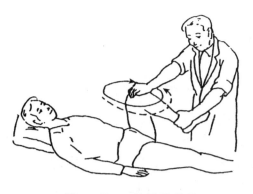

图12-243　旋摇髋关节

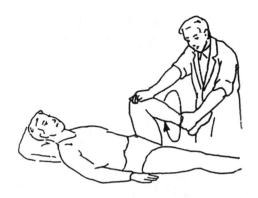

图12-244　旋摇膝关节

二、髋关节滑囊炎

髋关节滑囊炎，包括坐骨结节滑囊炎和大转子滑囊炎，俗称"掰胯""溜胯""胯错缝"。

【病因和症状】

本病发病原因较多，有感染性、外伤性、化学性及其他原因，如类风湿关节炎引起的滑囊炎。髋关节周围有许多滑囊，较常见的有：

1. 坐骨结节滑囊炎　多见于中老年人，滑囊附着于坐骨结节上，位于臀大肌深层。主要症状表现为局部疼痛不适和肿胀，肿块大小不一。按压疼痛，影响下坐。臀大肌收缩时，可产生疼痛，并放射至臀部。坐骨神经受到刺激时，可产生坐骨神经痛的症状。

2. 大转子滑囊炎　大转子滑囊位于臀大肌附着点与大转子后外侧骨突之间，属于多房性。发病时大转子上方疼痛，不敢向患侧睡卧，局部疼痛可触及肿块。肿块较大或肿胀明显时，大转子后外方凹陷消失。走路时跛行，常采取屈髋外展外旋患肢，以缓解其疼痛症状。

【治疗方法】

治法：舒筋通络活血化瘀法

操作步骤：①双手掌按摩髋关节周围臀及下肢肌肉穴位（图12-245）。②自上向下顺推臀部及下肢后侧肌肉。③拿揉下肢肌肉和穴位（图12-246）3～5次。④做髋关节伸屈和向内向外摇摆活动（图12-247）。⑤两手协同用力将患肢提起，经屈髋屈膝位，再提至过度屈膝屈髋，经内收绕过人体中线，再向下牵拉至伸直位 7 ～ 8 次（图 12-248）。⑥用拍子拍打臀部及下肢四面 3 ～ 5 遍。

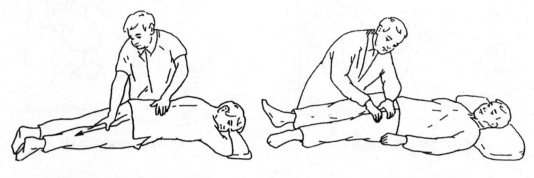

图12-245　按摩臀及下肢　　　　　　图12-246　拿揉下肢四面

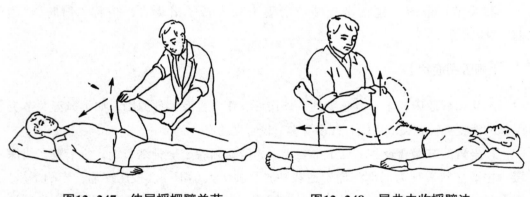

图12-247　伸屈摇摆髋关节　　　　　　图12-248　屈曲内收摇髋法

三、弹响髋

弹响髋，即随着髋关节屈伸活动，而发出弹响声的病证。

【病因和症状】

当臀大肌和阔筋膜张肌发生痉挛，使髂胫束产生紧张而增厚，张力加大。屈伸髋关节，或做内收内旋活动时，髂胫束后缘或臀大肌肌腱前缘，因反复摩擦发出咯噔样弹响声。

1. 髋关节弹响　当髋关节做伸屈内收内旋活动时，髂胫束后缘或臀大肌腱前缘，增厚的软组织滑过股骨大粗隆的突起部位时，因摩擦而发生弹响，局部酸胀疼痛。

2. 慢性下腰部疼痛　因阔筋膜紧张致骨盆向前旋转，腰椎生理前突增加，腰骶角加大，腰椎负重力线由前部椎体向后移至关节突上，造成腰骶后关节慢性劳损，出现下腰部疼痛。

【治疗方法】

治法：舒筋通络法

操作步骤：①按揉搓摩臀部髋关节周围及下肢肌肉穴位（图12-249），在臀中、环跳、居髎穴及股骨大转子处，进行重点按揉。②用肘尖点揉臀中、环跳、居髎穴，加大用力点压臀部肌肉及其穴位（图12-250）。③自上向下推揉大腿外侧肌肉穴位，在臀中、居髎、环跳、风市、阴市进行重点推揉（图12-251）。④拿揉股骨周围肌肉穴位。点揉拨压划动臀部外侧及大腿外侧肌肉穴位（图12-252），点揉按压紧张的髂胫束和阔筋膜。⑤施术者一手托住膝部，另一手握住踝部，双手协同用力，将患肢抬起，做髋关节的屈伸和内收外展活动（图12-253）。⑥做髋关节向里向外，反复摇髋活动（图12-254）各7～8次。⑦用拍子拍打臀部及下肢四面肌肉3～5遍。

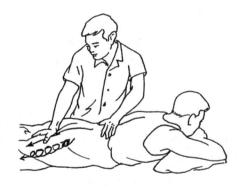

图12-249　按摩臀及下肢

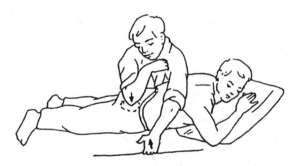

图12-250　点压下肢肌肉

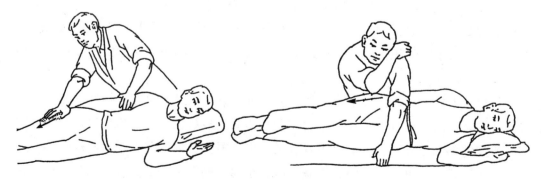

图12-251　推揉大腿外侧肌肉　　　　图12-252　划动下肢外侧肌肉

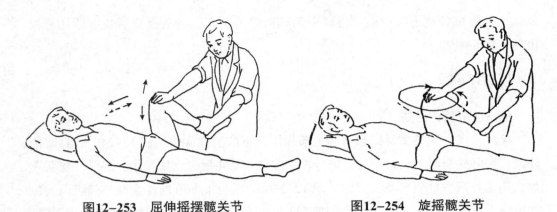

图12-253　屈伸摇摆髋关节　　　　　图12-254　旋摇髋关节

四、梨状肌综合征

梨状肌综合征是指梨状肌的生理变异或损伤。

【病因和症状】

本病可引起的臀上神经、股后皮神经、坐骨神经、臀下神经，以及臀部上下动脉静脉受压的一系列症状。因其以坐骨神经痛为主症，故常与腰椎间盘突出症的坐骨神经痛相混淆。临床中应仔细鉴别。但基本上有以下两种：

1. 梨状肌的变异　由于梨状肌结构变异，有的坐骨神经从梨状肌肌腹中间穿出；也有的坐骨神经在梨状肌处就分出腓总神经和胫神经；或其胫神经从梨状肌下穿出，而腓总神经则从梨状肌的肌腹中穿出，这些变异为坐骨神经受梨状肌挤压刺激准备了条件。当大腿用力外旋，或局部受寒，梨状肌收缩增粗时，梨状肌的肌肉间隙缩小，压迫坐骨神经出现刺激症状。

2. 梨状肌的损伤　下肢突然用力外展外旋或蹲位站起时梨状肌过度收缩；或下肢负重内旋，梨状肌受到过度牵拉，致使梨状肌遭受损伤、肌腱撕裂、肌肉发生保护性痉挛，对下方组织产生压迫，或日久形成粘连等，影响梨状肌上下方及坐骨神经而引起症状。

梨状肌损伤后，常波及坐骨大孔、梨状肌上下所通过的血管和神经，除局部症状外，常表现出坐骨神经干性受压的症状和体征。多数患者有扛抬重物，或蹲起时下肢或腰臀部闪扭外伤史。部分患者有受凉史。损伤后臀后及大腿后侧疼痛，有时可波及会阴部，也可放射至整个下肢，偶有小腿外侧发麻，重者行走困难，时常伴有跛行。在大小便或大声咳嗽腹压增大时，下肢窜痛加剧。患者俯卧时可在臀部深层触及横条索状物，或隆起的梨状肌局限性压痛明显。髋内旋内收受限，并常伴有疼痛加重。直腿抬高在 60° 以前疼痛明显，当超过 60° 以上，疼痛反而减轻。可与腰椎间盘突出症的坐骨神经痛相鉴别。

【治疗方法】

治法：理筋通络法

操作步骤：①推揉按摩臀部及下肢后侧肌肉（图 12-255）。②拿揉臀部梨状肌处（图 12-256）3 ～ 5 遍。对其痉挛或粘连结节进行重点拿揉和拨离使其症状缓解。③用肘尖点揉拨压梨状肌及臀部和下肢（图 12-157）。④用肘尖点揉臀中、环跳、承扶、殷门、委中、委阳、陵后、承筋、承山穴（图 12-258）3 ～ 5 次。⑤按揉臀部及下肢肌肉 2 ～ 3 分钟。⑥推揉臀部及下肢肌肉 3 ～ 5 遍。⑦用拍子反复拍打臀部及下肢四面 3 ～ 5 遍。

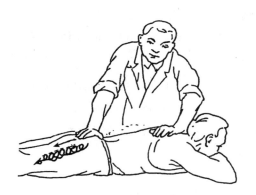

图12-255　推揉臀部及下肢

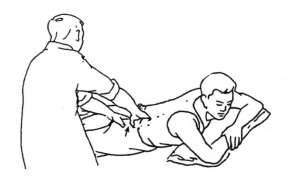

图12-256　拿揉梨状肌

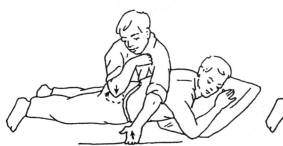

图12-257　点揉拨压梨状肌

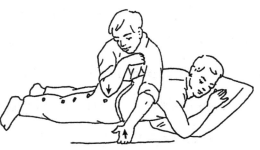

图12-258　点揉环跳、委中穴

五、坐骨神经痛

坐骨神经是全身最大最长的神经。坐骨神经痛是指沿着坐骨神经走行方向，而产生的疼痛或放散性疼痛，它是一个症状。许多原因可引起坐骨神经痛。

【病因和症状】

本病一般分为原发性和继发性。原发性多见于坐骨神经的间质性神经炎；继发性常见于坐骨神经根或坐骨神经干损伤和间接的坐骨神经受挤压（如腰椎间盘突出症、梨状肌损伤、骨性腰椎管或神经根管狭窄，脊髓、椎体和骨盆肿瘤、化脓或结核性感染等）。本病或受风寒湿邪的侵袭，脉络受阻，血瘀气滞，产生疼痛。好发于青壮年。疼痛由一侧腰部或臀部向大腿后侧、小腿外侧及足背放散。咳嗽打喷嚏，大小便用力时疼痛都会加重。"牙痛长，腿痛短"，坐骨神经痛大多出现跛行症状。患者多采取一系列减痛姿势，睡觉时向健侧侧卧，髋膝关节微屈。由卧位坐起时，全身重量支撑于健侧坐骨结节上，以减轻坐骨神经的刺激症状，站立时身体向健侧倾斜，下肢不敢用力，久之造成脊柱侧弯。

检查：患侧肢体肌肉弹力肌张力均低下，以小腿更为明显。跟腱反射减低或消失。直腿抬高试验阳性。较常见的压痛点在腰 4、5 椎旁 2cm 处，骶髂关节上方，臀横纹中央，腘横纹上 2～3cm 处，以及腘横纹外下方 2～3cm 处、外踝后方等。

【治疗方法】

由于腰椎间盘突出症或椎管狭窄引起者，参照各有关项下的治疗手法。

由于梨状肌损伤或坐骨神经炎引起者，参照梨状肌综合征的手法治疗。

由于肿瘤、结核、化脓感染引起者，不属于手法治疗之例，应采用其他对症治疗方法。

六、股四头肌挫伤

股四头肌挫伤，因股四头肌位于大腿前面表浅，容易为直接暴力挫伤。

【病因和症状】

本病多发于青壮年体力劳动者及剧烈活动的运动员，如篮球、足球和摔跤比赛中相互冲撞，或跌仆打击等直接暴力，作用于大腿前侧，均可引起股四头肌挫伤。股四头肌轻度挫伤，除伤处疼痛之外，可有压痛、叩击痛。股四头肌重度挫伤，可出现红肿发热、疼痛等创伤反应性急性炎症表现。伤后数日，局部可出现青紫色瘀斑。若主动收缩股四头肌，则局部疼痛加剧。患肢活动功能部分障碍，行走困难。

【治疗方法】

治法：行气通络散瘀止痛法

操作步骤：①按揉伤肢股四头肌伤处。②拿揉大腿股四头肌遭受挫伤处（图12-259）。③颤抖大腿内外侧肌肉（图12-260）。④用拍子轻拍下肢四面各反复3～5遍。

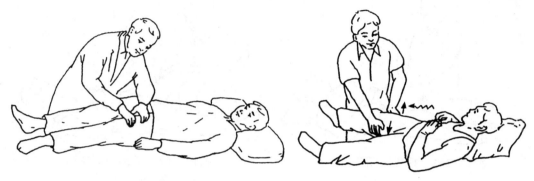

图12-259　拿揉股四头肌　　　　　图12-260　颤抖大腿肌肉

七、股四头肌起点损伤

股四头肌起点损伤，又称"股四头肌起点揿伤"。

【病因和症状】

股四头肌是由股直肌（起于髂前下棘处）、股间肌（起于股骨体前方，在股直肌的深层）、股内侧肌和股外侧肌（分别起于股骨嵴的内外侧缘）所组成。它们分别通过髌骨和髌韧带，而附着于胫骨粗隆。若突然猛烈地用力踢球，或用力猛然踢伸小腿时，股四头肌突然收缩，会引起股四头肌起点的损伤。若股四头肌收缩力过大，甚至造成股直肌近端部的撕裂或断裂。大多为间接传导暴力，引起的牵拉撕裂性损伤。伤侧下肢不能伸直，伸则疼痛加重。肌力减弱，局部肿胀，行走不便，久之股四头肌无力，甚至出现萎缩现象。若发生股直肌断裂，在股骨上端可摸到凹陷的痕迹。局部压痛、叩击痛、抗阻力痛均较明显。

【治疗方法】

治法：舒筋活血止痛法

操作步骤：①捏揉股四头肌起点处及大腿上段肌肉穴位（图 12-261）。②用一手自下向上反复逆推股四头肌（图 12-262）。③双手协同用力，做屈伸髋关节和膝关节活动（图 12-263）各 10 余次。④用拍子拍打下肢四面（图 12-264）3 ～ 5 遍。

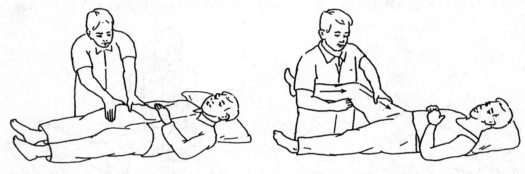

图12-261　捏揉股四头肌起点　　　　　　图12-262　逆推股四头肌

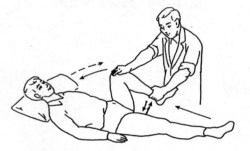
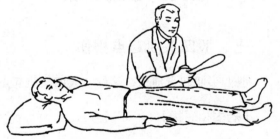

图12-263　屈伸活动髋膝关节　　　　　　图12-264　拍打下肢四面

八、股二头肌损伤

股二头肌，长头起自坐骨结节，短头起自股骨嵴，向下肢外侧走行，抵止于胫骨外髁和腓骨头，有外展大腿、屈曲膝关节和向外旋转股骨的活动功能。

【病因和症状】

当膝关节遭受内翻性损伤时，股二头肌首先受损。若损伤外力较大，可造成肌腹与肌腱联合部的急性损伤或撕裂。严重者可因局部出血和渗出而发生粘连和肌腱炎。若损伤外力并不大，或长期慢性反复损伤，则可造成腓骨头和股二头肌腱附着处的慢性劳损。损伤后引起局部反射性肌肉痉挛和疼痛。有的会伴有膝关节外侧副韧带和腓总神经的损伤。慢性损伤，比股二头肌腱联合部的急性损伤更为多见。局部有不同程度的肿胀疼痛，似与滑囊炎不易鉴别。但股二头肌腱劳损时，多有肌腱活动疼痛，滑囊炎则无肌腱活动痛。股二头肌劳损大多伴有肌二头肌肌腱炎，其疼痛范围比较广泛；滑囊炎的疼痛，则较为局限。股二头肌腱联合部损伤时，疼痛多显现于大腿后侧，股二头肌肉痉挛，会产生下肢活动受限。

【治疗方法】

治法：舒筋通络止痛法

操作步骤：①拿揉患者大腿后侧股二头肌，自坐骨结节至腘窝外侧（图12-265），操作5～6遍。②用肘尖点压拨揉环跳、承扶、殷门、委中、委阳（图12-266）3～5次。③股二头肌腱慢性劳损，在委中、委阳及阳陵泉、陵后穴处进行重点捏揉。④股二头肌粘连应用拇指尖进行拨离使其缓解。⑤按揉大腿后侧股二头肌肌肉穴位（图12-267）。⑥用手掌由上向下推揉下肢后侧股二头肌肌肉穴位（图12-268）。⑦用拍子拍打下肢肌肉3～5遍。

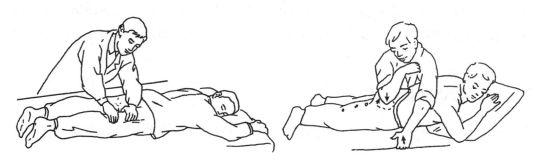

图12-265　拿揉股二头肌　　　　　图12-266　点压拨揉下肢穴位

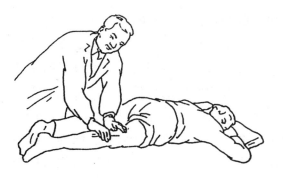

图12-267　按揉股二头肌

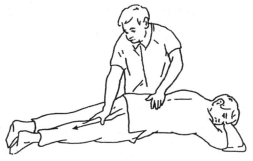

图12-268　顺推下肢后侧肌肉

九、股后侧肌损伤

股后侧肌，包括股二头肌、半腱肌、半膜肌，属于双关节肌，作用为伸大腿、屈小腿。

【病因和症状】

在田径运动员的短跑踏跳的刹那间，或做急速而短距离的冲刺时，股后侧肌主动急剧收缩时；或舞蹈杂技演员和体操运动员做踢腿压腿或劈叉等动作时，由于极度屈髋和伸膝，股后侧肌被过度牵拉，均有可能引起损伤。损伤部位以近端肌腱附着点（坐骨结节）最为常见，其次为肌腹，而远端肌腱附着点损伤较少。在完成上述动作过程中，股后侧肌肉突然发生剧痛，随即出现功能障碍。伤侧坐骨结节或肌腹损伤处有局限压痛；重复受伤机制动作时，伤部疼痛加重。新伤可有轻度红肿，陈旧伤在伤处常可摸到硬结节状物。

【治疗方法】

基本治疗方法大致同股二头肌损伤的治疗手法。在其损伤疼痛或硬结节处，应进行重点的推按拨揉，以促使其缓解痉挛，解除粘连，从而解除疼痛等症状，达到逐步治愈。

十、股内收肌损伤

股内收肌位于大腿内侧的内收肌群，包括内收长肌、内收短肌、内收大肌三块肌肉。

【病因和症状】

常因强力牵拉间接外力作用，导致股内收肌损伤。大腿的内收动作依赖股内收肌群的收缩。股内收肌还可使大腿外旋，当劈腿动作过大，以及大步跨越的动作，或强力牵拉内收外展动作时，均可引起股内收肌急性损伤。长期反复的骑马踢毽动作，致使股内收肌反复收缩，都可导致股内收肌的慢性劳损。急性股内收肌损伤时，局部肌纤维水肿渗血、形成水肿或血肿，久之血肿机化，产生粘连，刺激闭孔神经，引起反射性肌痉挛；或血肿骨化，成为骨化性肌炎，限制大腿的外展和前屈活动功能，走路跛行。当髋关节做内收外展动作时，大腿内侧肌肉产生剧痛而活动受限。大腿内侧肿胀，"4"字试验阳性。慢性损伤可无肿胀，但股内侧上段可有明显压痛，股内收肌肌肉僵硬，股内收肌近端疼痛，并可延续数月数年不等。

【治疗方法】

治法：舒筋活血摇髋法

操作步骤：①反复捏揉股内收肌群（图12-269），对血海、股内上、股内下、五里、阴廉、急脉穴进行重点捏揉7～8遍。对其肌肉痉挛或粘连结节，要进行重点捏揉，促使其肌肉痉挛缓解，结节消散。②抓揉颤抖大腿两侧肌肉穴位（图12-270）3～5遍。③双手协同用力，做屈膝屈髋活动，和髋关节的内收外展活动（图12-271）各7～8遍。④再做髋关节的前屈内收摇髋活动10余次（图12-272），促使其恢复髋关节活动功能。

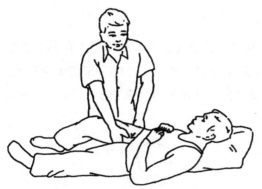

图12-269　捏揉股内收肌

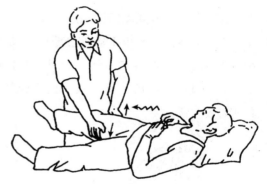

图12-270　抓揉颤抖大腿肌肉

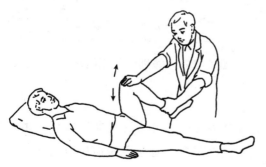

图12-271　内收外展髋关节

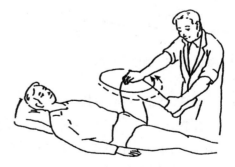

图12-272　前屈内收摇髋活动

十一、股外侧皮神经炎

股外侧皮神经自腰 2、3 神经根发出，分布在大腿前外侧。当其穿出部位组织纤维化时，压迫刺激神经出现症状。

【病因和症状】

过度疲劳和寒凉刺激，多使本病疼痛加重。表现为大腿前外侧皮肤感觉障碍，局部麻木发凉，或有如蚁走感，或有刺痛或有酸麻胀感，在行走或站立过久之时加重。在大腿前外侧，可触及挛缩的筋腱结节。病情症状长久不愈，可达数月甚者数年。

【治疗方法】

治法之一：推揉点压拨离法

操作步骤：①顺推下肢外侧肌肉（图 12-273），使其放松。②用肘尖在其痛点或挛缩结节之处，进行点压和前后拨动，自此向下划动（图 12-274）。③点揉股外上、股外下、风市、阴市、梁丘穴，拨离股外侧皮神经穿出孔处的粘连或绞锁，以缓解压迫刺激症状。

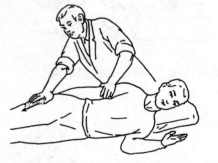

图12-273　顺推下肢外侧肌肉

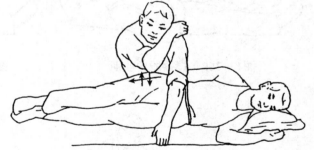

图12-274　拨划股外侧肌肉

治法之二：空心掌拍击法

操作步骤：①用右手呈空心掌反复拍击股外侧皮神经分布区的肌肉穴位，由轻逐渐加大用力，拍打至皮肤充血发红发热，甚至出现多个青紫色瘀血斑点为止（图 12-275）。②用拍子拍打下肢外侧面（图 12-276），股外侧皮神经处重拍几下。此后 1 周内其瘀血斑加重，连成大片青紫血斑。2 周后开始吸收变黄，3～4 周后才可能完全吸收。其疼痛麻木，也随之消失。

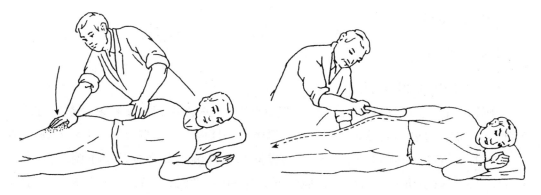

图12-275　拍击股外侧皮神经　　　　　　图12-276　拍打股外侧皮神经

本方法适用于治疗久治不愈的股外侧皮神经炎。但有出血性疾病者、年老体弱者，均应该禁用。进行治疗前并应向患者说明本方法的治疗过程，取得患者同意后才可进行。

十二、膝内（外）侧副韧带损伤

膝关节内外侧各有一条副韧带：内侧副韧带从股骨内髁到胫骨内髁下方，其深层与半月板相连；外侧副韧带从股骨外髁到腓骨头外侧面。临床当中以内侧副韧带损伤较为多见。

【病因和症状】

膝关节处于微屈位时，受内翻或外翻暴力冲击，使膝关节内侧或外侧副韧带遭受损伤。按损伤性质和程度，分为扭伤、撕裂伤、完全断裂、不完全断裂，或合并半月板损伤、十字韧带损伤等几种类型。扭伤为韧带遭受牵拉性损伤。不完全断裂伤，为浅层或深层，上附着部或下附着部的部分断裂，局部出血肿痛，久则血肿机化粘连，影响膝关节伸屈活动。完全断裂有时为横断或斜断等，使膝关节失去联系而丧失稳定性能。暴力大多来自外侧，故产生内侧副韧带损伤的机会较多。若暴力由内向外则可使外侧副韧带遭受损伤。受伤局部疼痛肿胀、出血瘀斑，膝关节不能完全伸直，压痛多在外侧副韧带附着处。内侧副韧带扭伤或不完全断裂时，患者仍可坚持走路，其疼痛局限于膝关节内侧。内侧副韧带完全断裂时，膝关节活动丧失稳定性，反射性地引起腘绳肌紧张，致使膝关节活动功能受限，强力外展膝关节，可引起膝关节内侧剧烈疼痛，膝关节内出血积液而出现肿胀明显，膝关节内侧缘可触及凹陷。若合并有半月板损伤时，膝关节积液加重，可出现浮髌试验阳性。

【治疗方法】

治法：舒筋活血摇膝法

操作步骤：①搓揉推按膝关节周围肌肉穴位及内外侧副韧带和附着点（图12–277）7～8次。②若属内侧副韧带损伤，则重点搓揉内侧副韧带及其上下附着处（图12–278）。③若属外侧副韧带损伤，则搓揉拿揉外侧副韧带及其上下附着点（图12–279）。④双手协同用力提起伤肢在屈膝屈髋位，做膝关节的伸屈活动（图12–280）。⑤做膝关节的向内向外旋摇活动（图12–281）。⑥拿揉下肢四面肌肉（图12–282）。⑦用拍子拍打下肢四面3～5遍。⑧膝关节内外侧副韧带完全断裂时，应考虑外科手术修补。

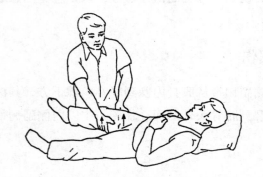

图12–277 搓揉内外侧副韧带

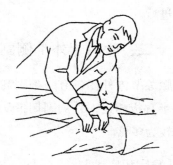

图12–278 拿揉内侧副韧带

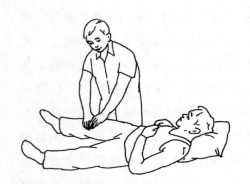

图12–279 拿揉外侧副韧带

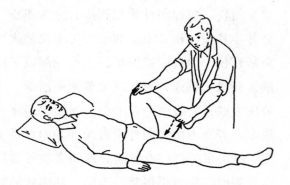

图12–280 屈伸膝关节

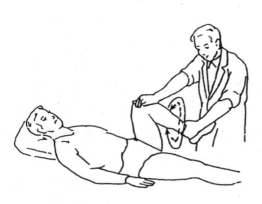 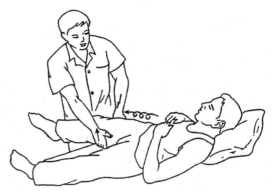

图12-281　旋摇膝关节　　　　　　图12-282　拿揉下肢肌肉

十三、膝关节创伤性滑膜炎

膝关节创伤性滑膜炎，又称"髌上滑囊炎"。

【病因和症状】

本病指膝关节创伤引起的滑膜非细菌性炎症，可分为急性创伤性和慢性损伤性两种。

1. 急性创伤性滑膜炎　本病是由于暴力打击，跌仆创伤，扭挫损伤，膝关节附近骨折或外科手术等引起，可导致滑膜血管扩张、充血、产生大量渗出液，由于渗出液增多，膝关节内压力增高，阻碍淋巴回流，形成恶性循环。若不及时处理，日久可转化成慢性。

（1）膝关节肿胀：两膝眼及髌上囊部分隆起，一般在损伤后立即出现，或 1～2 小时内发生，膝关节及小腿部有较广泛的瘀血斑。

（2）疼痛：膝关节胀痛，做全蹲位或活动过多后疼痛加重。膝关节主动极度伸直时，特别是抗阻力时，髌下部疼痛加剧；被动极度屈曲时，疼痛加剧。

（3）膝关节功能障碍：膝关节活动不灵活，屈曲受限，或不能伸直。病程稍长或慢性患者，感到膝关节无力。浮髌试验阳性。

2. 慢性损伤性滑膜炎　急性滑膜炎失治或治疗不当转化而成，其他长期慢性劳损，膝关节内游离体的存在，或过度疲劳等引起。再加上经受风寒潮湿着凉、寒湿侵袭等外界原因而促成。

【治疗方法】

治法：推揉活血通络法

操作步骤：①拿揉髌骨上下缘及其四周肌肉和梁丘、血海、鹤顶、犊鼻、髌八卦穴（图12-283），由轻酌情加大用力。②拿鹤顶推按抠揉髌上滑囊及其四周（图12-284）。③反复推移挪动髌骨，促使髌骨内面按揉滑膜。④双手掌合抱于下肢两侧（图12-285），进行搓揉颤抖下肢肌肉3～5遍。⑤拿揉下肢四面肌肉穴位。⑥反复逆推下肢肌肉穴位（图12-286），自踝关节推向膝关节，再从膝关节推向大腿根，操作7～8遍。

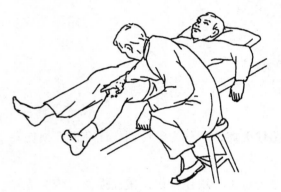

图12-283 拿揉髌八卦

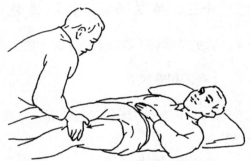

图12-284 抠揉髌上滑囊

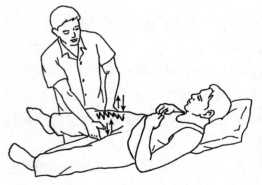

图12-285 合抱抖动下肢

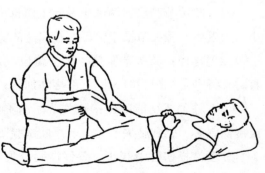

图12-286 逆推下肢肌肉

十四、半月板损伤

半月板是股骨髁与胫骨平台之间的纤维软骨板，周边厚内里薄，下面平上面凹。半月板内侧呈"C"形，外侧似"O"形较小，半月板可加强膝关节稳定性、灵活性，起到缓冲应力作用。

【病因和症状】

由于突然的膝关节旋转或伸屈动作过猛，导致半月板因扭挫而产生撕裂破损，称为"半月板损伤"。半月板承受着传导负荷的垂直重力，和向周缘移动的水平挤压力，以及旋转时的剪式应力。由于年龄、职业和运动情况的不同，受伤的机会和造成损伤的程度特点及类型也各不相同。青年人半月板较厚弹性好，吸收震动的能力强，外伤造成的半月板撕裂多呈纵形；老年人的半月板因退行性改变而变薄变脆，弹性较差，周边往往伴有粘连，且活动性能也差，剪式应力引起水平撕裂或磨损较多。但青年人的活动量大，发病概率较高。当膝关节伸屈时，股骨髁在半月板上滑动，伸时推动半月板向后，屈时推动半月板向前。当膝关节旋转时，半月板与股骨内外髁一致活动，其旋转活动发生在半月板与胫骨平台之间，即一侧半月板向前转，另一侧半月板向后转。在膝关节处于半屈、小腿内旋或外旋时，半月板即被挤住而不能转动，此时突然伸直或进一步旋转，半月板软骨或其周围纤维组织所承受的拉力，超过其本身耐受力时，即会发生撕裂。伤后即感膝关节疼痛肿胀，活动功能障碍，伸屈时疼痛加剧，甚至出现绞锁。

检查：损伤日久可有股四头肌萎缩。在膝关节过伸过屈、被动内收或外展试验时，可引起局限性关节间隙压痛。伤员俯卧屈膝90°，医生握足旋转小腿时，可出现膝关节疼痛。

X线检查除外其他骨性疾病。膝关节充气造影、碘水造影和CT检查，有助于明确诊断。

【治疗方法】

治法：捏揉摇膝法

操作步骤：①施术者用双手捏揉膝关节半月板损伤处及其周围软组织（图12-287）。再拿揉伤侧下肢的肌肉和穴位7～8次。②用一手扶住膝关节，另一手握住踝关节，双手协同用力，提起伤肢至屈膝屈髋位，反复屈伸活动膝关节（图12-288）。③再做向内向外的旋转摇膝活动（图12-289）各10余次。④用拍子拍打伤侧下肢四面肌肉（图 12-290）3～5 遍。

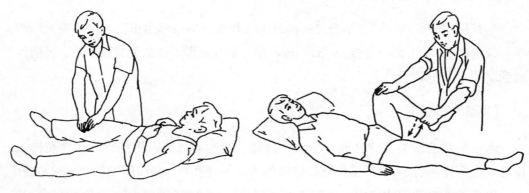

图12-287　捏揉半月板损伤处　　　　图12-288　屈伸膝关节

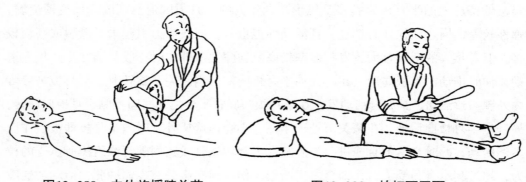

图12-289　内外旋摇膝关节　　　　图12-290　拍打下四面

十五、髌骨软骨软化症

髌骨软化症，又称"股髌关节病""髌骨劳损"，是慢性退行性疾病。

【病因和症状】

本病常见于膝关节用力活动频繁者，如登山、跳高、篮球运动员及长期半蹲位劳动者，多见于中年人。本病多由局部外伤和长期劳损所致。膝关节在半蹲位的反复伸屈扭转过程中，髌骨与股骨关节面相互挤压、撞击和长期摩擦，致使软骨面被磨损引起。早期软骨面失去光泽，呈黄白色或灰白色，以后表现为局限性软化、纤维化、龟裂或软骨缺损、骨质裸露。碎裂软骨脱落，形成关节内游离体。关节滑膜和脂肪垫，同时损伤而充血肥厚，引发一系列症状。膝关节酸软无力疼痛，半蹲位或下楼梯时症状加重，休息后缓解。捻磨髌骨有疼痛和粗糙的摩擦感，髌骨关节面可有压痛，伸屈患膝时，可发出"沙沙"的捻发音。单足下蹲时，出现膝痛和软弱无力；抗阻力伸屈时疼痛加重。髌骨外缘压痛明显，个别患者可有股四头肌萎缩。

X线拍片：早期多无异常改变，晚期可见髌骨关节面致密，无光泽和不光滑，边缘出现骨质增生，髌股关节间隙变窄，少数患者可见髌骨囊性变。

【治疗方法】

治法：抠揉捶击法

操作步骤：①捏揉髌骨四周肌肉韧带等软组织。②用手掌按于髌骨上，推移挪动髌骨（图12-291）7～8次。③抠刮鹤顶、犊鼻、髌八卦（图12-292）3～5遍。④捶击髌骨上下边缘，直至患者感到膝关节发酸发胀，操作1～2分钟（图12-293）。⑤拿揉下肢四面肌肉和梁丘、血海、足三里、委中、委阳、阳陵泉、陵后、承筋、承山穴，双手协同做膝关节伸屈旋转摇膝活动（图12-294）7～8次。⑥用拍子拍打下肢四面3～5遍。

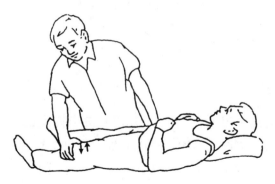

图12-291　推移挪动髌骨

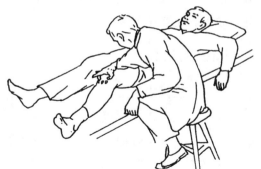

图12-292　抠刮髌八卦

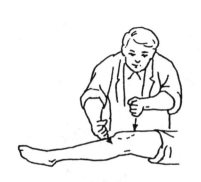

图12-293　捶击髌骨上下缘

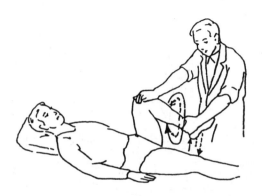

图12-294　伸屈旋摇膝关节

十六、髌下脂肪垫损伤

髌下脂肪垫位于髌骨之下、股骨髁与胫骨平台之间，具有衬垫润滑和缓冲作用。

【病因和症状】

髌下脂肪垫损伤，常见于运动员及膝关节活动较多的人，女性发病率多于男性。膝关节直接外伤及长期过度伸屈活动，均可导致髌下脂肪垫的充血、渗出、肥厚、粘连、变性，发生无菌性炎症，出现肿胀疼痛。如脂肪垫肥厚，当膝关节活动时，可在关节间隙中发生嵌顿，出现疼痛和活动障碍。日久脂肪垫与髌韧带发生粘连，导致膝关节活动更加受限。本病好发生于30岁以上的运动员，以及经常爬山、下蹲和步行者，可有膝部疼痛酸软无力，劳累后加重。膝关节伸直时疼痛加重，可放射到膝部周围及小腿。

检查：医生用一手将髌骨推向前下方，另一手按压髌骨上缘内外两侧的脂肪垫附着区，向关节间隙内挤压，可产生明显的疼痛。膝关节活动多无明显障碍，少数患者可出现嵌顿和假绞锁现象，或浮髌试验阳性。X线拍片可除外骨关节病变。本病可与髌骨软化症相鉴别。

【治疗方法】

治法：捏揉搓抖法

操作步骤：①拿揉髌骨上下缘及周围肌肉（图12-295）。②用手掌按于髌骨上下左右推移挪动，解除髌周粘连。③捏揉髌骨上下韧带两侧脂肪垫（图12-296）3～5遍。④搓揉伤侧下肢肌肉穴位及膝关节内外侧肌肉（图12-297）。⑤双手协同用力，做伸屈旋摇膝关节活动，向内向外各旋转3～5遍。使其恢复活动功能。⑥用双拳捶击髌骨上下缘（图12-298），由轻至重，由慢到快，操作1～2分钟，再由快到慢，由重到轻至停止。

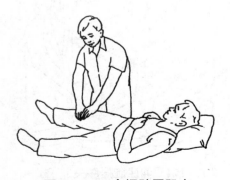

图12-295　拿揉髌周肌肉

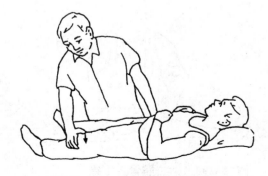

图12-296　捏揉髌下脂肪垫

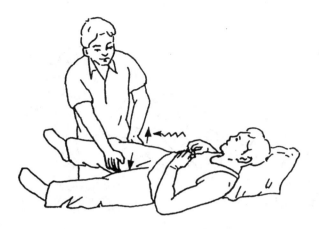

图12-297　搓揉抖动下肢肌肉

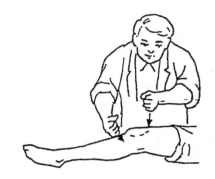

图12-298　捶击髌骨上下缘

十七、髌周病

髌周病，指髌骨周围的骨质增生及肌肉韧带、滑囊脂肪垫等组织退化变性和损伤。

【病因和症状】

它概括了膝关节的大多数疾病和损伤，髌周软组织外伤，或长期慢性劳损，以及髌骨周围骨及软组织的退行性改变，都可引起髌周病。髌骨周围疼痛酸软无力，半蹲时疼痛加重，上下楼梯时疼痛剧烈，走路时胀痛酸沉。严重者可出现股四头肌萎缩，膝关节积液。

检查：膝关节抗阻力试验阳性，髌周压痛。X线拍片对膝关节骨质增生的诊断提供帮助。

【治疗方法】

治法：推挪刮动捶击法

操作步骤：①拿揉髌骨上下缘及周围肌肉韧带和梁丘、血海、足三里、阳陵泉等穴位。②手掌按于髌骨上，进行上下左右旋转推移挪动髌骨（图12-299）7～8次，使其解除髌周粘连。③抠拨刮动鹤顶、犊鼻、髌八卦（图12-300）3～5遍。④捏揉髌骨上下两侧髌韧带及脂肪垫（图12-301）。⑤捶击髌骨上下缘，逐渐加大用力和加快捶击速度（图12-302）。⑥双手协同用力，反复做伸屈旋摇活动膝关节，拿揉下肢四面肌肉。⑦用拍子拍打下肢四面3～5遍，促进关节积液的吸收和循环代谢功能恢复。

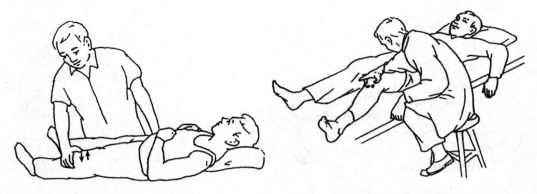

图12-299　推移挪动髌骨　　　　　图12-300　抠刮髌周八卦

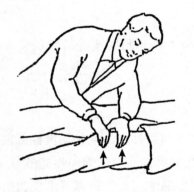

图12-301　捏揉髌周脂肪垫

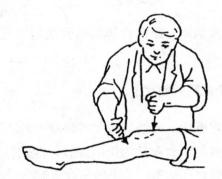

图12-302　捶击髌骨上下缘

十八、膝部骨性关节病

膝部骨性关节病，指膝关节的骨质增生引起的退行性改变。

【病因和症状】

由于膝关节的长期慢性劳损，以及膝关节骨质的退行性改变，而产生骨质增生，破坏了膝关节的正常结构，影响了膝关节的正常活动功能，引起膝关节肿痛，行动不便。年老体弱和外伤或遭受风寒潮湿的侵袭，是促成本病的诱因。大多为双膝关节同时或先后发病，或一侧轻一侧重。膝关节肿痛变形，内翻或外翻，伸屈不利，活动受限，起蹲困难，上下楼梯时疼痛加重。反复发作，时轻时重，严重时可出现膝关节积液或韧带绞锁等现象。

X线拍片检查：可见胫骨平台上的髁间嵴增生变尖，胫骨平台周围及髌骨周围和股骨内外髁出现不同程度的骨质增生；在髌骨附近或腘窝之中，可见大小不一、不同形状的骨质钙化影。严重者可出现肌肉萎缩，韧带滑囊萎缩，关节间隙变窄等现象。

【治疗方法】

治法：拿揉摇膝法

操作步骤：①拿揉膝关节周围肌肉及梁丘、血海、足三里、阳陵泉 3 ～ 5 遍。②用手按于髌骨上，进行上下左右推移挪动髌骨（图 12–303）。③抠拨刮动鹤顶、犊鼻、髌八卦。④双手协同用力做伸屈旋摇活动膝关节（图 12–304）7 ～ 8 遍。⑤用双拳捶击髌骨上下缘。⑥拿揉下肢肌肉（图 12–305），点揉殷门、委中、委阳、承山。⑦一手握住足踝部，一手垫于腘窝处，做折膝屈曲活动（图 12–306）7 ～ 8 次。⑧用拍子拍打下肢四面 3 ～ 5 遍。

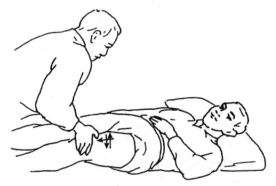

图12–303 挪动髌骨

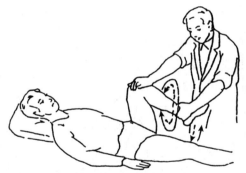

图12–304 屈伸旋摇膝关节

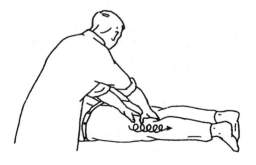

图12–305 拿揉下肢肌肉

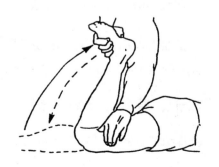

图12–306 折膝屈曲活动

十九、腘窝囊肿

腘窝囊肿是指膝关节润滑液溢出于关节囊而积聚于腘窝部形成的囊肿。

【病因和症状】

囊壁的外层为纤维组织构成，内层为白色光滑的滑膜组织，表层被皮肤覆盖。腔内含有淡黄色澄清的胶冻样黏液，如蛋黄大，呈椭圆形囊性肿物，伸直膝关节时突出肿大，屈膝之后陷入腘窝中，半屈曲时可上下左右推移，具有饱满波动感。虽然有的囊肿通达关节腔，但因通入的腔口极小、位置偏高，加上受到腘肌压迫，液体不能回流到关节腔内，形成囊肿。

【治疗方法】

治法：按压挤破用吸收法

操作步骤：①用手掌根按揉腘窝囊肿及周围软组织。②用双手拇指按于腘窝囊肿上部，向足跟方向用力挤压，使囊肿从下部破裂，内容液溢于肌间隙中逐渐吸收（图12-307）。③若指力不足，可用肘尖进行压挤使其破裂。④用双手顺推下肢后侧肌肉（图12-308），促使挤出的黏液消散吸收。⑤可用绷带棉花加压包扎固定1周，以防复发。

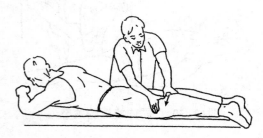
图12-307　向下挤压囊肿处

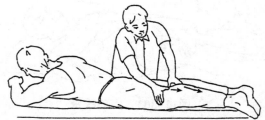
图12-308　顺推下肢后侧肌肉

本症如无疼痛，无关节活动障碍者，一般无须治疗。如有症状可用手法挤压治疗。若囊壁过于肥厚而坚韧，手法不能挤破者，可行外科手术切除。

二十、胫骨结节骨骺炎

胫骨结节骨骺炎是青少年常见病，以胫骨干骺结合部隆起突出肿大为特点。

【病因和症状】

青少年正处在生长发育时期，气血始盛，善动而少静，损伤机会较多，一旦受损，气血凝于骨膜，引起骨膜创伤性增生反应，从而形成肿胀隆起突出，出现创伤性炎性反应。局部肿胀隆起突出，皮肤色泽暗涩，或有微热，疼痛拒按，或下蹲受限，跑跳不便。

【治疗方法】

治法：按揉摇膝法

操作步骤：①拿揉下肢四面肌肉（图12-309），在风市、阴市、血海、梁丘、足三里、阳陵泉等穴处进行重点拿揉。②按揉胫骨结节肿胀之处及其周围（图12-310）。③双手协同用力做伸屈和旋转摇膝关节活动7～8次。

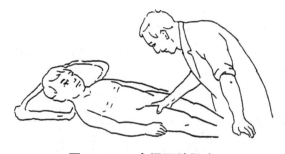

图12-309　拿揉下肢肌肉

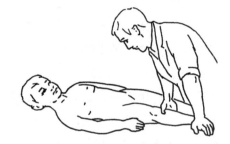

图12-310　按揉胫骨结节

二十一、胫骨前肌综合征

胫骨前肌综合征是指胫骨前肌膜腔内的胫骨前肌群，由于剧烈运动或血管闭塞而造成缺血所引起。

【病因和症状】

胫骨前肌膜腔是一比较狭小内容拥塞的空隙。外侧是腓骨和胫骨的前骨间膜；内侧是胫骨；前方为深部肌膜；后方为胫腓后骨间膜；上方是胫腓骨前结节；下方由坚韧的伸肌支持带所包围。胫骨前肌群的运动和第1、2趾间背侧的感觉由深胫神经支配。该神经由胫骨下方回旋至腓骨头，贯穿入前肌间中隔和长趾伸肌，并与前腔动脉出于伸肌支持带下方。这组肌肉是由来自胫腓关节上方的前胫动脉供血，由于该动脉产生在此处缺乏侧支循环，易于引起该区域的缺血，导致肌肉的肿胀，促使局部的肌肉组织压力升高，以致产生疼痛坏死。由于动脉血管发生闭塞，可导致胫骨前肌膜腔内的血运障碍。

1. 功能型　本型好发人群多为从事不能耐受的体力劳动、急行军、马拉松赛跑、踢足球、奔跑、跳跃者。在其活动后顿感小腿剧痛，以胫骨前肌处显著，出现发红肿胀。

2. 解剖型　大多有动脉硬化、血栓性动脉炎，并有血管闭塞的征象。常触不到足背动脉的搏动，可引起胫骨前肌群麻痹足下垂，足踝关节向背侧挛缩，受深腓神经支配的第1、2趾间背面感觉减退。胫骨前肌群逐渐失去正常的弹性和柔软感，而呈现出板样僵硬。

【治疗方法】

治法：活血化瘀通脉法

操作步骤：①捏揉下肢肌肉韧带。②向下顺推下肢肌肉和穴位3～5遍。③拿揉胫骨前肌群，在阳陵泉、足三里、中平、上巨虚、下巨虚、丰隆、条口、解溪，进行重点拿揉（图12-311）3～5遍。④用手掌大鱼际持续按压冲门穴两三分钟后放开，会产生发热之感传导至足踝部（图12-312）。⑤拿揉下肢后侧肌肉，在承扶、殷门、委中、委阳、承山、昆仑、太溪穴处进行重点拿揉（图12-313）3～5次。⑥由上向下顺推下肢肌肉和穴位（图12-314）3～5次。⑦用拍子拍打下肢四面肌肉3～5遍。

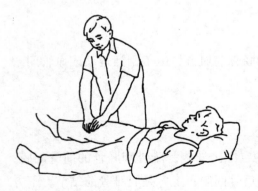

图12-311　拿揉胫骨前肌群

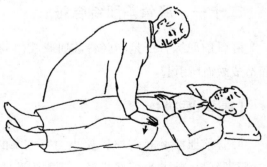

图12-312　压放冲门穴

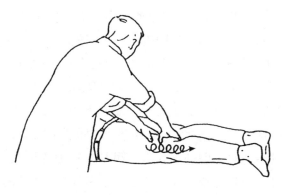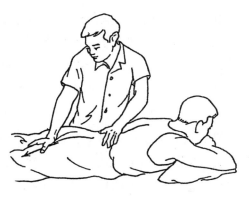

图12-313　拿揉下肢后侧　　　　　　　图12-314　顺推下肢后侧

二十二、腓肠肌损伤

腓肠肌损伤，俗称"小腿肌肉拉伤"，包括"腓肠肌筋膜撕裂"。

【病因和症状】

由于运动过度，跑、跳、冲刺，以及武术运动、舞蹈练功、压腿劈叉而引起。在没有做好充分预备活动情况下，进行猛烈爆发力的肌肉收缩用力，最易引起腓肠肌损伤。推举重物引起的损伤，大多在腓肠肌起点；跑跳、冲刺引起的损伤，多在跟腱或肌肉与肌腱连接处，及腓肠肌之间的筋膜撕裂。

1. 腓肠肌急性损伤　外伤后出现局部肿胀、疼痛、触压痛。一般多有较广泛的皮下淤血。严重者可触及肌腱断裂部失去联系的间隙（即两端有结节而中间有空虚感），肌腱固有的条索状弹性消失。多以足尖着地走路，以缓解腓肠肌拉力，不敢用全足负重，甚至不能走路。

2. 腓肠肌慢性劳损　多发生于股骨髁附着部，或跟腱部。因反复疲劳而引起局部酸困疼痛。久之肌肉萎缩僵硬，但肿胀多不明显。收缩小腿后部肌肉，可感到损伤处疼痛。触诊可发现肌肉失去弹力而变得僵硬，大多合并有行动不利、易于疲劳等症状。

【治疗方法】

治疗：续筋通络活血止痛法

操作步骤：①按揉腓肠肌损伤处，边揉边逐渐酌情加大用力。②握住踝关节将伤肢提起至屈膝位使腓肠肌放松。③捏揉腓肠肌损伤处肌肉（图12-315）。④对肌筋膜撕裂者，用双手从两侧向中间对合使其连结恢复。⑤对腓肠肌起止点处损伤者，应捏揉股骨内外髁腓肠肌的上附着点（图12-316），按揉委中、委阳、陵后、合阳、承筋、承山穴7～8次。⑥对腓肠肌的肌腹与肌腱连接处损伤者，应重点按揉承筋、承山穴处。⑦对其跟腱损伤者，用拇指捏揉推拿跟腱，及其周围韧带等软组织和穴位（图12-317）。⑧对于腓肠肌上起点损伤者，用手掌从大腿上端向下顺推，和从小腿下端向上逆推下肢后侧肌肉（图12-318）各7～8次。对急性腓肠肌损伤者，手法宜轻柔。禁用热敷，以免引起出血过多。对陈旧性损伤者，可加大用力并可热敷。⑨也可用拍子拍打下肢四面肌肉。对于跟腱完全断裂，无法手法复位时，应行外科手术修补。

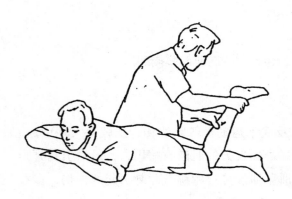

图12-315　捏揉腓肠肌

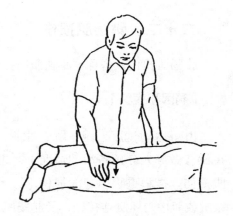

图12-316　捏揉腓肠肌附着点

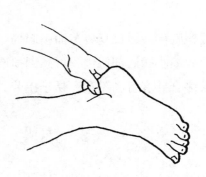

图12-317　捏揉提拿跟腱两侧

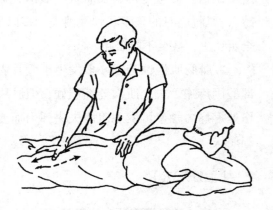

图12-318　顺推逆推下肢肌肉

二十三、踝关节扭挫伤

踝关节扭挫伤，又称"踝关节扭伤""踝关节韧带损伤"。本病是指踝关节周围肌肉韧带、筋膜肌腱等软组织的损伤，故又称"踝关节软组织损伤"，包括内踝扭伤和外踝扭伤。

【病因和症状】

踝关节结构特点是外踝比内踝长，内侧韧带比外侧韧带坚韧，能有效地阻止距骨内外翻。距骨体前宽后窄，当踝关节背伸时，距骨的宽部进入踝穴，则踝关节稳定；在跖屈时，其距骨的窄部进入踝穴，则踝关节不稳定，在行走于不平的路面，或下坡、下楼梯，或跑步、跳跃，穿高跟鞋，走路不稳，动作不协调时，在跖屈位突然向外或向内翻转，外侧或内侧韧带遭受强大拉力，从而引起外踝或内踝扭伤。轻者韧带挼伤或部分撕裂，重者完全断裂或伴有撕脱性骨折。临床上以内翻时引起的外踝扭伤最为常见。其原因如下：

（1）外踝细长靠后且低于内踝，内踝宽扁而靠前。外侧韧带比较薄弱，足内翻的机会较多，故易引起外侧韧带的撕裂性损伤。

（2）胫腓骨下端构成的踝穴并非完全坚固，两骨间的胫腓横韧带纤维斜向外下方，止于外踝内侧面，外踝内侧关节面较为倾斜，因此腓骨下端能向上或向外产生微动。

（3）在背伸诸肌群中，使足外翻背伸的第3腓骨肌，远不如足内翻背伸的胫骨前肌坚韧，因此使足内翻的力量大，导致踝关节发生内翻过程中，容易牵拉而损伤到外踝的距腓前韧带，引起足内翻概率也高。因此外踝最易遭受损伤，而距腓后韧带损伤较少见。

（4）我在1988年11月至1989年11月一年间，在铁道部北京铁路总医院（今首都医科大学附属北京世纪坛医院）中医骨科，共收治足踝部损伤339例，其中外踝扭伤147例，内踝扭伤10例，约为15∶1。合并有外踝骨折32例，而内踝骨折仅1例，约为32∶1（全文见《中国中医骨伤科杂志》1991年第7卷第1期第38页至40页上）。可见踝关节损伤的发生率是相当高的，而且外踝损伤发生率远高于内踝损伤。

外翻损伤虽然机会较少，但也偶有发生。外翻引起内踝三角韧带损伤，三角韧带坚固，损伤时不易撕裂，故可引起内踝撕脱性骨折。韧带损伤可将关节囊撕裂，使关节附近脂肪组织及韧带嵌入关节间隙，使关节腔内及皮下出现瘀血。韧带全部断裂时，合并踝关节脱位。踝部损伤处肿胀疼痛或瘀血，踝关节的活动不便，从而影响行走。

【治疗方法】

治法：活血舒筋止痛法

操作步骤：①捏揉按摩踝部及其周围软组织，手法宜轻不可用力过猛，以免增加出血和渗出。②外踝损伤，点揉外踝损伤处及周围软组织3～5遍。③内踝损伤，点揉内踝损伤处及周围软组织（图12-319）3～5遍。④双手协同用力做踝关节的跖屈背伸活动（图12-320）。⑤做踝关节的向内和向外旋转摇踝活动（图12-321）各10余次。⑥若合并有骨折时，应该及时整复复位，进行包扎固定。开放性骨折，应去骨外科行清创手术处理。

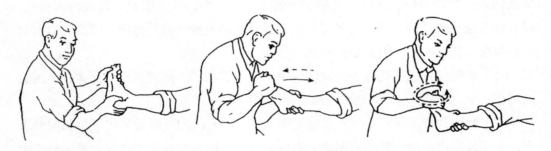

图12-319 点揉内踝周围　　图12-320 做跖屈背伸活动　　图12-321 旋摇踝关节

二十四、踝管综合征

踝管综合征，又称"跖管综合征"，指由于足踝部的损伤，致使通过内踝的神经血管束受到压迫刺激而引起的症候群。

【病因和症状】

1. 踝管腔缩小　踝关节的扭挫伤，或挤压伤；或胫骨远端骨折，或跟骨骨折固定术后；创伤后水肿和后期纤维化，造成胫后神经在踝管内粘连，胫后静脉瘀血，栓塞性静脉炎，足外翻畸形等，产生屈肌支持带及外展拇短肌的纤维张力增加。

2. 踝管内组织增多　胫后肌、屈姆肌、屈趾肌的腱鞘炎、大骨节病的踝部滑膜组织肿胀或炎症。先天性解剖异常，如增生或肥大的副外展姆肌。胫后静脉瘤，胫后神经及其分支的鞘膜瘤，以及某些药物引起的踝管腔内组织增生等。

3.外展拇肌筋膜纤维压迫跖内外神经 引起的症状，以足踝关节做外翻动作时最明显。好发于男性体力劳动者，可见于肥胖妇女，单侧多于双侧。足背面有烧灼或针刺样痛感，活动后加重。疼痛可向小腿部放射，一般不超过膝关节。足底感觉减退或消失。早期常因行走站立过久，而出现内踝后部不适，休息后即可改善。随着病情加重，可反复出现症状，发作时间延长。本病可有跟骨内侧和足底麻木，或有蚁行感，重者出现足趾皮肤干燥、肌肉萎缩。

【治疗方法】

治法：活血通络，消肿止痛法

操作步骤：①捏揉足踝内侧踝管及四周肌肉韧带。②对踝周太溪、仆参、大钟、水泉、照海穴，进行重点点揉。③做踝关节的跖屈、背伸活动（图12-322）。④做踝关节的向内和向外旋转摇踝活动（图12-323）各5～6圈。⑤推荡下肢肌肉，改善血液循环。

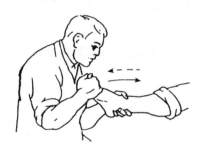
图12-322　伸屈踝关节

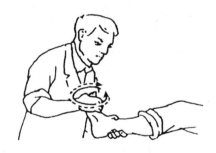
12-323　旋摇踝关节

二十五、踝部腱鞘炎

踝部腱鞘炎，又称"踝部狭窄性腱鞘炎"，常见于过度负重、活动频繁者。

【病因和症状】

由于踝关节的活动量增加，踝部腱鞘可因摩擦而出现渗出、水肿、增生等无菌性炎症反应。本病多见于足踝部活动较多者，如田径运动员、足球运动员、舞蹈演员和体力劳动者。踝关节疲劳乏力，肿胀疼痛，可扪及压痛和摩擦音。因疼痛可产生行动不利。

【治疗方法】

治法：舒筋通脉止痛法

操作步骤：①捏揉踝关节周围肌腱韧带，点揉解溪、丘墟、太溪、昆仑、下昆仑、申脉、商丘（图12-324）。②按揉刮拨踝前部解溪穴及胫前肌腱和伸肌腱的腱鞘部（图12-325）。③捏揉刮拨昆仑及外踝后方肌腱腱鞘（图12-326）各3～5遍。④按揉刮拨太溪穴及内踝后的胫后肌腱腱鞘（图12-327）。⑤做踝关节的跖屈背伸和向内向外旋转摇踝活动。

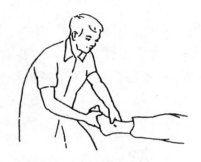

图12-324　捏揉踝部肌肉

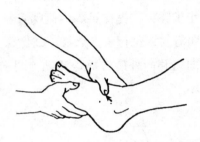

图12-325　按揉踝前腱鞘

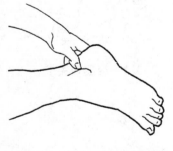

图12-326　按揉外踝后腱鞘

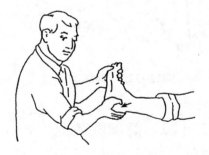

图12-327　按揉内踝后腱鞘

二十六、跟腱周围炎

跟腱周围炎，又称"跟腱腱膜炎"，简称"跟腱炎"，或称"跟腱损伤"。

【病因和症状】

本病由急性拉伤而引起，多见于从事跑跳项目运动员和演员。在准备活动不充分的情况下，即做猛烈踏跳或急速起跑动作，因肌肉的急骤收缩而拉伤跟腱周围软组织。也可因反复做超过本人活动能力的跑跳运动，逐渐劳损而发病。由高处坠下，足跟着地也可引起本病。早期开始走路时疼痛，稍事活动后疼痛减轻，但用力跑跳时，疼痛又会加重。凡是牵扯跟腱的各种活动，都可引起疼痛。后期可出现跟腱变形，表面能摸到聚结的硬块，局部增粗或呈梭形，即所谓"筋聚"。捻动跟腱时，疼痛明显，可有捻发音，跟腱失去韧性，缺乏弹性感。患者足尖蹬地着力时，可引起抗阻力痛。检查背伸抗阻力试验阳性。

【治疗方法】

治法：活血化瘀理筋法

操作步骤：①握住踝部，将小腿提起至屈曲位使腓肠肌放松，跟腱拉力减小。②另一手捏揉小腿后侧腓肠肌韧带和承筋、承山、飞扬、外丘、跗阳、昆仑、下昆仑、交仪、太溪穴。③用力捻揉跟腱及其周围肌肉、穴位、筋膜、滑囊（图12-328），边揉捻边上下移动。④若遇有跟腱僵硬结节多进行用力捻揉数遍使其缓解。⑤按揉小腿肌肉（图12-329），向下顺推下肢肌肉及穴位。⑥用拍子拍打下肢四面各3～5遍。

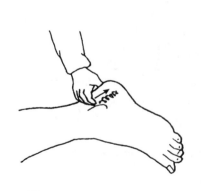

图12-328　反复捻揉跟腱

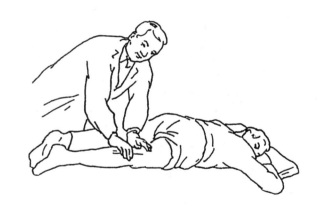

图12-329　按揉小腿肌肉

二十七、足舟骨籽骨移位（副舟骨移位）

足部籽骨较多，足舟骨籽骨约占足部籽骨的14%，常位于足舟骨下方，胫后肌腱部分纤维常附着于此。此籽骨也称"副舟骨"。因此"足舟骨籽骨移位"，又称"副舟骨移位"。

【病因和症状】

足部副舟骨可因行路过多，或足踝部为重物挤压，或遭受扭挫损伤所致。由于足外翻时胫骨后肌紧张，或附着于副舟骨纤维撕裂，使副舟骨向内侧移动。可因"扁平足"，足弓下降，而使副舟骨向内移位。走路时足内侧纵弓部疼痛，行路过多时，出现足内侧副舟骨处疼痛肿胀。轻者感觉鞋子摩擦，穿皮鞋时更感不适。

检查：足内侧足舟骨隆起处压痛，急性损伤可出现红肿现象，可伴有足弓下降，形成不同程度的扁平足。X线拍片可见在足舟骨内后侧有一圆形或椭圆形籽骨。

【治疗方法】

治法：推揉复位法

操作步骤：①术者用一手握住患者足掌前部，另一手捏揉推按患者足内侧副舟骨周围肌肉韧带。②用拇指按于移位的副舟骨上，用力推按，使其错缝移位的副舟骨复位（图12-330）。③双手协同用力做踝关节的跖屈背伸，和向内向外旋转摇踝活动（图12-331），操作7～8遍。

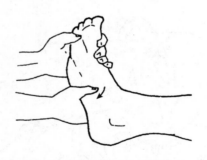

图12-330　推按副舟骨复位

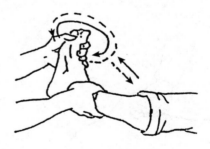

图12-331　屈伸摇踝活动

二十八、足跟痛

足跟痛是一种中老年人比较常见的病证，以足跟在站立或行走时疼痛为主要表现。

【病因和症状】

足跟痛多见于与足跟有关的疾病，如跟骨结节下滑囊炎、跟骨骨质增生、急性足跟后滑囊炎、跖腱膜炎。足跟皮肤变软引起跟骨皮下脂肪纤维垫萎缩变性。经常走路或跑跳的人，跟骨下因长期遭受挤压和摩擦，滑膜囊受到外力的压迫刺激，发生损伤性炎性反应，发展为跟骨结节下滑囊炎。长期穿皮鞋或高跟鞋，鞋的后面与跟骨结节的后侧之间反复挤压摩擦，可造成跟骨后侧滑膜囊发炎，称为"跟骨结节后滑囊炎"。

跟骨骨质增生发生于跟骨底面结节部的内前缘，呈骨刺样伸向足前方，是由于跖腱膜附着该处经长期慢性劳损，引起跖腱膜的附着点发生无菌性炎症反应，久之产生变性，钙化形成骨刺，足跟疼痛也能形成跟骨结节下滑囊炎。下地走路感觉足跟疼痛甚至刺痛不敢触地，但活动后则疼痛略减，久行之后疼痛又会加重。由于足跟长久不敢触地，腓肠肌处于紧张状态，并可引起小腿后侧肌肉酸痛。跟腱周围炎的疼痛点在踝关节后方，跟后滑囊炎的疼痛点在跟骨结节后方。跟骨骨刺和跟骨脂肪垫变性的疼痛点在跟骨下方着力处，而跖腱膜炎的疼痛点在跟骨结节下的内前方，并伴有足跖部疼痛。

检查：多在其局部有明显的压痛点，或可触及囊性结节（图12-332）。

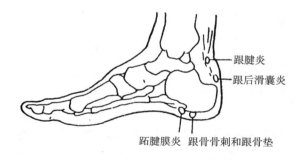

图12-332　足跟的压痛点

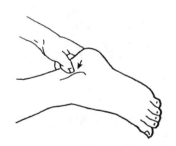

图12-333　抠拨跟腱及结节

【治疗方法】

治法之一：捏揉抠拿法

操作步骤：①捏揉小腿后侧肌肉，从跟腱经承山、承筋至委中穴3～5遍。②抠揉弹拨昆仑、下昆仑、太溪、仆参穴，从跟腱抠拨捏拿至跟骨结节中央处（图12-333）3～5遍。

治法之二：指刮法

操作步骤：用拇指尖摸准滑囊疼痛之处（图12-334），并刮动跟下滑囊疼痛结节处，对治疗跟后滑囊炎和跟骨结节下滑囊炎有效，并有治疗失眠的作用。

治法之三："T"形棍顶压法

操作步骤：握住踝关节，另一手握住"T"形棍或按摩"枣"，顶按于足跟疼痛处的滑囊上，用力顶压至其滑囊结节平复消失为度（图12-335）。本法对跟骨结节下滑囊炎有效。

治法之四：捶击法

操作步骤：用手握住小锤（铁锤、木槌、橡皮锤或卵圆石均可），对准足跟疼痛的滑囊结节，反复进行捶击（图12-336），至其滑囊击破吸收则疼痛消失。对治疗跟骨结节后滑囊炎及跟骨结节下滑囊炎有效。本人在1986年就患此症，用此法治愈，至今未复发。

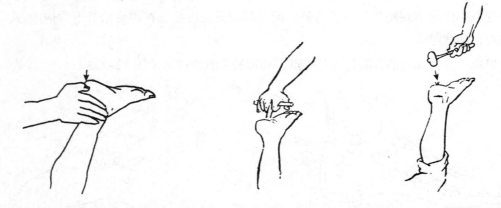

图12-334　刮跟骨后下滑囊　　图12-335　"T"形棍顶压跟骨　　图12-336　敲击跟骨痛处

二十九、足底痛

人类足部的骨骼为了适应站立行走，和缓冲由于跳跃而产生的震荡，使足底各骨呈拱桥式排列，称为"足弓"。足底各骨的组合，形成内外两个纵弓和一个横弓，足弓能起弹簧作用，缓冲在走路跑步或跳跃时所产生的震荡。足底是三点着力，足跟、大拇趾球部和小趾球部，三点联合负担着人体的全部重量，以及人体所载物体重量的总和。

【病因和症状】

人体在走路或跑步时，足跟提起的瞬间，全身的重力前移，足弓及足跖部的重量急骤增加，容易引起足弓和足跖部的损伤。长期反复走路或跑步，也可引起足弓和足跖部的慢性劳损。扁平足或因穿鞋不适挤压足部，也可引起足底疼痛。

1. 足弓损伤　足底内侧纵弓疼痛，大多由于足舟骨损伤错位，或副舟骨遭受损伤或移位等引起的韧带损伤而造成。足底外侧纵弓疼痛，大多由腓骨短肌腱损伤，或第5跖骨挫伤错缝等引起。足底横弓疼痛，大多由于跖跗关节的错缝及其相关的韧带损伤而引起。

2. 足跖损伤　跖趾关节的相互挤压和扭挫，以及跖腱膜前抵止处的撕裂性损伤，和长期行走引起的跖趾关节劳损，主要表现为足前掌着力处的疼痛。

【治疗方法】

治法：舒筋活血止痛法

操作步骤：①用手掌对足底进行搓揉摩擦，至其足底发热为度（图12-337），手法前若用热水烫洗足部更妙。②若属足跖部损伤，再用拇指按搓摩涌泉穴和足跖疼痛之处。③做足踝部伸屈和旋转摇踝活动（图12-338）。④用双拇指分推足背和分掰足前掌，其双手其余四指配合按摩足底，用力促使足掌跖屈，使其恢复足弓（图12-339），操作7～8遍。

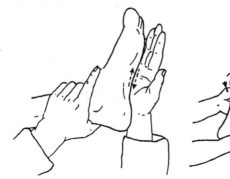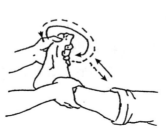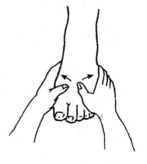

图12-337　搓揉足底至发热　　图12-338　做屈伸摇踝活动　　图12-339　分推足背分掰足掌

三十、足踝部腱鞘囊肿

足踝部腱鞘囊肿常发生于踝关节腱鞘附近，或足跗关节之上。

【病因和症状】

外伤和慢性劳损刺激，反复跑跳，行走频繁引起足踝部关节液的过量渗出，积于腱鞘之外形成囊肿。其囊肿根部可与腱鞘紧密相连，或与关节间隙相通。并可逐渐积累增大。生于踝关节周围腱鞘囊肿较大，如枣大或如蛋黄大，质较软，触之有囊性波动感，推之可移动，常见于外踝前下方。生于足背跗骨关节间隙之上者，囊肿较小，质地较硬，如豆粒大小，无波动感，推之移动较小或无移动。有时被误诊为纤维瘤或骨瘤。患者自觉酸胀疼痛，行走不利，压痛也较明显。若穿鞋刺激囊肿处，引起疼痛而出现行走困难。

【治疗方法】

治法：点揉挤压法

操作步骤：①点揉推按踝部囊肿及其四周。②用双手拇指按压于囊肿处，用爆发寸劲猛力挤压囊肿之处（图12-340），促使其溃破消散于皮下肌间隙中，逐渐吸收消失。③若属足背跗骨关节间隙囊肿，用拇指尖抠拨点揉刮动囊肿处。④用双手拇指叠压在一起按压在囊肿之上，用爆发寸劲猛力挤压，可促使其溃破吸收。⑤若经反复挤压不破者，也可采用针吸法，或用小针刀，或外科手术切除均可。若其囊肿较小，且无痛苦者，也可不必治疗。

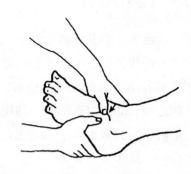

图12-340　挤压促使囊肿溃破

三十一、跗跖关节扭挫伤

跗跖关节扭挫伤，又称"跗跖部软组织损伤"，是指跟骨、距骨、舟骨、骰骨及第1、2、3楔骨，与第1～5跖骨基底部所组成的微动关节。

【病因和症状】

本质是指遭受扭挫、打击、磕碰暴力，引起的足背韧带、跖侧韧带及其邻近软组织和骨关节的扭挫性损伤。足内翻内收，或外翻外展，或由高处坠下，造成跗跖关节挫伤，韧带撕裂，或关节间隙错缝，甚至引起骨折半脱位。其中以第5跖跗关节扭伤发病率最高，仅次于外踝扭伤。合并第5跖骨基底骨折或干骺分离错位的发生率也很高，约占半数，并且多被误诊。足部肿胀疼痛，不敢着地走路。当韧带撕裂附着处连同骨膜一起撕下，故疼痛明显。足跖部不能着地。足内翻内收性损伤者，骰骨与第4、5跖骨关节处疼痛明显，以第5跖跗关节扭伤为最多。足外翻外展性损伤者，第1楔骨与第1跖骨关节处疼痛，多为直接暴力砸伤。

检查：跗跖关节损伤处压痛，被动活动重复受伤时剧痛。足前部着地行走时疼痛加剧，往往只用足跟着地，走路跛行。局部可出现瘀血、青紫瘀斑等。X线拍片可除外骨折。

【治疗方法】

治法：理筋复位法

操作步骤：①捏揉跗跖关节损伤处及其周围软组织（图 12-241）。②做足踝部的背伸跖屈活动（图 12-342）。③做向内和向外旋转摇动足踝部，以及旋摇跗跖关节的活动（图 12-343）。④跗跖关节错缝或半脱位，也可随之复位。用双手分推足背和分掰足前掌促使其恢复足弓。⑤合并有跗跖部骨折时，应及时进行整复复位，包扎固定。

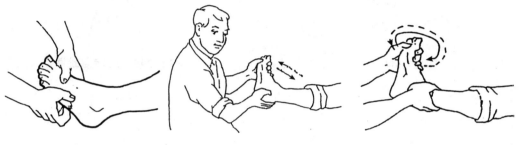

图12-341　捏揉跗跖关节处　　图12-342　屈伸足踝部　　图12-343　旋摇足踝部

三十二、跖趾趾间关节挫伤

跖趾关节是指跖骨头与趾骨基底构成的关节；趾间关节是指趾骨头与趾骨基底之间构成的关节。故本病又可分为跖趾关节挫伤和趾间关节挫伤。

【病因和症状】

走路不慎足尖碰撞在硬物上，或因打击挤压损伤造成跖趾关节或趾间关节挫伤。本病为肌肉韧带软组织损伤，严重时可造成骨折或脱位。伤处皮下瘀血青紫，局部压痛明显。行走时足趾不敢着地，行走不便，伸屈受限。X 线拍片可除外有无跖趾骨折或关节脱位。

【治疗方法】

治法：捏筋旋摇法

操作步骤：①用一手捏住损伤足趾末节，另一手拇、食指二指捏揉损伤的跖趾或趾间关节周围肌肉韧带（图 12-344）3 ～ 5 遍。②用一手握住足部，另一手握住伤趾末节用力牵拉，做向内向外旋转摇动跖趾关节和趾间关节 7 ～ 8 次（图 12-345），促使其恢复活动功能。如有骨折脱位，也可在牵拉旋摇过程中促使其复位。开放性骨折，应请骨外科处理。

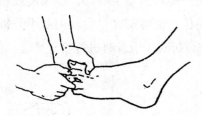

图12-344　捏揉跖趾关节处

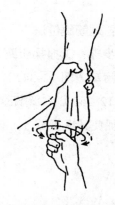

图12-345　旋转摇趾活动

第十三章　其他科疾病

第一节　概述

　　捏筋拍打疗法不仅对软组织损伤有较满意的疗效，而且对内、外、妇、儿、五官各科的某些疾病也能取得较好的效果。对于使用捏筋拍打疗法治疗各科杂病的作用机制，从中西医各方面现有理论来说，也已经有了一些初步的探讨。从中医基础理论方面来说有经络、脏腑、气血学说，可以解释捏筋拍打疗法的作用机理。从西医学基础理论的解剖学、神经血管学说和发病机理、治疗学等方面来说，也可以解释捏筋拍打疗法的某些作用机制。

　　通过一些临床治疗实践证明，捏筋拍打疗法对于神经血管，确实具有一定的刺激作用。如点揉背部的止胃痛四点穴治疗胃痛，就是通过刺激神经的结果。详见前面关于捏筋拍打疗法作用机制的探讨。至于更详细地解释这些作用的机制，有待于广大中西医医务工作者共同努力进一步研究和探讨。下面我们将已经治疗过，并且收到较好效果的各科杂病的治疗方法，分别叙述于下。

第二节　内科病证

一、感冒

　　感冒是一种比较常见的多发病，每个人都不止一次地患过感冒。感冒是由病毒或病菌引起的上呼吸道感染。冒受风寒致使人体抵抗力下降，故俗称为"伤风"。

【病因和症状】

本病病原体有鼻病毒、流感病毒、副流感病毒、禽流感病毒等。病原体存在于患者唾液和鼻涕分泌物中，通过咳嗽或打喷嚏污染空气而传染给他人；接触过患者用过的毛巾手帕，或食具也可传染发病。受风着凉、淋雨或过度疲劳抵抗力下降，是引起发病的内在因素，正如中医学所谓的"邪之所凑，其气必虚"。感冒初期可出现鼻塞、流涕、打喷嚏、咽喉疼痛或干痒、干咳等症状。继则出现头痛发热、畏寒乏力、全身酸痛等。后期则呼吸道症状明显，如咽喉发痒疼痛、咳嗽吐痰、胸中闷痛，或伴有恶心、食欲不振、便秘腹胀等症状。若治疗不及时，或可继发肺炎等症。

【治疗方法】

治法之一：散风解表法

操作步骤：①抠揉风府、哑门、风池、天柱穴，点揉推运两侧太阳穴（图13-1）1～2分钟。②双拇指对挤按压两太阳穴，使酸胀痛感窜及头脑中。③双手拇指反复搓动前额部（图13-2），交替自印堂穴划动，经神庭、上星、前顶，至百会穴3～5遍。④点揉两攒竹穴。双手四指掐按两眉弓部，边掐按边颤点边向外侧移动位置（图13-3）3～5遍。⑤用双手中指掐按点揉两迎香、夹鼻、上迎香、睛明、攒竹穴。反复交替自迎香、夹鼻、上迎香至睛明往返抹动鼻子两侧，至印堂穴交会（图13-4）反复3～5遍。⑥用双手掌反复按摩头面部两侧，使其产生温润之感（图13-5）。⑦用拇指推揉掐按两侧上池、曲池、下池，再掐揉合谷穴3～5遍（图13-6）。⑧用拇指尖刮两侧列缺穴3～5次（图13-7）。⑨掐两侧少商穴3～5次（图13-8）。⑩卫气不足，阳虚外感者，加用双手掌反复搓揉分推脊柱两侧及督脉（图13-9）。⑪用手掌反复搓揉肾俞、命门、下极俞、腰阳关、大肠俞、腰奇、八髎穴（图13-10），至局部发红发热为度。⑫用拍子拍打颈肩腰背及四肢。若有发热无汗或高热，可再用治法之二。

本方法适用于治疗感冒初期有头痛、鼻塞、流涕等症状。

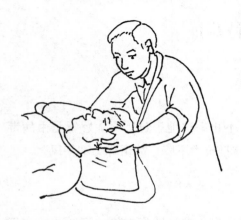

图13-1　抠揉风池、太阳穴

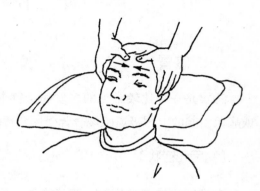

图13-2　双拇指搓额部

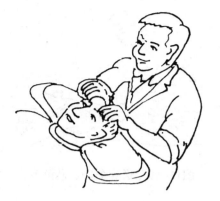

图13-3 颤点两眉弓

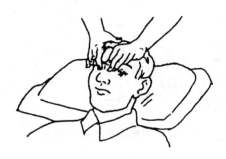

图13-4 掐迎香抹鼻两侧

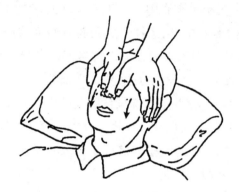

图13-5 双手按摩头面部

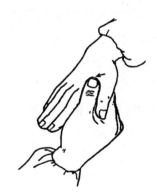

图13-6 掐揉合谷穴

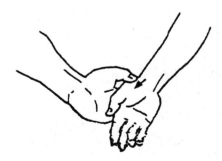

图13-7 刮列缺穴

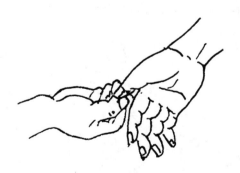

图13-8 掐少商穴

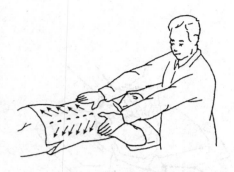

图13-9 搓揉分推脊柱督脉

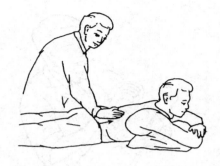

图13-10 搓揉命门、八髎穴

治法之二：清热解表法

操作步骤：①用面团等作介质（用馒头心约半两，和以少量清水或葱姜汁和成面团，或酒精棉团，或用鲜薄荷搓成团），放于手掌心中，按于患者背上，缘脊柱及其两侧肌肉穴位，反复上下搓揉数遍（图13-11），以搓揉督脉及膀胱经为重点，在大椎、命门、下极俞、腰阳关、八髎、委中、涌泉穴处，应多搓数遍。②搓揉两下肢后侧，重点搓揉腘窝委中、委阳（图13-12）。反复搓揉两足心涌泉穴（图13-13）。③再搓揉前胸及其两侧胸胁部（图13-14），并重点搓揉任脉及膻中、鸠尾、中脘穴。④搓揉两上肢内侧肺经及心包经，在肘窝及尺泽、曲泽、泽前、泽下、臂中、间使、内关、劳宫穴多搓揉数遍（图13-15）。搓揉完毕盖好被子，取其汗出、身热可解。⑤有胃肠道症状者，加用推揉脐周和腹部气海、天枢、关元穴（图13-16）。大便干燥者，多做下腹顺时针方向和向下方的推揉。腹泻不止者，可做逆时针方向推揉。胃痛恶心多揉上腹，腹痛腹胀肠鸣多揉下腹。⑥高热不退者应及时住院治疗，传染病者应及时隔离消毒。

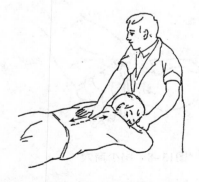

图13-11 搓揉脊柱两侧肌肉

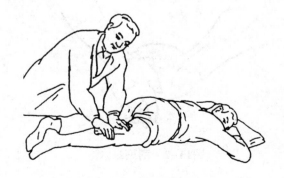

图13-12 搓揉腘窝委中

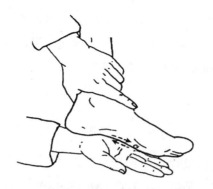

图13-13　搓揉足掌足心涌泉

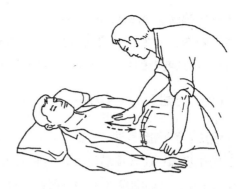

图13-14　搓揉前胸心窝两肋

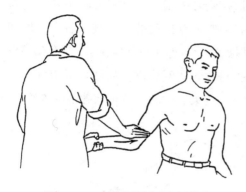

图13-15　搓揉肘窝手心劳宫

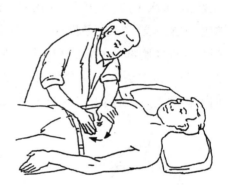

图13-16　推揉脐周气海、关元

二、咳喘（支气管炎）

本症包括支气管炎，又称支气管哮喘，或过敏性哮喘，是常见的呼吸道过敏性炎症。表现为阵发性气急，胸闷、咳嗽、痰喘，大多伴有哮鸣音。一般俗称咳喘或哮喘。

【病因和症状】

过敏性体质患者在吸入过敏原微粒之后，或呼吸道发生感染时，均可引起发病。本病多见于春秋季，常见过敏原有花粉、灰尘、油漆、食物（如鱼、虾、乳等异类蛋白质食品），或化学药品；体内过敏原大多为呼吸道感染，如鼻炎、咽炎、扁桃体炎等病毒细菌及其代谢产物等。过敏原作用于过敏性体质患者，即可发生过敏反应，引起小型支气管壁平滑肌痉挛，致使黏膜充血，分泌物增多，造成支气管腔显著缩小，呼吸不畅，体内缺氧导致发病。开始时出现鼻腔发痒、打喷嚏、流清涕、咳嗽等先兆症状。常在夜间发作，突感胸闷、咳嗽、气喘，继而出现喘憋、呼吸困难，多伴有哮鸣音，黏稠痰不易咳出，患者往往被迫坐起，不可仰卧。严重时出现嘴唇及指甲青紫，称为"紫疳"，可伴有四肢厥冷、汗出，或头昏、心悸等症状。发作时间可从数分钟到数日。发作日久可继发肺源性心脏病，简称"肺心病"。

【治疗方法】

治法：开胸顺气法

操作步骤：①按摩背部及两肩胛处（图13-17）。②用双手拇指点揉定喘穴（大椎穴旁0.5寸，又称喘息穴）、上百劳、下百劳、风门、肺俞、膈俞穴（图13-18）。③用双手拇指按于肩胛内缘之脊柱两侧，从上向下推揉，从大杼至膈俞，再从膈俞至肾俞，顺推10余次（图13-19）。④用双手拇指交替揉推胸骨中线，自天突至膻中穴，再自膻中穴至鸠尾穴，交替推揉5～10遍。⑤用双手拇指点揉痰喘、左宜、右宜、里期门。⑥推揉胸部两侧肾经和胃经，从上向下推揉5～10遍（图13-20）。⑦用双手拇指做分推膻中法5～10次（图13-21）。⑧缘肋间隙向两侧分推，从锁骨下边分推边向下移动3～5遍（图13-22）。⑨用拇指掐合谷、内关、列缺、劳宫穴各3～5次。

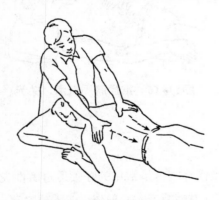

图13-17 按摩背部及肩胛

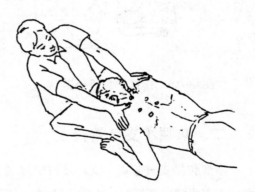

图13-18 点揉定喘、肺俞穴

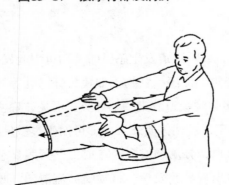

图13-19 顺推背部脊柱两侧

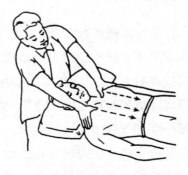

图13-20 推揉任脉、肾经、胃经

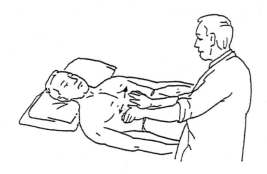

图13-21　分推膻中法

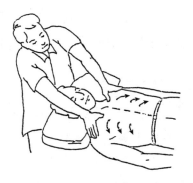

图13-22　分推胸部肋间隙

本方法适用于治疗咳嗽、哮喘、百日咳、支气管炎等症。若合并呼吸系统衰竭，应及时送医院抢救。

三、头痛、头晕

头痛、头晕是比较常见的症状，发病原因比较复杂。头部本身和其他某些全身性疾病都可引起头痛。由于颅内外组织发生病理变化而引起的头痛，称为器质性头痛，如颅内出血、脑瘤等。若无实质性病理变化的头痛，称为非器质性头痛，常见的有神经血管性头痛。

【病因和症状】

按引起头痛的原因，大致可分为五种：

1. 颅内疾病引起的头痛　如颅内肿物、脑寄生虫、脑血管意外、颅内感染等。

2. 颅外疾病引起的头痛　如眼耳鼻喉口腔科病、寰枢椎半脱位、颈椎病、项韧带劳损。

3. 神经血管性头痛　如枕大和枕小神经的炎症，血管的屈曲迂回、收缩、舒张、压迫、牵拉刺激，以及颈总动脉斑块引起的颅脑供血不足。

4. 神经官能性头痛　由于生气着急、精神衰弱、情绪失落等刺激，导致大脑兴奋抑制过程失调引起的头痛。

5. 其他类型的头痛　如尿毒症、败血症、低血压、低血糖、贫血、高血压、糖尿病、外伤、感冒等引起的头痛。

不同原因引起的头痛症状各不相同。这与颅内外病变发展的程度、刺激强度、范围的大小、病变的性质部位，以及患者对疼痛的耐受力、精神状况有关。开始可为隐作，以后逐渐加重，也可突然起病，持续存在，或阵发性加重等。本病有局限性头痛（如偏头痛、额头痛、头顶痛、后头痛、眉棱骨痛等），或满头痛。在除外脑肿瘤或急性脑中风外，才可应用手法治疗。

【治疗方法】

治法之一：清头醒脑镇痛法

操作步骤：①用中指尖点揉风府、风池穴，同时两拇指按揉两侧太阳、丝竹空穴 3～5 次。②用双手拇指向两侧分抹两眉弓及眶缘，从两攒竹经鱼腰分抹至眉梢处 3～5 遍（图 13-23），并边抹边向上移动，从天庭经头光明至丝竹空，再从天庭经阳白至丝竹空，再从神庭沿前发际经本神至头维抹动头部前额各 3～5 遍。③用双手拇指尖交替自印堂划动，缘督脉向上经神庭、上星、前顶，划动至百会。并点揉百会。同时两手中指尖点揉两侧头维穴。④用十指尖反复颤点划动头皮及其穴位（图 13-24）5～8 遍。⑤用双拇指抹鼻，自迎香经夹鼻、睛明、攒竹至印堂（图 13-25）。⑥用双手四指颤点两眉弓，边颤点边向两侧移动 3～5 遍。⑦用双手点揉按压攒竹穴 1～2 分钟（图 13-26）。⑧用双手佛手掌轻轻敲击头额及两侧颞部，用合掌轻轻敲击头额头顶及颞部（图 13-27）10 余次。⑨反复按摩两侧头面部 3～5 遍（图 13-28）。⑩用拇指掐刮列缺、合谷 3～5 次。

本方法适用于治疗各种外感、内伤头痛，高血压头痛，头晕、头胀，神经血管性头痛，神经官能性头痛，偏头痛，发作性头痛等症。

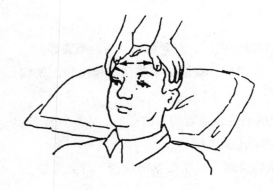

图13-23 分抹眉弓及前额

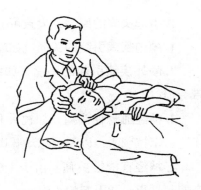

图13-24 十指颤点头皮

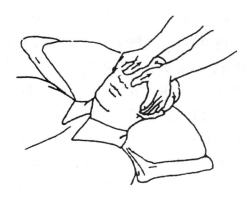

图13-25 交替抹鼻两侧

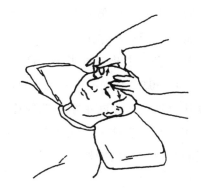

图13-26 点揉按压攒竹穴

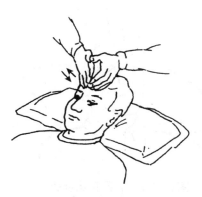

图13-27 合掌敲击头颞部

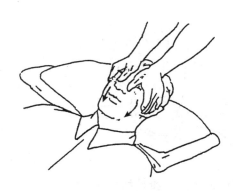

图13-28 双手按摩头面部

治法之二：三阳开泰法

操作步骤：①将双手掌搓热后按敷于双眼上温润 3～5 次。②用双拇指掐定两睛明穴向外揉运 9 周。顺势用双拇指在眼眶上缘由内向外分推抹动至瞳子髎穴，双拇指掐定瞳子髎后向外旋转揉运 9 周（图 13-29）。③用双手掐定迎香穴向外旋转揉运 9 周（图 13-30）。④再从迎香穴推至地仓穴，掐定地仓穴后向外旋转 9 周。⑤用右手拇指掐上唇人中和下唇承浆，各按揉转运 9 周。⑥再掐揉两攒竹、鱼腰、丝竹空穴，并各向外旋转揉运 9 周。⑦用拇指交替从印堂穴向上抿动推至前发际神庭穴，左右各抿动推之 9 次。⑧从眉头向两眉梢分推抹至两太阳按定，做大幅度旋转揉运，称为"大运太阳法"36 次（图 13-31）。⑨由前额正中线分推向两颞部，经率谷再向耳后下方分推 24 次（图 13-32）。⑩用双大鱼际从前额发际推抿向头后，顺颈项两侧大筋推抿 24 次。⑪用双手呈梳耙形状从前发际梳挠至脑后部 9 遍。⑫用双手指交替弹打头部，边弹打边改变弹打部位，反复操作 9 遍。⑬拿揉风池、风府、天柱及两侧颈项大筋（图13-33）3～5遍。⑭做鸣天鼓手法用双手将双耳卷曲，盖于双耳道上，用双手掌压紧，双手中指按于两枕骨粗隆处，食指按于中指背上，食、中指二指相对用剪力，以食指滑落弹打头枕部，反复24～36次（图13-34）。⑮双掌向前提拉至中指按压住双耳壳背上，弹打耳壳背3～5次（图13-35）放开双耳。⑯用两手掌心捂住患者双耳道，勿使其漏气，双手掌相对用力压紧，再迅速放开。造成双耳道的短暂负压（图13-36）3～5次。此时头脑及双耳引起强烈的共鸣。⑰用拇指尖反复掐揉合谷、列缺、中渚穴3～5次。用拍子拍打颈肩及上肢。

本方法适用于治疗肝阳上亢，肝风内动之头痛、头晕、耳鸣、目眩等症。

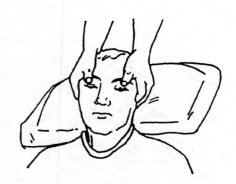

图13-29　分推抹动双眼眶缘

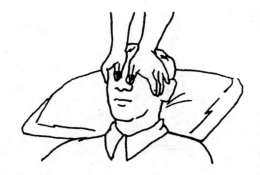

图13-30　推鼻侧掐迎香

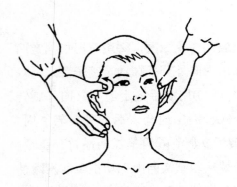

图13-31　大运太阳法

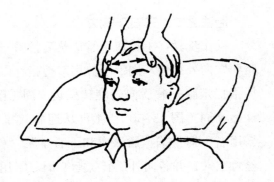

图13-32　分推额颞24次

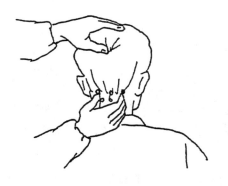

图13-33　拿揉颈部穴位

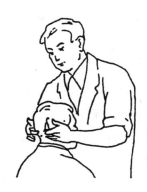

图13-34　弹打脑后枕骨

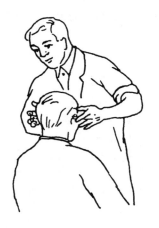

图13-35　弹打两耳背

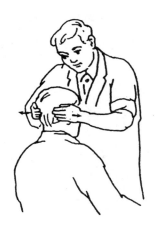

图13-36　压放双耳道

四、胃脘痛

胃脘痛是指胃脘处（胸口下方）的、经常发生的以疼痛为主的消化道疾病，是一种临床较为常见的症状，俗称"胸口痛"或"心口痛"等。

【病因和症状】

胃脘痛的原因很多，常见的有急性胃炎、慢性胃炎、浅表性胃炎、萎缩性胃炎、胃痉挛、胃十二指肠溃疡、胃神经官能症、幽门螺杆菌感染、幽门痉挛、幽门梗阻、胃癌等。胃脘部隐作痛、胀痛或有嘈杂感、灼热感。常在进食生冷和刺激性或硬而不易消化食物后加重，或伴有恶心、呕吐、吞酸、嗳气、打呃、胃中嘈杂、食欲不振。迁延日久之后，也可出现消瘦、面色苍白、全身乏力等症状。久治不愈转成慢性。应与心绞痛相鉴别。

【治疗方法】

治法之一：和胃止痛法

操作步骤：①掐揉内关穴1～3分钟。②点揉膻中、上脘、中脘、下脘、梁门、建里、水分、阑门、天枢、气海穴。③掐按足三里穴，使其产生较强烈的酸胀之感。④按摩胃脘部，双掌交替以中脘为中心，按顺时针方向推揉按摩上腹部约10分钟（图13-37）。⑤用拇指从大椎穴沿背部脊柱两侧，由上向下直推至三焦俞处，并推而兼揉之3～5遍（图13-38）。⑥点揉膈俞、肝俞、胰俞、脾俞、胃俞、三焦俞穴（图13-39）3～5遍。⑦用手掌按摩背部（图13-40）3～5遍。⑧合并有胸闷者，可加用自天突推向膻中，自膻中推向中脘及沿任脉向两侧分推肋间隙，重点按揉膻中、中脘。搓揉左宜、右宜及其两胁部。

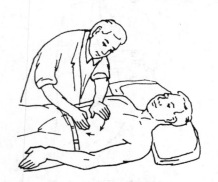

图13-37　环形揉按上腹

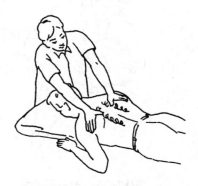

图13-38　大椎推揉向三焦俞

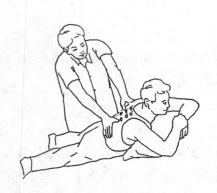

图13-39　点揉膈俞、肝俞、脾俞、胃俞

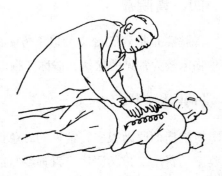

图13-40　按摩背部

治法之二：点穴推揉法

操作步骤：①用双手掌反复推揉脊柱及其两侧肌肉。②点揉足太阳膀胱经的背俞穴及华佗夹脊穴3～5遍。③点揉按压安胃四点穴，在第7胸椎旁开2寸、膈俞穴外5分处寻找压痛点，并以此点及对侧之点，以及向下4寸的两点，呈正方形之四角处，为安胃四点穴（图13-41），操作7～8次。④中指点揉上、中、下三脘及阑门穴，并用双手掌交替按顺时针方向和逆时针方向，做环形推揉胃脘处及上腹部（图13-42）3～5遍。⑤掐揉点压两侧内关及足三里穴3～5次，使其酸胀之感上下放射，促使其胃脘疼痛缓解。⑥用拍子拍打腰背及下肢。

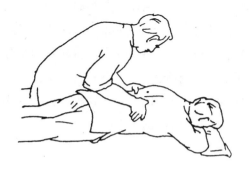

图13-41　点揉安胃四点穴

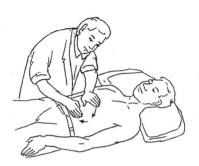

图13-42　环形推揉胃三脘

本方法适用于治疗各种原因引起的胃脘疼痛、恶心呕吐、胃腹胀满、胃痉挛、幽门痉挛、胃肠炎、胃及十二指肠溃疡等症。若有消化道出血、胃癌等症，应及时去医院治疗。

五、膈肌痉挛

膈肌痉挛，又称呃逆，俗称"打嗝"，由膈肌间歇性收缩痉挛所致。正常人进食过程中或食后，突然受寒或吸入冷空气也可发生呃逆，可持续几分钟、几小时甚至数日。

【病因和症状】

本病多因胃病、神经官能症、纵隔炎或饭后受风寒，辛辣、冷热饮食刺激、进食仓促等原因刺激迷走神经和膈神经，反射性地促使膈肌产生间歇性收缩运动，导致空气突然被吸入气道内，因同时伴有声带闭合，所以发出一种呃逆声。由疾病所引起的呃逆，可归纳为中枢神经性病变和周围神经性病变两大类。中枢性神经病变包括脑部病变和中毒，出现顽固性呃逆时，往往表示病变累及延髓呼吸中枢，预后大多不良。周围神经性病变包括胃肠道、胸膜、腹膜、膈肌等器官的病变，刺激迷走神经和膈神经所致。若属久病重病，神志不清，出现徐缓的呃逆，常是临终前的一种征兆。

【治疗方法】

治法之一：和胃降逆法

操作步骤：①掐揉两侧合谷穴及内关、外关穴，使其酸胀感传至肩和胸部。②用双拇指自天突穴起沿胸中线任脉交替向下直推，经膻中、鸠尾、至中脘穴（图13-43），操作3～5遍。③用中指在天突、膻中、鸠尾、中脘处各点揉数分钟。④用双手掌交替在背上沿督脉向下直推3～5遍。⑤用双手掌沿脊柱两侧足太阳膀胱经，向下直推3～5遍。⑥按揉两肩井、天宗、膈俞、肺俞、风门、胰俞、胃俞各约半分钟（图13-44）。⑦用左手掌按于膈俞、胃俞处，用右手握拳反复捶击左手掌背（图13-45），使其振动隔掌传导至膈肌，各捶击10余次。⑧用双手掌反复按揉背部两侧肌肉及穴位，使其放松。⑨用拍子拍打腰背三条线及下肢四面（图13-46）。

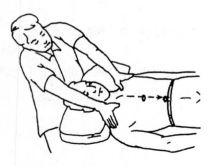

图13-43　推任脉膻中、鸠尾

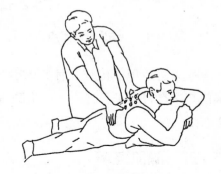

图13-44　按揉膈俞、胃俞

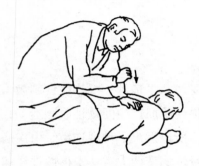

图13-45　隔掌捶击膈俞、胃俞

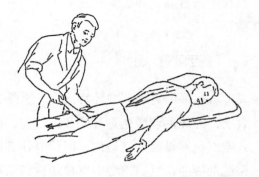

图13-46　拍打腰背及下肢

治法之二：点揉止呃法

操作步骤：①按揉华佗夹脊穴 3～5 遍。②点揉至阳、八椎下、膈俞、胰俞、肝俞、脾俞、胃俞穴各半分钟。③点揉巨阙、鸠尾、中脘、梁门、左宜、右宜、里期门、期门、章门各约半分钟（图 13-47）。④用双拇指从剑突向两侧沿肋腹际分推至章门穴 5～8 遍（图 13-48）。⑤按摩上腹和肋腹际 5～8 遍（图 13-49）。⑥用拍子拍打腰背及下肢（图 13-50）。

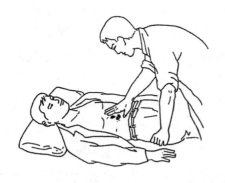

图13-47　点揉巨阙、中脘

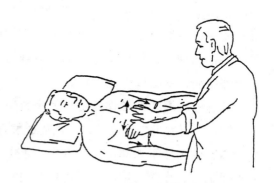

图13-48　分推肋腹际

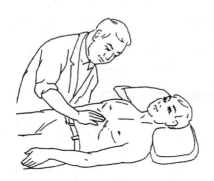

图13-49　按摩上腹肋腹际

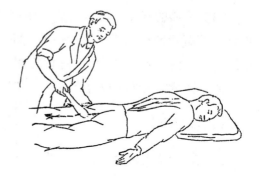

图13-50　拍打腰背和下肢

六、胃和十二指肠溃疡

胃和十二指肠溃疡是消化系统的一种慢性疾病，其病理改变为发生在胃和十二指肠壁的慢性溃疡。本病可发生于任何年龄，但以 20～50 岁发病为多。

【病因和症状】

本病以反复发作规律性的上腹部疼痛为特征，并常伴有吞酸、胃中嘈杂，甚至出现消化道出血等。一般认为胃酸和胃蛋白酶是促成发生溃疡的因素。内外环境的各种刺激和影响，引起大脑皮层的功能紊乱，使皮质与皮质下中枢协调关系失调。皮质下中枢功能亢进等因素有关。一方面表现为副交感和交感神经兴奋性增高，引起胃壁肌肉痉挛，胃酸分泌过多，小动脉收缩，胃壁血液供给发生障碍，致使胃黏膜抵抗力降低。另一方面，下丘脑－垂体－肾上腺皮质激素系统发生障碍，肾上腺皮质激素增加，也会引起胃酸分泌过多，黏液分泌减少，保护黏膜的作用降低。胃酸的分泌过多，胃内蛋白质受到胃蛋白酶的水解作用，从而逐渐形成胃及十二指肠壁的溃疡。胃溃疡多见于胃小弯部和幽门前区，且多伴有胃炎。十二指肠溃疡多见于十二指肠球部，偶见于球后部，可伴有十二指肠炎或胃炎。溃疡病的主要症状为上腹部疼痛，并有以下三大特点：

（1）慢性周期性发作病史：大多数患者均有数年以上的反复发作病史，多为周期性发作，每次发作持续数日、数周或数月，间歇一定时间后再次复发。

（2）疼痛性质和部位：常发生于上腹部剑突与脐上之间，其中胃痛偏左，十二指肠痛偏右。疼痛的性质，轻者可有自觉压迫感或隐隐作痛，重者可出现灼痛甚至剧痛。疼痛的轻重，常与溃疡面积的大小深浅、患者对疼痛的敏感和忍受程度，以及有无并发症有关。

（3）疼痛的规律：溃疡病的疼痛常有典型的规律性，其疼痛的发生时间与进食消化周期有着密切关系。胃溃疡的疼痛与进食的关系，一般为：进食——疼痛——舒适；十二指肠溃疡的疼痛与进食的关系为：进食——舒适——疼痛。

X线钡餐胃肠造影或胃镜检查，可发现其溃疡病灶的具体部位和大小深浅程度。

【治疗方法】

治法：健脾和胃法

操作步骤：①按揉脊柱两侧肌肉及膀胱经腧穴。②点揉脊柱两侧华佗夹脊穴3～5遍。③点揉安胃四点穴、脾俞、胃俞、胰俞、膈俞、肝俞、肾俞3～5遍。④点揉两侧内关，再点揉上脘、中脘、下脘、梁门（图13-51）。⑤胃溃疡点揉左梁门、左宜、里期门；十二指肠溃疡点揉右梁门、右宜、里期门（图13-52）7～8次。⑥用双手掌按顺时针方向在上腹部做环形按摩5～10分钟（图13-53），随患者呼气时加重用力，吸气时减轻用力。⑦用双手掌以脐部为中心做腹部大幅度顺时针方向环形推揉按摩5～10分钟。⑧用拇指点揉两侧足三里、三阴交，各约半分钟（图13-54）。

本方法适用于治疗急慢性胃炎、胃及十二指肠溃疡等症。

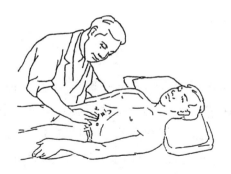

图13-51　点揉上中下三脘

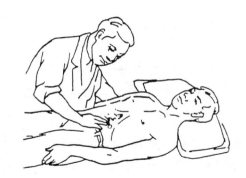

图13-52　点揉右梁门

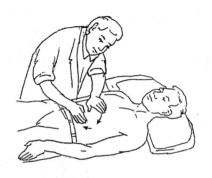

图13-53　环行按摩上腹

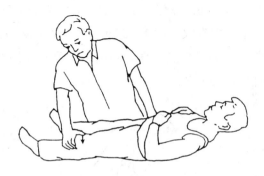

图13-54　点揉足三里

七、胃下垂

胃下垂指胃器官下降至正常水平以下，中医学认为本病多由脾胃虚弱，中气下陷所致。

【病因和症状】

本病多由腹肌紧张度发生变化，腹壁肌肉松弛，腹壁缺乏脂肪，腹压减低，或胸廓狭长，或因经常压迫胸部或上腹部者，易于发生胃下垂。由于支配内脏的自主神经失调，长期过度疲劳和强烈精神刺激，不断作用于大脑皮层，使大脑皮层兴奋与抑制过程功能失调，影响自主神经的调节功能，而出现胃下垂。患者多为瘦长体形，胃部呈凹形，腹部突出。以自觉腹胀为主，食后尤甚。胃痛无周期、无节律性，疼痛性质与程度变化不大，或自觉胃有下坠感，肠鸣作声，偶有腹泻或便秘，或交替性腹泻便秘。本病可伴有眩晕、乏力、心悸、失眠、直立性低血压等症状。X线胃肠钡餐造影检查可明确诊断。

【治疗方法】

治法：健脾和胃升举中气法

操作步骤：①用手掌按摩胃脘部。②用四指沿肋腹际横向按摩 5 ～ 10 分钟。③用中指点揉巨阙、鸠尾、上中下三脘。④用拇指自水分向上推经下脘、建里至中脘 5 ～ 6 遍。⑤自提托穴反复向上推揉，再自关元向上推经气海至神阙穴 5 ～ 6 遍（图 13-55）。⑥用手根自下腹向上推按腹部 7 ～ 8 遍，使胃体向上升回原处（图 13-56）。⑦双手抓提上腹壁肌肉，边抓边提边放 3 ～ 5 次。⑧双拇指按揉两侧章门。⑨用四指沿腹中线，自脐下向上方托举胃底，边托举边振颤 5 ～ 7 遍。⑩用拇指点揉两侧足三里，使酸胀感上下放散。⑪用双手掌按揉腰背脊柱两侧。⑫用双拇指点揉脊柱两侧华佗夹脊穴（图 13-57）及膀胱经腧穴 3 ～ 5 遍，在膈俞、胰俞、脾俞、肝俞、胃俞穴处进行重点按揉。⑬用手掌反复按揉腰背脊柱两侧肌肉（图 13-58）。用拍子拍打腰背及下肢。

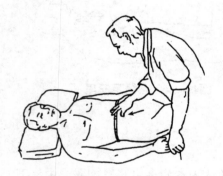

图13-55　自关元推向神阙

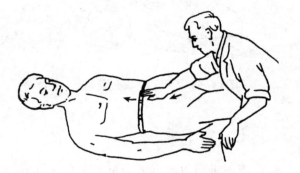

图13-56　逆推下腹胃底

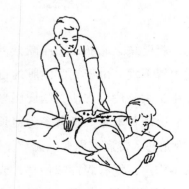

图13-57　点揉华佗夹脊穴

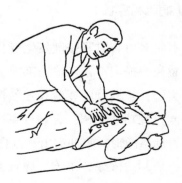

图13-58　按揉腰背两侧

八、胃黏膜脱垂症

胃黏膜脱垂症，又称胃黏膜剥脱或胃黏膜脱落、剥脱性胃炎等。

【病因和症状】

本病指胃部黏膜脱落或幽门窦部过于松弛的胃黏膜，进入幽门而突出于十二指肠球部，而引发的胃脘疼痛、腹痛腹胀。严重时可引起幽门梗阻，或消化道出血。当胃部肌肉弯曲收缩或舒张时，黏膜层可在肌层上移动。在胃窦部黏膜发炎、水肿、肿瘤细胞浸润，或幽门功能失调发生本症。过量饮酒刺激胃黏膜，也可引起剥脱性胃炎。本病多发于 30 ～ 50 岁男性，轻度脱垂可毫无症状，严重者也可出现类似急腹症的症状，如有上腹部疼痛、恶心、呕吐、嗳气、反酸。饮食过量或酒后饭后疼痛加重，进食流食可减轻，呕吐之后也可缓解。若脱垂的黏膜因幽门痉挛而不能复原时，则引起严重的呕吐，如脱垂的黏膜被长时间嵌顿，则可引起幽门梗阻，出现糜烂坏死和大量出血等症状。X 线钡餐胃部造影是明确诊断的最好方法。

【治疗方法】

治法：推运通阻法

操作步骤：①用手掌推揉胃脘及上腹部（图 13-59）3 ～ 5 遍。②用中指点揉鸠尾、巨阙、上脘、中脘、建里、下脘、梁门、期门、里期门、天枢穴，边点揉边用振颤手法（图 13-60），使感应传导至胃中。③用掌根自右梁门推运至左梁门穴，由轻逐渐加大用力上下交替呈弧形推运向左侧 5 ～ 10 分钟，以其疼痛缓解为度。④用双手掌在腹部做顺时针方向环形推运 5 ～ 10 分钟。⑤点揉掐按两侧足三里穴。⑥若经多方治疗，其幽门梗阻不得缓解，消化道出血或剧烈腹痛，经保守治疗无效时，可考虑去外科手术治疗。

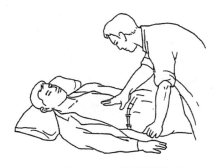

图13-59　推揉胃腹部

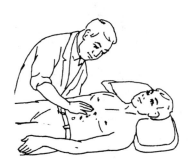

图13-60　点揉振颤腹部

九、慢性胆囊炎

慢性胆囊炎是临床比较常见的疾病，多与胆石症同时存在，女性多于男性。

【病因和症状】

由于胆固醇代谢紊乱，致使胆固醇沉积于胆囊黏膜而引起。胆结石的刺激、胆道感染、胆管阻塞、胆汁滞留于胆囊内，胆色素渐被吸收而引起的化学反应，也是发生慢性胆囊炎的原因。本病有消化不良的表现，如进食后上腹部胀饱、嗳气。进食油腻食物有时可引起右侧胸胁部剧烈疼痛，甚至出现绞痛。若有胆结石则常可出现绞痛，尤其进食油腻食物，结石移动至胆管发生阻塞时更为剧烈。

【治疗方法】

治法：疏肝利胆止痛法

操作步骤：①用双手在右侧季肋处（肝胆区），提拿抓动数次，并按而揉之5～10分钟，或至其疼痛缓解为度（图13-61）。②用双手拇指按揉脊柱两侧膀胱经，点揉膈俞、肝俞、胆俞、脾俞、胃俞穴3～5遍。③用双手掌自上而下沿肋间隙自中线向两侧分推肋弓，边推动边向下方移动位置3～5遍。④点揉梁门、日月、水分、天枢、足三里、阳陵泉、胆囊点、丰隆、三阴交、丘墟穴3～5次（图13-62），重点多揉右侧各穴位。⑤用拍子拍打腰背及下肢。

本方法适用于治疗慢性胆囊炎，患者应忌食油腻及不易消化的食物。

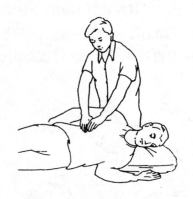

图13-61　提拿按揉季肋处

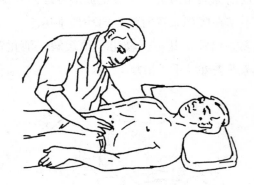

图13-62　点揉梁门

十、慢性腹泻（慢性肠炎、结肠炎）

腹泻是指大便次数增多，粪便性质稀软，甚至发生水泻，或伴有脓血、黏液等。腹泻迁延两个月以上不愈者，称为慢性腹泻。

【病因和症状】

胃肠道功能概括为分泌、消化、吸收和运动四种。其中任何一种功能发生障碍，都可引起腹泻。以肠道炎症使肠道分泌出病理性分泌物（炎性渗出物）引起者最为多见。因神经功能紊乱，精神压力过大，而导致肠蠕动加快，食糜在肠管停留时间缩短，没有足够的时间消化吸收，也可导致腹泻。反之，肠蠕动过缓，食物停留时间过久，细菌大量繁殖，同样也可引起腹泻。另外，肠结核、肠肿瘤也可引起经常腹泻。由于病因不同，症状也不一致，大多都有长期的大便次数增多，便质稀软不成形，或伴有黏液及脓血。

1. 细菌性腹泻 不同程度的腹痛腹胀，长期腹泻，或有黏液或脓血，左下腹按压痛。

2. 肠结核腹泻 粪便呈糊状或水样，每日 3 ～ 5 次，甚至 10 余次，重者可带脓血。有时便秘腹泻交替出现。常有早起排便（五更泻），可有腹痛、低热、消瘦、贫血等全身症状。

3. 肠肿瘤腹泻 常发生在降结肠，便秘与腹泻交替出现，或伴有脓血便，或可触及肿块。

4. 功能性腹泻 腹泻与精神紧张情绪波动有关。便稀，量少，偶见少量黏液，便前腹痛。

此外，小肠腹泻的粪便多为稀薄或水样，常伴有脐周疼痛。结肠腹泻的粪便多呈稀糊状，常伴有左侧腹疼痛。痢疾的粪便大多带有脓血或黏液，同时伴有里急后重和下坠感。脂肪消化及吸收障碍所致的胰源性腹泻，粪便量多，恶臭异常，呈灰白色油脂状。

【治疗方法】

治法：健脾止泻法

操作步骤：①用手掌反复按揉腹部。②中指按揉中脘、建里、气海、关元、提托、天枢、大横、脐周四边穴。③用手掌劳宫穴对准脐中神阙穴进行顺时针方向揉动数圈，再做逆时针方向揉动数圈，顺逆交替各 5 ～ 8 遍，称为"调神阙法"（图

13-63）。④用拇指点揉两侧足三里、三阴交 3 ～ 5 次。⑤双手掌按摩腰背脊柱两侧，点揉脊柱两侧华佗夹脊穴 3 ～ 5 遍；再点揉脾俞、胃俞、胰俞、大肠俞、命门、长强。⑥用手掌搓揉腰骶部，重点搓揉命门、腰阳关和八髎，搓至皮肤发热为度（图 13-64）。⑦用拍子拍打腰背及下肢。

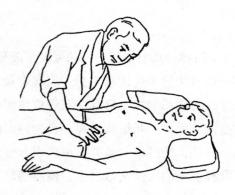

图13-63　调补神阙法

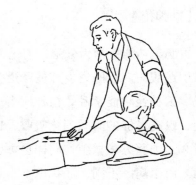

图13-64　搓揉命门、八髎

本方法适用于治疗除肠结核、肠肿瘤之外的各种慢性腹泻。并应注意饮食起居卫生，避免身体过劳等。对于急性肠炎、痢疾，应及时去医院治疗。

十一、便秘

便秘，又称宿便，俗称大便干燥，是指粪便在肠腔内滞留时间过久，大量水分被肠壁吸收，致使粪便干燥坚硬不易排出，影响了正常的排便规律。

【病因和症状】

1. 功能性便秘　由于年老体弱，或妊娠分娩后，腹腔术后，进食太少，无定时排便习惯等原因引起。腹肌和提肛肌的收缩能力减弱，结肠蠕动缓慢，致使排便动力不足。

2. 器质性便秘　由于肠道内外器质性病变滞塞而引起。肠腔病变如溃疡病、肛门直肠括约肌痉挛，肠道之外的病变如腹腔内肿瘤，腹水压迫肠道，引起排便困难，而形成便秘。

3. 其他原因便秘　如副交感神经活动抑制的脊髓病变，或铅、汞、坤、磷中毒，引起肠蠕动减慢，直肠黏膜充血和排便反射消失引起便秘。若排便习惯一向正常的中老年人，突然出现顽固性或进行性便秘，粪便变细或混有血液时，应该考虑有结肠或直肠肿瘤的可能性。若属突然便秘，伴有急性腹痛、腹胀、呕吐、恶心等症，应当考虑为肠梗阻的可能性。若属于慢性便秘与腹泻交替出现，并伴有腹痛、过午低热、身体消瘦症状者，应该考虑有肠结核的可能。若粪块细小、分节状或呈羊粪蛋者，常为结肠痉挛或结肠过敏所致。

检查：必要时应做直肠指诊，或乙状结肠镜检查，或胃肠道 X 线钡餐造影。

【治疗方法】

治法：消导通便法

操作步骤：①用手掌按揉腹部。中指点揉中院、天枢、大横、关元。②用双手掌做顺时针方向按揉推动脐周，再以同样方法做下腹部各 5 ～ 10 分钟。③用双手叠按于左侧小腹从外上方向内下方，反复颤动弹拨数次，用以帮助推动粪块下行（图13-65）。④点揉两侧足三里、下巨虚、丰隆 3 ～ 5 次。⑤点揉背部脊柱两侧膀胱经，点揉脾俞、胰俞、胃俞、大肠俞等背俞穴（图 13-66）。⑥按摩腰背及骶部。⑦用拍子拍打骶部及下肢。

本方法适用于除肠结核、肠肿瘤之外的各种便秘，患者并应注意饮食起居卫生，以及排便规律和进食蔬菜水果等富含纤维素的食物。

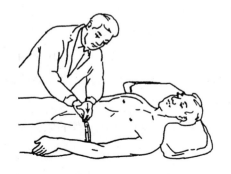
图13-65　颤揉弹拨左小腹

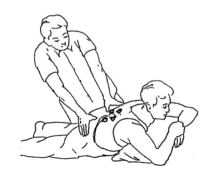
图13-66　点揉脾俞、大肠俞

十二、尿频、尿失禁

尿频是指小便次数增加；尿失禁是指失去排尿的抑制能力。尿频多发生于老年人，属于肾虚尿频。尿失禁多发生于中年以后的妇女，或脑血管意外及截瘫患者等。

【病因和症状】

尿频、尿失禁多由于神经系统和泌尿生殖系统的某些疾病所引起，一般分为五类。

（1）泌尿生殖系的改变：如泌尿生殖系的感染、肾炎、膀胱炎、前列腺炎、盆腔炎、附件炎等；以及妇女妊娠后期，胎儿压迫膀胱引起的尿频等。

（2）神经衰弱：泌尿系功能低下出现尿频、尿失禁。如老年人尿频失禁、小便淋沥等。

（3）脑血管意外和截瘫：由大脑和脊髓神经损伤，失去了排尿控制能力，引起严重尿失禁。

（4）张力性尿失禁：由于支持膀胱底及上 2/3 尿道的组织松弛，以致尿道内外括约肌不能承受突然增加的腹压，而出现尿失禁。如妊娠、分娩或手术损伤，是其常见原因。

（5）先天性尿道支持组织及其神经支配不健全，也可发生尿失禁。

【治疗方法】

治法：点穴止尿法

操作步骤：①用双拇指抠拨按压双侧止尿穴（在髂前上棘下方内侧，府舍穴外上方），持续 3～5 分钟，使其产生酸胀感，传导至小腹，尿意即可消失（图 13-67）。②捏揉两侧急脉、阴廉、五里、阴陵泉、三阴交（图 13-68）3～5 遍。③点揉肾俞、命门、腰阳关、大肠俞和八髎。④用叠掌按压腰骶和骶髂关节 3～5 次。⑤用手掌搓揉腰骶部和肾俞、命门、大肠俞、腰阳关及八髎穴（图 13-69）。⑥拿揉下肢后侧肌肉及环跳、承扶、殷门、委中、合阳、陵后、承山。⑦拍打腰背三条线及下肢四面。⑧搓摩两足底及涌泉穴（图 13-70），至其发热为度。

本方法适用于治疗各种尿频、尿失禁、老年性肾虚尿频及瘫痪患者的尿失禁。

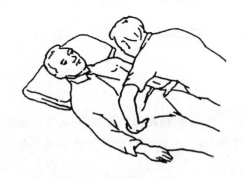

图13-67　抠压止尿穴

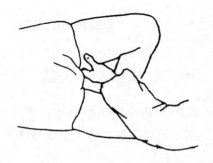

图13-68　捏揉急脉、五里

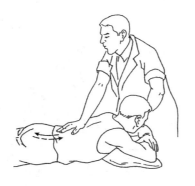

图13-69　搓揉命门、八髎

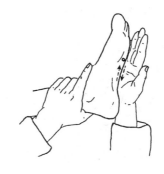

图13-70　搓摩足底涌泉

十三、癃闭（尿闭、尿潴留）

癃闭是指以排尿困难，或闭塞不通，尿液潴留在膀胱之内的疾病。小便不畅，点滴漏出而短少者为癃；欲解不能，胀急难通者为闭，统称为癃闭。

【病因和症状】

癃闭之症虽在膀胱之腑，但通调水道，三焦气化，则与肺、脾、肾三脏都有关联。实证多因肺气壅塞阻滞，气机郁结，水道瘀浊阻滞，即三焦湿热壅滞，清气不升，浊气不降，水热互结而成癃闭。虚证多因脾肾阳虚，津液不得输化而致；或因房事过劳，肾气耗损，致使湿热下壅，瘀血败精，停留不去，阻塞尿流而致。

【症状】

1. 膀胱湿热　小便点滴下而不爽，或量少而短赤灼热，小腹胀满，口渴不欲饮。

2. 肾阳虚亏　小便滴沥，排尿无力，小腹寒冷，腰膝酸软，面色㿠白，性情怯弱。

【治疗方法】

治法之一：清热利湿法

操作步骤：①双手拇指交替沿任脉由上向下顺推，自天突推经膻中，过鸠尾至中脘，经神阙、气海、关元至中极3～5遍。②再沿足少阴肾经自俞府至步廊，接足阳明胃经自不容经天枢至水道3～5遍（图13-71）。③从中线任脉向两侧分推胸腹部，边分推边向下移动，自天突至中极3～5遍。④揉颤点三脘、建里、水分、阑门、神阙、气海、关元、中极穴3～5次。⑤抓揉运压及提拿少腹部交替进行3～5遍（图13-72）。⑥掐揉内关、外关、合谷、阴陵泉、三阴交穴（图13-73），搓摩腰骶部 3 ～ 5 分钟，至其发热为度（图 13-74）。⑦用拍子拍打腰骶及下肢。

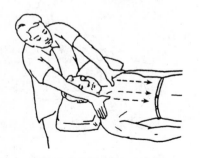

图13-71　推任脉胃经、肾经

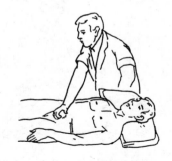

图13-72　抓揉提拿少腹

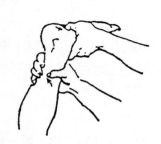

图13-73　掐揉阴陵泉、三阴交

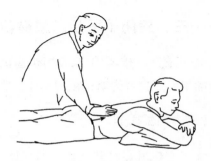

图13-74　搓摩腰骶部

治法之二：温阳通闭法

操作步骤：①用臂肘反复揉运㨰动腰背部（图 13-75）。②点揉肾俞、命门、大肠俞、腰阳关、膀胱俞及八髎穴 3 ～ 5 次。③搓揉肾俞、命门、下极俞、腰阳关、大肠俞、腰奇、八髎穴，至局部发红发热为度。④点揉振颤气海、关元、中极、曲骨穴 3 ～ 5 次（图 13-76）。⑤用一手捏揉下肢内侧的急脉、阴廉、五里、复溜、三阴交穴 3 ～ 5 遍（图 13-77）。⑥用左手握踝部固定，右手掌搓揉足底涌泉穴，搓揉至发红发热为度（图 13-78）。

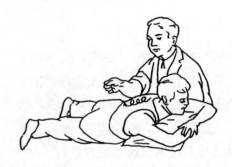

图13-75　臂肘揉运腰背部

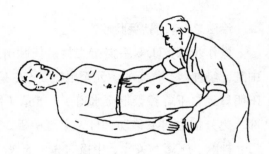

图13-76　点揉气海、关元

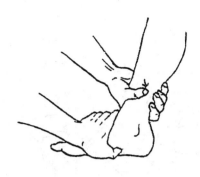

图13-77　捏揉三阴交

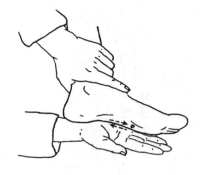

图13-78　搓揉足底涌泉

十四、肾下垂

肾下垂常发生在体型瘦长的人身上，女性多于男性，右肾较常见。肾脏在人体中随着呼吸和体位的改变产生活动，其活动幅度一般不超过一个椎体，若超过这个活动范围，就称为"活动肾"或"肾下垂"。活动幅度特别大的称为"游离肾"。

【病因和症状】

腹壁肌肉薄弱，肾周围脂肪组织减少，使肾移动幅度增加，在人体直立时产生下垂，甚至下降至盆腔以内。一般无自觉症状，较严重时可出现腰酸沉痛，为持续性钝痛或间歇性剧痛，常与体位有关。往往发生在站立行动劳累时，平卧休息后可逐渐减轻或消失。在腰腹部可扪及下垂的肾脏。少数患者伴有腹胀、恶心、呕吐、头昏、眼花、失眠，个别患者出现血尿。

【治疗方法】

治法：健脾益肾升中气法

操作步骤：①按揉脊柱两侧肌肉。②点揉脊柱两侧华佗夹脊穴及背俞穴，点揉两侧肝俞、肾俞、脾俞、气海俞、大肠俞（图13-79）约半分钟。③用双手拇指按腰骶关节处用力向两侧肾区分推5～10次（图13-80）。④用手掌按揉提托穴及小腹部，向上反复推揉托举肾部数次，随呼吸而进退。⑤抓提拿揉小腹部，边抓提边拿揉边放松5～7遍。⑥双手按住腰部和小腹向上托举肾区3～5次（图13-81）。两侧下垂者再翻身做对侧。⑦做双下肢屈膝屈髋活动（图13-82）至大腿尽量贴紧腹部，再尽量屈膝屈髋，并令患者双手抱膝，坚持3～5分钟，使两腿压挤下垂之肾脏回复原位。⑧用拍子拍打腰骶及下肢。

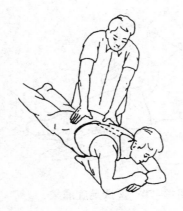

图13-79　点揉华佗夹脊穴

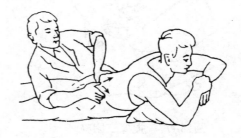

图13-80　分推腰肾部

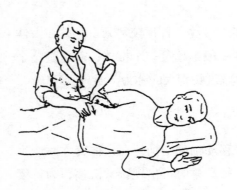

图13-81　向上托举肾区

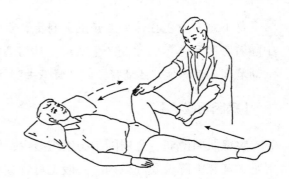

图13-82　屈膝屈髋挤推肾区

十五、腹痛（腹胀、少腹痛）

腹痛是指膈肌以下、耻骨以上，以及肚脐周围部位的疼痛症状。肚脐以上的腹痛，多与胃病有关；肚脐以下的腹痛，多与大小肠有关，若腹中胀满不适，则称腹胀。少腹痛是指关元穴以下部位的疼痛，多与泌尿生殖系统或阑尾炎、结肠炎、直肠疾病有关。

【病因和症状】

腹痛、腹胀大多数为消化系统疾病，如过食生冷，寒邪内积；或肚腹受寒，寒邪凝积于胃肠，中阳被遏，气机阻滞，不通则痛；或脾阳虚弱，运化失调，而致腹痛腹胀；或肾阳不足，脾肾两虚，致使少腹冷痛；或气血瘀滞，行经不畅等原因，引起少腹作痛。

1. 寒邪内积　腹痛急剧，痛无休止，得温则缓，遇冷则甚，肠鸣腹泻，四肢不温。

2. 脾阳不振　腹痛绵绵，时轻时重，痛时喜按，神疲倦怠，气短畏寒，大便溏薄。

3. 饮食积滞　脘腹胀满，疼痛拒按，厌食纳呆，嗳腐吞酸，腹痛欲泻，大便酸臭。

4. 气滞血瘀　腹脘胀满，噫气呕逆，腹胀攻痛，恼怒尤甚，痛有定处，不欲饮食。

5. 脾肾两虚　少腹冷痛，阳痿早泄，经行不畅，精神萎靡，气短纳呆，四肢厥冷。

【治疗方法】

治法之一：行气散瘀消郁化滞法

操作步骤：①用双手向下推揉胸腹任脉及两侧胃经。②用双掌自胸腹中线向两侧分推，边推边向下移动位置。③用双手拇指沿胸腹任脉，向下交替推动。自天突经膻中至鸠尾，过中脘、神阙、气海至关元各3～5遍（图13-83）。④点揉振颤中脘、里期门、梁门、阑门、脐周四边、神阙、天枢、气海、关元（图13-84）。⑤用双掌交替以脐为中心，做顺时针方向推揉旋转揉腹（图13-85）10余遍。⑥抓提拿揉脐周及腹直肌部，边抓边提边拿揉边放松边移动3～5遍。⑦点揉脾俞、胰俞、胃俞、大肠俞、承扶、委中、承山、足三里。⑧用拍子拍打腰背三条线及下肢（图13-86）3～5遍。

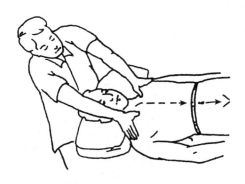

图13-83　交替向下推任脉

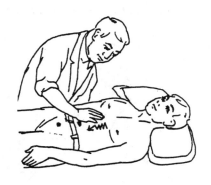

图13-84　点揉振颤中脘、关元

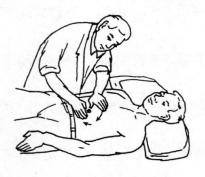

图13-85　绕脐做环形推揉

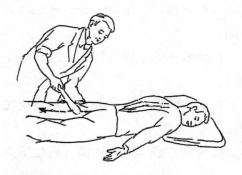

图13-86　拍打腰背及下肢

治法之二：温中回阳补脾益肾法

操作步骤：①点揉华佗夹脊穴及膀胱经腧穴（图13-87），在脾俞、胃俞、肾俞、大肠俞重点点揉。②搓揉八髎及腰骶至发热为度。③搓揉脊柱两侧，边搓揉边向下移经至阳、命门、心俞、肺俞、肾俞、大肠俞3～5遍。④推揉背俞穴3～5遍。⑤用手掌反复按揉腹部。⑥手掌按于神阙穴做顺时针和逆时针方向揉动（图13-88），至腹中发热为度。⑦抓提拿揉腹部气海、关元，三抓三提拿而揉之（图13-89）3～5次。⑧捏揉两侧足三里、阳陵泉、陵后、三阴交、昆仑、下昆仑、太溪、太冲各半分钟。⑨用手掌搓揉双足底及涌泉，搓至足底发红发热为度。⑩用拍子拍打腰背三条线及下肢四面（图13-90）3～5遍。

本方法适用于治疗一般腹痛、腹胀、消化不良、腹泻、便秘、小便不畅等症。若用于补气止泻，腹部多做逆时针方向揉法；若用于清热通便，腹部多做顺时针方向揉法。

若属于急腹症腹痛，应及时请外科会诊治疗。

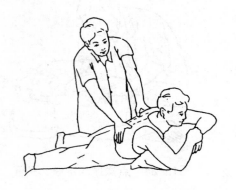

图13-87　点揉华佗夹脊穴

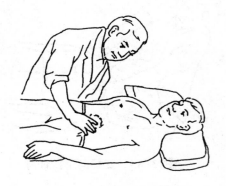

图13-88　调补神阙法

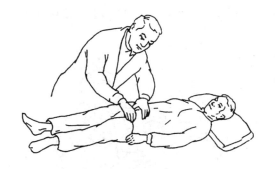

图13-89　抓提拿揉气海、关元

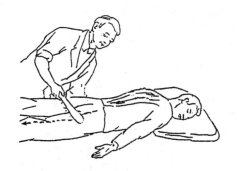

图13-90　拍打腰背及下肢

十六、面神经麻痹（口眼㖞斜、面瘫）

面神经麻痹，亦称"面瘫"。其表现口歪眼斜，故俗称"口眼㖞斜"。青壮年较为常见，本症分为中枢神经性和周围神经性两种类型。中枢神经性面瘫，多见于老年人的脑中风等。

【病因和症状】

周围性面神经麻痹由于感染贝尔氏病毒，而发生急性非化脓性乳突孔内的面神经炎症，故又称贝尔氏麻痹，可因面部被风吹着凉而诱发。本病可能因局部神经血管缺乏营养而抵抗力下降，加之因受风寒而痉挛，导致该神经缺血、水肿而致麻痹。初起有耳后部疼痛，继则面部一侧表情肌瘫痪，出现额纹消失，眼睑闭合不全，鼻唇沟平坦，嘴巴歪向健侧，鼓腮漏气，漱口漏水，食物常停留在齿颊之间等。可伴有同侧舌前 2/3 味觉麻痹减退及听觉过敏。此外，慢性中耳炎、乳突炎也可继发本病。

中枢性面神经麻痹大多因脑血管疾患如脑出血或脑外伤、脑肿瘤等症所引起，脸下部面肌瘫痪，皱眉、蹙额或无障碍，常伴有一侧上下肢瘫痪，其治愈也较困难。

【治疗方法】

治法之一：散风牵正法

操作步骤：①抠揉风府、风池、翳风穴（图 13-91），各约半分钟。②点揉推运两太阳穴、头光明、神庭穴、百会、风岩穴。③用中指点揉推运两侧阳白、睛明、攒竹、鱼腰、丝竹空、耳门、听宫、听会、颧髎、上关、下关、颊车、东风穴（图 13-92）各约半分钟。④点揉推运承泣、四白、迎香、上迎香、夹鼻、散笑、地仓、禾髎、人中、承浆穴（图 13-93），各约半分钟。⑤搓揉摩运患侧面颊部肌肉

（图 13-94）。⑥掐揉内关、合谷穴 3 ～ 5 次。本方法适用于治疗面肌痉挛、口眼歪斜等症。

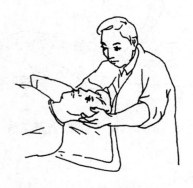

图13-91　抠揉风府、风池

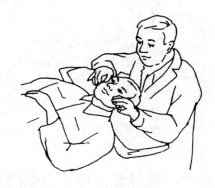

图13-92　点揉推运下关、颊车

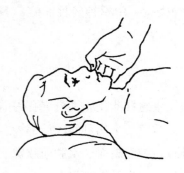

图13-93　点揉人中、迎香、地仓

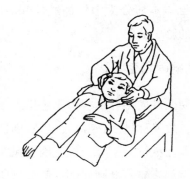

图13-94　搓揉摩运面颊

治法之二：里应外合法

操作步骤：①按揉风池、风岩、太阳、下关、散笑、地仓、颊车、人中、承浆穴。②用右手拇指包裹上纱布（或代上指套），伸入患者口中，与在外的食、中指相对应，反复捏揉口中的咬合线及面颊部禾髎、地仓、颊车、人中、承浆穴（图13-95）7 ～ 8 次。③对于合并舌肌麻痹者和言语不利者，术者用双手拇、食指二指均裹上纱布（或代上手套），伸入患者口中，将舌体牵出，反复进行捏揉，和用双手拇食指交替捯动，称为"入海擒龙法"（口称海口，舌称赤龙）。再点揉内关、外关、合谷、劳宫等穴（图 13-96）。

本方法适用于治疗各种面神经麻痹，对中枢性面神经麻痹也有一定疗效。对其口舌部麻痹症状明显者及言语不利者，也有一定的效果，治疗各种面瘫，配合针灸其效果更好。

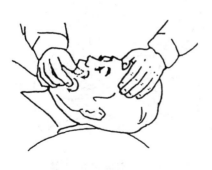

图13-95　里应外合法

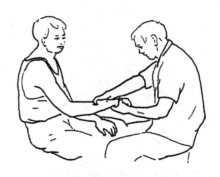

图13-96　点揉内关、外关穴

十七、臂丛神经炎（臂丛神经痛）

臂丛神经炎指臂丛神经受到病毒感染出现炎症。臂丛神经痛，是指臂丛神经遭受损伤而引起的疼痛。损伤后期会出现上肢麻痹、肌肉萎缩等症状，称为臂丛神经麻痹。

【病因和症状】

本病可见于流感及斑疹伤寒等。初期在颈肩或锁骨上部臂丛部位处疼痛。逐渐扩展到肩部，数日后即可扩散到前臂及手部。疼痛起初为间歇性，不久即呈持续性而影响整个上肢。患侧上肢大多采取屈肘位，以避免牵拉活动引起疼痛加重。睡眠时不能向患侧侧卧，在锁骨上缺盆穴处压痛明显，或可扪及痉挛或粘连之结节，臂丛神经牵拉试验阳性，患肢活动受限，动则疼痛加重，甚至不能持筷进餐，日久形成上肢麻痹，肌肉萎缩，上肢瘫痪。

【治疗方法】

治法：捏揉抠拨镇痛法
操作步骤：①捏揉颈部两侧肌肉，捏揉风池、风府、大椎、大杼穴（图13-97）。②捏揉上肢肌肉，点揉抠拨缺盆、天灵、腋灵穴，由轻柔逐渐加重，使其产生较强烈的酸麻胀感，经过肘部传导放射至手部（图13-98）。③中指尖伸入患侧腋窝中央，反复抠拨极泉穴、青灵穴（臂丛神经腋路，图13-99），使酸麻胀感放散过肘而及手指端。④抠拨上池、曲池、下池、屈阳交、手三里穴，同时用中指尖抠拨少海、小海穴（图13-100）各3～5次。⑤捏揉臂中、间使、内关、外关、合谷半分钟。⑥捏揉肩部及上肢肌肉。用拍子拍打颈肩及上肢（图13-101）。⑦逐个捻动五指，用钳形拳顺序牵拔五指（图13-102）3～5遍。

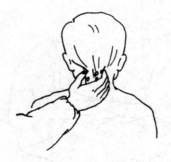

图13-97　捏揉颈椎及穴位

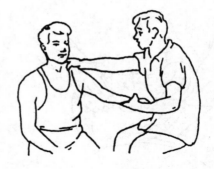

图13-98　点揉抠拨缺盆

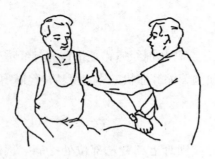

图13-99　抠拨极泉、青灵

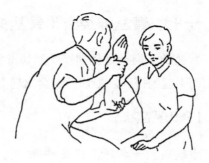

图13-100　抠拨曲池、小海

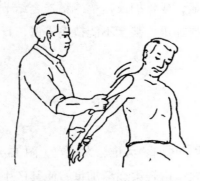

图13-101　拍打颈肩及上肢

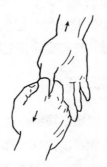

图13-102　顺序牵拔五指

十八、多发性神经炎

多发性神经炎是指全身多数周围神经的对称性损伤，表现为四肢远端呈手套袜子型分布的感觉障碍，下运动元瘫痪和营养障碍。

【病因和症状】

本病由于病毒感染，以及代谢或营养障碍，引起肢体远端感觉和运动障碍的末梢神经病变。发病前常有上呼吸道或胃肠道感染症状，1～3周后出现神经症状，多为急性起病，以青少年在6～10月份发病多见。本病多发于四肢远端，呈对称性分布，呈现手套袜子型感觉神经障碍。轻者仅有麻木不仁；重者感觉完全消失。肢体运动障碍，肌力减低，腱反射减低或消失。活动能力减弱，有明显营养障碍和皮肤发冷，光滑菲薄或干燥起皱裂及指甲松脆。

【治疗方法】

治法：理气活血疏通经络法

操作步骤：①搓揉脊柱两侧肌肉3～5遍。②点揉脊柱两侧华佗夹脊穴和背俞穴（图13-103）3～5遍。③拿揉下肢肌肉和点揉臀中、环跳、殷门、委中、委阳、合阳、陵后、承筋、承山、昆仑、下昆仑、太溪穴（图13-104）。④用手掌搓揉下肢肌肉5～7遍。⑤用双手捏揉上肢肌肉3～5遍。⑥抠拨缺盆、天灵、腋灵、极泉、青灵、少海、小海、胸大肌腱3～5次。（图13-105）。⑦捏揉内关、外关、手三里、下廉、上廉、曲池、合谷3～5次。⑧做向内向外旋转摇腕活动，逐个捻揉旋摇牵拔五指（图13-106）。⑨拿揉下肢肌肉3～5遍，拿揉伏兔、风市、阴市、血海、梁丘、阳陵泉、阴陵泉、足三里、解溪、太冲。⑩两手协同用力，做向内和向外旋转摇踝活动（图13-107）。⑪做逐个捏揉旋摇足趾活动（图13-108），再顺序牵拔五趾。⑫用拍子拍打颈肩左右侧线及上肢四面（图13-109）。⑬拍打腰背三条线及下肢四面（图13-110）各3～5遍。

本方法适用于治疗多发性神经炎、末梢神经炎、四肢麻木、麻痹等症。

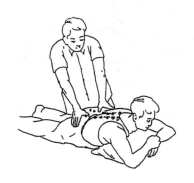

图13-103　点揉华佗夹脊穴

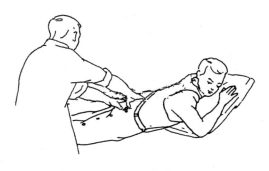

图13-104　点揉环跳、委中穴

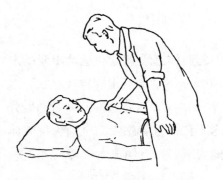

图13-105　抠拨极泉及胸大肌

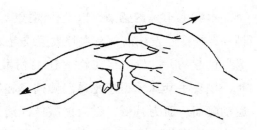

图13-106　顺序捻摇牵拔五指

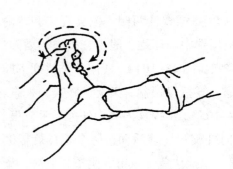

图13-107　做摇踝活动

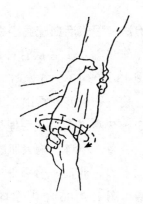

图13-108　做逐个摇趾活动

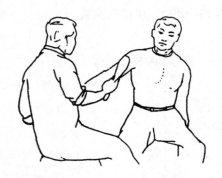

图13-109　拍打肩部及上肢

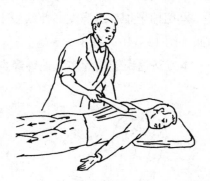

图13-110　拍打腰背及下肢

十九、神经衰弱

神经衰弱是大脑神经机能障碍为特征的神经官能症，青壮年较多见。

【病因和症状】

因大脑皮层兴奋和抑制过程失调，破坏了神经活动的正常规律。神经精神因素是诱发神经衰弱的主要原因，如因精神创伤及长期紧张疲劳等因素，生活、工作、精神压力过大，均可引起过度兴奋与迅速疲惫而诱发。对脑力劳动耐受力很差，表现以下几方面：

（1）头痛：胀痛或头昏无固定部位，偶有恶心，心情舒畅睡眠好时，头痛可减轻。

（2）睡眠障碍：一般多为入睡困难，或睡不实，以多梦为主，也有早醒易醒等现象。

（3）自主神经功能紊乱：性机能衰弱如阳痿、遗精、早泄；女性可见月经不调、消化不良；也可见心悸、心烦、焦虑、出汗。

【治疗方法】

治法：益气安神法

操作步骤：①用双手中指按于两侧风池穴，同时两手拇指按于两太阳进行揉动10余次（图13-111）。②用双手拇指自印堂穴向两侧，沿眉弓经鱼腰分推至两太阳。③用双手拇指交替自两眉间印堂穴划动，经神庭、上星、前顶至百会穴。④用双手四指掐揉颤点两眉弓，自攒竹至眉梢边颤点边向两侧移动（图13-112），各反复3～5遍。⑤用双手拇指点揉推运两太阳3～5次（图13-113）。⑥用双手十指微屈颤点划动头两侧颞部之皮肤，顺势以中指尖点揉两风池、风岩、翳明、安眠1、安眠2穴各1～2分钟。⑦用双手拇指推揉胸腹中线任脉及两侧肾经、胃经（图13-114）。⑧用中指点揉振颤膻中、鸠尾、中脘、左宜、右宜、神阙、关元、气海反复3～5遍。⑨按揉脐周及摩腹，做顺时针方向和逆时针方向环形揉按（图13-115）10余圈。⑩拿揉下肢肌肉，拿揉足三里、三阴交各半分钟。⑪拿揉大椎、肩井、肩髃及肩部两侧肌肉。⑫点揉脊柱两侧肌肉及华佗夹脊穴（图13-116）3～5遍。⑬点揉背俞穴（图13-117）。⑭搓揉命门、下极俞、肾俞和八髎，拿揉下肢肌肉及环跳、承扶、殷门、委中、承山穴3～5遍。⑮搓揉两足跟失眠穴及足底涌泉穴。⑯用拍子拍打腰背三条线及下肢四面（图13-118）3～5遍。

本方法用于治疗神经衰弱，还可根据症状加用某些重点穴位和手法。

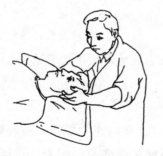

图13-111　按揉风池、太阳

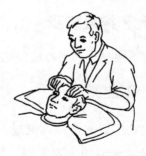

图13-112　颤点两眉弓

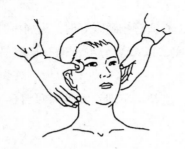

图13-113　推运太阳穴

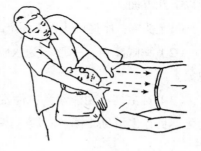

图13-114　推揉任脉及胃经

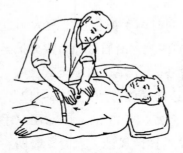

图13-115　推揉脐周及摩腹

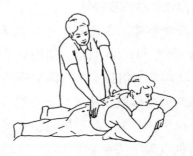

图13-116　点揉华佗夹脊穴

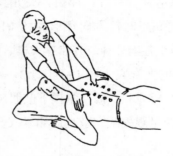

图13-117　点揉背俞穴

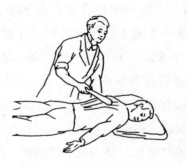

图13-118　拍打腰背和下肢

二十、癔症（歇斯底里）

癔症，亦称歇斯底里，以青壮年和女性较为多见。常因精神刺激发病，呈阵发性发作，症状复杂而多变，可类似多种疾病。

【病因和症状】

本病多发于神经抑郁软弱类型的人。本类型的人情感反应强烈而不稳定，易受暗示影响，自我暗示也很强烈，有较强烈的自我中心和多种幻想。由于大脑皮层遭受到过度而剧烈的刺激，导致皮层和大脑皮层下神经协调关系发生障碍而发病。可分为精神障碍和躯体机能障碍两大类：

1. 精神障碍　最常见的即癔症性激情发作。表现为情感色彩浓厚，夸张而做作，且易受暗示。癔症性昏厥可单独或在情感爆发时发作。发病时，患者突然昏倒，不言不语，双眼紧闭，全身僵直，或手足不规则的舞动，持续10余分钟至数小时不等。此时意识、眼球运动、肌腱反射等均属正常范围。有些患者还可能出现"假性痴呆"症状。

2. 躯体机能障碍　常可出现运动障碍，表现为语言抑制、失音和肢体瘫痪，或可出现肢体震颤或肌肉痉挛，出现眨眼、摇头、斜颈及手足乱舞乱动等异常动作。若出现感觉障碍时，可有癔症性黑矇、癔症性耳聋、癔症球（梅核气）等。发生于内脏和自主神经障碍时，还可出现癔症性呃逆、食管痉挛、腹胀、尿频、气喘样发作、神经性厌食，或神经性呕吐等。

【治疗方法】

治法：清心理气降浊法

操作步骤：①抠揉风府、风池，点揉两太阳（图13-119）3～5分钟。②用双拇指自印堂交替向上划动，经神庭、上星、前顶至百会3～5遍。③用双拇指自印堂向两侧沿眉弓分推至头维，再转向下方过曲鬓耳前至下颌角5～8遍（图13-120）。④用双拇指交替推胸腹中线任脉，自天突至膻中，经鸠尾，过中脘，至神阙、再经气海、关元至中极3～5遍。⑤用双拇指自两锁骨下气户向下推经步廊、天枢至冲门止3～5遍。⑥用双拇指自胸腹中线向两侧分推，边推边向下移动（图13-121）。⑦再自两侧天府推经侠白至尺泽；自天泉推向曲泽；自极泉推至少海，再自肘窝曲泽推经内关至劳宫穴。⑧掐揉内关、合谷、八邪、劳宫。⑨点揉脊柱两侧肌肉及华佗夹脊穴（图13-122），再点揉两侧背俞穴和两下肢肌肉各3～5遍。⑩搓揉两足底足心，搓至足心发红发热，失音者掐揉哑门、哑穴、洪音、廉泉、旁廉泉、足部八风及涌泉穴。⑪用拍子拍打腰背及下肢。

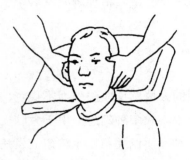

图13-119　抠揉风池、太阳

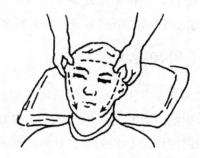

图13-120　分推前额及面颊

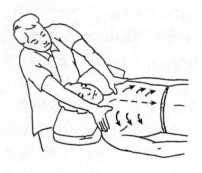

图13-121　分推胸腹部

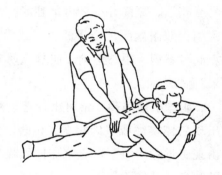

图13-122　点揉华佗夹脊穴

二十一、失眠

失眠是指长期不易入睡为特点的一种症状，常见的睡眠障碍可见于多种疾病，尤以神经衰弱及陈旧性慢性疾病为最。

【病因和症状】

本病是神经系统机能性或伴有器质性病变的一种症状。常由神经衰弱、大脑疾患、过度疲劳、精神创伤、脑血管硬化等引起。有以下几种情况：一是不易入睡。二是睡眠浅而易惊醒。三是睡眠短而早醒，醒后不能再入睡。少数患者，实际上睡眠很好，而主观上却总觉得整夜未睡，这是一种较复杂的感觉障碍，称为失眠感。长期失眠的患者，大多伴有多梦易醒、心悸健忘、精神疲倦、头痛头昏、腰疼腿软、四肢乏力等症状。

【治疗方法】

治法：镇静安眠法

操作步骤：①点揉安眠穴、安眠1、安眠2（图13-123）3～5分钟，点揉风池、玉枕、脑空。②用双拇指交替自百会向前搓动，经前顶、上星、神庭、至前额印堂；再自印堂用拇指尖交替划动至百会10余次。③用拇指自内向外，自外向内搓摩前额部10余次。④点揉攒竹、鱼腰、阳白、太阳。分推自大眼角沿眶上缘及眉弓反复向外抹动10余次（图13-124）。⑤用双手十指尖颤点划动头皮，边颤点边移动位置，以刺激头部（图13-125）。⑥捏揉内关、神门、内劳宫（图13-126）各3～5分钟。最后按揉足跟中央失眠穴。

本方法适用于治疗各种失眠、神经衰弱、头痛头昏等症，对合并有其他疾病者，再加用其他胸腹部或腰背部穴位和手法。

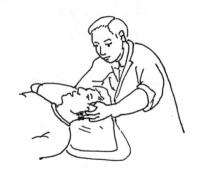

图13-123　点揉安眠穴

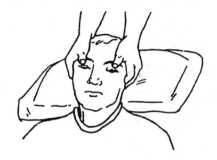

图13-124　推抹眼眶及眉弓

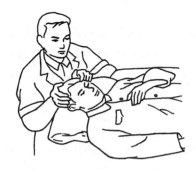

图13-125　颤点划动头皮

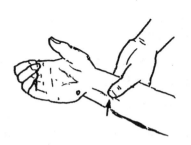

图13-126　捏揉内关、神门穴

二十二、昏厥

昏厥，又称休克，是一种突然发生的一时性短暂的意识丧失状态，与昏迷不同，昏迷是指高级神经活动受到严重抑制，意识丧失持久而不易迅速恢复。

【病因和症状】

由于脑部缺血引起氧供应不足；或血液化学成分改变，如低血压、低血糖、碱中毒；或脑组织本身损伤，都可引起昏厥。按其发病原因，可分为血管神经性、心源性、脑性和代谢性。发作前常有头昏，软弱无力，眼前发黑或冒金星，恶心，面色苍白，四肢发冷，脉搏微弱等。心跳加快，血压降低，失去知觉，昏倒，几分钟后可慢慢苏醒，多无后遗症。

1. 神经血管性昏厥　大多见于年轻体弱的女性，由于神经过度紧张或广泛的小血管扩张所致。或剧烈疼痛、精神紧张、恐惧、疲劳、气候闷热等均可诱发。

2. 心源性昏厥　指由于心脏功能异常，一时供血不足，而引起的昏厥。其持续时间较长之后可能引起四肢抽搐。

3. 脑性昏厥　指大脑遭受损伤引起的昏厥，常伴有抽搐，可能伴有暂时性肢体瘫痪或麻木。常有高血压病、肾炎、妊娠中毒或癫痫病史。

4. 代谢性昏厥　发作前常有饥饿、心悸、多汗、头昏、乏力等症状。常由于血糖过低，呼吸过快，或哭号过久而引起。

【治疗方法】

治法之一：掐人中法
操作步骤：①将患者放置仰卧，头部放低，足部抬高，以利于脑部供血供氧。松开领口和腰带，使呼吸通畅。②用拇指尖掐人中穴，并持续用力，以加强刺激作用，至患者苏醒为度（图13-127）。③苏醒后再按揉头部和胸腹或同时捏揉内关、外关、合谷穴（图13-128）。

治法之二：勾魂四把钩子法
操作步骤：①用中指伸入腋窝中，抠拨天灵、腋灵、极泉和捏掐胸大肌腱，产生强烈酸麻胀感（图13-129）。②若不醒再抠捏对侧和抠捏腹股沟内下端的急脉穴和股内收肌腱处（图13-130）；或仍不醒再抠捏对侧，以醒为度，抠拨此四处合称"勾魂四把钩子"。

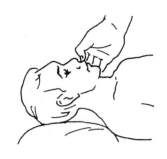

图13-127　掐人中法

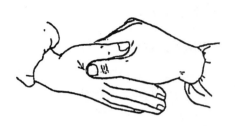

图13-128　捏揉内关、外关、合谷

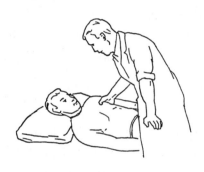

图13-129　抠捏极泉及胸大肌

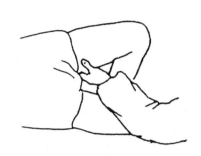

图13-130　抠捏急脉及内收肌

本方法用于抢救各种昏厥、癫痫发作、中暑、中风。若不能很快苏醒属于昏迷，应及时送医院抢救。对昏迷脉搏停止者，应及时做体外心肺复苏；呼吸停止者，进行人工呼吸及时抢救。此方法为救护车未到来之前的应急措施，应及早拨打120或999急救中心。

二十三、脑血管意外后遗症（半身不遂）

脑血管意外后遗症，指脑出血或脑血栓形成的后遗症，出现一侧肢体瘫痪、口眼歪斜、舌强语涩等后遗症，称为半身不遂，又称偏瘫，多见于有高血压病史的中老年人。

【病因和症状】

由于脑出血，大量血液渗入大脑实质内，或脑血栓形成及脑梗死，而出现的一侧肢体麻木无力偏瘫等神经障碍的症状，口眼歪斜，舌强语謇。初期患肢软弱无力，知觉迟钝，活动功能受限，以后逐渐趋于强直挛缩，患侧肢体姿势常发生改变或畸形等，从而引起行动不便。

【治疗方法】

治法：通经活络康复法

操作步骤：①按揉脊柱两侧肌肉，点揉华佗夹脊穴及背俞穴（图13-131）。②拿揉下肢肌肉，在臀中、环跳、承扶、股后、殷门、委中、膝外、阴委、阴委2、阴委3、四连、五灵、灵宝、委阳、承筋、承山、昆仑、太溪穴处进行重点拿揉（图13-132）。③用拍子拍打腰背三条线和下肢四面（图13-133）。④拿揉下肢肌肉和穴位（图13-134），在伏兔、风市、股外上、股外下、股内上、股内下、阴市、血海、梁丘、阳陵泉、阴陵泉、足三里、绝骨、三阴交、解溪、太冲穴处，进行重点拿揉各3～5遍。⑤做屈膝屈髋内收外展和旋转摇髋活动（图13-135）3～5遍。⑥做反复向内向外旋转摇膝活动各5～6圈（图13-136）。⑦做向内向外旋转摇踝活动7～8次。⑧用大鱼际持续按压大腿根处冲门穴（封闭住股动脉）3～5分钟后再放松（图13-137），可促使血流迅速冲向下肢，有热气流感窜及下肢。⑨拍打腰背三条线及下肢四面（图13-138）。⑩拿揉肩及上肢肌肉，抠揉缺盆、极泉、青灵、曲池、肩髃、臂臑、曲泽、尺泽、手三里、小海、内关、外关、合谷（图13-139）。⑪用摇肩法向内向外旋摇活动肩关节（图13-140）。⑫用摇肘法向内向外屈伸旋转摇动肘关节（图13-141），再用摇腕法旋摇拔伸腕关节（图13-142）各反复3～5遍。⑬用捻指法、拔指法和摇指法逐个捻揉拔伸旋摇指关节（图13-143），并顺序牵拉拔伸五指各3～5遍。⑭用拍子拍打颈肩左右侧线及上肢四面（图13-144）3～5遍。

本方法适用于治疗脑血管意外后遗症、偏瘫和活动不利者。早期治疗效果较好。若有面瘫或言语不清等，再加用有关穴位和治疗手法，配合针灸疗法效果更好。

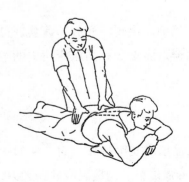

图13-131　点揉华佗夹脊穴

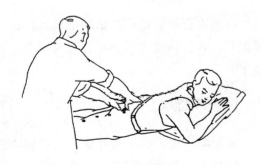

图13-132　拿揉环跳、委中

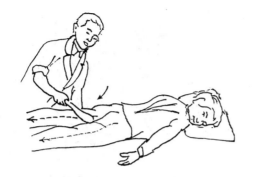

图13-133　拍打腰背和下肢

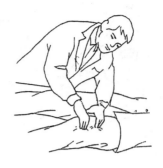

图13-134　拿揉下肢肌肉穴位

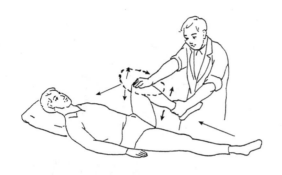

图13-135　屈膝屈髋摇髋活动

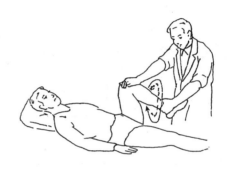

图13-136　做摇膝活动

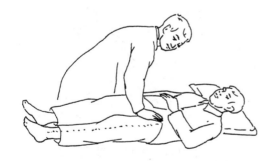

图13-137　按压冲门有热流感

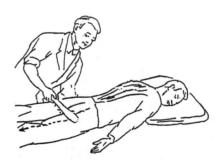

图13-138　拍打腰背及下肢

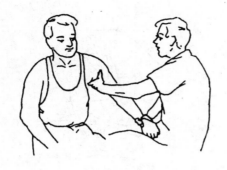

图13-139　抠拨极泉、青灵穴

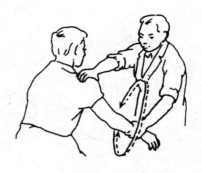

图13-140　旋摇肩关节

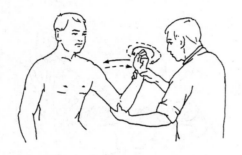

图13-141　旋摇屈伸肘关节

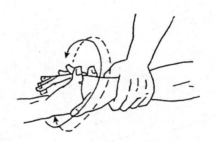

图13-142　旋摇拔伸腕关节

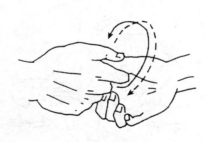

图13-143　旋摇拔伸指关节

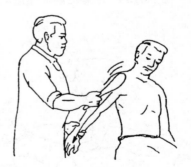

图13-144　拍打肩部及上肢

第三节　妇科病证

一、痛经

痛经是指妇女在行经前或行经期间，发生下腹部疼痛，或牵扯到腰痛。

【病因和症状】

无明显器质性病变的月经期疼痛，称为原发性痛经。常发生在月经初潮后不久，多见于未婚未育妇女。身体虚弱，有慢性疾病、精神紧张、感觉过敏的妇女，常易发生痛经。子宫颈口比较狭小，子宫体过度屈曲使经血不能畅流，刺激子宫收缩；子宫发育不良，子宫肌肉与纤维组织比例失调因而子宫收缩不能协调；子宫内膜部分或整块脱落，排出不畅，使子宫收缩力增强，或发生痉挛性收缩，都可引起痛经。常为阵发性下腹部疼痛，或为持续性疼痛而伴有阵发性加剧。有时放射到阴道肛门或腰部，并常引起尿频及排便感。严重时可伴有面色苍白，手足冰冷，出冷汗、恶心、呕吐、甚至昏厥。一般在经血畅流后，少数在有膜状物排出后，腹痛缓解。

【治疗方法】

治法：活血行经止痛法

操作步骤：①轻柔按摩胸腹部约2分钟，向下推揉任脉、冲脉及肾经、胃经。②点揉振颤神阙、气海、关元、中极、天枢、水道、气门、归来、维胞、子宫穴（图13-145）。③捏揉足三里、阴陵泉、阳陵泉、三阴交、内关、合谷、劳宫、太冲穴各约半分钟。④捏揉调经穴（在足底涌泉穴外1寸处）（图13-146）约1分钟。⑤做顺时针方向和逆时针方向推揉小腹各3～5分钟。⑥用双手抓提拿揉小腹3～5次（图13-147），按揉运摩小腹3～5分钟。⑦按揉腰背两侧肌肉及膀胱经。按揉命门、肾俞、下极俞、膀胱俞、腰奇、八髎各半分钟。⑧点揉脾俞、肾俞、命门（图13-148）。⑨搓揉腰背及八髎和腰骶部的痛经反射点（压痛点）各半分钟（图13-149）。⑩推运按摩两胁及腰骶部3～5分钟（图13-150）。⑪用拍子拍打腰背三条线及下肢四面3～5遍。

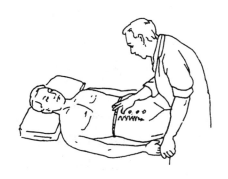

图13-145　点揉振颤气海、关元

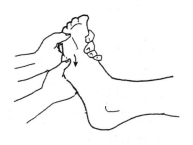

图13-146　捏揉调经穴

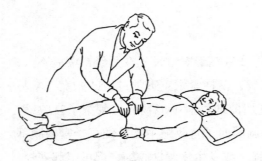

图13-147 推揉抓提小腹部

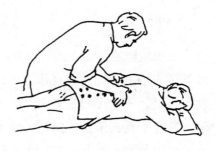

图13-148 点揉脾俞、肾俞、命门

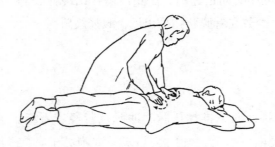

图13-149 搓揉腰背及八髎

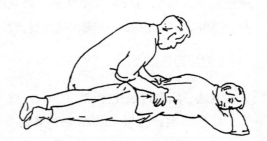

图13-150 推运两胁及腰骶

二、闭经

凡年过 18 岁妇女，月经尚未见初潮的，即称为原发性闭经。若月经周期已经建立，再发生连续 3 个月以上的停经，称为继发性闭经。青春期前、妊娠期、哺乳期以及绝经后的无月经，都属于正常生理现象。至于因生殖道先天性缺陷，或后天性损伤，经血不能外流的，均不属于闭经的范围。引起闭经的原因很多，可分为局部性原因和全身性原因两类。

【病因和症状】

1. 局部性原因　主要是指先天性生殖器官发育不全，如子宫发育不全、无孔处女膜、生殖器结核、生殖器肿瘤等。

2. 全身性原因　主要是由于慢性疾病、营养不良、贫血、内分泌系统功能紊乱，并与神经精神因素有关。有些闭经由于功能紊乱引起，不一定存在器质性病变。

大多伴有腰背胀痛，全身无力，容易疲劳，伴有头晕、头痛、失眠、多梦、毛发脱落等。

若属于无孔处女膜或阴道闭锁者，每当月经期可感到下腹部疼痛和腰酸，其症状逐月加剧，少腹部渐渐出现硬块，只能采用妇科手术处理。

【治疗方法】

治法：调补气血行经法

操作步骤：①用手掌推运拿揉腹部（图13-151），用双手抓提拿揉腹部3～5次，由上向下推按3～5遍。②掐捏内关、外关、合谷、劳宫。③点揉振颤上中下三脘、阑门、气门、水道、归来、气海、关元、中极穴。④捏揉足三里、阳陵泉、阴陵泉、交仪、三阴交、太冲、调经穴（图13-152）。各约半分钟。⑤用双掌根按摩腰骶部数遍（图13-153）。⑥点揉膈俞、胰俞、脾俞、肝俞、肾俞、志室（图13-154）。⑦拿揉两侧肾俞、章门、带脉（图13-155）。⑧按摩推运腰骶部及命门、腰阳关、腰奇、八髎各约3分钟。⑨用拍子拍打腰背三条线及下肢四面（图13-156）3～5遍。

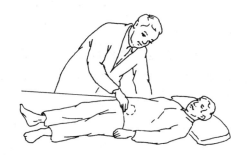

图13-151　推运拿揉腹部

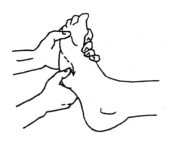

图13-152　捏揉调经穴

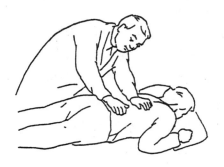

图13-153　按摩腰骶部

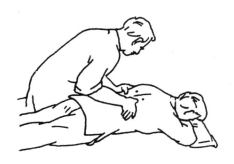

图13-154　点揉脾俞、肾俞

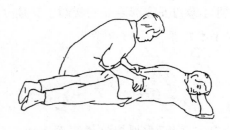

图13-155 拿揉肾俞、章门

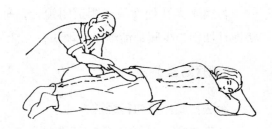

图13-156 拍打腰背及下肢

本方法适用于治疗因各种神经精神障碍及功能紊乱引起的闭经。但应注意除外早期妊娠，以免引起不良后果。

三、月经不调

月经不调，也称月经失调。包括中医学所说的月经先期、月经后期、月经先后不定期、崩漏、闭经等。

【病因和症状】

月经不调的原因是多方面的，如情绪影响、性生活失度、生育过多、饮食不节、过度疲劳，以及外界的寒风阴冷、淋雨潮湿等刺激均可引起。月经不调可表现在月经的期、色、量、质方面的变化。

【治疗方法】

治法之一：补气血调冲任法

操作步骤：①用双手掌按摩腰骶部。②点揉肾俞、命门及八髎，至有酸胀之感为度（图13-157）。③提拿两侧肾俞、大肠俞、章门及带脉（图13-158）各3～5遍。④用手掌按揉小腹部数遍。⑤点按振颤阑门、气门、水道、气海、关元、中极、归来、子宫穴各约半分钟，并随呼吸而沉浮进退，至有酸胀沉感为度。⑥捏揉两侧足三里、阴陵泉、阳陵泉、三阴交、太冲、调经穴（图13-159）各约1分钟。⑦用双拇指交替推任脉和冲脉，由上向下反复3～5遍（图13-160）。⑧抓提腹部，边抓边提边放松边向下移动位置（图13-161）3～5遍。捏揉两下肢肌肉及承扶、殷门、委中、承筋、承山、交仪、三阴交（图13-162）3～5遍。

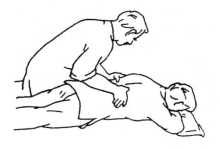

图13-157　点压肾俞、命门、八髎

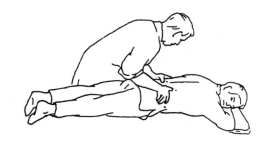

图13-158　提拿肾俞及带脉

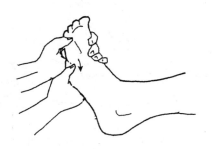

图13-159　捏揉调经穴

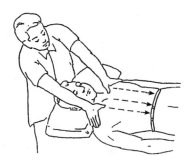

图13-160　推任脉、冲脉

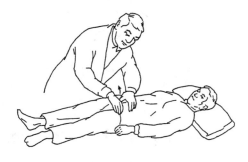

图13-161　抓提腹部

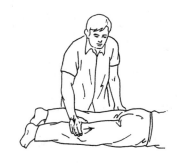

图13-162　捏揉下肢肌肉穴位

治法之二：疏通督任调经法

操作步骤：①顺推脊柱督脉及其两侧膀胱经肌肉（图13-163）。②自大椎推揉至至阳，从至阳推揉至命门，自命门推揉至长强穴。用叠掌按压腰骶部及两侧膀胱经肌肉（图13-164）。③用双手握呈跪指式横推揉按脊柱棘突之间隙，自大椎穴起，边推边揉边向下移动位置，至长强穴止（图13-165）各3～5遍。④点揉至阳、八椎下、膈俞、脾俞、命门、肾俞、下极俞、腰眼、章门、次髎、十七椎、腰宜、臀中、环跳穴（图13-166）各约半分钟。⑤按揉腰骶及两臀和下肢肌肉。⑥沿任脉向下交替直推，自天突推至膻中，经中脘至神阙，顺推经过气海、关元至中极（图13-167）3～5遍。⑦点揉振颤阑门、神阙、气海、关元、中极（图13-168），抓提拿揉小腹3～5次。⑧捏揉风市、血海、阳陵泉、阴陵泉、足三里、下巨虚、上巨虚、交仪、三阴交、绝骨、太冲、调经穴各半分钟。⑨用掌根或大鱼际分别先后按压两侧冲门穴（图13-169）3～5分钟，放开时可有热感放散至足。⑩拍打腰背三条线及下肢四面3～5遍（图13-170）以调其血脉。

本方法适用于治疗各种月经不调、痛经、闭经及月经前后诸症。

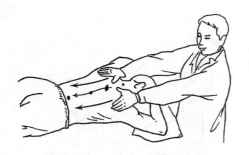

图13-163　推督脉及膀胱经

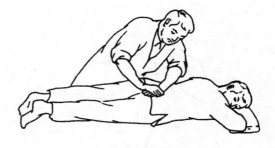

图13-164　叠掌按压腰骶部

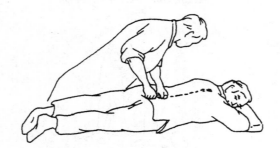

图13-165　跪指推揉脊柱督脉

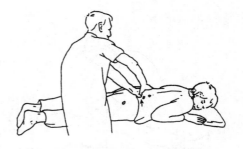

图13-166　点揉肾俞、腰眼、环跳

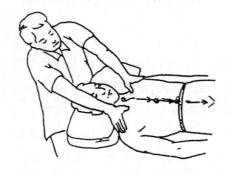

图13-167　交替直推任脉诸穴

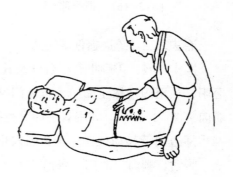

图13-168　点揉振颤气海、关元

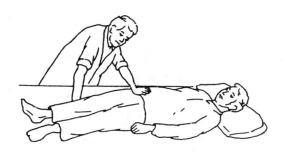

图13-169 按压冲门可有热感

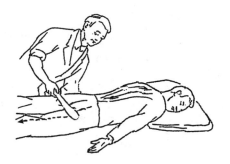

图13-170 拍打腰背及下肢

四、功能失调性子宫出血（崩漏）

功能失调性子宫出血是指由于内分泌失调，引起的异常性子宫出血。简称功血症，中医学称为崩漏，或月经淋漓等。

【病因和症状】

本病由于精神过度紧张，环境和气候的改变，营养不良或代谢紊乱，机体内外因素，都可通过大脑皮层干扰下丘脑－垂体－卵巢轴的相互调节和制约。卵巢功能因而失常，子宫内膜受到影响引起月经周期紊乱，经期延长和经量增多。本病主要表现为月经量多，行经期延长，或不规则的流血，可出现贫血症状。本病常伴有疲劳乏力、头晕、心悸气短、面色苍白等症。

【治疗方法】

治法：提气止血法

操作步骤：①用手掌轻柔按摩腹部数遍。②即用掌按于脐上做逆时针方向和顺时针方向交替揉动，顺为泻，逆为补，顺逆各半为调，逆多顺少为调补。③揉按神阙、天枢、气海、关元、子宫、归来各1分钟。④抓提拿揉冲任二脉，由腹直肌从上向下，边抓提边拿揉边放松（图13-171）。⑤捏揉曲池、合谷、阳陵泉、足三里、三阴交、太冲和调经穴（图13-172）。⑥按揉脊柱两侧华佗夹脊穴（图13-173）3～5遍。⑦点按足太阳膀胱经、心俞、肺俞、膈俞、胰俞、肝俞、脾俞、胃俞、肾俞、次髎、命门、下极俞（图13-174）各半分钟。

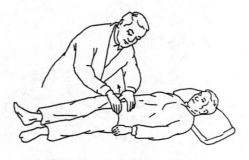

图13-171　抓提冲任二脉

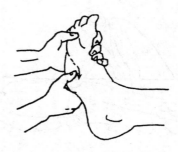

图13-172　捏揉调经穴

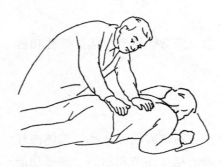

图13-173　按揉腰背两侧

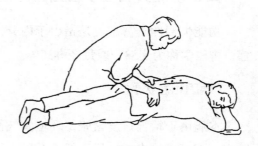

图13-174　点按膈俞、命门

五、月经前后诸症

月经前后诸症是指月经来潮前后所出现的症状，如头痛、脑涨、腰酸、膝软，胸闷烦躁，乳房胀满，四肢浮肿，夜寐不安，饮食减退。行经过后便逐渐减轻或消失。

【病因和症状】

本病由于体内雌激素过多，或黄体不足，以及自主神经系统功能失调所致。情绪紧张，精神刺激是其诱因。月经来潮前，出现乳房乳头胀痛或刺痛不能触衣；胸腹胀闷或隐痛；头痛头昏，烦躁易怒，体倦少食，面色萎黄，腰酸腹泻，或心悸气短，夜寐不安等。

【治疗方法】

治法：健脾补肾安神法

操作步骤：①按揉腰背脊柱两侧肌肉（图13-175）。②点揉华佗夹脊穴，以及膀胱经、心俞、膈俞、胰俞、肝俞、脾俞、肾俞、次髎（图13-176）各约半分钟。③推揉下肢肌肉及环跳、承扶、股后、殷门、委中、交仪、承山穴。④自上向下推揉任脉、肾经和胃经，自胸腹中线任脉向两侧缘肋间隙分推胸腹部，边推边向下方移动各3～5遍。⑤以脐为中心顺时针方向及逆时针方向推揉腹部各5～8遍。⑥点揉振颤膻中、上中下脘、阑门、气门、气海、关元、中极、天枢、归来、子宫穴各约半分钟。⑦捏揉阳陵泉、阴陵泉、足三里、上下巨虚、丰隆、绝骨、三阴交、交仪、调经穴（图13-177）各1分钟。⑧用拍子拍打腰背三条线及下肢四面（图13-178）3～5遍。

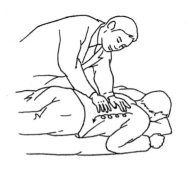

图13-175　按揉背俞穴

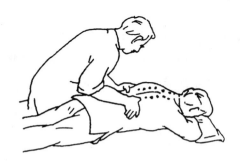

图13-176　点揉华佗夹脊穴

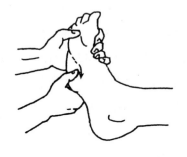

图13-177　捏揉调经穴

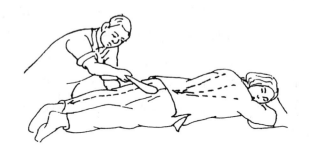

图13-178　拍打腰背及下肢

六、白带

妇女阴道内分泌出一种白色黏液，其量随月经周期改变，无局部刺激症状者称为带下。若白带量、色、质发生改变，且伴有症状者，称为带下病。

【病因和症状】

本病由于阴道炎、宫颈炎、盆腔炎、肿瘤引起。白带是阴道黏膜渗出物、宫颈腺体及子宫内膜分泌物混合而成。内含阴道宫颈子宫内膜上皮脱落细胞和细菌。若白带量多，或色泽、气味、质量发生变化，或伴有局部及全身性症状，不同疾病引起的白带也不同。

（1）无色透明黏液性白带：外观与正常白带相似，只是量多，常见于服用雌激素药物后。

（2）脓性白带：色黄或绿如脓，有臭味。见于幼女或老年性阴道炎、滴虫性阴道炎、慢性宫颈炎、子宫内膜炎。

（3）豆腐渣样白带：由于霉菌感染引起的霉菌性阴道炎。

（4）血性白带：白带发红如血警惕是否有子宫颈癌。老年性阴道炎、宫颈息肉、宫颈炎、宫内节育器具、子宫肌瘤也可出现血性白带。

（5）脓血样白带：为阿米巴性阴道炎的特征。

（6）黄水样白带：大多由病变组织坏死所致。常见于子宫肌瘤、子宫颈癌、输卵管癌。

【治疗方法】

治法：健脾益肾止带法

操作步骤：①按揉调补神阙、上中下三脘、阑门、气门、气海、关元、中极各半分钟。②捏揉下肢肌肉及血海、梁丘、阴陵泉、阳陵泉、足三里、三阴交各半分钟（图13-179）。③拿揉抓提小腹部，边抓提边拿揉边放松3～5次（图13-180）。④点揉命门、肾俞、下极俞、大肠俞、上髎、次髎、腰奇、长强（图13-181）。⑤按揉腰及臀部，在肾俞、命门、腰阳关、腰奇、八髎、臀中、环跳进行重点按揉（图13-182），搓摩命门、肾俞、八髎。⑥用拍子拍打腰骶及下肢。若属癌症应请妇科抗癌治疗。

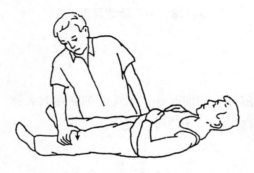

图13-179　捏揉足三里穴

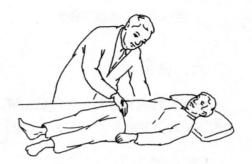

图13-180　拿揉抓提腹部

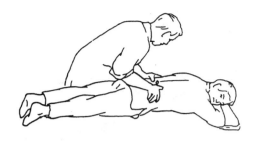
图13-181 点揉肾俞、命门

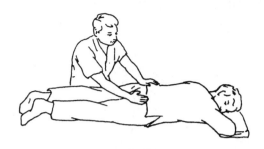
图13-182 按揉腰骶臀部

七、盆腔炎

妇女内生殖器及其附件周围结缔组织或盆腔腹膜发炎时，统称为盆腔炎。炎症可局限于一个部位，亦可波及几个部位，有急性和慢性两种。

【病因和症状】

急性盆腔炎，多发生于分娩、流产、宫腔内手术操作时消毒不严，或因经期不卫生，病原体乘机而入，引起发病。一般有发热寒战、食欲不振、下腹部疼痛，以及阴道脓性分泌物增多。检查时，子宫颈充血水肿、触痛明显，宫体增大压痛，两侧明显增厚，或有肿块，并有触痛。也可继发于盆腔内其他脏器的感染，如阑尾炎、膀胱炎等。

慢性盆腔炎，时有低热、疲惫乏力、精神不振。下腹部坠胀或疼痛，腰骶酸痛，或有痛经，月经及白带量多。常在过度疲劳、性交之后，以及月经前后症状加剧，或急性发作转为慢性。妇科检查时，子宫常呈后位，不活动，在其一侧或两侧有明显的片状增厚，或触及粗条状输卵管，或有肿块等症状。

【治疗方法】

治法：消炎消肿，健脾益肾法

操作步骤：①按揉腹部数遍。②点揉振颤阑门、神阙、天枢、气门、气海、关元、中极、归来、子宫穴各半分钟。③用双手抓提拿揉少腹部及任脉和两侧冲脉以及肾经经络及穴位（图13-183）。④捏揉大腿内侧肌肉及五里、阴廉、急脉（图13-184）3～5遍。⑤捏揉血海、阴陵泉、足三里、三阴交各半分钟。⑥推揉腰骶部3～5遍。⑦点揉肾俞、大肠俞、命门、腰阳关、八髎穴各半分钟（图13-185）。⑧叠掌按压腰骶部1～2分钟（图13-186）。⑨搓揉腰骶及下肢肌肉（图13-187）。

⑩用拍子拍打腰背三条线及下肢四面（图13-188）3～5遍。若属急性炎症配合药物治疗。

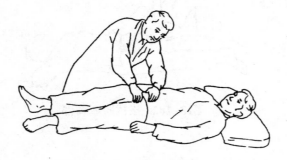

图13-183　抓提拿揉冲任二脉

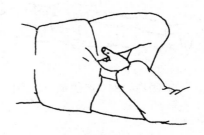

图13-184　捏揉五里、急脉穴

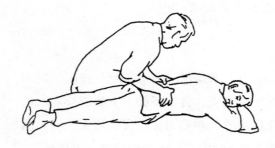

图13-185　点揉肾俞、命门穴

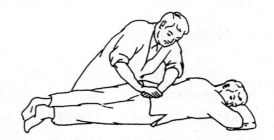

图13-186　叠掌按压腰骶部

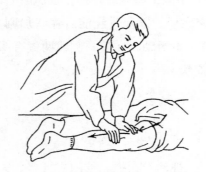

图13-187　搓揉腰骶及下肢

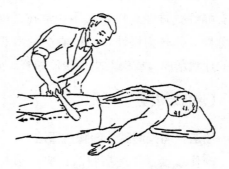

图13-188　拍打腰背及下肢

八、子宫脱垂

子宫自正常位置，沿阴道下降，子宫颈外口下降于坐骨棘水平以下，称为子宫脱垂。子宫全部脱出于阴道口外，称为子宫脱出。

【病因和症状】

分娩时急产、滞产，或产后过早下床。尤其是阴道手术，都有可能使子宫韧带、子宫旁组织和骨盆底肌肉与筋膜过度伸展或撕裂。如产后不注意保健，这些组织的产伤不易恢复，影响子宫的支托，成为子宫脱垂的主要原因。产后过早参加重体力劳动，或有慢性咳嗽、习惯性便秘，长期从事蹲站工作，迫使腹内压增加，引起子宫向下移位，形成子宫脱出。常发生于晚年，或绝经期后，方开始加重。因年老之后雌激素水平下降，子宫支持组织萎缩和缺乏张力。同样道理，体质虚弱或先天性盆底组织发育异常的妇女，即使年轻未婚未孕亦可能发生子宫脱垂或脱出。一般在走路及劳动时脱出，卧床休息则可还纳。若脱出过久出现肿胀而不易还纳，磨损溃破可引起分泌物增多，或分泌血性脓性液体。子宫脱垂激惹到膀胱及尿道时，故多有尿频，或排尿困难、尿失禁。子宫脱垂时由于血液循环发生障碍，子宫瘀血肿痛，出现月经过多或月经淋漓不止的现象。根据子宫脱垂程度，可分为以下三度：

Ⅰ°：子宫颈下垂到坐骨棘水平以下，但不超越阴道口。

Ⅱ°：子宫颈及部分子宫体脱出阴道口外。

Ⅲ°：整个子宫体全部脱出于阴道口外。

【治疗方法】

治法：提升托举法

操作步骤：①患者仰卧，用枕头垫高臀部，用手掌轻柔抚摩腹部，自小腹向上推揉（图13-189）。②点揉气海、关元、中极、曲骨、归来、维胞、子宫穴（图13-190）各半分钟。③拿揉腹部肌肉，并抓而提之，提而振颤抖动（图13-191）5～6次。④用双手四指交替自曲骨穴向上托举小腹部7～8遍。⑤捏揉大腿内侧股内上、股内下、阴廉、急脉、血海、阴陵泉、足三里、三阴交、太冲（图13-192）各半分钟，促使子宫体向上提升还纳。⑥搓揉腰骶部肌肉及穴位5～8遍（图13-193）。⑦点揉肾俞、下极俞、命门、秩边、承扶穴（图13-194）各半分钟。⑧用拍子拍打腰骶及下肢。久治不愈者，可去妇科手术治疗。

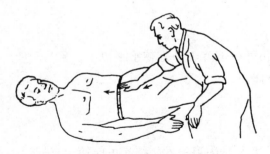

图13-189 向上推揉腹部

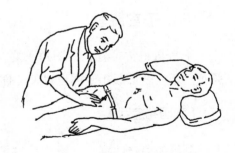

图13-190 点揉中极、曲骨

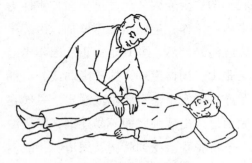

图13-191 抓提颤抖腹部

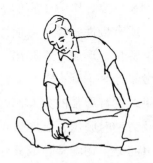

图13-192 捏揉足三里、三阴交

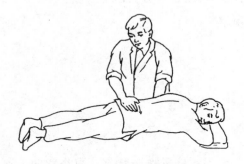

图13-193 反复搓揉腰骶部

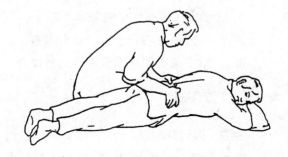

图13-194 点揉肾俞、命门

九、产后乳汁不足

产后乳汁不足又称产后少乳，指妇女生育后，乳汁分泌量少，或无乳汁分泌。

【病因和症状】

近些年来，剖宫产的比例升高，产后乳汁不足的现象也有所上升。剖宫产后的三大特征为产后母亲发胖、哺乳期奶少、儿童期孩子多动。本病可能与产妇精神紧张，情绪不安，营养不良，或哺乳方法不正确等原因有关。另外，如乳房过度肿胀，或乳头皲裂未能及时处理，以致影响哺乳，久之也可造成乳汁过少。

【治疗方法】

治法：补气健脾催乳法

操作步骤：①按揉脊柱两侧华佗夹脊穴3～5遍。②点揉膀胱经厥阴俞、膈俞、胰俞、肝俞、脾俞、胃俞、膏肓俞（图13-195）各半分钟。③点揉膻中、天池、乳根、左宜、右宜、食窦、神封、上中下三脘穴（图13-196）各半分钟。④轻轻按揉乳房周围，沿乳腺分泌方向，从周围向乳头方向推揉（图13-197）10余遍，捏揉支沟、间使、内关、外关穴（图13-198）。⑤用拍子拍打颈肩及上肢。用以疏通乳腺管，促使其乳汁分泌。

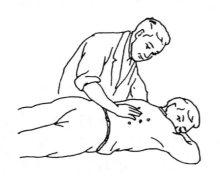

图13-195　点揉膈俞等穴

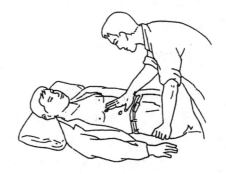

图13-196　点揉膻中、中脘

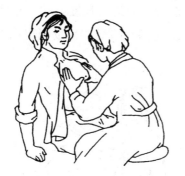

图13-197　按揉乳房疏通乳腺

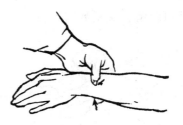

图13-198　捏揉内关、外关

十、急性乳腺炎

急性乳腺炎为急性化脓性细菌感染，多发生在妇女哺乳期间，尤以初产妇较多。中医学称为"乳痈"，又称"吹乳"。发生于妊娠期的为"内吹乳痈"；发生在哺乳期的为"外吹乳痈"。

【病因和症状】

初产妇乳头易被婴儿吮吸而破损，病菌容易侵入乳房，沿淋巴蔓延至乳腺组织，或直接侵入乳管，上行至乳腺小叶而发病。乳房肿胀疼痛，皮色红赤，皮下有块状结节，乳汁排泄不畅。初起或伴有发热、恶寒等。若乳房肿大，焮红疼痛，发热不退。其肿块中央按之有波动感时，即已到脓熟阶段。若肿块破溃而流出稠脓及脓血，体温随之下降，即为溃破期。其致病菌大多为金黄色葡萄球菌，其次为白葡萄球菌和大肠杆菌。

【治疗方法】

治法：初期排乳消炎法

操作步骤：①捏揉风池、肩井、大椎、合谷、内关、少泽（图13-199）。点揉膈俞、胰俞、肝俞、脾俞、胃俞3～5遍。②按揉乳房周围乳根、天溪、天池、神封、左宜、右宜、胰俞、食窦、屋翳、胸乡，各半分钟。再做乳房局部按摩，事先将乳房用酒精棉消毒。乳房周围涂上少许润滑油（如液体石蜡、或甘油或植物油、凡士林等，乳房下方放一块毛巾，接受排出之积乳用）。③用双手轻柔按摩乳房四周，并从乳房四周轻轻向乳头方向推揉，沿着乳腺管的走行方向进行反复推按，把瘀滞的积乳逐渐排出体外，促使乳腺管畅通（图13-200）。也可用吸乳器协助吸出积乳，其肿痛即可缓解，反复数次可愈。

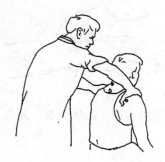

图13-199　捏揉风池、肩井

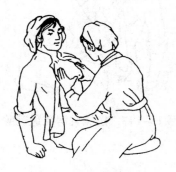

图13-200　按揉乳房排出积乳

本方法可用于乳腺炎初期，尚未成脓之时。若已成脓应切开引流，配合抗感染治疗。

十一、产后腹痛

产妇分娩后子宫收缩引起下腹疼痛，称为"产后腹痛"，也称"宫缩痛"，俗称"儿枕痛"。

【病因和症状】

本病哺乳时疼痛较为明显，一般 3 ～ 4 日后，即可自行消失，个别严重者则需要治疗。由于产后身体多虚多瘀的特点，出现产后腹痛，是因气血不畅，气滞血瘀或寒凝所致。气血虚寒者，喜按得热则痛减；气滞血瘀者，拒按，气血畅通则痛减。本病可伴有面色苍白，四肢不温，恶露不下，量少色淡，头昏耳鸣，心悸心烦，胸闷气短。

【治疗方法】

治法：补气血行瘀滞法

操作步骤：①按揉腹部，调补神阙（图 13-201）。②揉按气海、关元，由上向下顺推按揉小腹 3 ～ 5 遍（图 13-202），促使行瘀化滞，排出瘀血恶露。③自脊柱向两侧沿肋间隙分推，并边推边向下移动位置 3 ～ 5 遍（图 13-203）。④于脊柱两侧由上向下沿两侧膀胱经顺推 3 ～ 5 遍（图 13-204）。⑤推揉臀部及下肢后侧肌肉穴位 3 ～ 5 遍。⑥用拍子拍打腰骶及下肢。

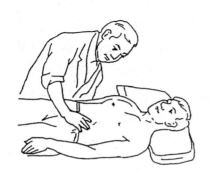

图13-201　调补神阙法

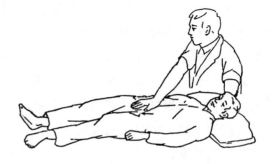

图13-202　顺推小腹

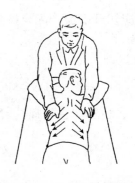

图13-203　分推脊柱两侧

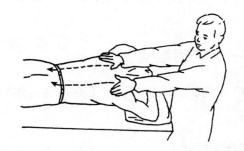

图13-204　顺推膀胱经

十二、妇女尿失禁

妇女尿失禁为张力性尿失禁，多见于经产妇女。

【病因和症状】

妊娠、分娩、手术损伤，致使支持膀胱底及上 2/3 尿道组织的韧带松弛，尿道内外括约肌不能承受突然增加的腹压出现尿失禁现象。先天性尿道支持组织韧带，及其神经支配不健全，为未产妇女的发病原因。平时并无遗尿现象，每于站立或行走之时、咳嗽、打喷嚏、大笑或举重等，突然增加腹内压力的活动时，即可发生尿失禁现象。

【治疗方法】

治法：补气止尿法

操作步骤：①用右手掌按揉腹部，用双拇指按压两侧髂前上棘下方内缘的止尿穴（图 13-205）2 ～ 3 分钟，至酸胀感窜及小腹部。②点揉振颤气海、气门、水道、归来、关元、中极（图 13-206）各半分钟。③捏揉两大腿内侧肌肉及急脉、阴廉、五里穴各半分钟（图 13-207）。④搓揉腰骶部肌肉穴位（图 13-208）3 ～ 5 遍。⑤点揉腰骶命门、下极俞、肾俞、腰阳关、大肠俞、膀胱俞、八髎、腰奇（图 13-209）各半分钟。⑥推揉下肢肌肉 3 ～ 5 遍，捏揉足三里、阳陵泉、阴陵泉、三阴交、太冲、行间（图 13-210）各半分钟。⑦搓揉双足底涌泉，至发红发热为度。⑧用拍子拍打腰骶及下肢。

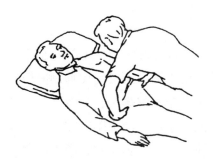

图13-205　按压止尿穴

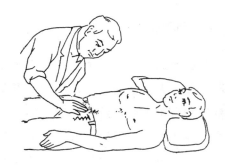

图13-206　点揉振颤气海、关元

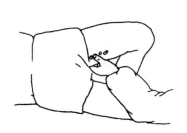

图13-207　捏揉阴廉、五里、急脉

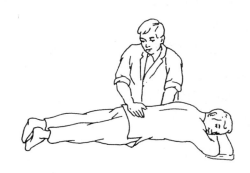

图13-208　搓揉腰骶部

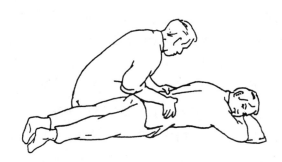

图13-209　点揉肾俞、命门

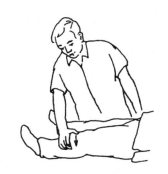

图13-210　捏揉足三里、三阴交

十三、更年期综合征

妇女 50 岁后卵巢功能衰退，内生殖器官逐渐萎缩，经常出现月经紊乱，烦躁易怒，精神萎靡，头昏目眩，耳鸣心悸，失眠潮热、出汗、口干、纳减，中医学称为绝经前后诸证。

【病因和症状】

更年期综合征是一个复杂的内分泌变化过程，可延续数月数年不等，至今认识尚不一致，大多认为卵巢功能的减退是主要原因。由于雌激素对垂体抑制减弱，出现精神和自主神经系统功能紊乱症状。中医学认为属于肾气虚衰，肝肾不足，冲任失调，导致的肝气郁结，气郁化火，脏阴受损，阴亏于下，则虚阳上亢，故见头晕目眩、烦躁不安、情绪抑郁、心烦易怒等症；阴血不足，心神不定，心失濡养，则见心悸、心烦、失眠等症；肝肾不足，冲任空虚，故见月经紊乱或闭经诸症。

1. 肝肾阴虚型　症见头痛眩晕、心烦易怒、脑涨耳鸣、皮肤麻木、腰酸背痛、情绪不定。

2. 心肾不交型　症见心悸、失眠、多梦、易醒、口干舌燥、精神恍惚、烦躁不安等。

3. 脾肾阳虚型　症见腹胀纳呆、恶心便溏、倦怠乏力、阳虚自汗、浮肿畏寒、夜尿频繁。

【治疗方法】

治法：健脾补肾安神法

操作步骤：①按揉腹部调补神阙。②顺推揉按胸腹任脉及胃经、肾经 7～8 遍。③点揉膻中、三脘、建里、气海、关元穴。④肝肾阴虚型，揉按右侧幽门及梁门穴 2～3 分钟。⑤心肾不交型，揉按左侧章门穴 2～3 分钟（图 13–211）。⑥脾肾阳虚型，揉按水分穴 2～3 分钟。搓揉脾俞、肾俞、命门、八髎穴。⑦月经紊乱者，点揉按足三里、三阴交、调经穴 2～3 分钟。⑧白带过多腹痛者，按揉关元、中极。点揉带脉、足三里、三阴交（图 13–212），各 2～3 分钟。再以左手拇指按压于阑门穴（在脐上 5 分），左手中指按压于左侧带脉穴，右手拇指按压左三阴交穴，同时按压 2～3 分钟，至腹部及腿部出现发热感为度。再变换左右位置，以便做对侧。⑨按摩腰背脊柱两侧肌肉 3～5 遍（图 13–213）。⑩点按两侧肩井穴，同时两手拇指按压大椎穴 2～3 分钟；两中指按于两肩井穴不动，同时用两拇指尖沿肩胛内缘向肺俞穴处按后向上提拨 3～5 次。⑪点揉脊柱两侧华佗夹脊穴及背俞穴 3～5 遍（图 13–214）。⑫自脊柱中线向两侧缘肋间隙分推，边分推边向下方移动位置至腰骶部（图 13–215）3～5 遍。自上向下顺推腰背脊柱及其两侧膀胱经肌肉穴位（图 13–216）3～5 遍。⑬对心悸失眠者，推揉心俞、肺俞、膏肓（图 13–217）2～3 分钟。掐揉内关、神门、安眠 1、安眠 2 穴。⑭疲乏无力，烦躁易怒者，推揉肝俞、脾俞、肾俞穴。耳鸣加点揉翳风、耳门、听宫、听会、阳陵泉、三阴交；头痛加点揉风府、风池、太阳；潮热汗出加点揉复溜、三阴交 2 ～ 3 分钟。⑮用拍子拍打腰背三条线及下肢四面（图 13-218）3 ～ 5 遍。

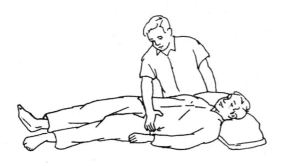

图13-211　揉按左章门

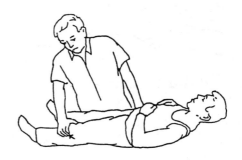

图13-212　点揉足三里、三阴交

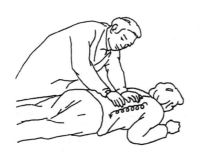

图13-213　按摩脊柱两侧

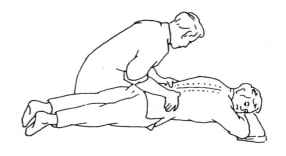

图13-214　点揉华佗夹脊穴

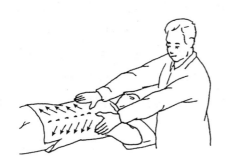

图13-215　分推脊柱两侧

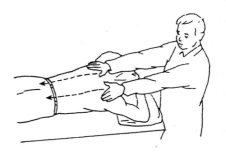

图13-216　顺推膀胱经

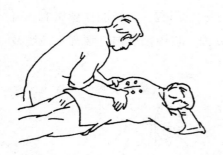

图13-217　点揉心俞、肺俞

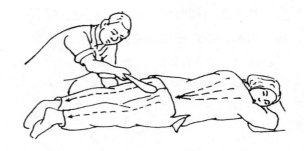

图13-218　拍打腰背及下肢

第四节　五官科病证

一、近视眼

近视眼，以视远物模糊不清，而视近物仍属正常为特征，中医学称为"能近怯远症"。

【病因和症状】

由于先天遗传引起眼球内结构器质性改变，而导致的近视眼，称为真性近视眼；由于眼的调节机能失常，所引起的近视眼，称为假性近视眼。按摩治疗假性近视眼效果较好。

假性近视眼多与青少年时期灯光照明不良，坐姿不正，看电视玩手机，课程负担过重等因素有关，促使眼睛调节系统长期过度疲劳，睫状肌长期痉挛，导致晶状体亦长期持续处于凸度增加的状态，致使眼球屈光不正，前后轴变长，平行光线结成的聚光点，落在视网膜之前，而在视网膜上形成不清晰的影像。常感到看远处朦胧，视近处清晰。中度近视者常有眯缝眼动作，或将所看之书报移近至眼前。高度近视者，大多合并有眼底退行性改变。久视之后多伴有头昏眼胀，眉棱骨痛。

【治疗方法】

治法：点穴按摩法

操作步骤：①捏揉颈项两侧肌肉，捏揉风府、风池、风岩、新识、天柱穴5～6遍（图13-219）。②抠揉翳风、翳明，拿揉两侧肩井、大杼及颈肩部肌肉3～5遍。③用双手拇指抹揉前额及眼周3～5遍。④用一手食、中指二指持续掐于两睛明，另一手拇指尖反复点揉百会穴，同时用食、中指二指尖反复点揉两攒竹穴（图13-220）1～2分钟。⑤点揉太阳、头光明、丝竹空、承泣、四白及瞳子髎穴（图13-221）各半分钟。⑥双拇指分抹前额眉弓及眼眶上缘肌肉穴位（图13-222）3～5遍。⑦揉按推运两太阳（图13-223），向下推至角孙5～6遍。⑧点揉鱼尾及瞳子髎5～6遍，再向下推至耳门、听宫、听会。⑨掐按颤点双眉弓及眼眶上缘，边掐按颤点边向两侧移动位置，从眉头经鱼腰至眉梢，从睛明沿眶上缘至瞳子髎各5～6遍。⑩按摩双上眼睑，及轻轻按压双眼球（图13-224）。⑪掐揉两侧合谷、二间、三间3～5次。⑫用拍子拍打颈肩及上肢。

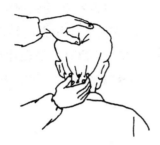

图13-219　捏揉颈项两侧肌肉

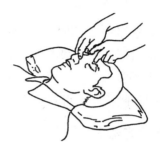

图13-220　掐揉睛明、攒竹

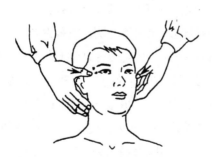

图13-221　点揉太阳、瞳子髎

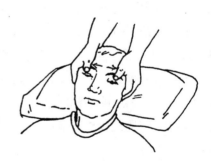

图13-222　抹前额眉弓及眼眶

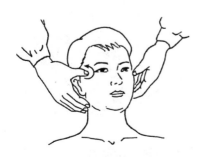

图13-223　双运太阳法

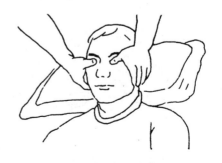

图13-224　轻按双眼睑及眼球

二、麻痹性斜视

麻痹性斜视是由于动眼神经麻痹，导致眼球运动障碍而引起。若一眼的视线对正目标时，另一眼的视线却偏斜向目标的一侧，即为斜视。本病有内斜视与外斜视之分：内斜视俗称"对眼"；外斜视俗称"蟹睛"。

【病因和症状】

本病常见原因有颅内疾患，如大脑炎、脑膜炎、颅内肿瘤、中毒；颅外损伤，如眼眶内的肿瘤、炎症。以眼外展神经被侵犯的多见，由于动眼神经受到损伤而引起。发病较突然，病眼出现偏斜，转动不灵。在病眼越向麻痹肌作用方向转动时，眼球的偏斜程度越明显。外直肌麻痹时，呈现内斜视；内直肌麻痹时，呈现外斜视。患者主观感觉有复视、头晕、恶心、呕吐。患者为了减轻复视的干扰，常把头转向麻痹肌的对侧，以求得双眼视线的聚焦。

【治疗方法】

治法：按摩牵正法

操作步骤：①抠揉两侧风池、风岩、风府、天柱，点揉两太阳（图13-225），再用两拇指相对挤压两太阳2～3分钟。②点揉百会及四神聪，掐两侧睛明，按揉两攒竹（图13-226）。③点揉鱼腰、鱼尾及瞳子髎。用双手拇指自印堂至百会交替划动（图13-227）。④自印堂向两侧分推，经攒竹、鱼腰、太阳至角孙（图13-228）各3～5遍。⑤点揉推运两太阳2～3分钟（图13-229），对挤按压两太阳穴（图13-230），酸胀感窜及头脑中。⑥轻柔按摩眼周及面部肌肉（图13-231）3～5遍。⑦掐内关、外关、列缺、二间、三间、大骨空、小骨空、中冲、合谷穴（图13-232）各半分钟。⑧对内斜视患者，多点揉患侧太阳、瞳子髎穴。⑨外斜视患者，多点揉患侧睛明、攒竹穴。⑩用拍子拍打颈肩上肢。

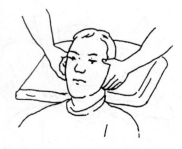

图13-225　点揉风池、太阳

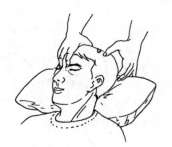

图13-226　拇指点揉百会、食中指
抠揉睛明及攒竹

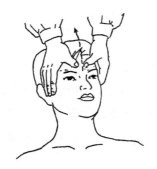

图13-227　自印堂划至百会

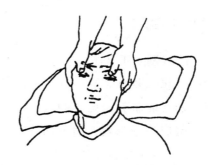

图13-228　分推两眉及眶上缘

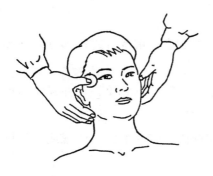

图13-229　双运太阳法

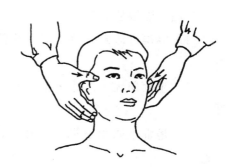

图13-230　对挤按压太阳

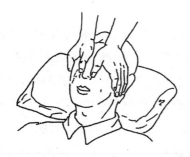

图13-231　按摩眼周及面部

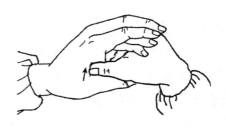

图13-232　掐内关、合谷

三、眼睑下垂

眼睑下垂是指上眼睑麻痹不能抬起，掩盖住部分或全部瞳仁，而影响视物。又称"睢目""睑废""睑皮垂缓"等。本病可发生于单眼或双眼，有先天性和后天性之分。

【病因和症状】

先天性多发生于双眼，与遗传因素有关。由于提上睑肌发育不全，后天性由于局部损伤引起，多为单眼，如面瘫患者的上眼睑下垂；由于全身性疾患引起者，多为双眼，如重症肌无力患者的双侧上眼睑下垂。半掩或全部掩盖瞳仁。为了视物，常借助于额肌牵动睁眼，眉毛高耸。双睑下垂者，视物时多仰头张口，眼球下转，甚至用手指拉提上睑，才能视物。

1. 先天性眼睑下垂　下垂程度轻重不等，可合并内侧眼肌麻痹，眼球震颤，小眼球、或无眼球。

2. 后天性眼睑下垂

（1）麻痹性眼睑下垂：下垂的程度较轻，仅睑裂变小；重者可遮住部分或全部瞳仁。

（2）重症肌无力眼睑下垂：早晨眼睑下垂轻，午后眼睑下垂重，合并眼肌运动障碍。

（3）癔症性眼睑下垂：双眼睑下垂，并有管状视野、瞳孔散大、弱视或一过性黑矇。

【治疗方法】

治法：益气升提法

操作步骤：①自印堂推向睛明，沿眶上缘，经鱼腰、丝竹空、推向太阳穴（图13-233）；再沿眶下缘，经球后穴、横推向承泣至睛明穴，如此绕眼眶反复推揉5～6分钟（图13-234）。②搓揉前额及眉弓，自外向内，自内向外，边搓揉边移动位置10余遍（图13-235）。自印堂向神庭抹动。边抹边向两侧移动位置，自眉部抹向前发际，至全额抹遍3～5遍，至其额部红润为度。点揉按压两侧头光明、瞳子髎及太阳穴（图13-236），对挤按压3～5次。③按揉耳后两完骨，抠揉两侧翳风，以酸胀得气为度。④拿揉两侧风池、风岩、天柱、风府，以及颈项两侧肌肉（图13-237）。⑤自风府至大椎，顺推颈椎5～6遍，再点揉风府、百会。⑥拿揉缺盆、肩井、大杼、风门、天宗，及颈肩两侧肌肉（图13-238）3～5遍。

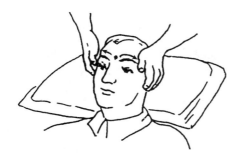

图13-233　自印堂推至太阳

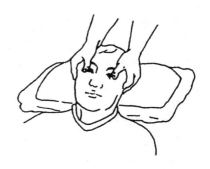

图13-234　沿眶下缘推回睛明

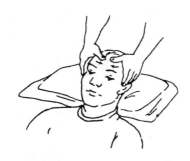

图13-235　搓揉前额及眉弓

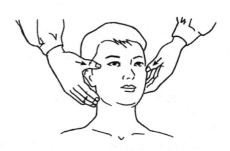

图13-236　按压对挤太阳穴

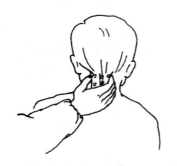

图13-237　拿揉颈部风池、天柱

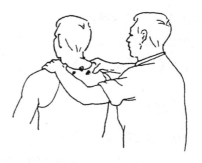

图13-238　拿揉肩井、大杼穴

临证加减：

先天性睑下垂，配合横擦左背脾俞、胃俞、肾俞、命门穴，以透热为度；搓揉涌泉穴，以酸胀温热为度。后天性睑下垂，配合做顺时针方向摩腹，按揉上中下三脘、气海、关元穴。按揉大椎、脾俞、胃俞；搓督脉、八髎，以透热为度。癔症性睑下垂，配合拿揉两桥弓（指胸锁乳突肌），斜擦两胁，按揉章门、期门，点揉涌泉穴。

四、急慢性鼻炎

急慢性鼻炎是指鼻腔黏膜的急慢性炎症，大多发生于春秋季节，是一种常见多发病。

【病因和症状】

急性鼻炎，多发生于春秋季节，潜伏期为 2 ～ 3 日，病程可分为以下三期：

1. 初期 患者常感全身不适，怕冷，体温增高。头部沉重，鼻腔内干燥，灼热，通气不佳，打喷嚏等。检查可见鼻黏膜充血，此期为 1 ～ 2 日。

2. 化脓期 全身症状加重，体温上升到 38℃左右。鼻塞加重，说话带有较重的鼻塞性鼻音，嗅觉减退，分泌物增多，并由浆液性黏液性转变为脓性。此外常伴有头痛、食欲不振等。检查可见鼻腔极度充血、水肿、浸润、有脓性分泌物等，此期约为 7 日。

3. 恢复期 症状减轻及消失，鼻腔分泌物减少，黏膜红肿也逐渐消退，最后痊愈。

慢性鼻炎是各种原因引起的鼻黏膜的慢性或过敏性炎症。与急性鼻炎比较起来，血管扩张轻，水肿多不明显，腺体活动也不如急性活跃。黏膜下主要为淋巴细胞浸润，或纤维细胞增生。鼻塞多为间歇性，或有持续性者，往往是两侧交替发生。分泌物增多，大多为黏液性，偶尔呈脓性，常会发生逆行而流入鼻咽部，由口中咯出，才觉舒服。也有常从鼻孔流出者，久之则引起鼻前庭炎。可因鼻塞而引起嗅觉失灵，或伴有头晕、头痛、鼻音重等现象。

【治疗方法】

治法：按摩开窍消炎法

操作步骤：①抠揉两侧风池、风岩、风府（图 13-239）。②点揉两眉头攒竹、印堂、头光明、太阳，以及百会、四神聪 2 ～ 3 分钟。③自印堂穴起划动，经神庭、上星、前顶至百会穴处（图 13-240）3 ～ 5 遍。④搓揉前额部自印堂至太阳 5 ～ 6 遍（图 13-241）。⑤用双手拇指抹鼻子两侧（图 13-242），自迎香、夹鼻、上迎香、睛明至印堂穴会合 10 余遍。⑥左右交叉抹鼻。自迎香经睛明至印堂交叉会合 10 余遍。⑦点揉迎香、鼻通、夹鼻、上迎香、睛明及攒竹穴（图 13-243）2 ～ 3 分钟，使酸胀之感经鼻腔窜至脑中。⑧用双拇指按鼻通穴及鼻之两侧，进行上下搓动，和向鼻之两侧分推（图 13-244）5 ～ 8 遍。⑨掐揉内关、外关、合谷、大骨空、小骨空、中冲、关冲、列缺穴 2～3 分钟。⑩对其急性期的全身症状治疗，同于治疗感冒的方法。以上仅为鼻子局部的治疗手法。⑪用拍子拍打颈肩及上肢。

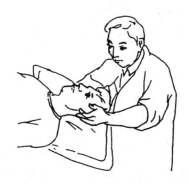

图13-239　抠揉风府、风池

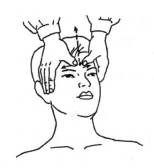

图13-240　自印堂划至百会

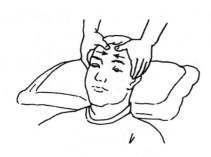

图13-241　搓揉前额部

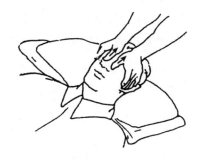

图13-242　搓揉鼻两侧

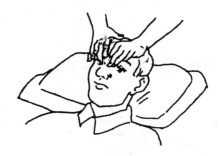

图13-243　点揉迎香、攒竹穴

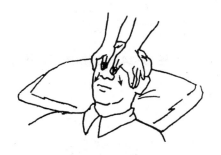

图13-244　搓推鼻之两侧

五、鼻塞

鼻塞是指鼻腔阻塞，呼吸不通的一种症状，可因多种原因引起。

【病因和症状】

鼻塞可由急慢性鼻炎，鼻黏膜水肿，过敏性鼻炎、鼻息肉、鼻甲肥大，鼻窦炎引起。初起鼻孔发痒，流清涕，打喷嚏，呼吸不利，嗅觉减退，语音重浊，鼻塞不通，张口呼吸。

【治疗方法】

治法：通窍开塞法

操作步骤：①点揉风府及两侧风池、风岩穴（图13-245）。②点揉百会、神庭、上星、印堂2～3分钟。③自印堂穴划动，经神庭、上星、前顶至百会穴（图13-246）3～5遍。④点揉鼻子两侧迎香、散笑、夹鼻、上迎香、睛明及攒竹穴（图13-247）2～3分钟，使酸胀感经鼻子窜入脑中。⑤掐揉鼻通、迎香、夹鼻及两侧鼻翼，同时左手食、中指二指按压两攒竹穴各1～2分钟（图13-248），可使鼻酸眼胀眼泪流出，其鼻塞可通。⑥用双手拇指搓摩鼻旁两侧1～2分钟（图13-249）。⑦掐揉两侧合谷、列缺、大骨空、内关、外关穴（图13-250）1～2分钟。⑧用拍子拍打颈肩及上肢。

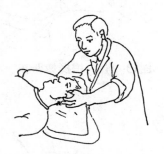

图13-245　抠揉风府、风池

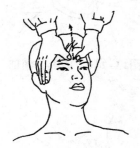

图13-246　自印堂划动至百会

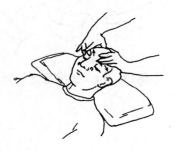

图13-247　点揉迎香、攒竹

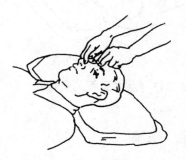

图13-248　掐迎香按压攒竹

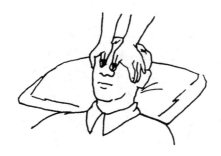

图13-249　搓摩鼻之两旁

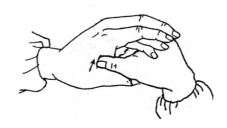

图13-250　掐揉合谷、内关

六、牙痛

牙痛，每个人从小到大要经过脱奶牙、换食牙，不知要发生过多少次牙痛。

【病因和症状】

俗话说"牙痛不算病，痛起来真要命"。引起牙痛的原因很多，一般多因胃有湿热，郁而化火，或外感风寒，郁而化热，故有风火牙痛之说。也有虚火上炎，或过食甘酸之物，侵蚀牙齿而致龋齿，或急性牙髓炎、急性根尖炎、牙周炎、牙龈炎、冠周炎、牙本质过敏等，都可引起牙痛。在进食冷、热、酸、甜等刺激性食物时，都可使牙痛加剧。中医学认为牙痛有虚实之分。实证牙痛，多因胃火偏盛引起，伴有口臭、喜冷恶热、便秘等；虚证牙痛，多因肾虚引起，伴有牙齿上浮松动。

【治疗方法】

治法：点穴镇痛法

操作步骤：①按摩面颊及痛牙周围。②点揉耳后翳风，耳前耳门、听宫、听会，太阳、上关、下关、大迎、颊车、耳后、东风（图13-251）2～3分钟，使酸胀之感窜及所痛之牙根。③根据所痛之牙，选择点揉颧髎、巨髎、地仓、人中、承浆、禾髎、迎香、散笑（图13-252）。④重点穴位多进行点揉弹拨，使强烈酸胀之感，放散至所痛之牙根其效最佳。⑤捏揉内关、外关（图13-253）、列缺、合谷、大骨空、小骨空（图13-254）1～2分钟。按摩治疗牙痛，可缓解其疼痛症状。但仍应进行详细检查，针对病因进行根治。

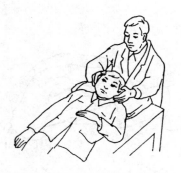

图13-251　点揉翳风、颊车

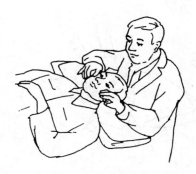

图13-252　点揉颧髎、地仓

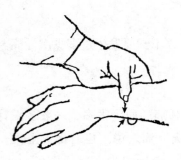

图13-253　捏揉内关、外关

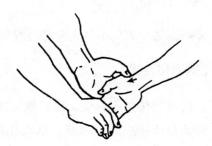

图13-254　掐揉合谷、列缺

七、耳鸣耳聋

耳鸣和耳聋是患者听觉障碍的两个不同症状。耳鸣是指患者自己感觉耳中鸣响，如蝉鸣或如机器轰鸣声，或似潮声或大或小，影响正常听觉。耳聋是指听力减退，甚至听觉丧失。耳鸣日久也可发展成耳聋，正如《医学入门》所说"耳鸣乃聋之渐也"。

【病因和症状】

本病一般多属慢性发病，虚多实少，多为肾脾虚。实者属肝胆风火上扰，或痰火阻壅清窍。

1.风火上扰型　症见突然耳鸣耳聋，听力下降，头痛眩晕，口苦咽干，心烦易怒、躁动不安。

2.痰火壅阻型　症见耳鸣如蜂鸣，或如响钟声，闭塞如耳聋，胸闷发堵，口苦痰多如涌。

3. 肾精亏虚型 症见耳鸣耳聋，时轻时重，头晕目眩，腰膝疼痛，月经失调，遗精早泄。

4. 脾胃虚弱型 症见耳鸣耳聋，稍劳尤甚，食欲不振、食谷难化，疲倦气短，四肢酸软。

【治疗方法】

治法：益气升清开窍法

操作步骤：①按揉面部及耳周肌肉。点揉百会、四神聪（图13-255）。②拿揉颈项两侧肌肉，自风池经天柱至大椎（图13-256），操作3～5次。③点揉风府、风池、翳风、耳门、聋穴、听宫、听会（图13-257）2～3分钟，使酸胀之感窜及耳中。④用双手掌捂住双耳，使两耳壳前屈，盖住双耳道压紧。用双手食指分别按压于两中指指背上，交互用剪力使其滑落，弹打脑后两枕骨粗隆处反复36下，使头脑中产生轰鸣（图13-258），称为"鸣天鼓法"。⑤双手中指按住双耳背壳，用食、中指二指如前之法，弹打耳壳3～5次（图13-259），以加强耳中轰鸣程度。⑥用双手掌心严密盖紧双耳道，并相对用力挤压紧密，使耳内压力升高，再猛然快速放开，使耳内形成短暂的负压（图13-260），操作3～5次，以此加大压差，促动鼓膜活动，纠正鼓膜下陷。⑦掐揉内关、外关、合谷、后溪、三阳络、中渚（图13-261）1～2分钟。

临证加减：

风火盛者，加用点揉风门、肺俞、肝俞穴（图13-262）。痰火壅者，加用宽胸手法，点揉肺俞、脾俞、丰隆穴。肾精亏虚者，加搓揉肾俞、命门、八髎穴。脾胃虚弱者，加揉上中下三脘、气海、关元、脾俞、胃俞、足三里穴。用拍子拍打颈肩及上肢。

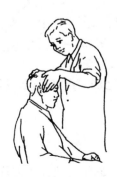

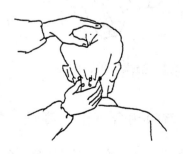

图13-255 点揉百会、四神聪　　　　图13-256 拿揉颈椎风池、天柱

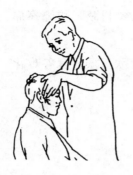

图13-257　点揉耳门、听宫、听会

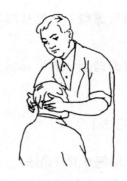

图13-258　弹打脑后枕骨

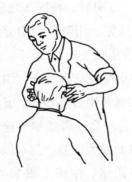

图13-259　弹打两耳背

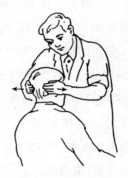

图13-260　压放双耳道

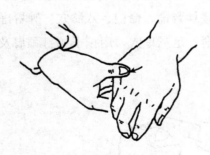

图13-261　掐揉内关、中渚

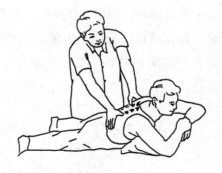

图13-262　点揉风门、肺俞

八、声门闭合不全（嘶哑、失音）

声门闭合不全，亦称声带闭合不全。病名尚不统一，如有"发音无力症""喉肌无力症""发音疲劳症"等。本病指喉咙在发声之时，两声带之间声门裂隙不能完全闭合，闭合时其裂隙仍在 1mm 以上，而出现嘶哑，甚至不能发音。中医学称为"嘶哑""喉音"或"失音"。

【病因和症状】

本病的发生与人的精神状态、健康状况和发声器官的局部状况，以及发声方法，都有着密切的关系。许多因素均可引起声门闭合不全，较常见的原因有以下几种：

1. 声带过度疲劳　使用嗓音不适当，致使喉部肌肉拉力失去平衡。特别是声带肌张力减低，和环杓后肌痉挛，促使声门反复张开，久而引起闭合不全，出现声音嘶哑或失音。

2. 声带炎症　炎症引起声带充血水肿或增生肥厚；假声带肥厚运动过度；声带上的突起，特别是声带边缘上的息肉环杓关节的炎症，使活动受限，影响杓状软骨的内转闭合。

3. 喉神经病变或外伤　造成喉肌麻痹，脊髓痨；颅底部肿瘤手术，白喉病后神经炎，食管肿瘤浸润压迫，都可造成发音障碍。

4. 癔症性失音　癔症发作引起的失音。大都伴有精神创伤病史，如过度悲哀、恐惧、忧郁、紧张、激怒等。

5. 喉功能性麻痹　表现为突然发作的失音，也可突然恢复正常，检查多无器质性改变。

6. 手术后遗症　颈部手术，术后瘢痕收缩刺激影响喉神经，引起嘶哑或失音。

【治疗方法】

治法：捏揉回音法
操作步骤：①用右手拇指点揉风府、哑门各约1分钟。②点揉风府、哑门、风池、天柱、哑穴1、大椎（图13-263）2～3分钟。捏揉颈项两侧肌肉3～5遍。③捏揉颈部两侧胸锁乳突肌（图13-264）1～2分钟。④捏揉结喉两侧洪音、旁廉泉、哑穴2及人迎（图13-265），用力要由轻柔而逐渐加大，使喉咙中产生发胀、发痒或欲咳之感，如有痰涎分泌物，让其咳出，每次3～5分钟。⑤掐揉内关、外关、合谷、列缺、少商穴（图13-266）各约半分钟。⑥咽喉肿痛者用拇指掐双足小趾的足至阴穴3～5分钟（图13-267）。⑦癔症性失音者，用拇指掐双足心的涌泉穴3～5分钟（图13-268）。用力掐揉刺激使其发声喊疼为度。⑧用拍子拍打颈肩腰背及四肢。

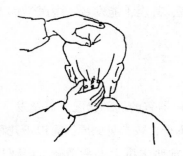

图13-263 捏揉风池、天柱

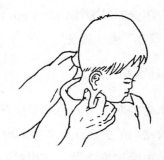

图13-264 捏揉胸锁乳突肌

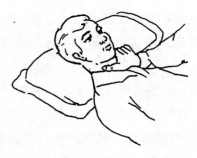

图13-265 捏揉两侧人迎

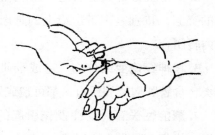

图13-266 掐揉合谷、少商

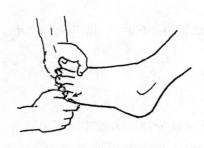

图13-267 掐足至阴穴

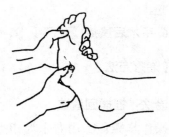

图13-268 掐涌泉穴

第五节　小儿科病证

　　小儿捏筋始称小儿按摩，后称小儿捏筋。在明代后期称为小儿推拿，后来又称小儿捏脊和小儿捏积。在捏筋拍打疗法中占有比较重要的地位。它也是在中医基础理论指导之下，以辨证论治原则为依据，灵活运用各种手法，刺激患儿肢体的治疗部位或穴位，通过疏通经络、理气活血、调和营卫、调节脏腑功能等作用，以达到调整患儿机体的阴阳偏盛偏衰，提高患儿的抗病能力，达到防病治病之目的。

小儿捏筋手法，避免了患儿吃药怕苦、扎针怕痛的恐惧心理，患儿及家属均乐于接受。但小儿脏腑娇嫩，肌肤柔弱，再加上患病之痛苦、哭啼嬉闹变化无常。故施术之时强调慎重，轻柔为主，手法用力轻巧持久、均匀平衡、爽快柔和、适达病所，尽快见效。

小儿捏筋手法名目繁多，并不仅限于"按摩掐揉、推运搓捏"八大手法，有些手法虽与成人手法的名目相同，但其操作方法或姿势力度未必一致。况且同一手法各家操作方法也未必相同。小儿捏筋手法常用于5岁以下患儿，其年龄越小越易奏效。而对5岁以上患儿，也可根据病情应用一些成人手法相配合，多能取得较好效果。

一、小儿腹痛

小儿腹痛是儿科临床常见症状，涉及范围较广，许多疾病均可出现腹痛症状。

【病因和症状】

本病大多为腹内器官病变所致。一般可分为器质性和功能性两大类。

器质性腹痛：持续腹痛，痛点固定，有触压痛，如阑尾炎、肠梗阻、肠套叠、消化道溃疡。

功能性腹痛：胃肠道痉挛引起，如消化不良、胃肠蠕动紊乱、寄生虫、过敏性肠痉挛。腹痛发作哭喊叫疼。腹肌较为紧张，重者面色苍白，出虚汗，以手捧腹。

【治疗方法】

治法：调和脏腑法

操作步骤：①按揉中脘法和摩腹法（图13-269），分推腹阴阳法（见后图13-275）和揉天枢法（图13-270）各100余次，用手掌运摩脐周5分钟，逆运内八卦，推补脾经法（推揉拇指端），按揉足三里法各100余次。

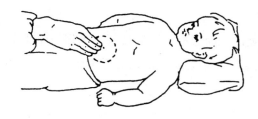

图13-269　按揉中脘法

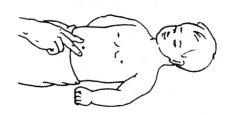

图13-270　揉天枢法

临证加减：

（1）寒性腹痛者：在常规操作步骤的基础上，加揉外劳宫法，推上三关法（从太渊推向曲池穴）各 100 余次。掐揉手背腕纹中央—窝风法 100 余次（图 13-271）。做拿肚角法，在两天枢下 2 寸，捏揉提拿 3～5 次（图 13-272）。

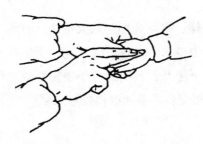

图13-271　掐揉一窝风法

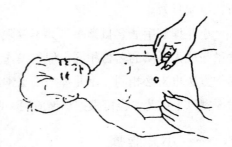

图13-272　拿肚角法

（2）伤食性腹痛者：在常规操作步骤的基础上，加清大肠法，自患儿虎口沿食指桡侧直推向指尖方向 100 余次（图 13-273）。做推揉板门法 100 余次（图 13-274）。

（3）肠寄生虫性腹痛者：在常规操作步骤的基础上，加摩腹、揉脐、按揉脾俞或背部压痛点，用拍子拍打腰背及下肢，直至腹痛缓解为度。注意腹痛原因鉴别，排除外科急腹症。必要时可请外科会诊。

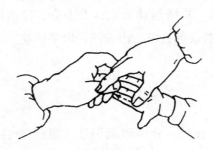

图13-273　清大肠法

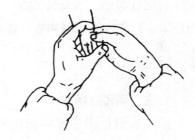

图13-274　推板门法

二、小儿肠套叠

肠套叠是指一段肠管套入与其连接的肠腔内，而形成的肠腔梗阻。大多发生于 2 岁以下的男性小儿，尤以 5～10 个月的婴儿多见，是婴幼儿常见的急腹症。

【病因和症状】

一般发生在断奶之后，由于食物性质的改变，或其他原因，造成肠蠕动紊乱所致。本病可发生于结肠或小肠的任何部位，其中以回-盲型和回-结型最为多见。因其上部肠管及肠系膜嵌入下部肠腔内，致使静脉受压，引起嵌入肠管瘀血水肿，以及黏液分泌增多，促使毛细血管破裂而出血，继则陷于坏死。患儿可因休克及并发腹膜炎而导致死亡。阵发性剧烈腹痛，突发哭闹，面色苍白出虚汗。或以手抱腹，下肢屈曲，呈异常痛苦状。痛止则安静如常，反复发作。腹痛后即出现呕吐，起初较频，随后减轻，吐出为胃容物，可带有胆汁，患儿拒食或拒绝哺乳。腹疼发作后，可有 1 ～ 2 次大便，继而排出血性黏液便，血便多在 4 ～ 12 小时出现。腹痛可触及肿块，为"腊肠形"，表面光滑。晚期肿块横贯下腹部，直肠指诊可触及套入部之顶端，呈子宫颈样物体。可并有精神萎靡，四肢厥冷，高热脱水，腹胀发硬，腹膜刺激征和休克等严重征象。进行空气或钡剂灌肠 X 线造影，可明确诊断。

【治疗方法】

治法：调理肠道通滞启闭法

操作步骤：①掌根按摩中脘穴 5 分钟，自天突至中脘直推至无恶心呕吐为止。用掌心在小腹做顺时针方向或逆时针方向的反复摩腹，以患儿能够接受的方向为原则 5 ～ 10 分钟。②做分推腹阴阳法（图 13-275）。用掌根按揉脐周顺时针方向和逆时针方向各 5 分钟（图 13-276）。触及"腊肠形"肿块，将套入之肠管推出鞘部（从下端向近上端推挤）。③做提拿肚角法，用拇指与其余四指相对捏揉腹部及其肿块，以促使其缓解。④用拍子拍打腰背及下肢。可配合生油疗法、灌肠疗法。发病超过 24 小时，经手法治疗无效者，可考虑手术治疗。

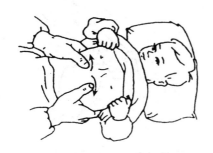

图13-275　分推腹阴阳法

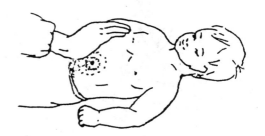

图13-276　按揉脐周法

三、小儿便秘

小儿大便秘结不通，排便不畅时间延长。部分儿童会出现不同程度的便秘。

【病因和症状】

小儿饮食没有规律，喜欢肉食而不喜蔬菜，引起纤维素、维生素缺乏，缺乏按时排便习惯，难以形成条件反射，或饮食不足，营养不良，或常用泻剂，而致便秘。奶液中糖量不足，或食入大量蛋白质，缺少碳水化合物，肠内分解蛋白质的细菌比发酵细菌多，大便呈碱性，造成大便干燥，并难以排出。小儿便秘分为虚实两类：

1. 实性便秘 大多由于体内燥结气滞所致。症见大便干燥，面赤身热，口臭唇红，小便短赤，腹部胀痛，舌苔黄燥，指纹色紫。

2. 虚性便秘 多因气血虚弱，阴液不足所致。症见面色苍白无华，形瘦乏力，神疲气怯，大便努挣难下，舌淡苔薄，指纹色淡。

【治疗方法】

治法：导滞通便法

操作步骤：①用手揉中脘、拿揉天枢、拿肚角、摩腹，多宜顺时针方向。②用手指向下拨揉左侧少腹部（相当于降结肠粪块处）7～8次（图13-277），加强大肠蠕动功能使大便下行排出。③按揉龟尾穴（即长强穴），推下七节骨（从命门推向长强）各100余次，按揉两侧足三里50余次。④实性便秘，加清大肠经法、退六腑法（从小海推向神门）、清天河水（图13-278）。⑤虚性便秘，加推脾经、揉肾俞、揉脾俞、捏脊。⑥用拍子拍打腰背及下肢。

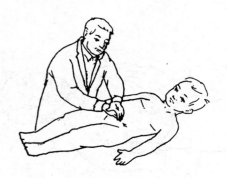

图13-277 拨揉左少腹法

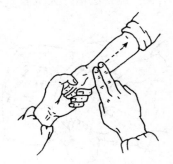

图13-278 清天河水法

四、小儿脱肛

脱肛，又称直肠脱垂，俗称"掉叠肚"，是直肠黏膜、肛管、直肠和部分乙状结肠向下移位，脱出肛门之外的一种疾病，为儿童时期的常见病之一。

【病因和症状】

由于儿童时期骨盆腔内支持组织发育不全，不能对直肠承担充分的支持作用；以及儿童骶骨弯曲尚未长成，影响直肠与肛管之间角度的形成，直肠呈垂直状态，且较活动。如果久病体虚或营养不良，直肠黏膜下层松弛，容易与肌层分离，形成直肠黏膜脱垂。长期腹泻或便秘，慢性咳嗽等持续增加腹压的疾病，常成为脱肛的诱发原因。脱出物仅为直肠黏膜的，称为部分脱垂；脱出物较大而包括直肠各层的，称为完全脱垂。部分脱垂：脱出物淡红色较短，触之柔软，无弹性，不易出血，便后可自然回复。完全脱垂：直肠全层脱出，形如螺旋而有层次的皱褶，按之质韧且厚，有弹性，肛门松弛，便后有时需用手托之，才可缓慢回复还纳。中医学认为本病是由于中气下陷所致。

【治疗方法】

治法：升提固脱法

操作步骤：①按揉患儿头顶百会穴 100 余次（图 13-279）。②用掌根揉摩丹田（脐下 2～3 寸）约 5 分钟（图 13-280）。③食、中指二指按揉天枢穴 50 余次。④用中指按揉龟尾穴 100 余次。⑤用拇指推上七节骨法（从长强推至命门）100 余次。⑥用拍子拍打骶部及下肢。

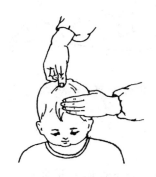

图13-279 按揉百会法

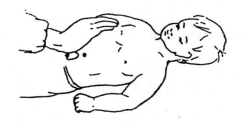

图13-280 揉摩丹田法

临证加减：

虚者：加推补脾经法、补肺经法、推上三关法、捏脊法、按揉足三里法。

便秘者：再加清脾经法、清大肠经法、推下七节骨法。

五、小儿遗尿

小儿遗尿是指 3 岁以上小儿，在睡眠中不自主排尿，又称为"尿床"。轻者数夜 1 次，重者一夜数次。随年龄长大，可以不治自愈。

【病因和症状】

本病可因膀胱炎、包茎、龟头炎、蛲虫病等，刺激局部或中枢神经系统而引起。有些与遗传因素有关，日间过度疲劳，父母经常训责，精神过度紧张，傍晚饮水过多等引起。或伴有面色苍黄、智力减退、精神不振、头晕腰酸、四肢不温等。

【治疗方法】

治法：温肾固涩法

操作步骤：①做推补脾经法、推补肾经法（小指端）、按揉丹田法。②做按揉三阴交法（图 13-281）100 余次。③用手掌在两肾俞及八髎穴处，进行往返横擦各 50 余次（图 13-282），至其发热为度。④用拍子拍打骶部及下肢。嘱其家长注意，按时叫起养成排尿习惯。

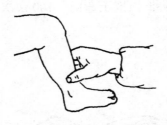
图13-281　按揉三阴交法

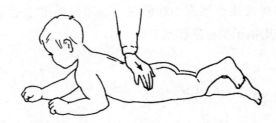
图13-282　横擦肾俞、八髎法

六、小儿尿潴留

小儿尿潴留是指小儿膀胱内蓄有大量尿液，而小便闭塞不通的一种症状。俗称"尿闭"。

【病因和症状】

本病由于支配膀胱的神经功能失调，致使膀胱松弛，排尿困难，膀胱括约肌相对紧张而致。小腹胀满疼痛，有强烈尿意，而小便不得排出，或伴有大便不畅，口渴而不欲饮。

【治疗方法】

治法：清利下焦法

操作步骤：①做清小肠经法（从小指根推向指尖），做按揉小天心法（大陵穴）各100余次。②做推箕门法，左手持定小腿部，用右手食、中指二指相并大腿内侧箕门穴处（自膝盖内上缘到腹股沟一线）直推100余次（图13-283）。③做拿足膀胱法，用左手拇指与食、中指相对在患儿左大腿内侧足膀胱穴（血海穴上6寸，箕门穴上段），拿揉10余次（图13-284）。再按揉三阴交100余次。④按揉小腹部50余次，做运摩小腹5～10分钟。⑤用拍子拍打骶部及下肢，如经治疗仍无效者，应及时进行导尿。

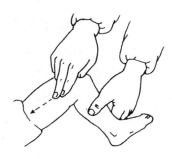

图13-283　推箕门法

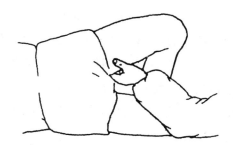

图13-284　拿足膀胱法

七、小儿营养不良

小儿营养不良是身体长期得不到足够营养，或长期慢性疾病所引起，多发生于3岁以下婴幼儿。中医学称为"疳证"。轻者仅有体重减轻；重者器官功能也都减退。

【病因和症状】

1. 长期饮食不足　母乳量供给不足，单纯以粥或奶糕等碳水化合物喂养，食物中蛋白质热量不足，影响小儿的生长发育。或婴儿断奶前未加辅食，断奶后又喂养不当。或小儿过食香甜零食，食欲减退，影响了正常进食。或属于早产儿，更易引起营养不良。

2. 疾病影响　如慢性腹泻、消化道畸形、肠道寄生虫、迁延性肝炎、结核病等，造成进食减少，代谢消耗增加，引起营养不良。

早期只是体重不增，低于正常同龄小儿。皮下脂肪自腹部开始逐渐消失，其次为躯干、四肢臀部，最后为面颊部。肌肉松弛无力，皮肤干燥、苍白、弹性差。较重患儿伴有烦躁不安和睡眠欠佳，或精神萎靡，头发干黄稀疏，口腔常有炎症，易于感染。后期出现不同程度的形体干枯消瘦，头发稀疏，腹部胀大，青筋暴露，或腹凹如舟，饮食异常等症。

【治疗方法】

治法：健脾和胃导滞法

操作步骤：①先补脾经、补肾经，再以捏脊法为主，配合以揉脐摩腹、按揉足三里。其捏脊的方法如下：施术者用双手相并，两拇指向前，用食指中节推起脊柱两侧皮肤肌肉，与拇指相对着力，双手交替相互协调推而捏之，或三捏一提，边推边捏边提边由下向上推移，从尾骨两侧向上，缘脊柱两侧，直推捏至大椎两侧（图13-285）3～5遍。另一法双手相并，两拇指在后向下，与食、中指指腹相对着力，用拇指推起脊柱两侧皮肤肌肉，反复交替推捏提之，或三捏一提，边推边捏边提边放边向上方推移，从尾骨至大椎两侧3～5遍（图13-286）。以上两法可任选一种。双手拇指在肾俞穴向左右推压3～5遍。掌根揉脐摩腹30～50次（图13-287），拇指按揉足三里30～50次（图13-288）。用拍子拍打颈肩腰背及四肢。每日1次，10次为1疗程。

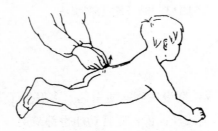

图13-285 捏脊法（拇指在前）

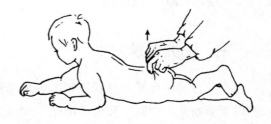

图13-286 捏脊法（拇指在后）

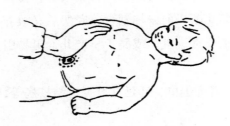

图13-287 揉脐摩腹法

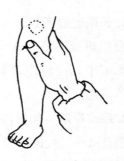

图13-288 按揉足三里法

八、小儿佝偻病

小儿佝偻病是因维生素 D 缺乏而引起的一种慢性疾病，俗称小儿软骨病。

【病因和症状】

本病引起体内钙磷代谢紊乱，影响小儿骨骼发育，而生长缓慢，骨骼畸形，易于发生骨折或肢体变形。人体维生素 D 的来源有两种：

1. 内源性 人体皮肤内含 7- 脱氢胆固醇，经阳光中紫外线照射后，变成维生素 D。

2. 外源性 即食物中摄取的维生素 D。其在鱼肝油、蛋黄、肝类食物中含量丰富。在晒酱、薯类、干菜、酵母等食品中也含有维生素 D。

患儿早期，大多有易惊、睡眠不稳易醒、好哭闹、多汗及枕秃。在 3 ～ 6 个月时，重症后头颅骨软化，按之如按乒乓球样感觉，称为"乒乓球头"。至 8 ～ 9 个月头部呈现方颅，囟门大而迟闭，常在出生 8 个月后尚未闭合。胸两侧肋骨与肋软骨交界处膨大如珠子，称为"串珠肋"胸廓畸形，如鸡胸、漏斗胸、肋缘外翻，脊柱向后凸起形如龟背。双下肢呈"O"形或"X"形腿。走路较迟，左右摇摆不稳。出牙较迟，牙齿不整齐，易生蛀牙等。

【治疗方法】

治法：健脾补肾法

操作步骤：①按揉脾俞胃俞、横擦肾俞八髎法 10 ～ 20 次（图 13-289）。②做揉中脘法、摩腹揉丹田法，推补脾经法、推补肾经法，用拇指按揉足三里、阳陵泉（图 13-290）。③按揉下肢肌肉和三阴交（图 13-291）。④用拍子拍打腰背及下肢四面（图 13-292）3 ～ 5 遍。缓缓图之。并应改善喂养方法，常做日光浴。

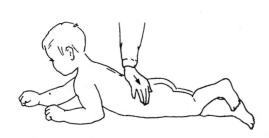

图13-289　横擦肾俞、八髎

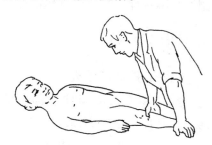

图13-290　按揉足三里

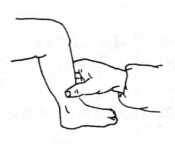

图13-291　按揉三阴交

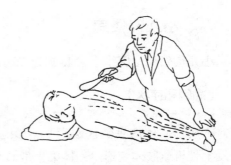

图13-292　拍打腰背和下肢

九、小儿肌性斜颈

小儿肌性斜颈，又称"小儿先天性胸锁乳突肌挛缩性斜颈"。另外，也有个别因颈椎畸形引起的"骨性斜颈"；或视力障碍引起的"代偿姿势性斜颈"，俗称"歪脖"。

【病因和症状】

在分娩时一侧胸锁乳突肌，遭受产道或产钳挤压而受伤，血肿机化形成挛缩；或分娩时胎位不正，阻碍一侧胸锁乳突肌血液供给，引起缺血性改变所致。在婴儿出生后数日之内，即可发现头颈多向患侧前倾歪斜，脸面朝向健侧。倘若勉强转动拨正，则会引起患儿哭闹，并迅速又转回原位。患侧胸锁乳突肌紧张痉挛，或呈棱形肿物，或如条索状（图13-293）。若不及时治疗，过后会引起颅面两侧发育不对称，晚期可有代偿性胸椎侧弯等。

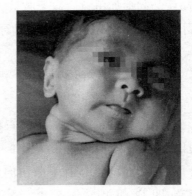

图13-293　胸锁乳突肌痉挛肿大

【治疗方法】

治法：捏揉扶正法

操作步骤：①捏揉颈部两侧肌肉，重点拿揉风池、天柱10～20次（图13-294）。②捏揉患侧胸锁乳突肌，由上向下10～20次，再提拿弹拨3～5次（图13-295）。③用一手扶住患侧肩部，另一手扶按于头部，向健侧用力推移转动10～20次，用以逐渐伸展拉长胸锁乳突肌，使其逐渐缓解其痉挛挛缩（图13-296）。④双手协同用力，反复轻柔地旋转摇动头颈部（图13-297）7～8遍。用以活动颈椎纠正斜颈。但不可勉强强行扳拧，以免发生意外。⑤较大的儿童可用拍子拍打其颈肩及上肢。

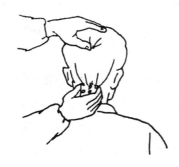

图13-294　捏揉颈部肌肉穴位

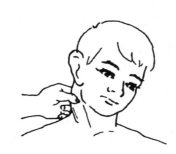

图13-295　捏揉胸锁乳突肌

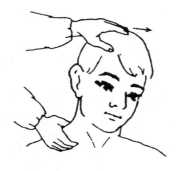

图13-296　将头推向健侧

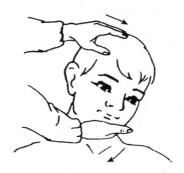

图13-297　旋摇活动颈部

十、小儿疝气

小儿疝气常见的是腹股沟斜疝。本病是指肠管从位于腹壁下动脉外侧的腹股沟内环中突出，向下向前，向内斜行，经过腹股沟管，再穿出腹股沟外环，而进入阴囊，是最常见的腹外疝，又称为"囊疝"，俗称"大气蛋"。本病多发于男性儿童，有先天性和后天性两种。

【病因和症状】

1. 先天性　在婴儿胚胎早期，睾丸位于腹腔之内，随胚胎发育过程逐渐下降，下移的腹膜形成一鞘状突，在婴儿出生后便自行萎缩闭锁。若不闭锁，即成为先天性斜疝的疝囊。

2. 后天性 若婴儿的鞘突闭合不全，或下段闭合而上段未闭合，在婴儿咳嗽、长期哭闹致使腹压增加，可使鞘状突再次被冲开而发生斜疝。常与腹内斜肌、腹横肌发育不全，或腹壁缺陷有着密切关系。儿童的腹股沟斜疝，男女发病率之比约为15：1。再由于右侧睾丸下降比左侧略晚，鞘状突闭合也较晚，因此右侧囊疝的发病率明显多于左侧。

患侧腹股沟或阴囊内出现肿块，开始肿块可能不明显，只在疝环处有轻度肿胀，此时诊断较为困难，一旦肿块明显增大，诊断则较容易。易复性斜疝除有肿块之外，常无其他症状，偶尔可有胀痛。其肿块常在咳嗽、哭闹、腹压增大时，或站立行走时出现，呈梨状或半球形。用手按于肿块处，并嘱患儿咳嗽，可有膨胀或冲动之感。如病儿平卧休息，或用手将肿块向腹腔内推送、肿块即可向腹腔内纳入而消失。回纳后用手指通过阴囊皮肤伸入外环，可感觉或触及皮外环扩大，腹壁软弱，此时若嘱患者咳嗽，指尖可有冲击感。

【治疗方法】

治法：推送还纳捻闭法

操作步骤：①用掌根揉丹田穴2～3分钟，逆时针方向多于顺时针方向（图13-298），再用手将患儿脱垂下来的肿块（肠段），轻轻推送回腹腔之中，同时令患儿提气收腹，以降低腹压，至其脱垂的肠段完全还纳至腹腔之中。②用食、中指二指在患儿腹腔下缘之皮外环处捻揉5～10分钟（图13-299）。促使其逐渐闭合，反复治疗可愈。在治疗期间，应避免患儿哭闹或剧烈咳嗽等增加腹腔内压力的动作，以免再次脱出。久治不愈者，应考虑手术修补。

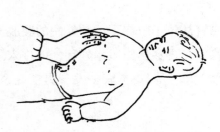

图13-298　揉摩丹田法

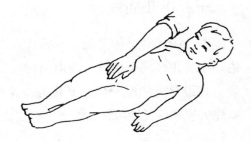

图13-299　捻揉皮外环处

十一、小儿先天性马蹄内翻足

小儿先天性马蹄内翻足是由于先天性发育不良，导致其足内翻，形似马蹄。倘若形成足外翻时，则称为小儿先天性马蹄外翻足。

【病因和症状】

由于小儿足踝内侧肌肉韧带，如胫骨前肌、胫骨后肌、屈踇肌腱和三角韧带等屈肌群发育障碍或萎缩，而使足背和足外侧的伸肌群相应伸长。因而跟腱缩短，足舟骨向内移位，跟骨跖屈内翻，距骨头脱位，而形成内翻足，形似马蹄，故名小儿先天性马蹄内翻足。出生后就能发现其足部畸形，分为单侧性和双侧性，畸形程度轻重不同。轻者用手法可完全扳正；重者只能部分扳正。到行走年龄段病儿因长期用足外侧负重行走，而使足外侧局部形成滑囊或胼胝。当行走之时，单侧足内翻者呈跛行；双侧足内翻者，走路摇摆不稳。

【治疗方法】

治法：外翻外旋纠正法

操作步骤：①医者用左手握住患者患侧踝部，用右手捏揉小腿胫骨前肌和胫骨后肌，捏揉阳陵泉、足三里、三阴交、绝骨、解溪、太溪、昆仑等穴（图13-300）3～5遍。②医者用左手握住患者足踝部，用右手握住足前部，两手协同用力，做足外翻、外旋和背伸活动，用以纠正足内翻内旋及其跖屈现象（图13-301），操作20～30次。③对周岁以内婴幼儿，也可在医生指导下，让患儿母亲给患儿做扳正法，每日2次。其矫正方法：一手握住患肢踝部固定，另一手掌托住患儿足底，向外翻外旋背伸方向，反复托顶，用力要柔和、适度、循序渐进（图13-302），操作20～30次。④将托足之手握住足部，两手协同用力，反复扳正足踝部，活动踝关节周围肌肉韧带，用以纠正其内翻内旋畸形（图13-303），操作20～30次，并定期复查。⑤若属小儿马蹄外翻足，则其治疗原则相同而手法、用力方向相反。

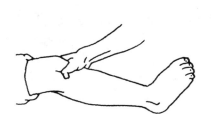

图13-300　捏揉小腿肌肉穴位

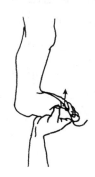

图13-301　外翻外旋背伸活动

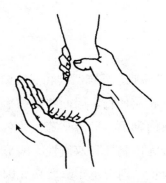

图13-302　托顶足底法

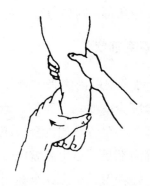

图13-303　纠正踝关节法

十二、小儿髋关节滑膜炎

小儿髋关节滑膜炎，又称"小儿髋关节一过性滑膜炎"。

【病因和症状】

小儿髋关节过度疲劳或轻度外伤，可导致髋关节滑膜产生创伤性炎症反应，也有人认为与外感风寒有一定的关系。患儿走路跛行，髋关节疼痛或伴有膝痛。平卧时大腿常处于屈曲外展或外旋位，以松弛臀大肌的张力，而减轻疼痛。髂耻滑囊炎时，股三角区肿胀，大腿常处于屈曲位。检查时将大腿伸直，外展或内旋时，都可引起疼痛。本病的特征是病程很短，一般经过治疗和卧床休息1～2周可痊愈。X线检查多无异常变化。可与其他髋关节病变相鉴别。

【治疗方法】

治法：活络止痛法

操作步骤：①用双手捏揉大腿肌肉韧带及穴位，在五里、阴廉、急脉穴处，进行重点拿揉5～10分钟（图13-304）。②用手掌持续按压冲门穴2～3分钟，使热胀之感沿下肢放散至足。③用拇指按揉居髎、环跳、风市、承扶、委中、承山穴和大腿后侧肌肉（图13-305）。再用手掌按揉推运臀部及下肢后侧肌肉3～5遍。④做屈膝屈髋和摇髋摇膝活动3～5遍。

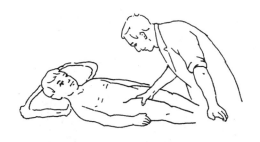

图13-304　捏揉大腿内侧肌肉

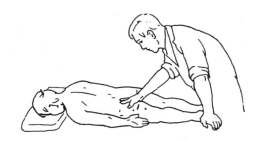

图13-305　捏揉大腿后侧肌肉

临证加减：

髂耻滑囊炎：加揉下腹部和耻骨外侧肌肉穴位 3 ～ 5 分钟（图 13-306 ）。

大转子滑囊炎：揉臀及下肢肌肉（图 13-307）。用拍子拍打腰背及下肢 3 ～ 5 遍。

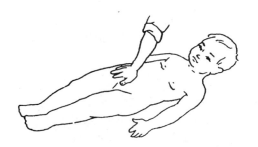

图13-306　摩揉下腹耻骨外端

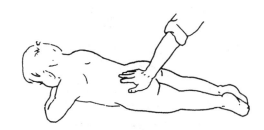

图13-307　摩揉臀部及下肢

十三、小儿髋关节扭伤

小儿髋关节扭伤是由于遭受跌仆、闪挫等引起的髋关节损伤，成年人则较少见。

【病因和症状】

儿童时期髋关节发育尚不完全，常因相互打闹，跌仆跑跳，猛力扭转髋关节，或自高处跳下，单脚着地而致扭挫损伤。髋关节周围肿胀疼痛，行走跛行，髋关节屈伸活动受限。被动屈膝屈髋时，在大转子内侧可触及明显压痛点。X 线拍片检查并无异常发现。

【治疗方法】

治法：舒筋活络法

操作步骤：①用右手捏揉伤肢大腿内侧肌肉肌腱韧带穴位 3 ～ 5 分钟（图 13-

308）。②两手协同用力，将伤肢抬起呈屈膝屈髋位，反复做髋关节的屈伸活动（图13-309）。③做髋关节的向内和向外旋摇活动（图13-310）。④用拍子拍打腰背三条线及下肢四面（图13-311）各反复3～5遍。嘱患儿近日内不可急跑猛跳。

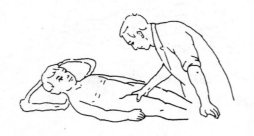

图13-308　捏揉大腿内侧肌肉

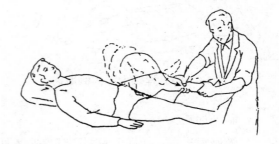

图13-309　做髋关节屈伸活动

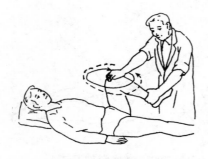

图13-310　做髋关节旋摇活动

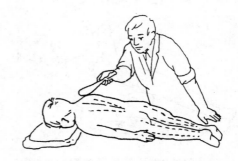

图13-311　拍打腰背及下肢

十四、小儿桡骨小头半脱位

桡骨小头半脱位，俗称"抻了胳膊肘""肘部摘环"，好发于5岁以内的小儿。

【病因和症状】

幼儿的桡骨小头发育尚不完全，头与颈的直径几乎相等，环状韧带比较松弛，在肘关节伸直牵拉前臂时，牵拉的外力可使桡骨小头从环状韧带中脱出，将环状韧带卡在肱桡关节中，阻碍了桡骨小头的复位（图13-312），造成桡骨小头半脱位。患儿哭闹不休，不肯用伤侧手取拿物品，不能抬举伤肢，并常拒绝别人按揉触摸伤肢。肘部疼痛，但肿胀多不明显。肘关节微屈，前臂呈旋前位，不敢旋后，被动屈肘时，哭闹叫疼。桡骨小头处有明显压痛，X线拍片多呈阴性，可见肱桡关节间隙增宽。除外骨折，结合外伤史本病不难确诊。

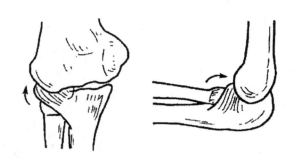

图13-312 环状韧带脱落

【治疗方法】

治法之一：牵拉旋转复位法

操作步骤：一手握住患肢肘部，拇指按于桡骨小头处，另一手握住伤肢腕部，两手协同用力，牵拉拔伸肘关节，在牵引力下，进行前臂的旋前旋后交替旋转活动，当触及其肘部响动，表明即已复位（图13-313）。稍候可让患儿试取物品，若能活动自如即说明已恢复正常。

治法之二：屈伸旋转复位法

操作步骤：用一手握住伤肢肘部，将拇指按压在桡骨小头处，另一手握住伤肢腕部，双手协同用力，做肘关节的屈伸活动和肘关节的向内向外交替旋摇活动（图13-314），当触及响动，表明即已复位。

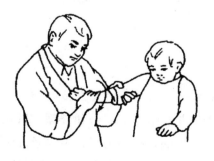

图13-313 牵拉旋转复位法

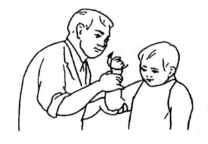

图13-314 屈伸旋摇复位法

治法之三：屈曲旋后伸直旋前复位法

操作步骤：用一手握住患儿伤肢肘部，并将拇指按压于桡骨小头上，另一手握住伤肢腕部，两手协同用力，将伤肢肘关节尽力屈曲，并将前臂尽力旋后（图13-315），再将伤肢牵拉至伸直位，并将前臂尽力旋前（图13-316）。如此反复操作，当触及响动时，说明已经复位。

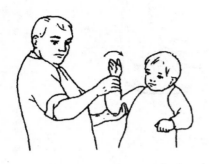

图13-315　屈肘旋后活动

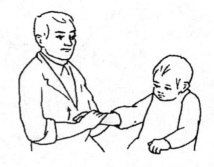

图13-316　伸直旋前活动

【注意事项】

脱位之后应及时找骨伤科医生治疗，若不治疗则影响伤侧上肢的发育而出现畸形。一般伤侧发育迟缓，拖延日久则两上肢出现发育不对称。

十五、小儿麻痹后遗症

小儿麻痹症，又称小儿脊髓灰质炎，临床特征先为发热（双峰热）、四肢疼痛，伴有胃肠道或上呼吸道症状，继而发生肢体麻痹和弛缓性麻痹。本病是由脊髓灰质炎病毒引起的一种散发性传染病，流行于夏秋之间，1～5岁儿童多见。近些年来采取预防措施，已很少见。若发病后在一年半以上尚未完全恢复的，称为小儿麻痹后遗症。发病后可获终生免疫。

【病因和症状】

本病是由特异性嗜神经病毒（脊髓灰质炎病毒）引起的一种急性传染病。传染源是急性期患儿粪便和上呼吸道分泌物，存在于患儿鼻咽壁、肠壁和脊髓。患儿大便中含有大量病毒，可持续排出数星期（2～7周）。病毒生命力强，主要通过污染食物、用具经口腔而传染。病毒侵入人体后，从咽部或肠腔进入淋巴结，再进入血液，到达脊髓和脑部，引起脊髓前角灰质的运动神经细胞水肿、变性和退化，导致相应肌肉组织的弛缓性麻痹，而出现肢体瘫痪。

瘫痪的肢体在1～5个月内得以不同程度的恢复，一年半内还可有不断进步。若一年半后仍不能恢复者，则成为小儿麻痹后遗症。这时肌肉明显萎缩，肢体常出现各种畸形。表现轻重悬殊，病态复杂。但一般都有瘫（运动功能障碍）、软（肌肉韧带松弛、肌张力减低）、细（肌肉神经营养不良和废用而引起肌肉萎缩）、冷（血液循环不良，皮肤温度下降）、变（肢体发育不良，出现萎缩变形缩短和畸形）等特点。

【治疗方法】

治法：通经活络濡养筋骨法

一般在急性期过后，即可使用手法进行治疗，能够及时治疗者，恢复较好，可不留后遗症或少留后遗症。延误数年后已形成后遗症者，其疗效较差，甚至留有终身残疾。

操作步骤：

1. 头面部治疗手法

①用右手拇指按揉百会100余次（图13-317）。②用双拇指交替着力做开天门法30～50次（图13-318）。③用双手拇指做推坎宫法30～50次（图13-319）。④治疗伴有口眼歪斜等症状的患儿，用双手中指推按揉运患儿两太阳穴30～50次（图13-320）。⑤用拇指按揉患儿地仓穴，掐按人中穴（图13-321），以及掐按承浆穴20～30次。⑥用双手中指按揉患儿两侧牙关穴（即颊车穴）30～50次（图13-322）。

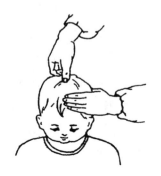

图13-317　按揉百会法

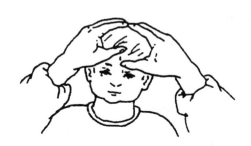

图13-318　开天门法

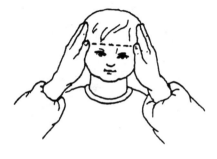

图13-319　推坎宫法

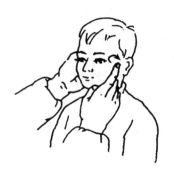

图13-320　推运太阳法

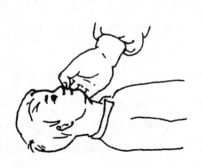

图13-321 掐按人中法

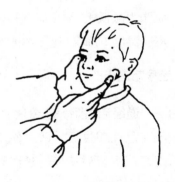

图13-322 按揉牙关法

2. 颈肩及上肢部治疗手法

①拿揉颈部两侧肌肉穴位，重点拿揉风池、风府、哑门、天柱、大杼各 2～3 分钟（图13-323）。②用食、中指相并自上向下直推颈椎 100 余次，称为"推天柱骨法"（图13-324）。③拿揉患儿肩部肌肉及两侧肩井穴 30～50 次，称为"拿揉肩井法"（图13-325）。④用一手握住患肢手腕固定，另一手拇指抠揉缺盆穴、点揉肩髃 10～20 次（图13-326）。⑤用中指尖伸入患肢腋窝抠拨极泉、青灵穴，用中指尖抠拨小海穴。⑥用拇指尖抠拨曲池、曲泽、尺泽穴各 10～20 次。⑦用拇指掐揉内关、外关、总筋、一窝风（图13-327）、合谷穴各 10～20 次。⑧反复捏揉上肢四面肌肉，一手扶住肩关节持定，另一手握住腕部做肩关节的旋摇活动（图13-328），向前向后旋摇各 10～20 圈。⑨做肘关节的屈伸活动和向前向后旋摇活动 20～30 次（图13-329）。⑩做腕关节的掌屈、背伸和旋转摇腕活动 20～30 次（图13-330）。⑪做捻指法、摇指法和拔指法，顺序逐个捻揉旋摇牵拔五指（图13-331）各 3～5 次，充分活动上肢各关节。⑫用拍子拍打颈肩左右侧线及上肢四面（图13-332）3～5 遍。

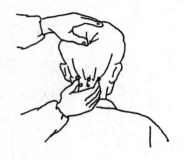

图13-323 拿揉颈部两侧肌肉

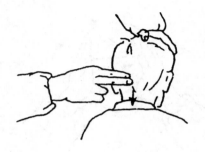

图13-324 推天柱骨法

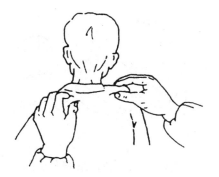

图13-325　拿揉肩井法

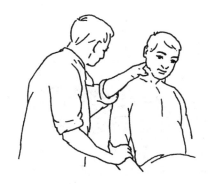

图13-326　抠揉缺盆穴

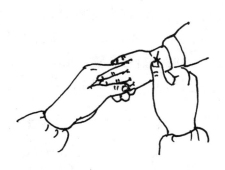

图13-327　掐揉一窝风

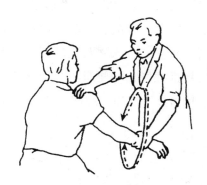

图13-328　旋摇肩关节

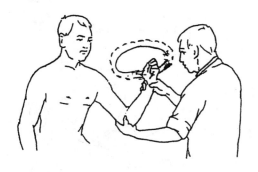

图13-329　旋摇肘关节

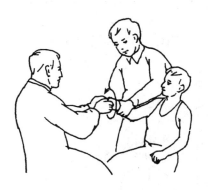

图13-330　旋摇腕关节

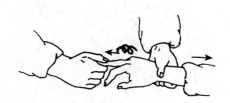

图13-331　捻摇拔指法

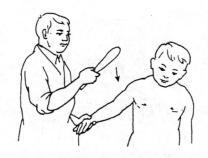

图13-332　拍打颈肩及上肢

3. 腰背部治疗手法

①用手掌搓摩脊柱两侧肌肉（图13-333）3～5遍。②用双手拇指按揉膈俞、肝俞、胆俞、脾俞、胃俞、肾俞、命门、腰阳关及八髎穴。③用右手掌搓揉命门、肾俞、膀胱俞、八髎及腰骶部肌肉5～10分钟（图13-334）。④做推脊法，食、中指二指推揉脊柱两侧肌肉及华佗夹脊穴（图13-335）。⑤做捏脊法，双自尾骶部向上，边推边捏边提边放边向上移动，直至捏大椎穴两旁，操作3～5遍（图13-336）。

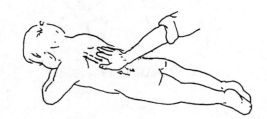

图13-333　搓摩腰背脊柱

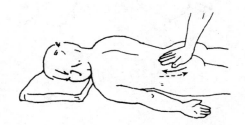

图13-334　搓揉命门、八髎

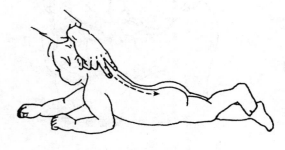

图13-335　推脊法

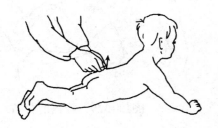

图13-336　捏脊法

4. 下肢部治疗手法

①用手掌拿揉下肢肌肉（图13-337）。②用拇指按揉居髎、环跳、承扶、殷门、

委中、委阳、承筋、承山穴（图 13-338）各 3～5 遍。③用拇指尖掐揉昆仑、太溪、涌泉（图 13-339）各 10～20 次。④用拇指与食、中指相对捻揉跟腱及其肌肉穴位（图 13-340）10 余遍。⑤拿揉下肢肌肉（图 13-341），按揉伏兔、风市、足五里、阴市、阴廉、血海、梁丘、阴陵泉、阳陵泉、足三里、三阴交、绝骨、解溪、太冲（图 13-342）各半分钟。⑥抠刮揉按髌八卦（图 13-343）。⑦拿揉双膝眼，俗称拿鬼眼，又称拿犊鼻（图 13-344），操作 1～2 分钟。⑧用拍子拍打腰背三条线及下肢四面 3～5 遍（图 13-345）。⑨做髋关节屈伸活动和向内向外旋摇活动各 10 余遍（图 13-346）。⑩做膝关节的屈伸活动，和向内向外旋摇活动各 10 余遍（图 13-347）。⑪做踝关节的屈伸活动和向内向外旋摇活动各 10 余遍（图 13-348）。

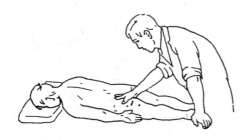

图13-337　拿揉下肢后侧肌肉

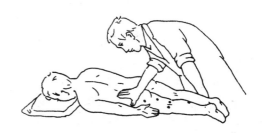

图13-338　按揉环跳、委中

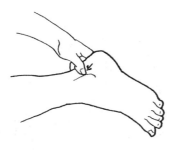

图13-339　掐揉昆仑、太溪

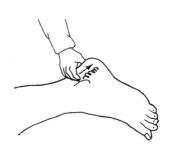

图13-340　捻揉跟腱

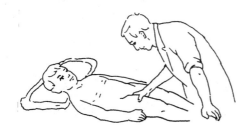

图13-341　拿揉下肢肌肉

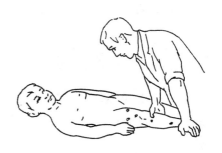

图13-342　按揉下肢足三里

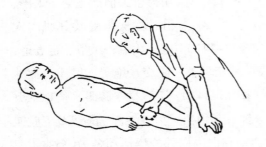

图13-343　抠刮髌八卦

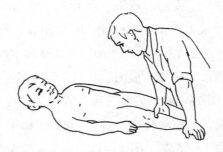

图13-344　拿犊鼻法

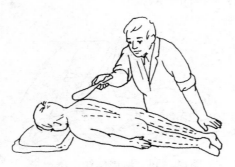

图13-345　拍打腰背及下肢

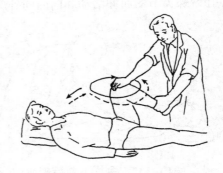

图13-346　屈伸旋摇髋关节

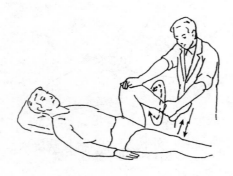

图13-347　屈伸旋摇膝关节

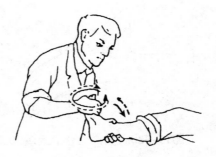

图13-348　屈伸旋摇踝关节

十六、小儿产伤麻痹

小儿产伤麻痹是指因产程过长，胎位异常，难产之时或用产钳不慎，或使用不恰当的手法助娩引产，所引起的小儿神经损伤，称为产伤性麻痹。本病以臂丛神经麻痹较为多见。

【病因和症状】

在胎儿娩出过程中，因牵拉造成婴儿颈与肩部过度分离，损伤臂丛神经者较多。因颈神经 5～6 合为臂丛神经干上段前支，此处为臂丛神经最高点，故受伤机会最大。伤侧上肢不能活动，锁骨上窝可因出血而饱满，伤肢内收内旋、肌挛缩。若经久而不能恢复，可出现肱骨头半脱位和肩峰下垂及肌肉萎缩。肘部不能弯曲，偶有前臂及手指肌肉瘫痪。

【治疗方法】

治法：通经活血养筋法

操作步骤：参考治疗小儿麻痹症，和脑瘫患儿的颈肩及上肢部治疗手法，并配合做颈部弹筋拨络和旋摇活动，各反复 5～6 次，重点纠正上肢的内收、内旋。必要时做外展、外旋固定。但在固定中要求每日放开活动 3～4 次，以防止压迫性损伤。并配合捏筋按摩和拍打手法，可防止肌肉继发性挛缩。

十七、小儿脑性瘫痪

小儿脑性瘫痪，又称痉挛性瘫痪。本病为上运动神经元的损伤或发育不全，失去对下运动神经元的控制，而导致肌肉运动功能的紊乱，为特征的非进行性脑性疾患。简称"脑瘫"。

【病因和症状】

造成小儿脑性瘫痪的原因是多方面的：有属于先天性大脑发育缺陷的；有后天性大脑受伤，或疾病引起的脑神经细胞破坏的。一般分为以下三类：

1.产前因素　如近亲结婚，母体内病毒感染、缺氧、外伤所致的胎儿脑出血，以及过量的放射线损害等，均可引起大脑发育不全。

2.产中因素　难产时产钳应用不当，产程过长、早产、缺氧窒息、脐带绕颈、颅内出血等，引起新生儿的脑组织缺氧、脑细胞破坏、脑实质软化萎缩等。

3.产后因素　胎儿出生时正常，以后因患脑炎，或颅脑损伤、脑血管意外、一氧化碳中毒、低血糖等症，引起脑组织缺氧，神经细胞变性坏死等。

先天性脑细胞缺陷，或后天性脑实质破坏，可使脑组织出现胶质纤维增生，形成瘢痕或粘连，使相应肌群因失去高级神经支配，而出现异常肌张力和不随意运动，还可有不同程度的语言及感觉障碍。长期肌痉挛和肌力不平衡，可继发肌肉萎缩和关节畸形。最早的症状是发育和行动迟缓，如坐起、站立、行走、拿物等运动发展迟缓。生后4个月颈部控制仍不良者为可疑。腋下抱起患儿时两腿伸直、互相交叉、呈剪刀状。抓物时手指伸张、屈腕等肌呈痉挛表现。主动与被动刺激，均显示痉挛征象。一般分为以下三型：

（1）痉挛型：病变在大脑皮质及锥体束，占本病的50%～60%，表现为肌张力增高，大脑对肌肉的控制能力差。常表现为剪式步态、用足尖走路；因腘绳肌萎缩而表现为小跨步。腱反射亢进，出现踝或髌阵挛，病理反射阳性。肌力较难测定，一般智力低于正常。较大患儿因长期肌痉挛、肌力不平衡，肌肉组织逐渐萎缩，骨组织生长缓慢，受累肢体可逐渐产生畸形。较常见的有马蹄内翻足、膝关节屈曲萎缩、髋关节内收。

（2）手足徐动型：病变在大脑基底结节部，约占本病的25%，表现为肌肉持续性不自主的收缩，因感情变化常产生不同程度的张力和姿势。手足徐动，在肢体近端较远端显著。当主动运动或精神受刺激时，不随意动作则更明显。这些动作只有在熟睡时才会消失。

（3）共济失调型：病变在小脑，表现为动作不协调，平衡失调，眼球震颤。畸形发生较少，常与强直型、震颤型合并存在。多数脑瘫患儿智力有不同程度的障碍，少数患儿可属正常或接近正常。单侧瘫者轻，截瘫、四肢瘫者较重，严重者痴呆。随年龄增长，训练治疗和教育效果好者，在肢体功能改善的同时，智力也有不同程度的进步。

【治疗方法】

治法：健脑补肾濡养筋骨法

操作步骤：

1. 头面部治疗手法

①按揉颈部及风府、风池、天柱穴7～8次（图13-349）。②用拇指按揉百会、四神聪（在百会穴前后左右各1寸处）各10余次（图13-350）。③用双手拇指交替做开天门法20～30次（图13-351）。④用双手拇指做推坎宫法20～30次（图13-352）。⑤再用双手食指分别按于两太阳穴、做推运太阳法（图13-353）。⑥做推揉牙关法（图13-354），各20～30次。

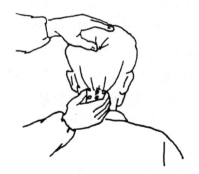

图13-349 按揉颈部肌肉穴位

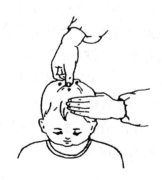

图13-350 按揉百会、四神聪

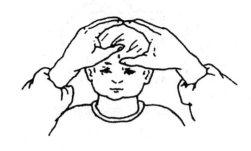

图13-351 开天门法

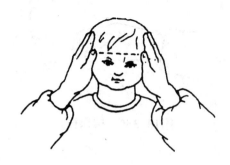

图13-352 推坎宫法

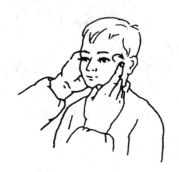

图13-353 运太阳法

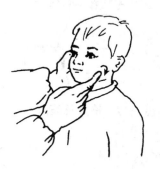

图13-354 推揉牙关法

2. 颈肩及上肢部治疗手法

①拿揉风池、天柱及颈项两侧肌肉。②用食、中指相并，按揉风府、哑门、并由上向下推天柱骨，各20～30次（图13-355）。③拿揉两侧肩井穴（图13-356）、肩髃穴，各反复20～30次。④用拇指尖抠拨缺盆穴7～8次。⑤用中指尖抠拨极泉穴、青灵穴，各7～8次。⑥用拇指尖抠拨曲泽、曲池、小海穴7～8次。⑦用右手

拇指掐揉内关、外关、总筋、一窝风、合谷（图13-357）7～8次。⑧捏揉肩及上肢肌肉，用拇指点揉前后肩关、天府、侠白、一窝风7～8次（图13-358）。⑨用左手握住患儿腕部，右手握住手掌部，反复做掌屈、背伸、尺偏、桡偏和向内向外旋转摇腕活动。⑩做屈伸肘关节活动，再做向内向外旋转摇肘活动（图13-359）。⑪做向内向外旋转摇肩活动（图13-360）10～20次。⑫双手协同用力，反复做逐个捻揉拔伸五指（图13-361）和逐个旋摇五指活动（图13-362），各反复3～5次。⑬用拍子拍打颈肩及上肢。

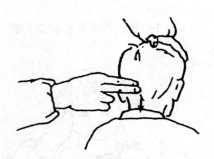

图13-355　推天柱骨法

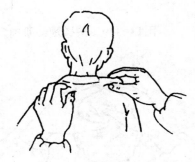

图13-356　拿揉肩井法

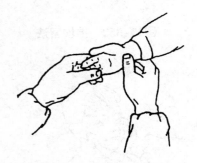

图13-357　掐揉总筋法

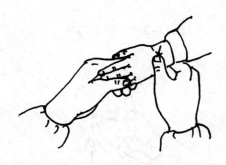

图13-358　掐揉一窝风

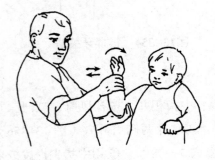

图13-359　屈伸摇肘活动

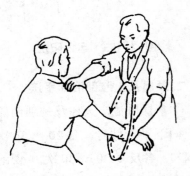

图13-360　做摇肩活动

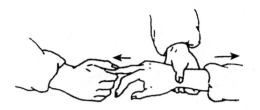

图13-361 捻揉拔伸五指

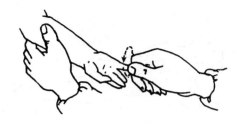

图13-362 做摇指活动

3. 腰背部治疗手法

①用食、中指二指做揉脊法和推脊法（图13-363），推揉腰背脊柱及其两侧肌肉穴位3～5遍。②用双手做捏脊法，从尾骶部捏至大椎穴两侧（图13-364），捏揉3～5遍。③用双手拇指点揉脊柱两侧华佗夹脊穴及背俞穴（图13-365）3～5遍。④用撮指点穴敲打法，将右手五指撮到一齐敲打腰背部肌肉穴位（图13-366）30～50次。⑤用手掌搓揉脊柱及其两侧肌肉穴位（图13-367）7～8遍。⑥用雀啄式敲打法，敲打腰背部穴位，重点敲打肾俞、命门、腰阳关、八髎穴。⑦再用手掌搓揉肾俞、命门、腰阳关、八髎等穴位，至局部发红发热为度（图13-368）。

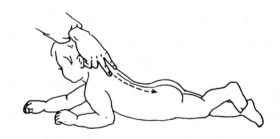

图13-363 推脊法

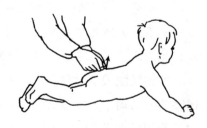

图13-364 捏脊法

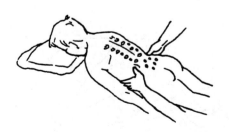

图13-365 点揉华佗夹脊穴

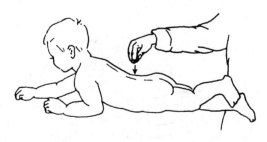

图13-366 撮指点穴敲打法

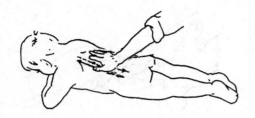

图13-367　搓揉腰背脊柱

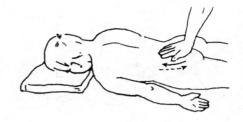

图13-368　搓揉命门、八髎

4. 下肢部治疗手法

①推揉下肢肌肉穴位（图13-369）。②用拇指点揉居髎、环跳、承扶、殷门、委中、委阳、承筋、承山、昆仑、太溪穴，各3～5次（图13-370）。③用拇指与食、中指二指相对捻揉下肢腓肠肌及跟腱（图13-371）10～20次。搓揉足心涌泉穴（图13-372）1～2分钟。④捏揉大腿内收肌群及其肌腱3～5遍（图13-373），促使其肌肉放松，缓解肌肉痉挛。⑤做分腿掰髋法，将双腿屈膝、双足底相对，双手分别按住双膝，同时用力向左右两侧持续用力掰开并摇摆10余次，用以分开双腿双胯，缓解双下肢的剪刀状挛缩（图13-374）。⑥捏揉下肢肌肉3～5遍（图13-375）。⑦点揉伏兔、阴廉、五里、急脉、风市、阴市、血海、梁丘、阴陵泉、阳陵泉、足三里、绝骨、三阴交穴（图13-376）各3～5次。⑧拇指抠拨绝骨、解溪，掐揉昆仑、太溪、太冲各3～5次（图13-377）。⑨用拇指尖抠刮髋八卦（图13-378）3～5遍。⑩用右手按于膝部，左手握住踝部，双手协同用力，做屈伸髋关节活动，和向内向外旋摇髋关节活动7～8遍（图13-379）。⑪做屈伸膝关节活动，和向内向外旋摇膝关节活动7～8遍（图13-380）。⑫两手协同用力，做屈伸踝关节活动，和向内向外旋摇踝关节活动（图13-381）各7～8遍。⑬用拍子拍打腰背三条线和下肢四面3～5遍（图13-382），手法结束。

此病恢复较慢，配合综合治疗，可以缓解症状，改善病情，恢复部分活动功能。

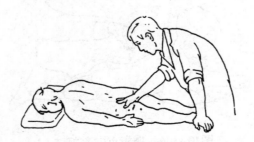

图13-369　推揉下肢后侧肌肉

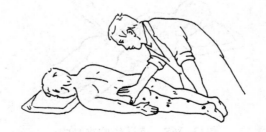

图13-370　点揉环跳、昆仑、太溪

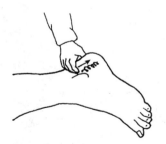

图13-371　捻揉跟腱

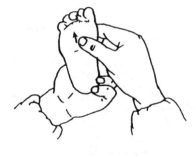

图13-372　搓揉涌泉穴

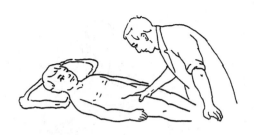

图13-373　捏揉大腿内收肌群

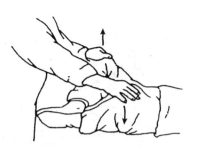

图13-374　做分腿掰髋法

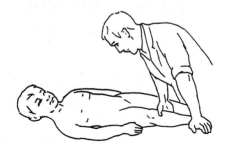

图13-375　捏揉下肢肌肉

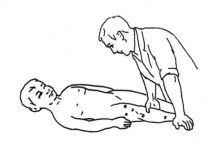

图13-376　点揉风市、足三里

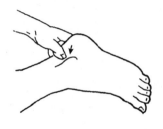

图13-377　掐揉昆仑、太溪

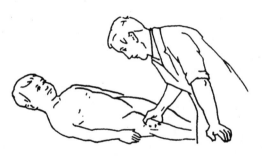

图13-378　抠刮髌八卦法

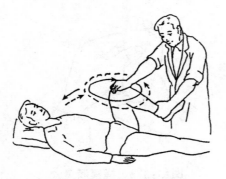

图13-379　屈伸旋摇髋关节

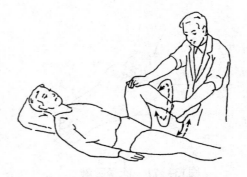

图13-380　屈伸旋摇膝关节

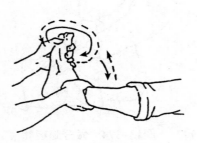

图13-381　屈伸旋摇踝关节

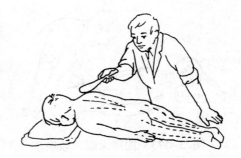

图13-382　拍打腰背和下肢

附 录

摘自《按摩与导引》杂志，1987 年 6 月第 3 期（总 14 期）13 ～ 15 页

《易筋经》初考

铁道部北京铁路总医院　李鸿江

《易筋经》一书，又称《少林拳术精义》，一名《伏气图说》《易筋经义》，相传为达摩所著[1]。历代武术家推崇达摩，据传，达摩创立了"少林派的拳术法"。在推拿各门派中有不少人是由武术家而兼学推拿技艺者，因此，《易筋经》和达摩在推拿界也产生了深刻的影响。

据传某些推拿流派与《易筋经》和达摩有着源远流长的联系。但由于历代大都是口传心授，师徒相传，对于其中之真伪，很少有人去考证。

一、关于达摩来到中国的历史记载

达摩，全名叫"菩提达摩"，相传为南天竺国人（南印度）[2]。他原名"菩提多罗"，后来入了佛门，当了"般若多罗尊"二十七祖的徒弟，改名"菩提达摩"。般若多罗死后，达摩得知中国佛教有误传，失去了真正的教法，他为了传授释尊的正法，长途跋涉，于南北朝梁普通八年（527）九月二十一日，航海来到中国广州[3]。继而应梁武帝之请，到金陵（今南京）与帝问答，机缘不契，才离开金陵，沿江北上，到汉隐于少林寺。初到魏境时，为了传授禅宗，曾做过全国性的盛大讲授。到中原

---

[1]《少林拳术精义》1917 年 10 月初版，上海大声书局印刷。

[2]《辞海》1979 年版 592 页，上海辞书出版社。

[3]《日本少林拳 30 年纪念集》。

后，先游嵩洛，或曾至邺。"随其所止，诲以禅教"[1]。所谓"禅"，是梵语"禅那"，意为坐禅或静虑。

达摩首先教人是安心，安心的方法是做修壁观。他提出了一种新的禅定方法，主要特点是在于以禅定的形式下进行思想意识的锻炼。他常以四卷《楞伽经》教授学者，后遇慧可（487—593）授以《楞伽经》四卷，并说："我现汉地，唯有此经，仁者依行，自得度世。"[2]这里明确说明，达摩只有《楞伽经》四卷，而无其他著作，从未见有关《易筋经》的记载。

至于达摩之死，有说死于西魏大统二年（536），或曰"（东魏）天平年（534—537）前，灭化洛滨"。或曰"遇毒而卒"[3]。或曰"端坐而逝，葬熊耳山下"[4]云云。

二、关于达摩著《易筋经》和创立"少林拳"的传说

达摩早在南北朝时代，就来到中国传教，但直至明代以前，约一千多年间，未见有关于《易筋经》及"少林拳"的记载。虽然在《易筋经》一书中，有唐代李靖及宋代牛皋的两篇序言，但据考证此二序，均系属清初后人所伪造。至于达摩创立"少林拳"在明代以前，更是不见经传。只是在明清以来，《易筋经》一书的出现后，因《易筋经》又名《少林拳术精义》，并且伪称达摩所著。于是达摩撰著《易筋经》和达摩创立"少林拳"的说法便流传开来，遍及武林界，并且波及正骨推拿界。

三、《易筋经》不是达摩的作品，达摩与"少林拳"无关

《易筋经》一书，经查证是明代天启四年（1624），天台紫凝道人托名达摩编写的[5]。

至于书中李靖与牛皋的两篇序文，经考证也是清初后人伪造的。首先从李靖的序文来看，署名是李靖乐师甫序。根据旧唐书"靖传"，乐师本是李靖的原名，靖是后来改的名字。序文用乐师来作为李靖的字，这便是伪造不实之一。

序文中说"西竺僧般刺密谛详译其义，后徐鸿客遇之海上，传授给虬髯客，虬髯客又传授给我（李靖）"。经查证虬髯客是晚唐传奇中虚构的一个人物，是五代人

---

[1] 唐代释道宣《续高僧传》。

[2] 汤用彤《汉魏两晋南北朝佛教史》。

[3] 《旧唐书·神秀传》。

[4] 宋代道原《景德传灯录》。

[5] 《汴梁武术》1982年第1期。

杜光庭编造的[1]。即使确有其事，其前后年代也不相吻合，序中说"般刺密谛"翻译此经文，按他在唐代武后神龙元年（705）译出《大佛顶首楞严经》来计算，从神龙元年往上推到太宗贞观二年（628）就有七十七年，他从印度来中国至少也有二十岁以上，那么一百多岁高龄还在译著《大佛顶首楞严经》似乎不大可能吧！最后注明作序时间是贞观二年三月（628），据唐书记载贞观二年三月李靖正担任关内道行军大总管，以防备薛延陀的入侵，正是他为国家建立功勋的时候，而序中称"仅借六花小技以博烈阃"。此似功成身退之后的语气，与事实竟不相符合，这些足以说明并非李靖之序文，而实属他人伪造。

再说牛皋之序文，最后署为绍兴十二年（1142）所作，文中有"将其收藏在嵩山石壁中"之语。然而在南宋绍兴十一年，已将河南割归金国，牛皋怎能去嵩山把书藏在嵩山石壁中呢？又为什么要把书藏在金人占领的地方呢？由此看来，牛皋序文也是他人伪造杜撰之作。

我国明代，伪撰古书几乎成了一种恶劣的风气。例如：丰坊曾经伪撰了子贡的《诗传》、申培的《诗说》，杨慎则伪撰了汉代无名氏的《杂事秘辛》，王逢年伪撰黄宪《天禄阁外史》，屠乔孙、项琳之伪撰了崔鸿的《十六国春秋》，姚士麟伪撰《于陵子》[2]。《易筋经》也是在这种风气的影响下杜撰的。

至于达摩创立"少林拳"，是由于《易筋经》又叫《少林拳术精义》，《易筋经》是作者假托达摩所著，于是后来人们便牵强附会，以讹传讹而编造出达摩创立"少林拳"的传说。

在明代以前，并没有关于达摩创立"少林拳"的记载及传说。明代戚继光在《纪效新书》中提到，从古至今有名的拳师及拳术，有宋太祖"三十二势长举""六步拳""猴拳""因拳"温家"七十二行拳""三十六合琐""二十四弃探马""八闪番""十二短""吕红八下"。虽然刚劲，但不如锦张"短打"，山东李半天之"腿"，鹰爪王之"拿"，千跌张之"跌"，张伯敬之"打"。少林寺之"棍"与青田棍法相杂糅，杨氏枪法与巴子拳棍，都是当时很有名气的。戚继光还列举了当时的拳术和器械，只提到少林寺的棍，而没有少林拳，这就说明了少林拳在明代万历年间（1573）还没有什么名声和影响，而是在明代后期天启四年（1624）天台紫凝道人编写出《易筋经》之后，才开始流传有达摩创立"少林拳"的传说，如果真是达摩创立出"少林拳"，在达摩死后一千多年，"少林拳"才得以盛行，这恐怕是不太可能

[1] 徐哲东《国技论略》。
[2] 姚际恒编《古今伪考》。

的事情。

在《日本少林拳30年纪念集》里，关于中国拳法是"达摩"从印度传到中国的说法，更是一种毫无根据的讹传。在《拳经》中说，中国拳术"发端于战国"，距今有2400多年的悠久历史。而达摩来中国距今不过1000多年，在这1000多年的历史记载中，除《易筋经》假托达摩编著外，关于达摩与拳术的记载确实是"达摩西来一字无"。因此，说达摩把印度拳术传入中国的说法，是毫无根据的。

至于少林寺众僧练拳习武，受民间武术的传习和影响。在长期的为健身、自卫、抗暴而发展起来的。据史料记载，早在达摩没有来这个地区之前，便已有僧人习武之风。少林寺僧众在练拳习武过程中，吸取了各家各派拳术之长，如明朝抗倭名将俞大猷，擅长棍术，嘉靖四十年（1561），曾到少林寺纠正过少林棍术中华而不实的缺点，并将自己编写的《临阵实用棍术》传授给寺僧。还有李叟传授了大小红拳，白玉峰传授了象形拳等，经过不断整理和提高，逐渐形成了独树一帜的、朴实无华、攻防含义突出的"少林拳"。由此说明，少林拳绝非达摩所创，也非少林僧众所独创，而是我国历代群众集体创造的结晶，同其他流派一样来源于我国古老的武术运动。

我国在编写大百科全书体育史时，根据武术史专家唐豪先生的《少林武当考》一文，与其他文献证明，达摩与少林拳无关。达摩仅对佛教的传入做过一定贡献。

四、关于《易筋经》的评价

从《易筋经》的表面形式和文字结构上看，它夹杂了僧道儒三教的语言，而且假托达摩所著，则更加渲染了神秘色彩。这与它所产生的历史时代及社会背景是分不开的。当揭去这层神秘的面纱之后，便会发现其本来的面目。我们去其糟粕，取其精华，运用历史唯物主义和辩证唯物主义的观点，分析和认识它，并给予正确的估价。

《易筋经》的出现，对少林拳的发展起到了积极的推动作用。自明代天启四年编写出该书之后，至今已有360多年，在这360多年中少林拳得到了迅速发展，并成为当今武林之中的一个主要门派，已经遍及全国、声扬四海。当然这与《易筋经》的出现也有一定关系，所以深得武林界人士的重视和推崇。

至今《易筋经》中所提到的一些练功方法，仍然继续被武林界人士所重用。如近年来还有人根据该书，整理出体育锻炼方法丛书，亦名《易筋经》，于1962年由人民体育出版社出版。尤其是《易筋经》一书内所收载的某些基本理论和观点，对于锻炼身体，防病健身，益寿延年，都具有非常重要的指导意义。如《易筋经》上册。"易筋总论"中说"易者变也，筋者劲也。原夫人体骨髓以外，皮肉以内，四肢百骸，无处非筋，无筋非劲，布络周身，通行气血、翌卫精神，提挈运用……今以人功，变弱为强，变挛为长，变柔为刚，变衰为康，易之功也，身之利也，圣之基也、我命在我，此其一端。然而功有渐次，法有内外，行有起止……"足以说明通过练功可以强壮身体。

在"揉法"一节中有："凡揉之时，手掌着处之下，胸腹之间，乃积气之地，必须守之，守即在于是，则一身之精气与神，俱注积之。"又有"凡揉之法，须从右边推向左边，盖推气入于血分，令其通融，又取肺脏于右，揉令肺宽，能够纳气"。故后人依此整理出"揉腹术""揉腹功"等防治疾病的推拿按摩保健方法。

在"打功"八节中，不但介绍了"木槌""石袋""五谷袋"等各种打功用具，还介绍了各种拍打练功姿势，并且指出"初行第一段（功），百病俱除，精神倍长，功完之后，百脉贯顶，气力千钧，行之不辍，即可却病延年。大都病在脏腑者，服药可以治疗，病在筋络者，服药不可旁通，欲伎筋络贯舒，气血无滞，非行此不为功"。可见锻炼此功，不但可以强健身体，还有治疗各种疾病的医疗作用。

从 20 世纪 60 年代以来，根据《易筋经》的这些基本理论和练功方法，结合武术家的捏功、揉功、点穴、打功等，运用中医学和西医学理论，创造性地总结整理出一种独特的《捏筋拍打疗法》，经过二十多年的临床实践，取得较好的效果，成为推拿按摩各门派中，具有独特风格的一个流派。也有人声称是他们家祖传的，不可信也。

在《易筋经》下册，还记载了一些有关气功导引，以及静功十段、动功十八势、神勇八段锦等练功方法，为武林界锻炼武功的一些基本方法。也为后人研究武功、气功、导引、吐纳等留下了一部宝贵的历史资料。

主要参考书目

［1］宗衡道人. 易筋经・少林拳术精义. 上海：上海大声书局，1918.

［2］杨继洲. 针灸大成. 北京：人民卫生出版社，1963.

［3］孙思邈. 备急千金要方. 北京：人民卫生出版社，1982.

［4］王焘. 外台秘要. 北京：人民卫生出版社，1955.

［5］陈修园. 医学三字经. 上海：上海卫生出版社，1953.

［6］熊应雄. 小儿推拿广意. 北京：人民卫生出版社，1956.

［7］张振鋆. 厘正按摩要术. 北京：人民卫生出版社，1958.

［8］南京中医学院. 针灸学讲义. 上海：上海科学技术出版社，1964.

［9］王雅儒.（按摩疗法）脏腑图点穴法. 王振国笔录，濮卿和整理. 石家庄：河北人民出版社，1962.

［10］葛长海，李鸿江，葛凤麟. 捏筋拍打疗法. 北京：北京科学技术出版社，1986.

［11］骆竞洪. 中华推拿医学志——手法源流. 重庆：科学技术文献出版社重庆分社，1987.

［12］孙承楠. 齐鲁推拿医术. 济南：山东科学技术出版社，1987.

［13］李鸿江. 中医正骨手法. 北京：北京科学技术出版社，1988.

［14］中国医科大学. 人体解剖图谱. 上海：上海科学技术出版社，1983.

［15］上海中医学院. 中医推拿学. 上海：上海人民出版社，1985.

［16］金义成. 小儿推拿. 上海：上海科学技术文献出版社，1981.

［17］李业甫. 自我保健穴位推拿. 合肥：安徽科学技术出版社，1983.

［18］俞大方. 推拿学. 上海：上海科学技术出版社，1985.

［19］邱茂良. 针灸学. 上海：上海科学技术出版社，1985.

［20］李鸿江. 颈肩腰痛保健功法. 北京：人民卫生出版社，2000.

［21］李鸿江. 中华手法医学（推拿按摩）大全. 北京：农村读物出版社，1997.

［22］王传贵.中国家庭经穴按摩.北京：外文出版社，1992.

［23］李鸿江.推拿按摩治疗常见病.北京：人民卫生出版社，2007.

［24］李鸿江.白话少林易筋经.北京：农村读物出版社，1994.

［25］李鸿江.推拿按摩手法图表解.北京：中国中医药出版社，2019.